U0370822

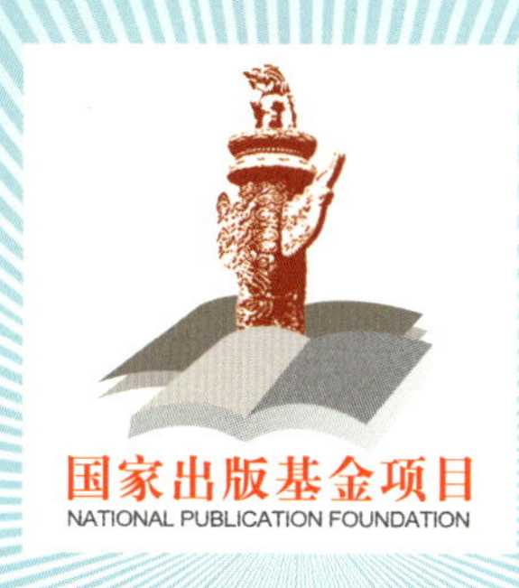

“十三五”国家重点出版物出版规划项目

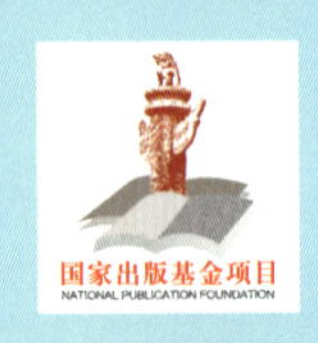

线粒体生物医学：
靶向线粒体防治人体重大疾病的研究

丛 书 总 主 编　刘健康
丛书副总主编　龙建纲

“十三五”国家重点出版物出版规划项目

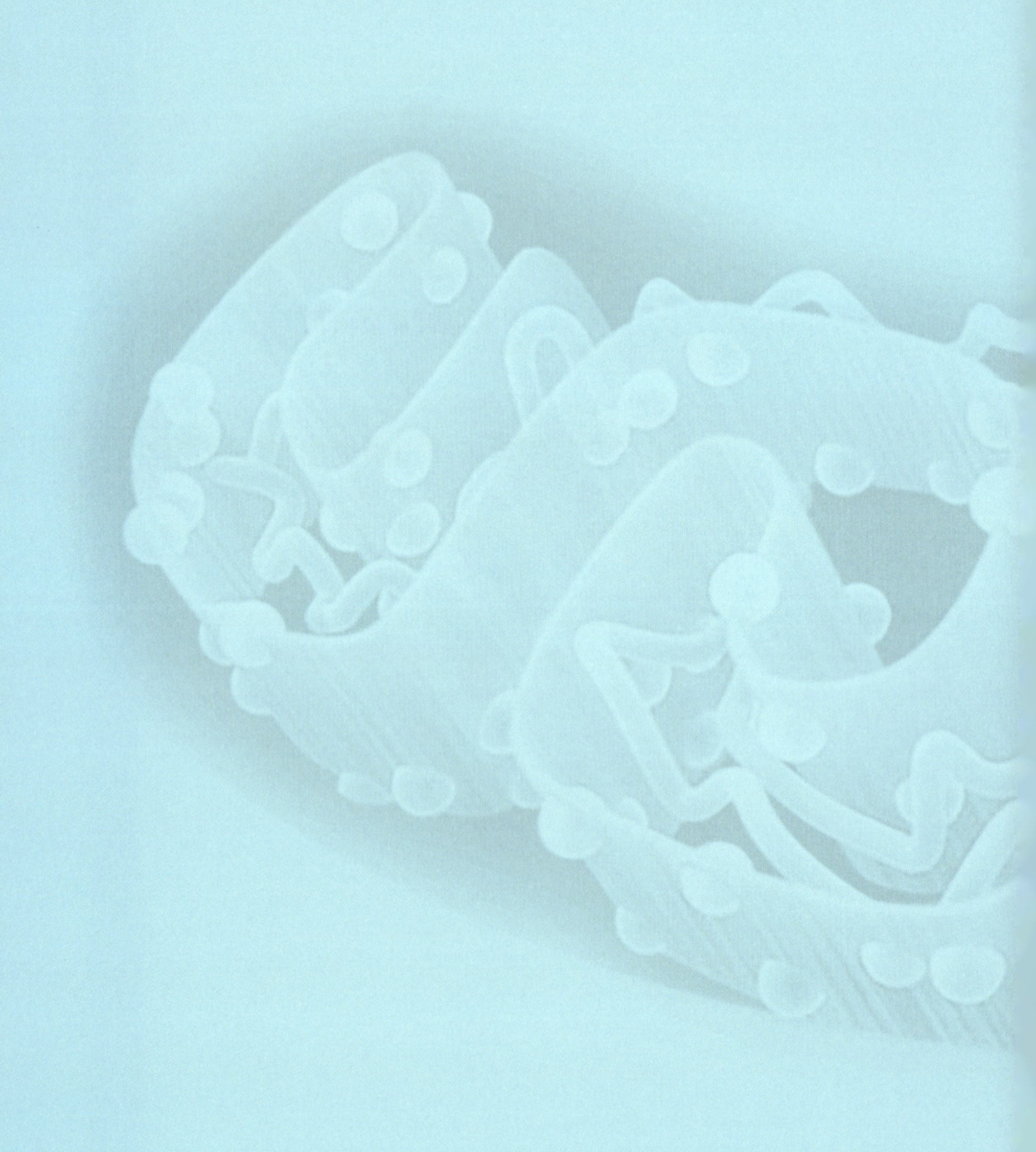

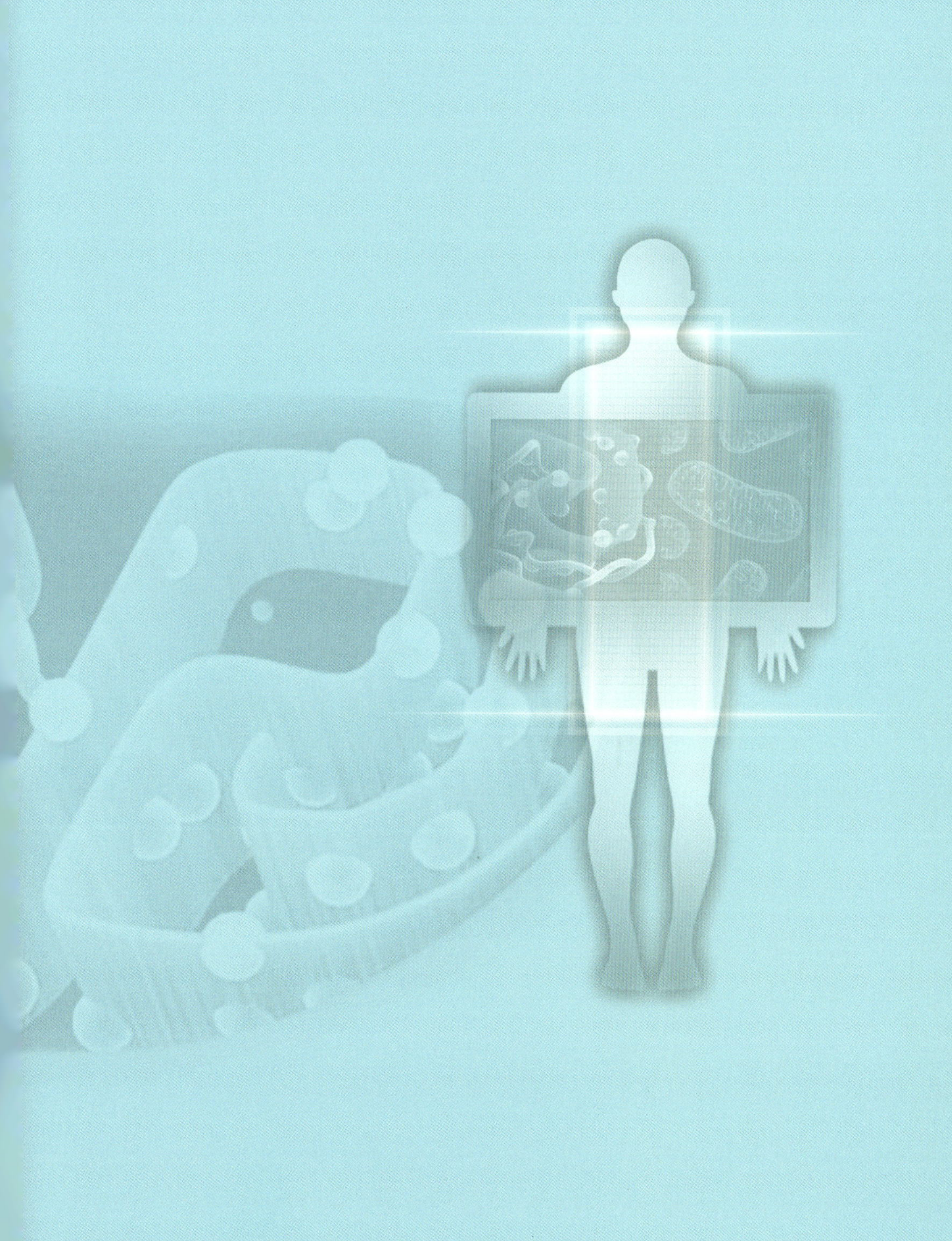

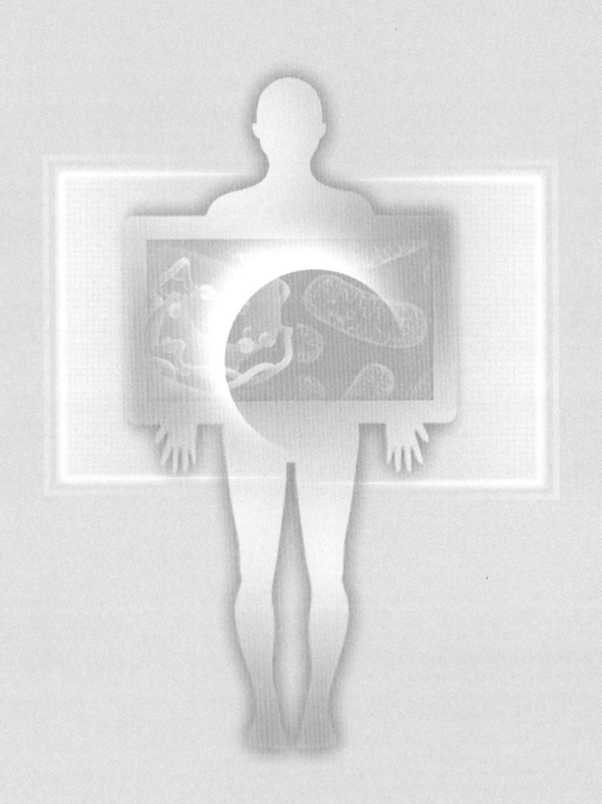

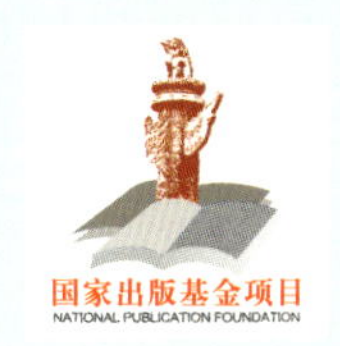

"十三五"
国家重点
出版物出版
规划项目

线粒体生物医学：
靶向线粒体防治人体重大疾病的研究

丛书总主编 刘健康
丛书副总主编 龙建纲

线粒体与运动

主　编 张　勇 刘健康
副主编 薄　海 张子怡

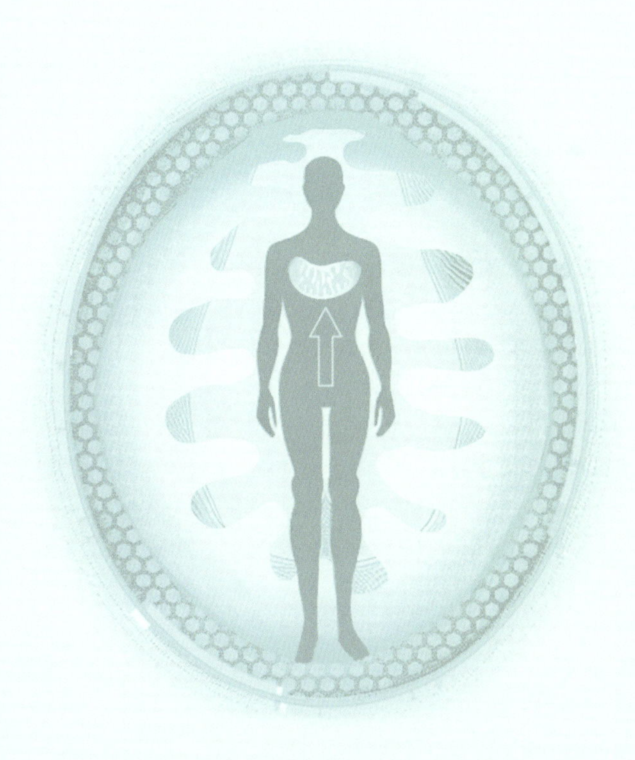

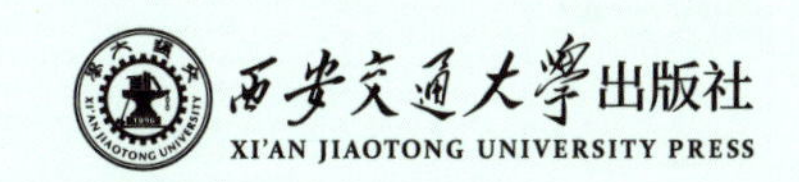

图书在版编目(CIP)数据

线粒体与运动 / 张勇，刘健康主编. — 西安 ：西安交通大学出版社，2024.6

（线粒体生物医学：靶向线粒体防治人体重大疾病的研究）

ISBN 978-7-5693-3744-0

Ⅰ. ①线… Ⅱ. ①张… ②刘… Ⅲ. ①人体运动—关系—线粒体—人体细胞学—细胞生物学 Ⅳ. ①R329.2

中国国家版本馆 CIP 数据核字(2024)第 082422 号

XIANLITI YU YUNDONG

书　　名　线粒体与运动
主　　编　张　勇　刘健康
责任编辑　肖　眉
责任校对　李　晶
责任印制　张春荣　刘　攀
装帧设计　程文卫　伍　胜　任加盟

出版发行　西安交通大学出版社
（西安市兴庆南路 1 号　邮政编码 710048）
网　　址　http://www.xjtupress.com
电　　话　(029)82668357　82667874(市场营销中心)
(029)82668315(总编办)
传　　真　(029)82668280
印　　刷　西安五星印刷有限公司

开　　本　787 mm×1092 mm　1/16　**印张**　20.75　**字数**　437 千字
版次印次　2024 年 6 月第 1 版　　2024 年 6 月第 1 次印刷
书　　号　ISBN 978-7-5693-3744-0
定　　价　328.00 元

如发现印装质量问题，请与本社市场营销中心联系。
订购热线：(029)82665248　(029)82667874
投稿热线：(029)82668803

线粒体生物医学：靶向线粒体防治人体重大疾病的研究

编委会成员

（按姓氏拼音排序）

《线粒体与运动》

编委会

主　编　张　勇　刘健康

副主编　薄　海　张子怡

编　委　（以姓氏笔画为序）

丁　虎（天津体育学院）

冯　红（天津体育学院）

权　磊（天津体育学院）

刘健康（西安交通大学）

张　勇（天津体育学院）

张子怡（天津体育学院）

庞文陶（天津体育学院）

赵　斐（天津体育学院）

赵云罡（天津体育学院）

姜　宁（天津体育学院）

薄　海（中国人民武装警察部队后勤学院）

序　一

在生命科学界，线粒体研究是一个历久弥新的前沿方向和热点领域。线粒体作为真核细胞特有的细胞器，不仅为人体生命活动提供能量，而且作为细胞死亡调控中心和活性氧生成中心的地位也得到了证实。从微观尺度看，单细胞内线粒体数以千计，它们运动和迁移、分裂和融合、增殖和降解，形成动态网络；又有线粒体基因组，它与核基因组相互调控，构成人类的双遗传系统。在宏观尺度上，生命活动的最基础、最核心问题——生长、发育、生殖、遗传、代谢、衰老、死亡，无一不与线粒体生物学密切相关。人类已知的与线粒体损伤和功能紊乱相关的疾病已涵盖了诸如神经-肌肉疾病、记忆-视力-听力丧失、出生缺陷、心血管疾病、肥胖、糖尿病、胃肠病、酒精中毒、神经退行性疾病、肿瘤等各大门类。也正因如此，线粒体研究具有引人入胜的魅力，为基础突破提供深刻而丰富的命题，为医学发展指引新的方向，靶向线粒体的药物研发也方兴未艾。

自线粒体研究兴起以来，我国科学家在线粒体领域的贡献不可忽视。近年来，随着青年科学家队伍的壮大，研究成果日益丰硕，但尚未见到系统的相关研究著作。由刘健康作为总主编、龙建纲作为副总主编，联合国内外近 20 所著名大学和研究所编撰的“线粒体生物医学：靶向线粒体防治人体重大疾病的研究”丛书正是为了系统展示我国在线粒体研究领域的成果和贡献而编写的。该丛书共分为 10 卷，内容涵盖了线粒体生物医学导论、线粒体遗传病、线粒体与衰老、线粒体与心血管疾病、线粒体与神经退行性疾病、线粒体与代谢、线粒体与肿瘤、线粒体与运动、线粒体与营养、线粒体研究方法学等方面的研究成果。

该丛书力求瞄准线粒体生物学与医学研究的前沿热点，系统地汇总和梳理了线粒体功能障碍与重大疾病关系的研究，反映了国内外线粒体医学研究领域的重大原创成果与未来动向。同时，丛书的作者阵容汇集了我国在线粒体领域一流的专家和学者，他们在该领域具有深厚的学术造诣和丰富的实践经验，既涉及线粒体生物学的基础理论，又可纵览线粒体相关疾病的诊断和治疗。

我相信，该丛书的出版可填补国内在该领域系统性研究的空白，为我国线粒体领域的发展注入新的动力。恭逢科教兴国大时代，衷心祝愿该丛书能助力我国科学家在线粒体研究领域不断取得重大原创突破，并产出切实的应用成果，为人类生命健康事业做出应有的贡献。

中国科学院院士
北京大学国家生物医学成像科学中心主任
北京大学分子医学南京转化研究院院长
2023 年 12 月

序　二

线粒体是真核生物中极为重要的细胞器，被称为“细胞能量代谢的工厂”。线粒体中有复杂的能量代谢网络，可产生细胞活动所需的高能磷酸化合物 ATP。线粒体还涉及氨基酸、脂肪酸、血红素等重要化合物的合成，以及活性氧自由基的生成。它在真核生物多种细胞活动中起着核心作用，对细胞的生存与死亡起到了重要的调控作用，可调控细胞凋亡、坏死、焦亡、铁坏死，还起到了信号转导中心的作用。线粒体有自身的转录机器，即线粒体 RNA 聚合酶体系；线粒体有自身的翻译机器，即线粒体核糖体。线粒体基因组（mtDNA）可转录、切割生成 22 个线粒体 tRNA，2 个线粒体 rRNA，以及 13 个 mRNA。线粒体内膜上行使氧化磷酸化功能的 5 个大复合物中大部分蛋白质组分是核编码的，转录后出核翻译成蛋白质进入线粒体，有 13 个蛋白质组分是线粒体基因组编码的。线粒体是高度动态的，当线粒体遭受代谢或环境应激时，为保持其良好的功能，线粒体可以融合、分裂或通过线粒体特殊的自噬——线粒体自噬清除损坏的线粒体。线粒体功能障碍将引起天然免疫系统的激活，以及非细菌性的慢性炎症，从而导致各种疾病，如神经退行性疾病、2 型糖尿病、心脑血管病、肿瘤等。这些疾病的发生、发展都受到遗传与表观遗传的调控。

高等真核生物有两套染色体 DNA 基因组，即核基因组及线粒体基因组。尽管这两个基因组中的 DNA 都会发生突变，但与年龄相关的退行性疾病与生活方式、运动、营养、睡眠、环境有密切关系，所以表观遗传调控起了关键作用。核基因组的表观遗传调控包括染色体 DNA 甲基化、组蛋白修饰、染色体重塑、非编码 RNA 调控，人类虽对其已研究多年，但线粒体基因组的表观遗传调控（包括线粒体 DNA 甲基化、线粒体中各类 RNA 的修饰，以及线粒体中的非编码 RNA 调控）机制还远不清楚，这一点非常值得关注。核基因组及线粒体基因组通过代谢物可以互作。

“线粒体生物医学：靶向线粒体防治人体重大疾病的研究”丛书内容涵盖了线粒体发生、发展与生命起源，线粒体结构、形态学、网络与动态，线粒体质量控制，线粒体遗传学，线粒体的生理学功能，线粒体与能量代谢，线粒体与衰老，以及线粒体功能缺失与各类型疾病，包括神经退行性疾病、心血管疾病、代谢性疾病、肿瘤等的病理学机制。丛书内容丰富、数据详实，既包含基础理论，又介绍了该领域的国际前沿。

该套丛书的作者大多为我国在线粒体研究领域长期辛勤耕耘且取得重要成就的科学家，其中一些人甚至是我国在该领域的开创者和引领者。

我相信，这套丛书的出版可为科技工作者，特别是年轻的大学生、研究生提供难得的优秀的教科书及参考书，也必将推动我国在线粒体生物学与医学领域的研究走向国际前沿，助力健康中国的国家重大战略需求。

中国科学院院士 施蕴渝

2024 年 3 月

总 序

线粒体是包括人类在内所有真核生物细胞质中特别重要的细胞器，对它的研究已经经历了两个多世纪。从 1774 年发现氧及其与生命呼吸功能开始，到 1858 年在显微镜下观察到肌肉细胞内的线粒体，并一直持续到 21 世纪的两百多年间，全球近百家著名实验室和数以万计的研究人员对线粒体学的基础研究做出了大量历史性的重要贡献。1978 年，诺贝尔化学奖获得者 Peter D. Mitchell 的“化学渗透偶联学说”；1997 年，Paul D. Boyer 与 John E. Walker 共同分享诺贝尔化学奖 F_1 - ATP 酶的“亚基结合旋转变化机制”及其酶晶体结构的成功验证。线粒体研究一直以呼吸链氧化磷酸化 ATP 合成为中心并以生物能力学为主旋律在不断深入和持续发展。但到了 20 世纪 90 年代，越来越多的研究发现，线粒体除为人体生命活动提供能量外，其作为细胞死亡调控中心和活性氧生成中心的地位被证实，在细胞代谢网络和细胞信号网络中的主导和调控作用也被广泛认同。线粒体结构的动态性，使它在细胞中不断分裂和融合、增殖和降解，在生物发生的双遗传系统控制时，密切联系着细胞多种功能以适应机体的不同需要，构成了线粒体学与生物的生长、发育、生殖、遗传、代谢、衰老、死亡及人体线粒体疾病的相互关系。线粒体疾病过去主要指病变发生在人体各种器官和组织的细胞线粒体内，是线粒体 DNA 和/或核 DNA 编码的线粒体蛋白基因变异引起的线粒体结构和呼吸链氧化磷酸化功能损伤的遗传性疾病。然而，目前所说的线粒体疾病包括与线粒体损伤相关的各种疾病，如神经-肌肉疾病，记忆、视力、听力丧失和体力下降，以及出生缺陷、心血管疾病、肥胖、糖尿病、胃肠病、酒精中毒、神经退行性疾病、肿瘤等几乎所有疾病。因而，线粒体已成为 21 世纪细胞生物学的研究中心，是生命科学和基础分子医学中的新前沿，涉及生命科学的所有基本问题。目前，线粒体相关研究已成为全球生命科学研究领域的一个热点，特别是近 10 年来，发表的相关论文数量每年超过 1 万篇，并以约 10%的速率持续增长，重大科学发现在该领域不断涌现。

线粒体生物医学在国内外研究的快速发展，国外线粒体医学的相关研究著作虽不少，但尚未见到系统的相关研究著作，也不适合国内线粒体医学研究领域的传播。国内出版带有“线粒体”关键词的书罕见，且经典的生物化学、细胞生物学和基础医学等教科书中的有关内容早已远远不能反映当前线粒体研究进展的全貌，满足不了国内线粒体医学研究领域快速发展和专业领域读者的需求。我们 2012 年出版了《线粒体医学与健康》一书，受到了众多从事线粒体生物医学研究的专家和学者的广泛欢迎。近年来，我们紧追国内外线粒体领域的研究动向，与众多团队和专家学者交流、沟通，于 2013 年提出“线粒体生物医学：靶向线粒体防治人体重大疾病的研究”丛书(以下简称“丛书”)出版计划，并于 2016 年被列入“十三五”国家重点出版物出版规划项目。

在编写过程中，我们本着符合“牢牢把握高质量发展要求，着力打造代表国家水平的优秀出版项目”的指导思想，符合自然科学与工程领域“反映自然科学各领域具有国际领先水平或国内一流水平的研究成果，对强化基础理论研究、前瞻性基础研究、引领性原创研究具有重要意义的出版项目”的基本要求，符合“坚持正确导向，代表国家水平，体现创新创造”的相关要求，我们又将丛书分别申报了“陕西出版资金资助项目”和“国家出版基金项目”，并先后于2019年和2020年成功获得两项基金的资助。

丛书力求瞄准线粒体生物学与医学研究的前沿热点，于是我们组织了国内外线粒体医学研究领域内优秀的专家学者，同时聘请了多位该领域的国际权威专家担任顾问、主审或分卷主编。丛书分别从线粒体生物医学导论、线粒体遗传病、线粒体与衰老、线粒体与心血管疾病、线粒体与神经退行性疾病、线粒体与代谢、线粒体与肿瘤、线粒体与运动、线粒体与营养、线粒体研究方法学等方面展示了国内外多个知名团队的研究成果，围绕线粒体生物学与医学的基础和临床研究，系统地汇总和梳理了线粒体功能障碍与重大疾病关系的研究，追踪了国际上最新的线粒体医学研究热点和方向，揭示了线粒体在生成、代谢、退变、降解等方面的最新科学发现以及线粒体与人体衰老和重大疾病等发生、发展的相关机制。

丛书可作为我国生命科学及医学方面的本科生、研究生，以及有志于与人类疾病和健康相关领域的基础和临床科技工作者认识、了解线粒体基本知识及其与人类健康关系的参考资料，并可促进线粒体生物医学研究队伍在我国的发展和壮大，也将有利于在国内对线粒体疾病相关知识的普及，对推进我国卫生健康领域某些重大疾病的预防、诊断和早期治疗具有重要的理论意义和实践意义。希望丛书的出版，能为打造我国线粒体研究的学科高地、提升我国在线粒体生物学与医学领域的学术研究水平提供重要支撑。

值此丛书即将出版之际，我们非常激动和感慨，但更多的是发自心底的感谢：衷心地感谢各卷的主编、副主编和所有的编委；衷心感谢丛书参编单位的大力支持，包括西安交通大学、空军军医大学、海军军医大学、浙江大学、中国科学院昆明动物研究所、中国科学院动物研究所、中国科学院生物物理研究所、中国科学院上海生物化学与细胞生物学研究所、华东师范大学、北京大学、清华大学、复旦大学、天津体育学院、上海交通大学、康复大学、加利福尼亚大学伯克利分校、南加利福尼亚大学、宾夕法尼亚大学等。我们更要把最特殊的感谢给予西安交通大学出版社医学分社的各位编辑老师，是他们十多年的精心策划，使丛书先后入选“十三五”国家重点出版物出版规划项目、“陕西出版资金资助项目”和“国家出版基金项目”并获得资助，也是他们经过五年多的辛勤耕耘，使得丛书能够顺利编审完成并出版。

最后，但也是最深切地感谢五年来关心和支持丛书编写的线粒体领域的同仁和朋友们，没有你们的支持和鼓励，就不会有丛书的出版和问世！再次说声：“谢谢您！”

刘健康　龙建纲

2023年12月

前　言

“Exercise is medicine（运动是良药）”。运动作为一种外界应激因素，通过打破机体现有内环境稳态，诱导一系列分子水平、细胞水平、器官水平和整体水平重构，使机体达到新的平衡。骨骼肌是运动的直接应答器官，事实上适量规律性运动除了调控收缩器官（骨骼肌）结构和功能重塑，还对几乎所有器官、系统均有显著的健康促进效应。随着生命科学不断发展，运动科学已进入研究人体运动过程及其规律的细胞与分子机制的全新阶段；2015 年，美国国立卫生研究院（National Institutes of Health，NIH）资助并启动了“人体身体活动的分子传感器”研究计划，利用基因组学、表观遗传组学、蛋白质组学、转录组学、代谢组学等技术平台，系统筛选并鉴定基于运动健康的分子传感器。

与运动能量代谢相关的线粒体生物学研究业已成为当前运动科学中最活跃的新生长点和学科前沿。线粒体是细胞生命活动的“动力站”，也是细胞信号调控的中心。线粒体稳态通过调控自噬、融合与分裂动态变化、移动与分布、生物合成与降解而影响其形态、数量和质量（功能），保持其动态平衡，在疾病防控中具有重要作用。因此，深入研究运动能量代谢调控的线粒体结构和功能变化的分子机制，不仅将进一步阐明运动影响衰老和衰老相关的疾病包括神经退行性疾病、代谢性疾病、心血管疾病及癌症等的分子机制，也将为运动延缓衰老、防控疾病提供理论依据。

近 10 年的研究证明，骨骼肌不仅是收缩器官，还是内分泌器官，可产生一系列“运动因子”，以自分泌和内分泌的方式释放，调控远隔器官。此外，心脏、肝脏、脂肪组织等非经典内分泌组织或器官亦可通过释放类激素物质与远隔器官发生关联，因而研究的重点逐步由运动对单一器官系统生理功能的影响及调节机制过渡到机体作为整体应答运动时各系统间的交互调控和协同效应。在整合生理学成为现代生理学发展指引性理念的大背景下，深入研究并阐释运动健康效应的系统调控机制已成为运动生理学领域的研究前沿。

国务院颁布的《“健康中国 2030”规划纲要》中明确提出要通过“加强体医融合和非医疗健康干预”提高全民身体素质。阐明运动健康效应的宏观和微观调控机制，不仅可以提供科学依据，使更多民众投入全民健身，还能针对运动促进健康的生物学靶位设计化合物，为不宜运动人群实现“运动模拟”。这无疑是编写《线粒体与运动》一书的初衷。

本书从线粒体稳态与运动生理学（第 1、2、3、4、5 章）、线粒体与运动健康效应(第 6、7、8、9、10 章)、线粒体与整合运动生理学(第 11 章)三个方面进行阐述，力图全景展示运动与线粒体近 20 年的研究进展，作为引玉之砖，以期引起知识之士的共鸣。

本书的编写得到了西安交通大学生命科学与技术学院在学术交流方面提供的支持，在此表示感谢。特别感谢明尼苏达大学吉力立教授和军事科学院军事医学研究院刘洪涛研究员对本卷的审阅。编写团队全体成员在文献梳理、机制图解绘制及跨学科论证中展现出了精益求精、严谨细致的专业精神，对各位在本卷付梓过程中给予的耐心支持深表感激。书中不足之处，恳请学界同仁不吝指正。

张勇，刘健康

2023 年 11 月

目　录

第 1 章　运动与线粒体能量代谢转换 …… 1
1.1　运动与线粒体能量代谢过程 …… 1
1.1.1　运动与三羧酸循环 …… 1
1.1.2　运动与酮体生成利用 …… 2
1.1.3　运动与辅酶 Q 合成 …… 2
1.1.4　运动与氧化磷酸化 …… 4
1.2　运动与产能营养素代谢 …… 4
1.2.1　骨骼肌中 ATP 合成的控制 …… 4
1.2.2　肌肉代谢中 ATP 的控制与调节 …… 4
1.2.3　骨骼肌的呼吸控制 …… 4
1.2.4　骨骼肌呼吸反应时的受限因素 …… 6
1.2.5　氧亏与代谢惯性 …… 6
1.3　运动与脂代谢 …… 7
1.3.1　脂代谢概述 …… 7
1.3.2　FFA 在细胞质中的结合和转运 …… 8
1.3.3　FFA 通过线粒体膜转运 …… 8
1.3.4　丙二酰辅酶 A 对线粒体 FFA 转运的调节 …… 9
1.3.5　其他可能调节线粒体 FFA 运输的机制 …… 9
1.3.6　脂肪转运蛋白在线粒体 FFA 转运中的作用 …… 10
1.3.7　脂肪酸 β 氧化 …… 10
1.4　运动过程中脂肪与碳水化合物代谢的相互作用 …… 11
1.4.1　经典碳水化合物-脂肪酸相互作用研究 …… 11
1.4.2　人体动态运动期间增加脂质的可用性 …… 11
1.4.3　动态运动中增加糖的可用性 …… 12
1.5　运动骨骼肌中蛋白质与氨基酸代谢 …… 14
第 2 章　运动氧化应激与线粒体活性氧信号 …… 19
2.1　运动与骨骼肌活性氧的产生 …… 19

2.1.1 收缩骨骼肌中活性氧产生的来源 …… 19
2.1.2 长期骨骼肌失用状态下活性氧产生的来源 …… 21
2.2 运动时线粒体活性氧产生的来源 …… 21
2.3 运动与氧化还原信号通路 …… 22
2.3.1 Nrf2/KEAP 信号 …… 22
2.3.2 NF-κB 信号 …… 22
2.3.3 FOXO 转录因子的调控 …… 23
2.3.4 细胞激酶的调节 …… 23
2.3.5 钙离子通道的调节 …… 24
2.4 运动氧化还原信号通路的作用 …… 24
2.4.1 慢性氧化应激抑制合成代谢信号转导并减少肌肉蛋白质合成 …… 25
2.4.2 氧化剂激活骨骼肌纤维中的蛋白酶并加速蛋白水解 …… 26
第 3 章 运动与线粒体稳态调控 …… 36
3.1 奔跑既是本能也是技能 …… 36
3.2 运动诱导线粒体生物合成的分子机制 …… 38
3.3 运动适应与线粒体损伤的细胞防御机制 …… 39
3.4 运动对线粒体动态平衡的影响 …… 40
3.5 运动适应与线粒体自噬 …… 41
3.6 未折叠蛋白反应在运动诱导线粒体适应中的作用 …… 44
第 4 章 线粒体营养素与运动能力 …… 59
4.1 线粒体营养素 …… 59
4.1.1 按其需求量和浓度分类 …… 59
4.1.2 按其作用机制分类 …… 60
4.1.3 按其功能分类 …… 61
4.2 线粒体营养素改善运动能力的主要途径 …… 61
4.2.1 抗氧化剂类线粒体营养素与运动能力 …… 62
4.2.2 能量增强剂和其他物质类线粒体营养素与运动能力 …… 64
4.2.3 辅酶及辅酶前体类线粒体营养素与运动能力 …… 67
4.2.4 线粒体营养素组合与运动能力 …… 70
4.2.5 运动训练联合线粒体营养素补充与运动能力 …… 72
4.3 常见的运动增强剂 …… 74
4.3.1 咖啡因 …… 74

4.3.2 牛磺酸 …… 74
4.3.3 左旋肉碱 …… 75
4.3.4 肌酸 …… 75
4.3.5 β-丙氨酸(肌肽) …… 75
4.3.6 L-精氨酸和L-瓜氨酸 …… 76
4.3.7 谷氨酰胺、支链氨基酸(谷氨酰胺前体) …… 76
第5章 运动、线粒体与遗传 …… 84
5.1 线粒体遗传 …… 84
5.1.1 线粒体的遗传特征 …… 84
5.1.2 线粒体基因组的结构与功能 …… 85
5.1.3 常见线粒体基因突变与疾病 …… 86
5.2 运动能力的线粒体遗传 …… 88
5.2.1 运动能力的遗传特征 …… 88
5.2.2 突变频率支持运动能力的线粒体遗传 …… 88
5.2.3 线粒体遗传与运动员选材 …… 89
5.3 通过运动疗法治疗线粒体疾病 …… 91
5.3.1 常见的线粒体疾病与线粒体基因组学 …… 91
5.3.2 运动对线粒体基因突变的正向调节 …… 92
5.3.3 运动治疗对基因突变线粒体可能产生的不良后果 …… 93
第6章 运动促进骨骼肌重塑的线粒体生物学基础 …… 98
6.1 骨骼肌线粒体稳态的构成 …… 98
6.1.1 线粒体网络 …… 98
6.1.2 线粒体生物合成 …… 100
6.1.3 线粒体自噬 …… 101
6.1.4 线粒体未折叠蛋白反应 …… 102
6.2 骨骼肌线粒体稳态的运动后重塑 …… 105
6.2.1 线粒体动态平衡的运动后重塑 …… 105
6.2.2 线粒体生物合成的运动后重塑 …… 106
6.2.3 线粒体自噬的运动后重塑 …… 107
6.2.4 线粒体未折叠蛋白反应的运动后重塑 …… 108
6.3 各种运动训练方式对骨骼肌表型及其线粒体的影响 …… 108

第 7 章　运动改善心血管疾病的线粒体生物学基础 …… 122
7.1　运动与心血管疾病 …… 122
7.2　运动与高血压 …… 123
7.3　运动与心力衰竭 …… 126
7.4　运动与心肌缺血再灌注 …… 130
7.5　运动与心肌梗死 …… 133
7.6　运动与动脉粥样硬化 …… 137
第 8 章　运动改善神经退行性疾病的线粒体生物学基础 …… 159
8.1　衰老、神经退行性疾病与线粒体 …… 159
8.1.1　衰老和神经退行性疾病中的线粒体功能障碍 …… 159
8.1.2　运动介导的脑线粒体功能保护作用 …… 162
8.2　运动改善阿尔茨海默病的线粒体生物学基础 …… 165
8.2.1　线粒体功能障碍在阿尔茨海默病发病中的作用 …… 165
8.2.2　运动改善阿尔茨海默病的线粒体机制 …… 167
8.3　运动改善帕金森病的线粒体生物学基础 …… 174
8.3.1　线粒体功能障碍在帕金森病发病中的作用 …… 174
8.3.2　运动改善帕金森病的线粒体机制 …… 177
8.4　运动干预对其他神经退行性疾病的影响 …… 183
8.4.1　运动与肌萎缩性侧索硬化症 …… 183
8.4.2　运动与多发性硬化症 …… 184
8.4.3　运动与亨廷顿病 …… 186
第 9 章　运动改善代谢性疾病的线粒体生物学基础 …… 208
9.1　运动改善骨骼肌胰岛素抵抗的线粒体生物学基础 …… 208
9.1.1　运动减轻氧化应激损伤 …… 209
9.1.2　运动提升机体对脂肪酸和葡萄糖的氧化分解能力 …… 210
9.1.3　运动增强骨骼肌线粒体呼吸功能 …… 211
9.1.4　运动促进骨骼肌线粒体生物合成 …… 212
9.1.5　运动促进线粒体质量控制，维护线粒体健康 …… 215
9.2　运动防治肥胖的线粒体生物学基础 …… 218
9.2.1　运动促进脂肪分解代谢，减少脂肪堆积 …… 218
9.2.2　线粒体相关的细胞因子在运动防治胰岛素抵抗及肥胖中的作用 …… 224
9.3　防治肥胖和 2 型糖尿病的运动 …… 227

9.3.1 运动方式 …… 227
9.3.2 运动的时间段 …… 228
9.3.3 运动强度 …… 228
第 10 章 运动延缓衰老的线粒体生物学基础 …… 244
10.1 衰老诱导的骨骼肌线粒体功能障碍 …… 245
10.1.1 衰老相关的线粒体生物合成改变 …… 245
10.1.2 衰老相关的线粒体动力学改变 …… 245
10.1.3 衰老相关的线粒体自噬改变 …… 246
10.1.4 衰老相关的线粒体未折叠蛋白反应改变 …… 246
10.1.5 衰老和运动对线粒体相关内质网膜的调控 …… 247
10.1.6 衰老导致骨骼肌 NAD^+ 缺乏 …… 248
10.2 骨骼肌衰老过程中线粒体相关的表观遗传变化 …… 249
10.2.1 衰老相关的 DNA 甲基化改变 …… 249
10.2.2 组蛋白翻译后修饰的衰老相关改变 …… 250
10.2.3 衰老相关的 miRNA 表达改变 …… 251
10.3 运动调控线粒体表观遗传修饰改善骨骼肌衰老 …… 251
10.3.1 运动诱导的 DNA 甲基化改变 …… 251
10.3.2 运动诱导的组蛋白翻译后修饰改变 …… 252
10.3.3 运动诱导的 miRNA 表达改变 …… 252
10.4 运动调控 NAD^+ 池改善骨骼肌衰老 …… 253
10.4.1 NAD^+ 池对急性运动的反应 …… 253
10.4.2 NAD^+ 池对耐力运动的反应 …… 254
第 11 章 运动靶向线粒体的系统健康效应 …… 268
11.1 主要肌肉因子及运动对它们的影响 …… 268
11.1.1 肌肉抑制素 …… 269
11.1.2 鸢尾素 …… 269
11.1.3 组织蛋白酶 B …… 270
11.1.4 阿片素 …… 270
11.1.5 脂联素 …… 270
11.1.6 白介素-6 …… 271
11.1.7 其他肌肉因子 …… 272

11.2 肌肉-器官交互作用：肌肉因子的作用 …… 272
11.2.1 肌肉-肌肉交互作用 …… 272
11.2.2 肌肉-大脑交互作用 …… 274
11.2.3 肌肉-脂肪交互作用 …… 276
11.2.4 肌肉-骨骼交互作用 …… 277
11.2.5 肌肉-肝脏交互作用 …… 278
11.2.6 肌肉-β细胞交互作用 …… 278
11.2.7 肌肉-免疫-炎症交互作用 …… 279
11.2.8 肌肉-肿瘤交互作用 …… 280
11.2.9 肌肉-其他器官交互作用 …… 280
11.3 运动调节疾病状态下的肌肉因子表达 …… 281
11.3.1 运动调节代谢性疾病中的肌肉因子表达 …… 281
11.3.2 运动调节衰老相关的肌肉因子表达 …… 282
11.4 肌肉因子的临床应用前景 …… 285
索　引 …… 302

第 1 章

运动与线粒体能量代谢转换

本章内容主要包括运动与线粒体能量代谢过程和运动与产能营养素代谢等内容。运动中的线粒体能量代谢过程区别于安静时的这一过程，研究人员聚焦于运动与三羧酸循环、运动与酮体生成利用、运动与辅酶 Q 合成、运动与氧化磷酸化等方面，并取得了一些研究进展。运动过程中，三大产能营养素的代谢在一定程度上影响着机体运动能力的发挥。骨骼肌中三磷酸腺苷(adenosine triphosphate，ATP)合成的控制、运动与脂代谢、运动过程中脂肪与碳水化合物代谢的相互作用、运动骨骼肌中蛋白质与氨基酸代谢这几方面值得研究人员关注。

1.1　运动与线粒体能量代谢过程

1.1.1　运动与三羧酸循环

高强度运动中，三羧酸循环(tricarboxylic acid cycle，TCA-cycle)流量与 TCA 循环代谢物(如苹果酸)浓度增加(图 1.1)。高强度耐力运动和高负荷抗阻运动后，

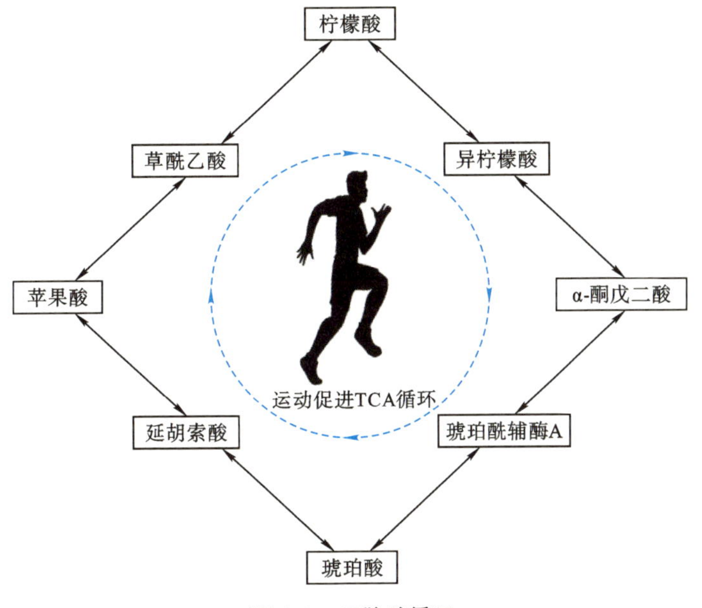

图 1.1　三羧酸循环

血液中 TCA 循环的中间产物琥珀酸和苹果酸增加，特别是在运动早期更为明显[1-2]。研究发现，持续中等强度运动将诱导 2 型糖尿病患者的 TCA 循环增加。这一变化能使糖酵解速率下降、氧化磷酸化能量生成能力增强[3]，并可改善糖尿病患者相关代谢通路的失衡[4]。

与运动中氧化代谢及 TCA 循环流量增强伴行的是三羧酸循环中间产物(tricarboxylic acid cycle intermediate，TCAi)浓度依赖运动强度增加 4～5 倍。TCAi 浓度在运动后的 10～15 分钟达到峰值，而后趋于下降[5]。在 60%最大负荷踢腿运动中，TCA 循环流量约比休息时增加 70 倍。研究人员发现，在中等强度运动最初 10 分钟内，TCAi 池体积/浓度约增加 4～5 倍[6-10]。有研究指出，TCAi 池扩大幅度取决于运动强度，并且 TCAi 浓度与估计的 TCA 循环流量之间存在显著正相关[6]。K. Sahlin 等[8]研究发现，在运动强度为 75%最大摄氧量(maximal oxygen uptake，VO_{2max})的自行车运动后 5 分钟，四种 TCAi(苹果酸、柠檬酸、延胡索酸与草酰乙酸)总量从静息状态的 0.49 mmol/kg 干重增加至 4.41 mmol/kg 干重，其他研究尚未发现 TCAi 水平显现此种幅度的增加。许多研究指出，次最大强度长期运动初始即可发生 TCAi 池的扩大，运动后 10～15 分钟达到峰值，而后下降[8-9]。也有研究得出相反的结果，如有研究发现 8 周耐力训练后大鼠骨骼肌线粒体中 TCA 未发生变化[11]，但线粒体氧化磷酸化效率得到增强。

1.1.2 运动与酮体生成利用

长时间运动或禁食期间，碳水化合物耗竭，肝脏可通过酮体生成和糖异生合成能量代谢的新底物[12]。肝脏以亮氨酸、赖氨酸等生酮氨基酸为原料合成酮体，以缬氨酸、甘氨酸等生糖氨基酸为原料合成葡萄糖。长时间运动后，肝脏开始合成酮体并释放入血，导致血液中的酮体(主要为 3-羟基丁酸和乙酰乙酸)浓度增加[13]。同时，2-氧异缬氨酸等分解产物也增加。外周组织中，生糖氨基酸分解为丙酮酸，然后发生转氨基作用生成丙氨酸，丙氨酸释放入血，在肝脏中又转变为丙酮酸，最终转变为葡萄糖。

1.1.3 运动与辅酶 Q 合成

对秀丽隐杆线虫进行 6 天，每天 2 次的游泳训练后(每次训练期间有短暂禁食)，观察到质子漏显著增加，表明有更多线粒体参与供能，或产生限制活性氧生成的适应性改变[14]。秀丽隐杆线虫一次性 90 分钟游泳运动后，其骨骼肌线粒体氧化还原敏感的绿色荧光蛋白增加，4 小时后此效应消退，表明重复的游泳运动可能会产生诱导质子漏的周期性或慢性骨骼肌微环境[15]。

8 周耐力训练后，大鼠骨骼肌分离线粒体的磷酸化速率升高，辅酶 Q 水平也升高。耐力训练可显著增加非磷酸化线粒体中 H_2O_2 的产生(及还原态辅酶 Q 水平)，但显著降低了磷酸化线粒体中 H_2O_2 的产生(及还原态辅酶 Q 水平)。对于非磷酸化线粒体而言，耐力训练可通过增加质子漏，升高体温来诱导氧化磷酸化的能力，并削弱体温过高诱导氧化磷酸化效率[磷氧比（ADP/O_2）]降低的效应。耐力训练后，大鼠骨骼肌线粒体氧化磷酸化效率增加可能是质子漏（线粒体解偶联）下降的原因。线粒体质子电化学梯度由呼吸链底物氧化建立，并被 ATP 合成以及 ATP 转换依赖的质子漏消耗。此外，耐力训练使骨骼肌线粒体解偶联蛋白（uncoupling protein，UCP）的表达及活性降低，并削弱高温导致 UCP 介导的线粒体质子漏增加[11]。

虽然耐力训练后大鼠骨骼肌线粒体中 ATP 合酶及其他四种呼吸链复合物表达水平没有变化，但辅酶 Q 含量显著增加。考虑到相似的 Q-还原脱氢酶活性及 Q-氧化细胞色素通路介导的活性，这一变化可用于解释磷酸化条件下观察到的辅酶 Q 还原水平下降。辅酶 Q 含量变化也表明机体对作为有效应答与过度氧化应激的脂溶性抗氧化物需求增加，这也是训练大鼠骨骼肌氧化磷酸化系统（oxidative phosphorylation system）效率更高的原因[11]（图 1.2）。随着骨骼肌工作强度增大，质子漏流量的绝对值——通过线粒体内膜的质子漏速度（the intensity of the proton leak through the inner mitochondrial membrane，vLK）及 vLK 相关 VO_2 均降低，这是由于质子动力（Δp）下降（假定活性氧或升高的体温没有使 Δp 升高）[16]。

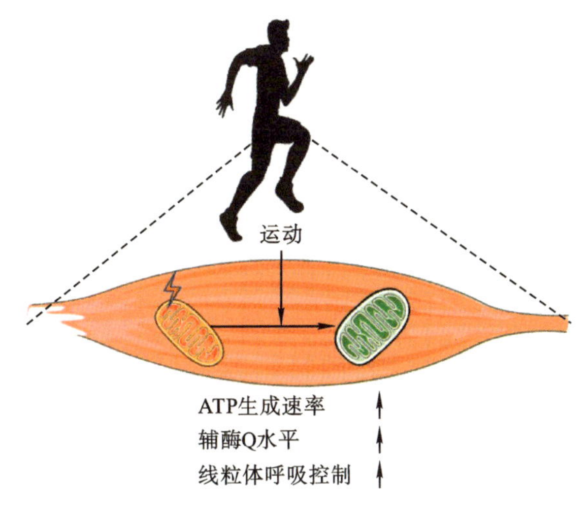

图 1.2　运动促进辅酶 Q 生成与氧化磷酸化效率

质子漏没有被直接激活，其绝对值的下降是由于 Δp 的降低导致休息至剧烈运动过渡期间质子漏相关 VO_2 对于总 VO_2 的贡献率显著下降。这与观察到的 ATP/O_2 下降有关。质子漏活性（速率常数）增加 2 倍使休息时的 vLK 相关 VO_2 对于总 VO_2 的贡献率增加 89%，中等强度运动时约增加 6%，剧烈运动时约增加 2%。与"标准"质子漏活性相较，中等强度运动中质子漏的清除（其活性降为 0）与观察到的（包括质子漏）增加 3%的 ATP/O_2 有关，而剧烈运动中此数值为 1%。因此，中等强度和剧烈运动中，即使是质子漏活性变异较大，其对系统特征仅有非常小的影响。换言之，无论休息时质子漏对 VO_2 的贡献有多大，剧烈运动中这种影响都非常小[17]。

1.1.4 运动与氧化磷酸化

有研究发现，长期耐力训练、自愿离心运动(如下坡跑)、慢性间歇性运动后、人股外侧肌进行 5 天高强度运动后、大鼠肱骨内上髁肌过度训练后，大鼠腓肠肌的氧化磷酸化系统上调[17-21]。

目前，尚不清楚耐力训练对分离的骨骼肌线粒体 ADP/O_2 的影响。有些研究表明，持续 4～6 周不同类型的耐力训练对人股四头肌的 ADP/O_2 没有影响[22-23]。也有研究表明，超耐力训练 24 小时后，人骨骼肌线粒体的 ADP/O_2 下降[24]。另有研究表明，氧化Ⅰ型肌纤维线粒体的 ADP/O_2 比糖酵解Ⅱ型肌纤维线粒体的 ADP/O_2 高 18%[25]。因此，耐力训练诱导的快缩糖酵解Ⅱ型肌纤维线粒体向氧化Ⅰ型肌纤维线粒体的转变可解释训练后 ADP/O_2 的增加[26]。可见，耐力训练对骨骼肌氧化磷酸化效率的影响依赖于训练类型、强度及持续时间。

1.2 运动与产能营养素代谢

1.2.1 骨骼肌中 ATP 合成的控制

与其他组织相比较，从静息状态转变为收缩状态会给骨骼肌代谢带来特殊负担。发生在 30 毫秒内的这个转变中，ATP 利用速率可从静息状态下 0.01 μmol ATP/(g・s) 增加至约 10 μmol ATP/(g・s)。每条快肌纤维中 ATP 含量为 7～8 μmol/g 肌重，这样一条快肌纤维收缩 1 秒后全部 ATP 含量就可消耗殆尽。然而事实上，只有在大多数高强度运动期间才可观察到骨骼肌 ATP 的净耗竭，并且很少超过骨骼肌 ATP 含量的 30%～40%[27]。

耐力项目中，优秀的运动能力与较高的慢肌纤维含量呈正相关，这主要是由于慢肌纤维能量代谢更具经济性的缘故，而不是由于不同肌纤维类型线粒体含量的差异。事实上，人体骨骼肌中快缩红纤维与慢缩红纤维之间的线粒体含量并无本质区别，耐力训练能明显提高训练方案中所募集的所有骨骼肌纤维的线粒体含量[27]。

1.2.2 肌肉代谢中 ATP 的控制与调节

大多数生理状况下，ATP 水解速率自身控制着源自三种 ATP 来源(高能磷酸键化合物储备、糖酵解和氧化磷酸化)的流量，所以骨骼肌收缩期间 ATP 合成速率与 ATP 水解速率紧密关联。

1.2.3 骨骼肌的呼吸控制

线粒体 ATP 的生成位于复杂的双膜结构中，涉及许多直接与间接反应步骤的协调活动，因此需要控制线粒体的专门信号。这一观点引起了许多学者的关注，并开展了控制骨骼肌呼吸的相关研究[27]。

线粒体是双层脂膜构成的细胞器(直径为 0.5～1μm)，外膜光滑。碳燃料、ADP、ATP、无机磷酸(P_i)、肌酸、磷酸肌酸(phosphocreatine，PCr)、离子(包括氢离子)、可溶性气体等底物可通过自由扩散透过外膜。内膜相对不可透过，并且高度内陷，这一特性对线粒体的功能而言至关重要。因为高密度呼吸链复合物与专门的转运蛋白嵌入内膜，所以被称为“嵴”的内陷结构随着线粒体氧化能力不同而变化。因此，能量学上重要的代谢物，如 ATP、ADP 与 P_i 可自由扩散通过外膜，但是需要载体才能通过内膜，单羧酸与双羧酸碳底物亦是如此。内膜包绕着线粒体基质，线粒体基质是包含 TCA 循环功能所必需的全部酶、底物与辅酶因子的内腔。线粒体通过将碳水化合物及脂肪中的化学键向还原型烟酰胺腺嘌呤二核苷酸(reduced form of nicotinamide adenine dinucleotide，NADH)的能量转变而合成 ATP，电子传递系统可利用 NADH 生成氢离子电化学梯度。呼吸链复合物将氢离子泵出基质，进入内膜间隙，进而产生跨内膜梯度。氢离子沿该能量梯度向基质回流，迅速使 F_0F_1 - ATP 合酶的构象发生改变，这样就可将该梯度中的能量传递至 ATP 的终端磷酸键。最后，氢离子梯度能量可通过腺嘌呤核苷酸转运蛋白有效驱动胞质中的 ADP 转变为基质中的 ATP。

整个机制中每个因素均有相应的流量和最大流量。该系统的能量状态以几种自由能潜能为特征，自由能潜能以每一潜在容器阴影面积的相对高度来表示。例如，氧化还原潜能是 NADH 氧化为氧化型烟酰胺腺嘌呤二核苷酸(oxidized nicotinamide adenine dinucleotide，NAD)过程中可获得的自由能，即：

$$\Delta G_{REDOX} = \Delta G^0_{REDOX} + RT\ \ln([NAD^+]/[NADH])$$

标准自由能 ΔG^0_{REDOX} 约为 -218 kJ/mol，所以即使在 NAD^+/NADH 比值为 1 的情况下，也有足够潜在的能量合成 3 分子 ATP，即胞质中 ATP 自由能为 -605～-65 kJ/mol。氢离子电化学电位依赖于氢离子跨内膜梯度。膜电位依据以下公式计算：

$$\Delta G_{H^+} = 2.303 \times RT(pH_{matrix} - pH_{cyto}) + F \times E_m$$

线粒体内外的 ATP 自由能可以如上式中那样计算(但我们忽略了下述事实：线粒体基质中的 ATP/ADP 比值及 ΔG_{ATP} 低于胞质中的相应值，胞质中额外的诱发电位可通过腺苷酸转运蛋白中的 $ATP4^-$ 转换为 $ADP3^-$ 获得，氢离子电化学能梯度驱动该转换)。这些不同的诱发电位互相偶联，其比值在连接通量幅度与最大流量比值的基础上发生改变。稳态下每个因素进出的流量相等，每个因素通过系统的稳态流量很有限。

如果胞质中 ATP 水解速率增加，那么骨骼肌纤维最大氧化能力可增加 50%。胞质 ΔG_{ATP} 降低，ADP 与 P_i 浓度升高，这些底物转运进入基质增加，ATP 合酶速率增加。这些又会反过来降低氢离子电位，使通过电子传递链(electron transport chain，ETC)的流量增加，如此周而复始[27]。

除了激活胞质 ATP 酶外，钙对线粒体的以下四个可能位点有作用：丙酮酸脱氢酶(pyruvate dehydrogenase，PDH)、α-酮戊二酸脱氢酶、异柠檬酸脱氢酶和ATP合酶[28]。其中，有关PDH的证据比较充分，PDH催化以下净反应：

$$丙酮酸+NAD^{+}+辅酶A \longrightarrow 乙酰辅酶A+NADH+CO_2$$

该反应既对氧化还原膜电位有贡献，又利于促进乙酰辅酶A(acetyl coenzyme A，acetyl-CoA)进入柠檬酸循环。最后要考虑低氧浓度对该系统的效应，即ETC中的流量限制。

在次最大强度运动范围内，骨骼肌呼吸的稳态速率主要受胞质ATP水解速率控制，主要通过ADP的增加(某种程度上是通过P_i的增加)向线粒体发出信号。哺乳动物快肌纤维次最大强度运动条件下，实验观察到的呼吸速率与细胞质ΔG_{ATP}之间的拟线性关系，证实了该信号通路机制。其他因素，如运动训练或去适应后氧或碳底物的可获得性、PDH活化及线粒体含量的变化，可有效改变线粒体ATP合成的最大流量或整体热动力学驱动力，并因此调节细胞质核苷酸与呼吸流量之间的稳态关系。

1.2.4 骨骼肌呼吸反应时的受限因素

在肌酸激酶(creatine kinase，CK)反应存在的情况下，大多数次最大强度运动时胞质ΔG_{ATP}电位的电容只依赖肌酸总量(PCr+肌酸)。哺乳动物快肌纤维中肌酸总量约为35～45 μmol/g，慢肌纤维中含量更少一些。这大大超过了其他线粒体内电位相关的总电容，因为这些电容受限于线粒体基质相对较小的容积(最多为骨骼肌细胞容积的8%)。例如，CK系统并不能使线粒体基质腺苷酸池电容增加。因此，其最大电容与线粒体内腺苷酸总量相等，假定线粒体基质内总核苷酸浓度为20 mmol/L，那么该值最多为1.6 μmol/g骨骼肌。同样，与线粒体氧化还原相关的电容仅依赖总线粒体NAD与NADH含量。即使假定骨骼肌纤维中NAD与NADH全部位于线粒体基质，该值也低于1 μmol/g骨骼肌。氢离子电化学势能相关的电容仅依赖基质的pH缓冲能力(受限于基质较小的容量)与内膜对电容的微小贡献率。最后，与PDH反应相关的电容本身不太重要，因为骨骼肌中CoA总量低于0.02 μmol/g。

该模型中，有氧训练后骨骼肌线粒体含量增加与线粒体组分的电导增加有关，即线粒体含量增加意味着电导组分增加。由于时间系数与线粒体总电导呈反比，该模型解释了有氧训练可缩短次最大强度运动中PCr与氧耗动力学的时间系数，并增加最大呼吸速率及胞质ΔG_{ATP}与呼吸速率之间的斜率。令人感兴趣的是，大鼠快肌纤维中线粒体含量增加对集中的线粒体电位没有影响[27]。

1.2.5 氧亏与代谢惯性

氧亏源于整个系统对时间的依赖性，但并不代表“仅由线粒体生成的ATP不能满足收缩时期的能量需求”。对氧亏的解释表明，在线粒体ATP生成被激活之前必须克服某种内在的延迟或惯性，并且PCr水解恰好可弥补线粒体应答缓慢导致的氧亏。线粒体活化的惯性延迟无疑是造成氧传递延迟、为柠檬酸循环准备底物(回补)的需要、激活 PDH 复合体和生成乙酰辅酶 A 延迟的主要原因[29]。

事实上，有学者就线粒体含量更高的骨骼肌中 PCr 与氧耗动力学更快这一发现提出了对氧亏的解释是错误的初步证据。如果线粒体活化存在较长时间的延迟，那么在其他条件相同的情况下，虽然线粒体增多会增加最大稳态氧耗，但不会对延迟造成影响。反对该解释的证据来自肌酸总量耗竭对骨骼肌 PCr 动力学的影响。如果 PCr 与氧耗动力学均由线粒体激活的内在延迟决定，假定有充足的 PCr 弥补这一亏欠，那么肌酸总量的部分耗竭对 PCr 耗竭的时间系数没有影响。与之相反，如果氧耗动力学取决于线粒体电导与 CK 电容，肌酸总量及系统电容的下降促进 PCr 与氧耗动力学[27]。

1.3 运动与脂代谢

在轻至中等强度的长时间动态运动中，脂肪能提供大量且不断增多的能量。有氧训练也能增加骨骼肌中脂肪氧化产生能量的最大速率，并能在任何绝对输出功率时增加脂肪氧化产生能量的比例[30-31]。大量脂肪是以肌内甘油三酯(intramuscular triacylglycerol，IMTG)或甘油三酯(triacylglycerol，TG)的形式储存于人体脂肪组织中。小部分脂肪直接储存于肌细胞中。由于脂肪的能量密度高，储存于肌肉的脂肪能提供的能量几乎与肌糖原一样。因此，肌内甘油三酯的储存并不少，特别是在运动时，它是很容易获得的供能物质来源。

很多观点仍然认为脂代谢调节的唯一途径是源于脂肪组织中游离脂肪酸(free fatty acid，FFA)入血，然后转运 FFA 穿过肌细胞的线粒体膜[27]。然而，现有的研究已表明，脂代谢的调节涉及脂肪组织和骨骼肌中许多其他控制位点，而且这些调节相当复杂。

1.3.1 脂代谢概述

FFA 运至线粒体内以 IMTG 形式储存以供氧化，必须首先通过活性脂酰辅酶 A 合成酶(fatty acyl-CoA synthetase，FACS)与辅酶 A(coenzyme A，CoA)结合，然后被激活。发生氧化时，所有胞质中的脂肪酸结合蛋白(cytoplasmic fatty acid-binding protein，FABPc)-FFA，无论源于细胞外(血浆 FFA)或肌细胞内(IMTG)，均需转运至线粒体膜外。随后被 CoA 激活，如果没有被激活，就会在肉碱棕榈酰转移酶(carnitine palmitoyltransferase，CPT)1 的催化下转变为棕榈酰肉碱[32]。这种化合物通过移位酶移动穿过线粒体膜，而肉碱移动的方向相反。最近的研究也表明，脂肪转运蛋白(fatty acid translocase，FAT/CD36)辅助脂肪酰肉碱复合体的转运，以一些未被确定的方式助其穿膜。在线粒体中，肉碱被去除，通过肉碱棕榈酰转移酶 2(CPT 2)将 CoA 结合至长链脂肪酸[33]。脂肪酰辅酶 A 分子在 β 氧化代谢通路进行代谢，伴有乙酰辅酶 A 的生成与等量减少

[NADH 减少，还原型黄素腺嘌呤二核苷酸(flavin adenine dinucleotide，$FADH_2$)减少]。减少的等量直接用于 ETC，而乙酰辅酶 A 进一步在 TCA 循环中代谢，伴有额外的减少等量生成。ETC 接受减少的等量以产生质子驱动力，这将提供无机磷酸(P_i)与 ADP 合成 ATP 的化学能，同时在氧化磷酸化过程中消耗氧。

调节脂代谢与氧化的一个重要方面是骨骼肌线粒体总量，它决定了脂肪氧化的总体能力。骨骼肌中与能量产生代谢通路急性激活相关的信号通常包括三类：①钙离子(Ca^{2+})释放引发肌肉收缩，它也作为激活代谢过程的早期预警或前馈信号。②来自 ATP 分解相关副产物的反馈，通常被称为肌肉的“能量状态”，包括 ATP、ADP、AMP 和 P_i。③涉及线粒体的许多位点上的还原-氧化对(NAD^+/NADH)的反馈。这些信号调节因子已得到充分的研究，并被证实在控制涉及细胞质糖代谢与线粒体 TCA 循环中有重要作用。然而，迄今为止尚无大量研究检验这些调节因子在控制细胞质线粒体中脂代谢的可能作用[27]。

1.3.2 FFA 在细胞质中的结合和转运

FABPc-FFA 复合体通过 CoA 基团的加入而被“激活”，这种 CoA 基团最有可能在细胞的几个位点被激活。由此产生的脂酰 CoA 与另一种蛋白结合，即酰基 CoA 结合蛋白，可在细胞质中酯化成 IMTG 或运输到线粒体中被氧化[27]。

1.3.3 FFA 通过线粒体膜转运

由 CPT 1、酰基肉碱转位酶与 CPT 2 组成的 CPT 复合物，通过长链脂肪酸运输到线粒体，进而在骨骼肌 β 氧化过程中发挥重要的调节作用(图 1.3)。CPT 1 横跨线粒体外膜，并催化各种长链脂肪酰基从 CoA 转移至肉碱。生成的酰基肉碱通过酰基肉碱/肉碱转位酶以某种未知的方式穿过线粒体内膜，在线粒体基质中经 CPT 2 生成脂酰辅酶 A。CPT 2 位于线粒体内膜，催化肉碱的酰基转移到辅酶 A，生成脂酰 CoA，进入 β 氧化途径[27]。

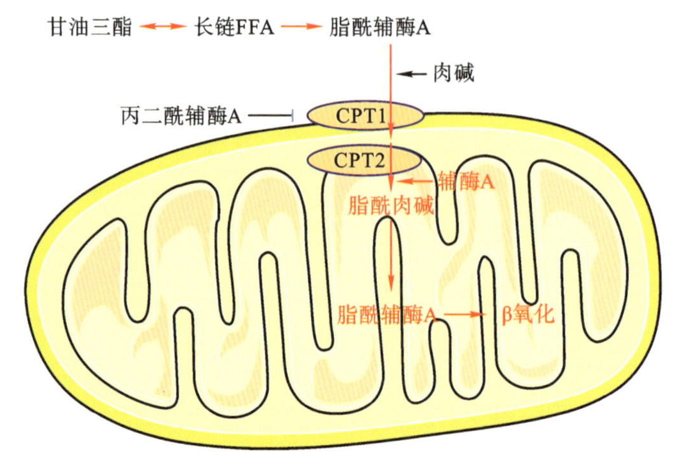

图 1.3 线粒体脂肪酸转运的调控机制

1.3.4 丙二酰辅酶 A 对线粒体 FFA 转运的调节

因 CPT 1 受外部因素的调节，被认为是长链脂肪酸氧化过程的限速步骤。CPT 1被丙二酰辅酶 A(malonyl－CoA，M－CoA)可逆性抑制，而后者是脂肪酸合成中第一个被确认的中间产物[32-34]。因此，研究人员对 M－CoA 在骨骼肌线粒体 FFA 摄取和氧化中的潜在调节作用非常感兴趣。关于啮齿动物骨骼肌的研究表明，休息时肌肉中 M－CoA 水平最高，以抑制 CPT 1 活性，维持较低的线粒体脂肪酸运输速率。当运动中需要增加线粒体 FFA 的运输和氧化时，M－CoA 水平降低并解除对 CPT 1 的抑制[35]。

另一项研究提出，脂代谢受肌肉中糖酵解活性水平的调节[36]。伴随有氧运动强度的增加，糖酵解流量的增加与 FFA 氧化速率降低相关。研究人员认为，与糖酵解流量相关的信号可下调骨骼肌细胞内的 FFA 代谢，而 M－CoA 的增加可能是抑制高强度动态运动中线粒体 FFA 摄取和氧化的调节因子。

有研究表明，在不同持续时间的低至中等强度运动中，尽管 FFA 氧化速率大幅提高，但人体骨骼肌 M－CoA 水平不会发生变化[37]。此外，尽管 FFA 氧化速率大幅降低，但运动强度从 65％VO_{2max}增加至 90％ VO_{2max}与肌肉中 M－CoA 增加无关。因此，从目前的研究看，从休息至低或中等强度运动的线粒体 FFA 转运上调不涉及 M－CoA，M－CoA 也与向高强度运动过渡时线粒体 FFA 转运的下调无关，表明运动开始时，激活 CPT 1 活性与脂肪氧化涉及某些其他潜在的运动调节因子。

1.3.5 其他可能调节线粒体 FFA 运输的机制

关于人体骨骼肌的研究发现，对 CPT 1 活性的调节比单纯控制 M－CoA 更为复杂。对从人体或大鼠骨骼肌中提取或完整的肌膜下和肌纤维内线粒体的研究发现，包括钙离子、游离 ADP 与 AMP 在内的代谢控制调节因子对 CPT 1 活性没有影响[30]。动力性运动中积累的其他代谢物(如乙酰辅酶 A、乙酰肉碱)或减少的代谢物(CoA)对 CPT 1 也没有影响。然而，生理范围内 pH 值的小幅下降(从 7.0 降至 6.8)可抑制 CPT 1 活性[34]。

运动对 pH 的敏感性可能解释了中等强度动力性运动至高强度动力性运动期间发生的线粒体 FFA 运输及代谢的减少。概言之，底物-酶的相互作用、M－CoA 与 CPT 1 结合的结构改变，以及(或)其他目前存在的未知调节因子，可能对运动期间线粒体 FFA 转运的增加非常重要。

最近的研究发现，啮齿动物骨骼肌中存在一种对 M－CoA 不敏感的 CPT 1 亚型[38]。另有研究观察到运动(以 60％ VO_{2max}强度进行 120 分钟自行车运动)对 CPT 1- M－CoA 动力学的影响，发现尽管在运动过程中全身脂肪氧化速率逐渐增加，但M－CoA对 CPT 1 的抑制作用逐渐减弱[40]。与休息时相比，骑自行车 120 分钟可使 M－CoA 降低 16％～34％，从而降低其对 CPT 1 的抑制。这些研究表明，不依赖 M－CoA 的控制系统是运动期间线粒体 FFA 运输和氧化上调的根源。

有研究发现，在高强度动力性运动中，游离肉碱的水平可能调节线粒体 FFA 的摄取，因为游离肉碱是 CPT 1 反应的底物[30]。随着运动强度及糖酵解通量的增加，肉碱含量逐渐降低。动力性运动中糖酵解流量较高时，游离肉碱水平降低可能限制 FFA 被转运至线粒体的能力，最终限制 FFA 的氧化。然而，尚未有实验模型能够检验这是否互为因果关系，目前也不清楚细胞质中需要多少游离肉碱以维持 CPT 1 介导的 FFA 转运。肉碱水平大大低于安静时的水平且肉碱在运输过程中没有被消耗，而经循环回到细胞质时，FFA 的最高氧化速率才会出现。这些因素使得游离肉碱不太可能限制 FFA 的氧化。

1.3.6 脂肪转运蛋白在线粒体 FFA 转运中的作用

以往研究发现，啮齿动物和人类的骨骼肌中 FAT/CD36 与线粒体膜相关[39-41]。虽然已在线粒体中检测了质膜中的脂肪酸结合蛋白(plasma membrane fatty acid-binding protein，FABPpm)，但大部分工作都与 FAT/CD36 有关，而且工作仍在继续，以确定是否存在脂肪酸结合蛋白(FABP)蛋白。目前研究人员认为，FABPpm 作为一种运输蛋白，对线粒体脂肪酸的氧化并无帮助，因为 FABPpm 与线粒体膜上穿梭的还原当量关键酶——天冬氨酸氨基转移酶结构相同。啮齿动物骨骼肌中 FABPpm 的急性过表达使线粒体 FABPpm 增加，在不改变线粒体脂肪酸氧化速率的情况下，苹果酸-天冬氨酸氨基转移酶的含量和活性成比例变化，这一研究发现也支持了上述解释[42]。另一项研究也得出同样的结论，即运动训练后骨骼肌中苹果酸-天冬氨酸氨基转移酶的活性及 FABPpm 均与增加的线粒体含量成比例变化[43]。

功能获得(肌管中 FAT/CD36 过表达)与功能丧失(FAT/CD36 缺失)分别导致分离线粒体中棕榈酸酯氧化率的升高与降低，因此 FAT/CD36 代表一种可能的线粒体 FFA 转运水平的调节[44-45]。此外，急性肌肉收缩期间 FAT/CD36 转位至线粒体膜与脂肪酸氧化速率的增加相一致[39,41,45]。

需要研究人员关注的是，线粒体 FAT/CD36 含量及线粒体 CPT 1 活性均与线粒体脂肪酸氧化速率呈正相关，并且在人体和啮齿动物中，这两种蛋白发生免疫共沉淀，提示两种蛋白存在密切的物理相互作用[44]。因此，FAT/CD36 似乎是脂肪进入线粒体的重要调节蛋白，以一种未知的方式与 CPT 1 协同工作。FAT/CD36 也代表了一种能够协调质膜和线粒体膜脂肪酸运输及最终氧化产生能量的独特蛋白质。

1.3.7 脂肪酸 β 氧化

转移至线粒体基质中的脂肪酰肉碱通过 CPT 2 重新转化为脂酰辅酶 A，释放的肉碱自由地从线粒体中移出。目前，几乎没有证据表明 β 氧化途径中的酶受到调节其他代谢途径相同信号(如 Ca^{2+}、游离 ADP 与 AMP、氧化还原状态等)的调控[27]。

动力性运动中，改变控制或增加 β 氧化途径能力的最有效方式就是增加线粒体含量。通常通过测量β氧化途径中第3种酶——β-羟乙酰辅酶A脱氢酶的最大活性评估对动力性运动训练方案的适应情况。同时测量其他有代表性的酶或蛋白质，以评估其他线粒体通路的变化[27]。

多年来，运动过程中人体骨骼肌代谢的调控尚未得到很好的研究和理解。传统观点认为，脂代谢的调节主要在于为骨骼肌提供FFA(脂肪组织脂解)，以及将长链脂肪酸转运到线粒体(CPT 1活性)的水平。当前，研究人员意识到，脂代谢的调节更为复杂，包括FFA进入肌细胞、细胞质FFA的结合和运输、骨骼肌细胞内脂类分解活动的调节和运输脂肪至线粒体在内的额外控制位点。过去10余年间，有关骨骼肌脂代谢调节的研究呈指数级增长，也有一些令人兴奋的收获，包括发现了帮助脂肪穿过质膜与线粒体膜的蛋白质，对脂肪运输的需要增多时这些蛋白质有能力转位至质膜和线粒体膜，以及发现三酰甘油脂肪酶在调节脂肪组织和肌肉脂解方面的作用[27]。

1.4 运动过程中脂肪与碳水化合物代谢的相互作用

运动开始时的新陈代谢率比休息时增加了几倍，因此，运动开始时对能量的需求也增加了好几倍，脂肪与糖的氧化代谢途径必须被同时激活。一旦确定了动态运动和代谢需求(稳定状态)的强度，就会存在糖与脂肪氧化成比例地相互转化。糖与脂肪氧化之间的相互作用很大程度上取决于细胞内的代谢环境和底物可用性，而这两者都受运动强度与能量需求的总体速率的影响[27]。

1.4.1 经典碳水化合物-脂肪酸相互作用研究

体外研究已经证实，乙酰辅酶A通过激活丙酮酸脱氢酶激酶(PDH kinase，PDK)4抑制线粒体酶(PDH)的活性，FFA诱导线粒体中增加的柠檬酸盐可“逃跑”到细胞质中抑制磷酸果糖激酶(phosphofructokinase，PFK)[27]。

1.4.2 人体动态运动期间增加脂质的可用性

对人体骨骼肌的研究一直支持糖与脂肪氧化之间相互作用关系这一观点[27]。本小节主要介绍动态运动中调节能源物质偏好的潜在细胞内信号。

正常情况下，肌肉中生成的游离ADP、AMP与P_i水平增加，而在动态运动中则下降[27]。由于P_i是磷酸化酶(phosphorylase，PHOS)的底物，而游离ADP与AMP是PHOS活性形式的直接变构调节因子(活化剂)，因此这些调节因子的下降可解释高脂肪供应是糖原分解减少的原因[46-47]。因为40%VO_{2max}与65%VO_{2max}强度运动时，较高的ATP/ADP比值可分别激活PDK与降低(或抑制)活性形式丙酮酸脱氢酶的活性，所以较少的游离ADP也会使PDH更难转化为活性形式。有氧训练后，稳态运动中的情况类似，即线粒体含量的增加减缓了游离ADP水平的上升，糖氧化活化水平下降，对脂肪酸氧化的依赖增加。然而，关于底物传递改变的急性实验研究（如脂肪乳剂＋肝素注入）表明，线粒体含量并未改变。

运动中维持线粒体呼吸恒定的同时，给定能量需求（功率输出）下 NADH 增加可能会导致游离 ADP 和 P_i 的积累变慢。除较高的 NADH 水平外，游离 ADP 和 Pi 的缓慢积累会使 PHOS 和 PDH 活化水平降低。因此有研究人员提出，升高的脂肪利用率增加来自脂肪的 NADH，导致线粒体中 NADH 浓度升高[47]。在经典的糖和脂质关系中，糖氧化降低。不幸的是，这个理论很难得到验证，因为在完整人体骨骼肌线粒体中不容易测定 NADH，并且关于检测的各种技术存在争议。提供额外脂肪、使用全肌肉匀浆技术测定 NADH 显示休息时及以 40％VO_{2max}强度运动 1 分钟时，NADH 增加[48]。然而，以 40％VO_{2max}强度运动 10 分钟后再以 65％VO_{2max}强度运动 10 分钟，与对照组相比，NADH 不再增加。因此，尽管线粒体 NADH 理论对于解释运动过程中脂肪利用率增加或减少时能源物质使用的相互控制很有吸引力，但基于这一理论测定线粒体的 NADH 含量，更全面的验证方法有待改进。

在长期降低糖的可用性并且增加骨骼肌对脂肪依赖的情况下，PDK4 亚型的 mRNA、蛋白含量及 PDK 的活性均增加[49]，进而导致活性形式 PDH 降低，并减少全身的糖氧化。尽管这些变化会持续数小时或数天，但脂肪诱导的 PDK 活性上调是否会在长时间动态运动中更为迅速地出现，并能解释 4 小时中等强度运动中 PDK 活性下调呢？最近的研究表明，4 小时中等强度运动后 PDK 活性增加，但 PDK4 与 PDK2 蛋白含量并没有增加，表明现存 PDK 蛋白与 PDH 复合物的松散结合使固有 PDK 活性增加[50]。长时间的动态运动中，PDK 活性的增加似乎导致 PDH 下调，但目前尚不清楚其调控机制，可能与 FFA 浓度增加和（或）糖（糖原储存和胰岛素浓度）供应减少引起的信号激活有关。

1.4.3 动态运动中增加糖的可用性

研究表明，动态运动前和运动中增加外源性糖的利用以及运动中增加内源性糖（糖酵解通量），可增加糖氧化、减少脂肪氧化[36,51]。然而，这些研究几乎没有探讨导致能源物质选择改变的机制。高强度运动时，脂肪氧化下调的可能机制如下。

1.4.3.1 脂肪转运入线粒体

长链脂肪酸被转运入线粒体是调节总体速率的关键步骤，即骨骼肌脂肪酸氧化的关键。以往的研究认为，线粒体水平上对脂肪酸氧化的调节是基于 CPT 1 与 M－CoA浓度之间的关系。研究发现，脂肪合成组织（如肝脏）中，充足的糖供给与高胰岛素浓度通过刺激乙酰辅酶 A 羧化酶（acetyl-CoA carboxylase，ACC）活性引起 M－CoA 含量升高[32]。肝脏中，当糖充足时 M－CoA 可抑制 CPT 1 活性，并转运脂质进入线粒体。然而，在人体骨骼肌中也可检测到 M－CoA[52]，并且有学者发现了不同于肝脏 ACC 调控机制的肌肉亚型 ACC。由于骨骼肌不能合成脂肪，所以尚不清楚骨骼肌中 M－CoA 在调节 FFA 进入线粒体中发挥何种作用。运动中骨骼肌需大量增加脂肪和糖氧化，进而产生能量，而不是简单的能源物质之间的转变。这与处于休息状态下骨骼肌和其他不需大量产能组织中糖氧化、脂肪氧化发生的相互转变十分不同。

1.4.3.2 人体骨骼肌线粒体的脂肪酸转运

关于人体骨骼肌动态运动中 M－CoA 含量的测定一致表明，M－CoA 含量很大程度上不受运动功率输出（35％VO_{2max}～100％ VO_{2max}强度时）与脂肪氧化速率的影响[37,53]。此外，调节啮齿动物骨骼肌中 AMP 活化的蛋白激酶（AMP-activated protein kinase，AMPK）调控 M－CoA 降低的说法存在争议，因为表达无活性的反义 AMPK 同型小鼠（AMPK 敲除模型）其运动中磷酸化 ACC 的能力得到保留，但 M－CoA含量减少[54]。上述这些研究结果不支持运动中人体骨骼肌脂肪氧化中 M－CoA含量的调节作用，并且在动态运动的初始阶段 CPT 1 活性的调节更为复杂，很可能存在线粒体膜上的 CPT 1（如 M－CoA 活性）和（或）转运蛋白的其他调节。

研究发现，分离线粒体中脂肪氧化增加，但 CPT 1 活性并未发生变化[55]，表明可能还有其他蛋白质参与线粒体脂肪酸氧化调节。FAT/CD36 是一种质膜脂肪酸转运蛋白，位于骨骼肌线粒体膜[40-41]。许多研究支持 FAT/CD36 调节线粒体脂肪酸氧化这一观点，包括：①无 FAT/CD36 的动物其线粒体脂肪酸氧化率较低[48]；②运动增加线粒体脂肪酸氧化与 FAT/CD36 蛋白含量[39]；③FAT/CD36 与 CPT 1 免疫共沉淀[41,56]；④过表达 FAT/CD36 使 L6E9 肌管细胞的脂肪酸氧化增加[57]。最近，另一种质膜脂肪酸转运蛋白，即脂肪酸转运蛋白 1（fatty acid transport protein 1，FATP1），被发现位于 L6E9 肌管细胞的线粒体膜，过表达 FATP1 可增加线粒体脂肪酸氧化。尽管许多证据指出 FAT/CD36 与 FATP1 对线粒体脂肪酸氧化具有调控作用，但这项研究毕竟比较新颖，对这些蛋白质的确切作用仍有争议。此外，关于运动强度对线粒体 FAT/CD36 和 FATP1 的调节作用尚不清楚。该研究并未否定 CPT 1 在线粒体脂肪酸氧化中的重要性，且指出了以前未研究过的线粒体脂肪酸运输的复杂性。

运动强度从 40％VO_{2max}增加至 80％ VO_{2max}时，输注各种长链脂肪酸的脂肪乳剂会减少长链 FFA 的摄取和氧化，但中链脂肪酸辛酸氧化除外[51]。研究表明，线粒体中与中等至高强度输出的动态运动相关的 pH 小幅下降，是运动强度增加引起长链脂肪酸转运受抑制的主要原因[58]。对安静时人体骨骼肌分离线粒体的研究表明，pH 从 7 至 6.8 的小幅度降低会导致 CPT 1 活性的大幅下降[59]，这又可能是高强度输出动态运动中脂肪酸氧化减少的原因。需更多的研究阐明运动中 CPT 1 活性的调节机制，增加糖酵解活性从而下调脂肪氧化。令人惊讶的是，随运动强度与糖使用量的增加，人体骨骼肌分离线粒体中钙、游离 ADP、AMP 与 P_i 的浓度增加并未抑制 CPT 1 活性。

1.4.3.3 运动训练对糖与脂肪酸参与供能选择的影响

John O. Holloszy 的理论认为，线粒体数量增加会导致游离 ADP 的小幅增加，减少 PHOS 与 PDH 的激活，增加对脂肪的依赖，该理论已在运动实验中得到证明[60-61]。

1.5 运动骨骼肌中蛋白质与氨基酸代谢

骨骼肌在蛋白质含量方面不仅表现出较高的可塑性，而且体现了蛋白构成方面的独特性。20 世纪 60 年代就有研究发现，耐力训练会增加大鼠和人体氧化代谢酶(线粒体酶)、底物运输及动员酶的含量。这些高浓度的氧化酶使世界级长跑运动员有能力跑完马拉松全程。另外，缺乏运动人群及慢性病患者体内的氧化酶含量下降，最大有氧工作负荷受限，仅为 50～60 W，并且其日常活动如上下楼、散步等也会受限[62]。

耐力运动后几个小时内最重要的适应是调控线粒体蛋白质基因表达的转录因子发生上调。耐力运动 2～24 小时后，编码线粒体酶的 mRNA 增加[63]。这期间富含蛋白质的食物被消耗、上述 mRNA 浓度较高时，由于这些 mRNA 较总 mRNA 池的相对贡献迅速增加，因此线粒体酶的合成速率增加。尚不清楚是否存在优先选择编码线粒体蛋白质进行翻译的分子机制。研究发现，耐力运动后真核起始因子 2 (eukaryotic initiation factor，eIF2)磷酸化下降这一点非常重要，否则编码线粒体酶 mRNA 的翻译就会受限[64]。

（冯　红）

参考文献

[1] PEAKE J M，TAN S J，MARKWORTH J F，et al. Metabolic and hormonal responses to isoenergetic high-intensity interval exercise and continuous moderate-intensity exercise [J]. American Journal of Physiology. Endocrinology and Metabolism，2014，307(7)：E539 - E552.

[2] VALERIO D F，BERTON R，CONCEICAO M S，et al. Early metabolic response after resistance exercise with blood flow restriction in well-trained men：a metabolomics approach [J]. Applied Physiology Nutrition and Metabolism，2018，43(3)：240 - 246.

[3] HUSSEY S E，SHAROFF C G，GARNHAM A，et al. Effect of exercise on the skeletal muscle proteome in patients with type 2 diabetes [J]. Medicine & Science in Sports & Exercise，2013，45 (6)：1069 - 1076.

[4] SIMONEAU J A，KELLEY D E. Altered glycolytic and oxidative capacities of skeletal muscle contribute to insulin resistance in NIDDM [J]. Journal of Applied Physiology，1997，83(1)：166 - 171.

[5] BOWTELL J L，MARWOOD S，BRUCE M，et al. Tricarboxylic acid cycle intermediate pool size：functional importance for oxidative metabolism in exercising human skeletal muscle [J]. Sports Medicine，2007，37(12)：1071 - 188.

[6] GIBALA M J，MACLEAN D A，GRAHAM T E，et al. Tricarboxylic acid cycle intermediate pool size and estimated cycle flux in human muscle during exercise [J]. American Journal of Physiology，1998，275(2)：E235 - E242.

[7] BRUCE M, CONSTANTIN-TEODOSIU D, GREENHAFF P L, et al. Glutamine supplementation promotes anaplerosis but not oxidative energy delivery in human skeletal muscle [J]. American Journal of Physiology. Endocrinology and Metabolism, 2001, 280(4): E669 - E675.

[8] SAHLIN K, KATZ A, BROBERG S. Tricarboxylic acid cycle intermediates in human muscle during prolonged exercise [J]. American Journal of Physiology, 1990, 259: C834 - C841.

[9] GIBALA M J, TARNOPOLSKY M A, GRAHAM T E. Tricarboxylic acid cycle intermediates in human muscle at rest and during prolonged cycling [J]. American Journal of Physiology, 1997, 272: E239 - E244.

[10] GIBALA M J, MACLEAN D A, GRAHAM T E, et al. Anaplerotic processes in human skeletal muscle during brief dynamic exercise [J]. Journal of Physiological Sciences, 1997, 502: 703 - 713.

[11] ZOLADZ J A, KOZIEL A, WOYDA-PLOSZCZYCA A, et al. Endurance training increases the efficiency of rat skeletal muscle mitochondria [J]. Pflugers Archiv-european Journal of Physiology, 2016, 468(10): 1709 - 1724.

[12] TREFTS E, WILLIAMS A S, WASSERMAN D H. Exercise and the Regulation of Hepatic Metabolism [J]. Progress in Molecular Biology and Translational Science, 2015, 135: 203 - 225.

[13] EVANS M, COGAN K E, EGAN B. Metabolism of ketone bodies during exercise and training: physiological basis for exogenous supplementation [J]. Journal of Physiological Sciences, 2017, 595(9): 2857 - 2871.

[14] HARTMAN J H, SMITH L L, GORDON K L, et al. Swimming exercise and transient food deprivation in caenorhabditis elegans promote mitochondrial maintenance and protect against chemical-induced mitotoxicity [J]. Scientific Reports, 2018, 8(1): 8359.

[15] LARANJEIRO R, HARINATH G, BURKE D, et al. Single swim sessions in C. elegans induce key features of mammalian exercise [J]. BioMed Centra Biology, 2017, 15(1): 30.

[16] KORZENIEWSKI B. Contribution of proton leak to oxygen consumption in skeletal muscle during intense exercise is very low despite large contribution at rest [J]. PLoS One, 2017, 12 (10): e0185991.

[17] SCHILD M, RUHS A, BEITER T, et al. Basal and exercise induced label-free quantitative protein profiling of m. vastus lateralis in trained and untrained individuals [J]. J Proteomics, 2015, 122: 119 - 132.

[18] MALM C, YU J G. Exercise-induced muscle damage and inflammation: re-evaluation by proteomics [J]. Histochemistry and Cell Biology, 2012, 138(1): 89 - 99.

[19] HOLLOWAY K V, O'GORMAN M, WOODS P, et al. Proteomic investigation of changes in human vastus lateralis muscle in response to interval-exercise training [J]. Proteomics, 2009, 9 (22): 5155 - 5174.

[20] YAMAGUCHI W, FUJIMOTO E, HIGUCHI M, et al. A DIGE proteomic analysis for high-intensity exercise-trained rat skeletal muscle [J]. Journal of Biochemistry, 2010, 148(3): 327 - 333.

[21] GANDRA P G, VALENTE R H, PERALES J, et al. Proteomic profiling of skeletal muscle in an animal model of overtraining [J]. Proteomics, 2012, 12(17): 2663 - 2667.

[22] BAKKMAN L, SAHLIN K, HOLMBERG H C, et al. Quantitative and qualitative adaptation of human skeletal muscle mitochondria to hypoxic compared with normoxic training at the same relative work rate [J]. Acta Physiologica, 2007, 190(3): 243 - 251.

[23] TONKONOGI M, WALSH B, SVENSSON M, et al. Mitochondrial function and antioxidative

defence in human muscle: effects of endurance training and oxidative stress [J]. Journal of Physiological Sciences, 2000, 528: 379 - 388.

[24] FERNSTROM M, BAKKMAN L, TONKONOGI M, et al. Reduced efficiency, but increased fat oxidation, in mitochondria from human skeletal muscle after 24-h ultraendurance exercise [J]. Journal of Applied Physiology, 2007, 102(5): 1844 - 1849.

[25] WILLIS W T, JACKMAN M R. Mitochondrial function during heavy exercise [J]. Medicine & Science in Sports & Exercise, 1994, 26(11): 1347 - 1353.

[26] BAUMANN H, JAGGI M, SOLAND F, et al. Exercise training induces transitions of myosin isoform subunits within histochemically typed human muscle fibres [J]. Pflugers Archiv-european Journal of Physiology, 1987, 409(4 - 5): 349 - 360.

[27] FARRELL P A, JOYNER M J, CAIOZZO V. ACSM's advanced exercise physiology [M]. Wolters Kluwer Health Adis (ESP), 2011.

[28] TERRITO P R, FRENCH S A, DUNLEAVY M C, et al. Calcium activation of heart mitochondrial oxidative phosphorylation: rapid kinetics of mVO_2, NADH, and light scattering [J]. Journal of Biological Chemistry, 2001, 276(4): 2586 - 2599.

[29] GREENHAFF P L, CAMPBELL-O'SULLIVAN S P, CONSTANTIN-TEODOSIU D, et al. An acetyl group deficit limits mitochondrial ATP production at the onset of exercise [J]. Biochemical Society Transactions, 2002, 30(2): 275 - 280.

[30] VAN LOON L J, GREENHAFF P L, CONSTANTIN-TEODOSIU D, et al. The effects of increasing exercise intensity on muscle fuel utilisation in humans [J]. Journal of Physiological Sciences, 2001, 536: 295 - 304.

[31] TURCOTTE L P, RICHTER E A, KIENS B. Increased plasma FFA uptake and oxidation during prolonged exercise in trained vs. untrained humans [J]. American Journal of Physiology, 1992, 262: E791 - E799.

[32] MCGARRY J D, BROWN N F. The mitochondrial carnitine palmitoyltransferase system. From concept to molecular analysis [J]. Journal of Biochemistry, 1997, 244(1): 1 - 14.

[33] WATT M J, SPRIET L L. Triacylglycerol lipases and metabolic control: implications for health and disease [J]. American Journal of Physiology. Endocrinology and Metabolism, 2010, 299(2): E162 - E168.

[34] BEZAIRE V, HEIGENHAUSER G J, SPRIET L L. Regulation of CPT I activity in intermyofibrillar and subsarcolemmal mitochondria from human and rat skeletal muscle [J]. American Journal of Physiology. Endocrinology and Metabolism, 2004, 286(1): E85 - E91.

[35] WINDER W W, AROGYASAMI J, BARTON R J, et al. Muscle malonyl-CoA decreases during exercise [J]. Journal of Applied Physiology, 1989, 67(6): 2230 - 2233.

[36] COYLE E F, JEUKENDRUP A E, WAGENMAKERS A J, et al. Fatty acid oxidation is directly regulated by carbohydrate metabolism during exercise [J]. American Journal of Physiology, 1997, 273: E268 - E75.

[37] ODLAND L M, HOWLETT R A, HEIGENHAUSER G J, et al. Skeletal muscle malonyl-CoA content at the onset of exercise at varying power outputs in humans [J]. American Journal of Physiology, 1998, 274(6): E1080 - E1085.

[38] KIM J Y, KOVES T R, YU G S, et al. Evidence of a malonyl-CoA-insensitive carnitine palmitoyltransferase I activity in red skeletal muscle [J]. American Journal of Physiology. Endocrinology

and Metabolism, 2002, 282(5): E1014 - E1022.

[39] HOLLOWAY G P, BEZAIRE V, HEIGENHAUSER G J, et al. Mitochondrial long chain fatty acid oxidation, fatty acid translocase/CD36 content and carnitine palmitoyltransferase I activity in human skeletal muscle during aerobic exercise [J]. Journal of Physiological Sciences, 2006, 571: 201 - 210.

[40] BEZAIRE V, BRUCE C R, HEIGENHAUSER G J, et al. Identification of fatty acid translocase on human skeletal muscle mitochondrial membranes: essential role in fatty acid oxidation [J]. American Journal of Physiology. Endocrinology and Metabolism, 2006, 290(3): E509 - E515.

[41] CAMPBELL S E, TANDON N N, WOLDEGIORGIS G, et al. A novel function for fatty acid translocase (FAT)/CD36: involvement in long chain fatty acid transfer into the mitochondria [J]. Journal of Biological Chemistry, 2004, 279(35): 36235 - 36241.

[42] HOLLOWAY G P, LALLY J, NICKERSON J G, et al. Fatty acid binding protein facilitates sarcolemmal fatty acid transport but not mitochondrial oxidation in rat and human skeletal muscle [J]. Journal of Physiological Sciences, 2007, 582: 393 - 405.

[43] TALANIAN J L, HOLLOWAY G P, SNOOK L A, et al. Exercise training increases sarcolemmal and mitochondrial fatty acid transport proteins in human skeletal muscle [J]. American Journal of Physiology. Endocrinology and Metabolism, 2010, 299(2): E180 - E188.

[44] HOLLOWAY G P, LUIKEN J J, GLATZ J F, et al. Contribution of FAT/CD36 to the regulation of skeletal muscle fatty acid oxidation: an overview [J]. Acta Physiologica, 2008, 194 (4): 293 - 309.

[45] HOLLOWAY G P, JAIN S S, BEZAIRE V, et al. FAT/CD36-null mice reveal that mitochondrial FAT/CD36 is required to upregulate mitochondrial fatty acid oxidation in contracting muscle [J]. American Journal of Physiology Regul Integr Comp Physiol, 2009, 297 (4): R960 - R967.

[46] DYCK D J, PETERS S J, WENDLING P S, et al. Regulation of muscle glycogen phosphorylase activity during intense aerobic cycling with elevated FFA [J]. American Journal of Physiology, 1996, 270: E116 - E125.

[47] CHESLEY A, HEIGENHAUSER G J, SPRIET L L. Regulation of muscle glycogen phosphorylase activity following short-term endurance training [J]. American Journal of Physiology, 1996, 270: E328 - 335.

[48] ODLAND L M, HEIGENHAUSER G J, SPRIET L L. Effects of high fat provision on muscle PDH activation and malonyl-CoA content in moderate exercise [J]. Journal of Applied Physiology, 2000, 89(6): 2352 - 2358.

[49] WU P, PETERS J M, HARRIS R A. Adaptive increase in pyruvate dehydrogenase kinase 4 during starvation is mediated by peroxisome proliferator-activated receptor alpha [J]. Biochemical and Biophysical Research Communications, 2001, 287(2): 391 - 396.

[50] WATT M J, HEIGENHAUSER G J, LEBLANC P J, et al. Rapid upregulation of pyruvate dehydrogenase kinase activity in human skeletal muscle during prolonged exercise [J]. Journal of Applied Physiology, 2004, 97(4): 1261 - 1267.

[51] SIDOSSIS L S, STUART C A, SHULMAN G I, et al. Glucose plus insulin regulate fat oxidation by controlling the rate of fatty acid entry into the mitochondria [J]. Journal of Clinical Investigation, 1996, 98(10): 2244 - 2250.

[52] ODLAND L M, HEIGENHAUSER G J, LOPASCHUK G D, et al. Human skeletal muscle malonyl-CoA at rest and during prolonged submaximal exercise [J]. American Journal of Physiology, 1996, 270: E541 - E544.

[53] ROEPSTORFF C, HALBERG N, HILLIG T, et al. Malonyl-CoA and carnitine in regulation of fat oxidation in human skeletal muscle during exercise [J]. American Journal of Physiology. Endocrinology and Metabolism, 2005, 288(1): E133 - E142.

[54] DZAMKO N, SCHERTZER J D, RYALL J G, et al. AMPK-independent pathways regulate skeletal muscle fatty acid oxidation [J]. Journal of Physiological Sciences, 2008, 586(23): 5819 - 58131.

[55] KOVES T R, NOLAND R C, BATES A L, et al. Subsarcolemmal and intermyofibrillar mitochondria play distinct roles in regulating skeletal muscle fatty acid metabolism [J]. American Journal of Physiology, 2005, 288(5): C1074 - C1082.

[56] SCHENK S, HOROWITZ J F. Coimmunoprecipitation of FAT/CD36 and CPT I in skeletal muscle increases proportionally with fat oxidation after endurance exercise training [J]. American Journal of Physiology. Endocrinology and Metabolism, 2006, 291(2): E254 - 260.

[57] SEBASTIAN D, GUITART M, GARCIA-MARTINEZ C, et al. Novel role of FATP1 in mitochondrial fatty acid oxidation in skeletal muscle cells [J]. Journal of Lipid Research, 2009, 50(9): 1789 - 1799.

[58] HOWLETT R A, PAROLIN M L, DYCK D J, et al. Regulation of skeletal muscle glycogen phosphorylase and PDH at varying exercise power outputs [J]. American Journal of Physiology, 1998, 275(2): R418 - R425.

[59] STARRITT E C, HOWLETT R A, HEIGENHAUSER G J, et al. Sensitivity of CPT I to malonyl-CoA in trained and untrained human skeletal muscle [J]. American Journal of Physiology. Endocrinology and Metabolism, 2000, 278(3): E462 - E468.

[60] CADEFAU J, GREEN H J, CUSSO R, et al. Coupling of muscle phosphorylation potential to glycolysis during work after short-term training [J]. Journal of Applied Physiology, 1994, 76(6): 2586 - 2593.

[61] PHILLIPS S M, GREEN H J, TARNOPOLSKY M A, et al. Progressive effect of endurance training on metabolic adaptations in working skeletal muscle [J]. American Journal of Physiology, 1996, 270: E265 - E272.

[62] WAGENMAKERS A J, COAKLEY J H, EDWARDS R H. The metabolic consequences of reduced habitual activities in patients with muscle pain and disease [J]. Ergonomics, 1988, 31(11): 1519 - 1527.

[63] HOOD D A. Mechanisms of exercise-induced mitochondrial biogenesis in skeletal muscle [J]. Applied Physiology Nutrition and Metabolism, 2009, 34(3): 465 - 472.

[64] ROSE A J, RICHTER E A. Regulatory mechanisms of skeletal muscle protein turnover during exercise [J]. Journal of Applied Physiology, 2009, 106(5): 1702 - 1711.

第 2 章

运动氧化应激与线粒体活性氧信号

1982 年，K. J. Davies 等[1]研究者提出了骨骼肌收缩能够诱导自由基的产生，该项研究首次详尽报道了运动能够导致骨骼肌纤维的氧化损伤及线粒体功能障碍。这些发现让人类开辟了骨骼肌氧化还原生物学领域，尽管 20 世纪 80 年代的研究者普遍认为运动诱导的骨骼肌中活性氧(reactive oxygen species，ROS)的产生对骨骼肌纤维具有破坏性和潜在细胞毒性。但随后的研究发现骨骼肌长期不活动(如肢体制动)也会导致自由基和其他活性氧慢性增加，并且研究发现这种 ROS 的慢性产生是骨骼肌长期失用致使肌纤维萎缩的必要因素之一[2]。直至 21 世纪初，研究者逐渐发现 ROS 是促进骨骼肌重塑的重要信号分子，随后这一理论在业界迅速达成了共识。事实上，现在已经确定骨骼肌 ROS 的产生在控制刺激骨骼肌适应以响应运动训练和不活动引起的骨骼肌萎缩的信号通路中起着重要作用。

2.1 运动与骨骼肌活性氧的产生

骨骼肌中存在许多“反应性化学物质”(reactive chemical species)，这些物质通过引起分子损伤或促成氧化还原信号事件对细胞功能产生深远影响。反应性化学物质通过识别其活性原子[即 ROS 或活性氮(reactive nitrogen species，RNS)]来命名。具体来说，ROS 是一组源自分子氧的分子，这些反应性物质由还原氧化(氧化还原)反应或通过电子激发形成。各种 ROS 与细胞靶标的化学反应性是可变的，并且可在 ROS 物种中跨越几个数量级[3]。因此，ROS 不是一种特定的化学分子，由于识别细胞中单个 ROS 的挑战，“ROS”一词在氧化还原生物学中用于表示所有活性物质[3]。超氧自由基($O_2^{\cdot-}$)是所有 ROS 的母体，而过氧化氢(H_2O_2)被认为是参与细胞氧化还原信号转导的主要 ROS[4-6]。迄今为止，已知共有 41 种不同的酶产生 $O_2^{\cdot-}$ 或 H_2O_2[7]。

2.1.1 收缩骨骼肌中活性氧产生的来源

早在 40 多年前就有肌肉收缩促进骨骼肌产生 ROS 的报道[1]，这一突破性的发现已被许多研究证实[8]。事实上，已经确定 $O_2^{\cdot-}$、一氧化氮(NO)是骨骼肌产生的主要自由基种类，肌肉收缩会增加这两种自由基的产生[9-10]。$O_2^{\cdot-}$ 在细胞内的位点是骨骼肌收缩时由 NO 产生的。显然，肌纤维中的 NO 是在一氧化氮合酶(nitric oxide synthase，NOS)的作用下产生的[11]。相比之下，关于 $O_2^{\cdot -}$ 在细胞内的主要来源是否为骨骼肌收缩产生的争论仍在继续[12]。缺乏共识的原因是，与 NO 相对单一的生成途径不同，骨骼肌内存在多个生成 ROS 的位点，严格来说，这些特定位点是在收缩的肌纤维中发现的。$O_2^{\cdot -}$ 的常见产生位点是收缩肌纤维内或附近，包括线粒体、磷脂酶 A2(PLA2)、黄嘌呤氧化酶(xanthine oxidase，XO)和 NADPH 氧化酶(还原型烟酰胺腺嘌呤二核苷酸氧化酶，NADPH oxidase，Nox)[13-14](图 2.1)。

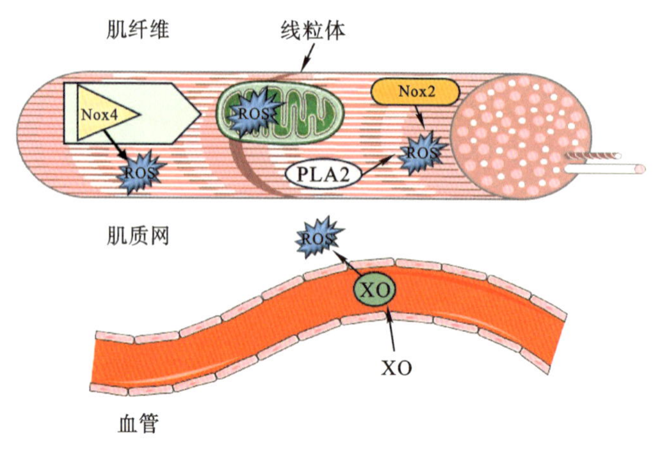

图 2.1　骨骼肌纤维在收缩活动中可能产生活性氧的部位

虽然线粒体可以在多个部位产生 ROS，但越来越多的共识表明，肌肉收缩引起的 ROS 产生增加并非来自线粒体，收缩肌肉内 ROS 产生的关键来源是与质膜和三联体/横小管相关的 Nox[12-14]。骨骼肌中存在两种 Nox 亚型：Nox2 亚型位于肌膜内(肌膜)，而 Nox4 亚型在线粒体和肌质网(sarcoplasmic reticulum，SR)以及毛细血管内皮中均被发现[15]。研究表明，Nox2 可能是收缩肌纤维的主要 ROS 产生系统，但 Nox2、Nox4 和线粒体 ROS 产生之间也可能发生串扰[12-14]。

虽然 Nox 可能是收缩诱导的 ROS 的主要来源，但也有证据表明 PLA2 参与运动诱导的肌纤维内 ROS 生成增加[16-17]。此外，一些证据也表明 XO 与运动诱导的 ROS 产生有关。具体来说，虽然 XO 在骨骼肌纤维中不表达，但这种酶存在于肌纤维周围的毛细血管内皮细胞中，肌肉收缩激活位于毛细血管内皮细胞的 XO，在肌纤维外产生超氧自由基[18-19]。此外，位于毛细血管内皮细胞内的 Nox4 也能够在肌肉收缩期间产生 ROS[20]。$O_2^{\cdot -}$ 之后转化为过氧化氢(H_2O_2)，通过细胞外超氧化物歧化酶(superoxide dismutase，SOD)，H_2O_2 可以穿过肌膜进入肌肉纤维并引发促氧化反应。

总之，有证据表明，收缩骨骼肌纤维内外(如血管)的多个位点均可产生 ROS。越来越多的证据表明，肌肉收缩期间 ROS 的主要来源是 Nox，其中 Nox2 亚型在 ROS 产生中起关键作用[12-14,21-22]。

2.1.2 长期骨骼肌失用状态下活性氧产生的来源

1991 年，有研究首次报道了长时间骨骼肌失用导致骨骼肌纤维氧化应激的示例[2]，这一里程碑式的发现已经在许多研究中得到证实，并在科学评论中进行了总结[23-25]。研究采用了几种骨骼肌不活动的临床前模型来研究肌纤维失用诱导的氧化应激的机制，包括肢体固定、后肢悬挂和长时间机械通气(膈肌不活动)的啮齿动物模型。对长时间不活动肌纤维中 ROS 产生位点的探索表明，线粒体是固定后肢骨骼肌[26-27]和长时间机械通气期间膈肌纤维中 ROS 生成的主要位点[26-34]。虽然黄嘌呤氧化酶和 NADPH 氧化酶也在无活性肌纤维中产生 ROS，但这些来源的 ROS 可能在慢性无活性肌纤维的 ROS 总产生中起很小的作用[28,31,33]。

为什么长期不活动会促进线粒体功能障碍，从而导致线粒体 ROS 产生显著增加？目前还没有针对这个问题的明确解释。然而，有证据表明，有几个因素可导致不活动引起的线粒体功能障碍，包括线粒体动力学失衡(裂变/融合)、通过激活肌纤维上的血管紧张素Ⅱ1 型受体增加 ROS 产生，以及线粒体自噬受损。值得注意的是，运动期间和长时间不活动期间骨骼肌纤维中 ROS 产生的时间模式存在关键差异。具体而言，虽然骨骼肌收缩会促进 ROS 产生急剧增加，但当收缩停止时，ROS 增加会迅速恢复到基础水平[22,35]。相反，长时间不活动会使 ROS 的生成习惯性增加，导致长期氧化应激和氧化还原信号紊乱[26-27,36]。

2.2 运动时线粒体活性氧产生的来源

在很长一段时间内，线粒体被认为是细胞 ROS 的主要生产位点，但事实上线粒体超氧化物生成率仅占线粒体总耗氧量的 1%～4%[37]。线粒体 ROS 的产生源于收缩骨骼肌线粒体内膜呼吸链的电子泄漏。研究表明，哺乳动物线粒体中存在 10 种不同的超氧化物/H_2O_2 生成位点[38-39]。大部分证据均表明，运动期间 ROS 的产生总量显著上升[40-41]，但运动期间骨骼肌收缩产生的 ROS 主要依赖于非线粒体来源，例如 NADPH 氧化酶和黄嘌呤氧化酶[42-43]，而线粒体源性 ROS 主要产生于运动后的恢复期[44-45]。线粒体超氧化物的产生主要来源于电子传递链复合物Ⅰ(NADH 脱氢酶)和复合物Ⅲ(辅酶 Q 和细胞色素 c 氧化还原酶)[46-47]。新研究还发现复合物Ⅱ(琥珀酸脱氢酶)也可作为线粒体超氧化物产生的主要来源[38]。使用分离的线粒体并对每个位点总 H_2O_2 产生的贡献进行量化，结果显示 H_2O_2 的产生强烈依赖被氧化的底物[45]。静止时，H_2O_2 主要由复合物Ⅰ中的喹啉位点(ⅠQ 位点)和复合物Ⅱ中的黄素位点(ⅡF 位点)产生，其次是复合物Ⅰ黄素位点(ⅠF 位点)和复合物Ⅲ外喹啉位点(ⅢQo 位点)。在轻度和激烈有氧运动的条件下，ROS 总产量要比静止状态下少得多，且ⅠF 位点释放的 ROS 占线粒体 ROS 释放的主导地位[45]。

线粒体生产 H_2O_2，H_2O_2 如何穿过线粒体膜？这个问题还没有明确的答案，

H_2O_2 是否可以自由穿过线粒体膜的争论仍在继续[3]。然而，当硫氧还蛋白在线粒体膜间隙内受到抑制时，确实会发生 H_2O_2 从线粒体向细胞质的运动[48]。此外，尽管存在争议，但有人认为线粒体膜含有促进 H_2O_2 从线粒体到细胞质的运动[49]。如果是这种情况，线粒体产生的 H_2O_2 可以穿过线粒体膜并影响细胞质中的氧化还原信号转导。

2.3 运动与氧化还原信号通路

氧化还原信号可以通过多种方式影响肌纤维的结构和功能。例如，氧化还原信号转导的变化会影响许多蛋白质的功能，导致酶活性、膜转运和基因转录的改变[3]。此外，氧化还原信号转导还可以通过 mRNA 的氧化修饰来影响基因表达[50]。在下文中，我们将介绍骨骼肌中氧化还原信号靶标的几个典型示例。

2.3.1 Nrf2/KEAP 信号

核因子红细胞系 2 相关因子 2(nuclear factor-erythroid 2 - related factor 2，Nrf2)是一种转录因子，被认为是氧化应激转录应答的关键调节因子[51]。具体而言，Nrf2 可调节大于 200 个基因的基础表达和诱导表达，包括参与药物解毒的蛋白质、多种抗氧化剂、参与碳水化合物代谢的酶和 NADPH 再生酶[52-53]。关于抗氧化酶，Nrf2 调节谷胱甘肽过氧化物酶和过氧化物还原蛋白，以及硫氧还蛋白和谷胱甘肽还原酶的几种亚型的表达[52]。在没有氧化应激的情况下，由于 Nrf2 与抑制蛋白 Kelch 样 ECH 相关蛋白 1(KEAP1)的直接相互作用，细胞核中的 Nrf2 水平仍然较低[54-55]。KEAP1 以两种方式抑制 Nrf2 进入细胞核。首先，KEAP1 将 Nrf2 隔离在细胞质中，阻止 Nrf2 迁移到细胞核[53]。其次，KEAP1 与细胞质中 Nrf2 的相互作用靶向 Nrf2，通过泛素-蛋白酶体系统(ubiquitinproteasome system，UPS)进行多泛素化和降解[53]。因此，在稳态氧化还原条件下，细胞核中低水平 Nrf2 可维持抗氧化和解毒酶的基础表达。然而，在细胞 ROS 产生增加期间，这种亲电应激会改变 KEAP1 上氧化还原敏感的半胱氨酸残基，从而使 Nrf2 易位到细胞核，以上调抗氧化和解毒基因的表达[55]。

2.3.2 NF - κB 信号

核因子 κB(nuclear factor - κB，NF - κB)包括 65 种转录因子(如 p52、Rel B、c - Rel、p50、p64 等)[56]。要成为转录激活因子，必须有两个 NF - κB 家族成员二聚化才能获得转录能力[57]。虽然这 65 个 NF - κB 家族成员均在骨骼肌中表达，但有证据表明，p65 - p50 异二聚体是肌肉中激活 NF - κB 的主要原因[58]。NF - κB 受到复杂的监管，大量证据表明该监管包括氧化还原控制。在稳态条件下，NF - κB 的核定位序列与核因子 κB 抑制蛋白(IκB)结合，这可以防止 p66 - p64 的二聚化，从而避免 NF - κB 进入细胞核[59]。急性氧化应激与 NF - κB 活化增加以及伴随的基因表达增加有关[56]。

虽然细胞氧化应激的增加可以促进 NF - κB 介导的基因表达，但极高水平的 ROS 产生会降低 NF - κB 与 DNA 结合的能力[56,60]。具体来说，NF - κB 二聚体的氧化可以直接抑制 NF - κB 与 DNA 的结合，因此，氧化还原信号转导可以促进和抑制 NF - κB 介导的基因表达[60]。关于 ROS 介导的 NF - κB 抑制，p50(cys - 62)的特定半胱氨酸对氧化敏感，这种氧化通常伴随着 S -谷胱甘肽化，这一点很重要，因为 S -谷胱甘肽化 NF - κB 的转录活性较低[61]。

2.3.3 FOXO 转录因子的调控

叉头框蛋白 O(FOXO)家族转录因子通过其对自噬和 UPS 的影响广泛调节细胞功能，包括细胞凋亡和蛋白水解[62]。事实上，已知 FOXO 信号在各种条件下都会导致骨骼肌萎缩。虽然 FOXO 转录因子可通过多种途径激活，但氧化应激可以通过翻译后修饰激活这些转录激活因子，例如磷酸化或 FOXO 家族成员中半胱氨酸的直接氧化[63-65]。研究表明，肌管暴露于氧化应激(H_2O_2)可激活 FOXO 信号转导(FOXO3)，导致关键的 UPS 蛋白(如肌肉特异性 E3 连接酶)和重要的自噬蛋白表达增加[66]。

2.3.4 细胞激酶的调节

许多蛋白激酶家族存在于肌纤维中，其中几种激酶能被氧化应激激活[3,34]。以下将重点介绍哺乳动物雷帕霉素靶蛋白复合物 1(mechanistic target of rapamycin complex 1，mTORC1)、丝裂原激活的蛋白激酶(mitogen-activated protein kinase，MAPK)家族和 AMP 活化的蛋白激酶(AMPK)作为氧化还原控制激酶活性的示例。

mTORC1 活化在肌肉蛋白质合成及通过自噬和泛素-蛋白酶体系统控制肌肉蛋白质降解中起重要作用[62]。mTORC1 可以被蛋白激酶 B(Akt)及其他几种磷酸化途径磷酸化和激活[67]。Akt/mTORC1 信号转导的激活通过控制蛋白质翻译的众多下游效应子调节蛋白质合成[68]。例如，活性 mTORC1 磷酸化真核起始因子 4E 结合蛋白 1(eukaryotic initiation factor 4E - binding protein，4E - BP1)和核糖体蛋白 S6 激酶 p70S6K1。总的来说，这将导致翻译和蛋白质合成速率增加[69]。

关于 ROS 对 mTORC1 的影响的研究存在多种结论，有研究表明，ROS 抑制了肌纤维和神经元中的 Akt/mTORC1 信号转导[70-71]，而其他研究则表明，ROS 在癌细胞和胚胎肾细胞中可激活 Akt/mTORC1[72-74]。这些相互矛盾的发现可能是由所研究的细胞类型差异和实验中 ROS 处理的差异造成的。例如，一项精心设计的使用肌细胞的研究表明，暴露于低水平的氧化剂会抑制 Akt 信号转导，而高水平的 ROS 会激活 Akt[75]。因此，ROS 对 Akt/mTORC1 途径激活的影响可能取决于氧化应激的细胞水平。

MAPK 是一类普遍存在的脯氨酸导向蛋白——丝氨酸/苏氨酸激酶，参与多种信号转导途径[76]。所有哺乳动物细胞都具有多种 MAPK 信号通路，但描述最好的

3 个 MAPK 家族成员是 p85 MAPK、c－Jun 氨基端激酶(c-Jun N-terminal kinase，JNK)和胞外信号调节激酶(extracellular signal-regulated kinase，ERK)[34]。尽管这 3 个 MAPK 在结构上相似，但每个 MAPK 都有不同的功能。重要的是，这些 MAPK 都能被氧化应激激活，值得注意的是，MAPK 家族成员有助于运动诱导的肌肉适应和骨骼肌萎缩[77-78]。

另一种有助于维持骨骼肌细胞稳态和运动诱导适应的重要激酶是 AMPK[79-80]。AMPK 负责磷酸化下游底物，调节多种细胞功能，包括控制骨骼肌中的葡萄糖摄取和脂肪酸氧化[81]。此外，AMPK 还以其对 mTORC1 的调节而闻名[81]。尽管 AMPK 活性的变构调节受到复杂的控制，但研究表明 AMPK 活性受到氧化还原控制的影响。这种氧化还原调节似乎不是基于 ROS 对 AMPK 的直接影响，而是氧化还原对其他过程影响而产生的次要结果[82]。

2.3.5 钙离子通道的调节

细胞离子通道负责维持细胞外和细胞内空间之间的离子稳态。事实上，严格的离子稳态对于各种细胞功能至关重要。特别是 Ca^{2+}，它是调节多种信号通路所需的重要第二信使[83]。控制钙稳态的钙通道紊乱通常对细胞功能存在不利影响，并且已证实钙通道和 Ca^{2+} 转运体受氧化还原控制[62,84-85]。例如，电压门控的钙通道系列包含通道的 5 个亚单位，并且都受氧化还原调节，这些通道在许多细胞类型中广泛表达，在控制肌肉收缩、蛋白酶活化(如钙蛋白酶)、基因表达和其他代谢功能方面发挥作用[84]。关于骨骼肌，ROS 介导的位于肌质网(SR)上的电压门控雷诺丁(ryanodine)受体氧化导致 Ca^{2+} 泄漏，并从 SR 进入细胞质[86]。

因为胞质的高 Ca^{2+} 水平对细胞有毒性作用，质膜有主动转运钙泵(质膜 Ca^{2+}－ATP 酶)运输 Ca^{2+} 穿过细胞膜[87]。值得注意的是，ROS 介导的醛(4－羟基－2,3－反式壬烯醛)的形成可以抑制这些 Ca^{2+}－ATP 酶的活性，阻碍 Ca^{2+} 从细胞中去除[88]。因此，氧化应激可以促进细胞内 Ca^{2+} 紊乱，这是由于电压门控钙通道增加了 Ca^{2+} 电导并导致从细胞中去除 Ca^{2+} 的能力减弱[24,62,85,89]。

2.4 运动氧化还原信号通路的作用

骨骼肌纤维的大小受蛋白质合成和降解速率之间的平衡调节。事实上，当蛋白质分解速率超过蛋白质合成速率时，肌肉就会失去蛋白质，导致肌纤维萎缩。第一个关于氧化应激导致失用性肌肉萎缩的研究是由 H. kondo 及其同事在 30 多年前报道的[2]。然而，原始的描述并没有提供证据证明氧化还原信号如何促进肌肉萎缩，氧化剂与肌肉萎缩之间的细节联系直到过去 20 余年才被发现。接下来，我们将总结氧化应激抑制蛋白质合成并加速蛋白水解的证据。

2.4.1 慢性氧化应激抑制合成代谢信号转导并减少肌肉蛋白质合成

如前所述，与肌肉收缩期间的 ROS 急剧增多相比，长期不活动肌纤维中 ROS 产生的来源和时间模式存在显著差异。急性运动导致 ROS 的产生暂时增加，当肌肉收缩停止时 ROS 产生停止，而长期肌肉不活动会导致非活动肌纤维内 ROS 的产生缓慢增多。此外，肌肉中 ROS 产生的主要来源在运动诱导的氧化剂产生和长期不活动期间产生的 ROS 之间有所不同。同样，非收缩肌纤维中 ROS 产量的增加主要来自线粒体，而 NADPH 氧化酶则是收缩肌纤维中 ROS 急剧增多的主要来源。值得注意的是，与急性运动相比，ROS 释放的来源和时间模式的差异导致肌纤维在长期不活动期间具有不同的氧化还原信号反应。接下来将着重讨论长期不活动诱导的氧化还原干扰信号转导对肌肉蛋白质合成的影响。

如前所述，调节肌肉蛋白质合成的主要信号通路是 Akt/mTORC1通路。刺激该途径可促进蛋白质合成，而抑制该途径会抑制这一过程[62]。ROS 对 Akt/mTORC1 信号通路激活的影响取决于产生的特定 ROS 种类和 ROS 产生水平。例如，低水平的氧化剂（如 H_2O_2）抑制 Akt 信号，而高水平的 ROS 可以激活 Akt[75]。在长期不活动肌纤维中，ROS 的产生增多是否会促进肌肉蛋白质合成的减少？两项独立研究表明，这个问题的答案是肯定的。首先，对从大鼠心脏分离的心肌细胞的研究显示，肌细胞暴露于病理生理水平的 H_2O_2 可导致 4E－BP1 去磷酸化和整体蛋白质合成减少[90]。同样，一项体内使用线粒体靶向抗氧化剂来预防膈肌不活动诱导的氧化应激的研究表明，氧化应激在不活动诱导的肌肉蛋白质合成减少中起关键作用[91]。这些实验表明，肌肉不活动诱导的氧化应激与磷酸化 Akt 和 mTORC1 水平的降低有关。值得注意的是，抑制膈肌纤维中不活动诱导的氧化应激，Akt 磷酸化水平、mTORC1 活性和 4E－BP1 表达显著升高，这些分子变化与蛋白质合成速率提升存在正相关性[91]。总之，这些发现支持了一个观点，即氧化应激可降低 Akt/mTORC1 信号通路表达水平和随后的 mRNA 翻译水平（图 2.2）。

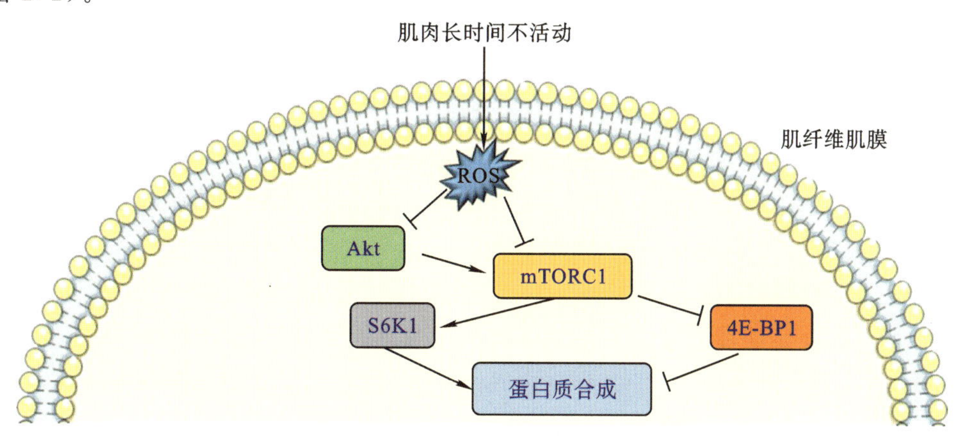

图 2.2　刺激 Akt/mTORC1 途径促进蛋白质合成示意图

2.4.2 氧化剂激活骨骼肌纤维中的蛋白酶并加速蛋白水解

像大多数细胞一样，骨骼肌拥有 4 个主要的蛋白降解系统（钙蛋白酶、UPS、caspase 3、自噬），这 4 种蛋白降解系统都可以在长期不活动期间被肌纤维中产生的氧化剂激活[24,92]。

2.4.2.1 氧化应激诱导的钙蛋白酶激活

钙蛋白酶是 Ca^{2+} 活化蛋白酶，可裂解骨骼肌中 100 多个靶蛋白，包括氧化收缩蛋白（如肌动蛋白和肌球蛋白）[93]。此外，活性钙蛋白酶还可以切割结构性肌节蛋白（如肌联蛋白和星云蛋白），以及许多激酶和磷酸酶[93]。虽然人类拥有 15 种钙蛋白酶基因，但导致肌肉失活的两个主要的钙蛋白酶基因是钙蛋白酶 Ⅰ 和钙蛋白酶 Ⅱ[85]。

大量证据表明，氧化应激可激活骨骼肌钙蛋白酶[24,85]。连接氧化应激与钙蛋白酶激活的关键机制是氧化剂诱导的胞质游离 Ca^{2+} 浓度升高[83-84,94]。具体而言，有证据表明，ROS 介导的骨骼肌雷诺丁受体的氧化导致 Ca^{2+} 离子从 SR 进入细胞质[95-96]。此外，氧化应激可抑制质膜 Ca^{2+} – ATP 酶的活性，从而降低去除 Ca^{2+} 的能力[88]。因此，细胞活性氧水平的升高可加剧细胞 Ca^{2+} 紊乱。Ca^{2+} 稳态失衡是由 Ca^{2+} 泄漏增加和胞内钙库外排增强共同引发的[24,62,85,89]（图 2.3）。

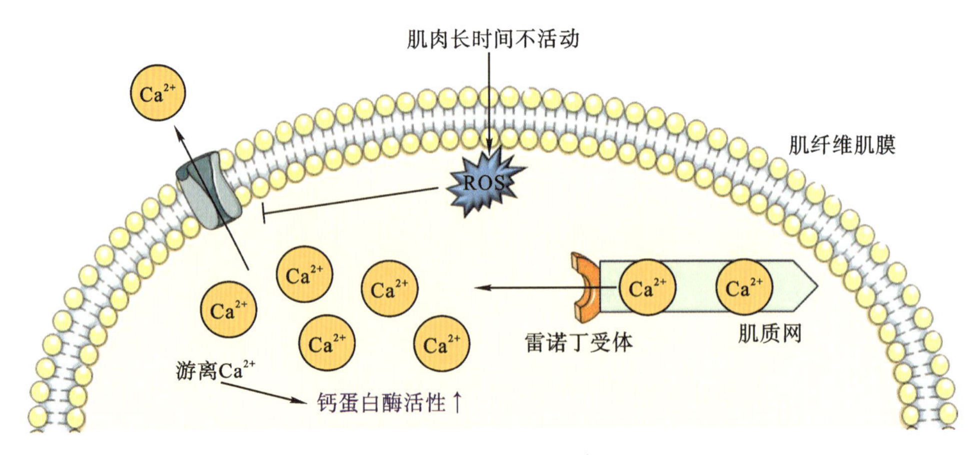

图 2.3 ROS 产生的增加对细胞内游离 Ca^{2+} 和钙蛋白酶活性的影响

2.4.2.2 氧化应激诱导的 UPS 激活

总 UPS 复合物（26S）由一个核心蛋白酶体亚基（20S）组成，该亚基由连接到 20S 亚基两端的两个复合物调节。值得注意的是，该蛋白酶体亚基负责蛋白质分解[97-99]。当受损蛋白质被泛素与蛋白质的共价结合标记为降解时，UPS 开始变得活跃[97-99]。泛素与受损分子的共价结合通过多步酶促反应实现，其中特异性泛素连接酶（E3 连接酶）在级联反应终末阶段负责识别靶蛋白并促进泛素分子的共价连接[23]。值得注意的是，氧化蛋白也可以被没有泛素标记的 20S 蛋白酶降解[97-99]。

氧化应激可以通过多种方式影响 UPS 介导的蛋白水解。首先，ROS 促进肌肉特异性 E3 连接酶，包括肌肉萎缩蛋白(Atrogin－1)和肌肉环指蛋白 1(MuRF1)的表达增加[97-98]。其次，氧化应激已被报道为变构降低 26S 蛋白酶体活性，20S 蛋白酶体不太容易受到活性氧的下调[97-98]。再次，氧化蛋白质更容易被 UPS 降解[97-98]。有大量的证据支持这一概念，即使通过 UPS 加速蛋白质降解细胞中活性氧的产生增加(图 2.4)。

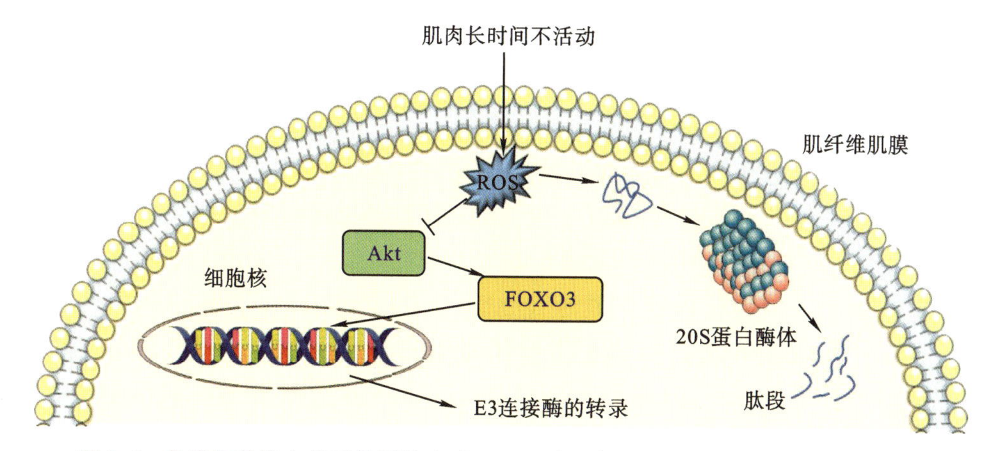

图 2.4　骨骼肌纤维在长时间不活动时，ROS 对泛素-蛋白酶体系统蛋白水解的影响

2.4.2.3　氧化应激诱导的胱天蛋白酶 3 活化

胱天蛋白酶 3(caspase 3)是半胱氨酸-天冬氨酸蛋白酶家族成员，通常以无活性(酶原)形式存在。caspase 3 的激活可降解许多细胞蛋白，并在细胞凋亡中起积极作用[94]。关于 caspase 3 和肌肉萎缩，人们认识到活性 caspase 3 通过降解肌动-肌球蛋白复合物导致肌肉萎缩[100]。

氧化应激可通过线粒体途径激活 caspase 3[28,34,101]，氧化应激是骨骼肌中 caspase 3 在长时间不活动时被激活的原因[26-27,102]。此外，ROS 介导的肌原纤维蛋白的氧化增加了肌动蛋白和肌球蛋白对 caspase 3 降解的易感性[100]。同时，这些发现也证实了 ROS 通过激活 caspase 3 来加速骨骼肌纤维中的蛋白质分解(图 2.5)。

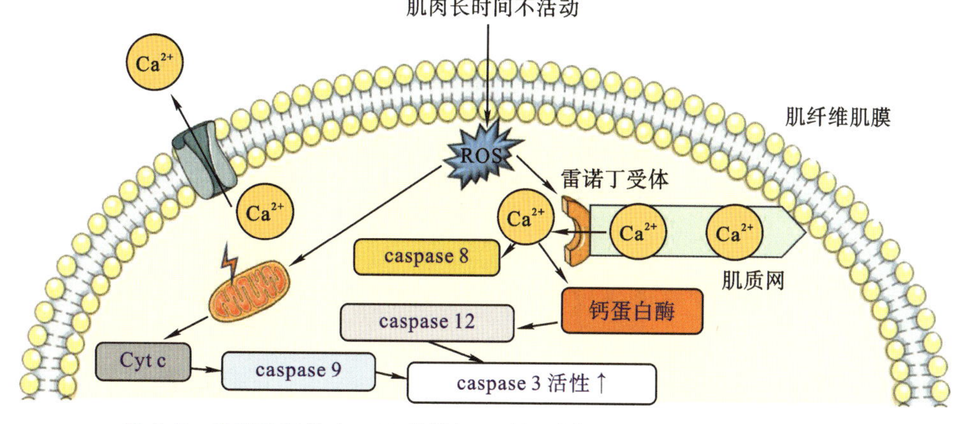

图 2.5　骨骼肌纤维中 ROS 的增加可以通过多种信号通路激活 caspase 3

2.4.2.4 氧化应激诱导的自噬激活

自噬是一种溶酶体蛋白水解途径，用于降解包括骨骼肌纤维在内的许多细胞中受损的胞质蛋白和细胞器[103]。蛋白质和细胞器受损以三种不同的方式发生，即微自噬、伴侣介导的自噬、巨自噬。我们关注的重点是巨自噬，以下简称“自噬”。大量证据表明，长时间肌肉不活动会增加自噬基因的表达，激活溶酶体蛋白酶(即组织蛋白酶 B、组织蛋白酶 D 和组织蛋白酶 L)，并加速肌肉蛋白的自噬分解[27,104-106]。研究还证实，在失用性肌肉萎缩期间，自噬会加速[107]。例如，有证据表明，机械通气诱导的膈肌萎缩存在自噬加强[106]。总之，这些研究证实了自噬有助于与长期肌肉不活动相关的蛋白水解。

大量细胞培养研究表明，氧化应激刺激肌管中的自噬[27,105-106,108]。例如，C2C12 肌管直接暴露于 H_2O_2 可激活自噬[66,109-110]。事实上，氧化应激以多种方式促进自噬。首先，细胞中 ROS 产生增加可激活 AMPK，从而通过结节性硬化症复合物 2(TSC2)抑制 mTORC1 活化；这些信号共同激活自噬，因为活性 mTORC1 抑制自噬的诱导[108]。其次，ROS 可以通过促进关键自噬基因的表达来刺激自噬。准确地说，将细胞暴露于 H_2O_2 可增加几种自噬基因的表达，包括 LC3 和 Beclin－1；氧化应激与自噬体形成增加有关[108]的观察结果支持了这种自噬基因表达增加的重要性。与 ROS 介导的自噬基因表达相关的重要信号通路涉及 MAPK p38α/β 的激活。事实上，p38 的激活提高了重要的自噬相关基因(如 *Atg7*)的表达[66]。总的来说，这些因素提供了氧化应激和肌管加速自噬之间的机制联系。

除上述体外研究外，体内研究提供了额外的支持，即氧化应激在长时间不活动的肌肉中促进骨骼肌的自噬。例如，抑制骨骼肌中不活动诱导的氧化应激可阻断 FOXO 信号的激活；这很重要，因为活性 FOXO 可提高几种自噬相关蛋白的表达，并促进肌肉纤维中的自噬[24]。总之，体内和体外实验提供了强有力的证据，证明氧化应激在长期不活动期间激活骨骼肌的自噬中起关键作用(图 2.6)。

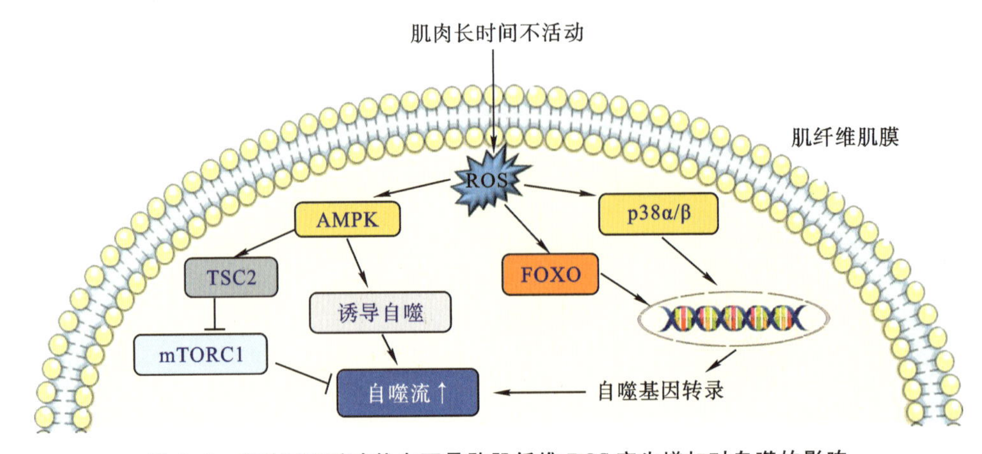

图 2.6 长时间不活动状态下骨骼肌纤维 ROS 产生增加对自噬的影响

(薄　海)

参考文献

[1] DAVIES K J, PACKER L, BROOKS G A. Exercise bioenergetics following sprint training [J]. Arch Biochemical and Biophysics, 1982, 215(1): 260 - 265.

[2] KONDO H, MIURA M, ITOKAWA Y. Oxidative stress in skeletal muscle atrophied by immobilization [J]. Acta Physiologica Scandinavica, 1991, 142(4): 527 - 528.

[3] SIES H, JONES D P. Reactive oxygen species (ROS) as pleiotropic physiological signalling agents [J]. Nature Reviews MolecularCell Biology, 2020, 21(7): 363 - 383.

[4] FORMAN H J, MAIORINO M, URSINI F. Signaling functions of reactive oxygen species [J]. Biochemistry, 2010, 49(5): 835 - 842.

[5] SIES H. Role of metabolic H_2O_2 generation: redox signaling and oxidative stress [J]. Journal of Biological Chemistry, 2014, 289(13): 8735 - 8741.

[6] WINTERBOURN C C. Biological production, detection, and fate of hydrogen peroxide [J]. Antioxid Redox Signal, 2018, 29(6): 541 - 551.

[7] GO Y M, CHANDLER J D, JONES D P. The cysteine proteome [J]. Free Radical Biology and Medicine, 2015, 84: 227 - 245.

[8] POWERS S K, RADAK Z, JI L L. Exercise-induced oxidative stress: past, present and future [J]. Journal of Physiological Sciences, 2016, 594(18): 5081 - 5092.

[9] POWERS S K, JACKSON M J. Exercise-induced oxidative stress: cellular mechanisms and impact on muscle force production [J]. Physiological Reviews, 2008, 88(4): 1243 - 1276.

[10] JACKSON M J. Control of reactive oxygen species production in contracting skeletal muscle [J]. Antioxid Redox Signal, 2011, 15(9): 2477 - 2486.

[11] STAMLER J S, MEISSNER G. Physiology of nitric oxide in skeletal muscle [J]. Physiological Reviews, 2001, 81(1): 209 - 237.

[12] SAKELLARIOU G K, VASILAKI A, PALOMERO J, et al. Studies of mitochondrial and nonmitochondrial sources implicate nicotinamide adenine dinucleotide phosphate oxidase(s) in the increased skeletal muscle superoxide generation that occurs during contractile activity [J]. Antioxid Redox Signal, 2013, 18(6): 603 - 621.

[13] JACKSON M J, VASILAKI A, MCARDLE A. Cellular mechanisms underlying oxidative stress in human exercise [J]. Free Radical Biology and Medicine, 2016, 98: 13 - 17.

[14] SAKELLARIOU G K, JACKSON M J, VASILAKI A. Redefining the major contributors to superoxide production in contracting skeletal muscle. The role of NAD(P)H oxidases[J]. Free Radical Research, 2014, 48(1): 12 - 29.

[15] FERREIRA L F, LAITANO O. Regulation of NADPH oxidases in skeletal muscle [J]. Free Radical Biology and Medicine, 2016, 98: 18 - 28.

[16] GONG M C, ARBOGAST S, GUO Z, et al. Calcium-independent phospholipase A2 modulates cytosolic oxidant activity and contractile function in murine skeletal muscle cells[J]. Journal of Applied Physiology, 2006, 100(2): 399 - 405.

[17] PAL R, BASU THAKUR P, LI S, et al. Real-time imaging of NADPH oxidase activity in living cells using a novel fluorescent protein reporter [J]. PLoS One, 2013, 8(5): e63989.

[18] GOMEZ-CABRERA M C, MARTINEZ A, SANTANGELO G, et al. Oxidative stress in marathon runners: interest of antioxidant supplementation[J]. The British Journal of Nutrition, 2006, 96: S31-S33.

[19] VINA J, GIMENO A, SASTRE J, et al. Mechanism of free radical production in exhaustive exercise in humans and rats; role of xanthine oxidase and protection by allopurinol [J]. IUBMB Life, 2000, 49(6): 539 - 544.

[20] VOGEL J, KRUSE C, ZHANG M, et al. Nox4 supports proper capillary growth in exercise and retina neo-vascularization [J]. Journal of Physiological Sciences, 2015, 593(9): 2145 - 2154.

[21] ESPINOSA A, LEIVA A, PENA M, et al. Myotube depolarization generates reactive oxygen species through NAD(P)H oxidase; ROS-elicited Ca^{2+} stimulates ERK, CREB, early genes [J]. Journal of Cellular Physiology, 2006, 209(2): 379 - 388.

[22] MICHAELSON L P, SHI G, WARD C W, et al. Mitochondrial redox potential during contraction in single intact muscle fibers [J]. Muscle Nerve, 2010, 42(4): 522 - 529.

[23] POWERS S K, KAVAZIS A N, MCCLUNG J M. Oxidative stress and disuse muscle atrophy [J]. Journal of Applied Physiology, 2007, 102(6): 2389 - 2397.

[24] POWERS S K, OZDEMIR M, HYATT H. Redox control of proteolysis during inactivity-induced skeletal muscle atrophy [J]. Antioxid Redox Signal, 2020, 33(8): 559 - 569.

[25] POWERS S K, WIGGS M P, DUARTE J A, et al. Mitochondrial signaling contributes to disuse muscle atrophy [J]. American Journal of Physiology. Endocrinology and Metabolism, 2012, 303 (1): E31 - E39.

[26] MIN K, SMUDER A J, KWON O S, et al. Mitochondrial-targeted antioxidants protect skeletal muscle against immobilization-induced muscle atrophy[J]. Journal of Applied Physiology, 2011, 111(5): 1459 - 1466.

[27] TALBERT E E, SMUDER A J, MIN K, et al. Immobilization-induced activation of key proteolytic systems in skeletal muscles is prevented by a mitochondria-targeted antioxidant[J]. Journal of Applied Physiology, 2013, 115(4): 529 - 538.

[28] POWERS S K, HUDSON M B, NELSON W B, et al. Mitochondria-targeted antioxidants protect against mechanical ventilation-induced diaphragm weakness [J]. Critical Care Medicine, 2011, 39(7): 1749 - 1759.

[29] FALK D J, DERUISSEAU K C, VAN GAMMEREN D L, et al. Mechanical ventilation promotes redox status alterations in the diaphragm [J]. Journal of Applied Physiology, 2006, 101(4): 1017 - 1024.

[30] FALK D J, KAVAZIS A N, WHIDDEN M A, et al. Mechanical ventilation-induced oxidative stress in the diaphragm: role of heme oxygenase - 1 [J]. Chest, 2011, 139(4): 816 - 824.

[31] MCCLUNG J M, VAN GAMMEREN D, WHIDDEN M A, et al. Apocynin attenuates diaphragm oxidative stress and protease activation during prolonged mechanical ventilation [J]. Critical Care Medicine, 2009, 37(4): 1373 - 1379.

[32] SHANELY R A, ZERGEROGLU M A, LENNON S L, et al. Mechanical ventilation-induced diaphragmatic atrophy is associated with oxidative injury and increased proteolytic activity [J]. Am J Respir Critical Care Medicine, 2002, 166(10): 1369 - 1374.

[33] WHIDDEN M A, MCCLUNG J M, FALK D J, et al. Xanthine oxidase contributes to mechanical ventilation-induced diaphragmatic oxidative stress and contractile dysfunction[J].

Journal of Applied Physiology, 2009, 106(2): 385 - 394.

[34] WHIDDEN M A, SMUDER A J, WU M, et al. Oxidative stress is required for mechanical ventilation-induced protease activation in the diaphragm[J]. Journal of Applied Physiology, 2010, 108(5): 1376 - 1382.

[35] REID M B, HAACK K E, FRANCHEK K M, et al. Reactive oxygen in skeletal muscle. I. Intracellular oxidant kinetics and fatigue in vitro [J]. Journal of Applied Physiology, 1992, 73(5): 1797 - 1804.

[36] KAVAZIS A N, TALBERT E E, SMUDER A J, et al. Mechanical ventilation induces diaphragmatic mitochondrial dysfunction and increased oxidant production[J]. Free Radical Biology and Medicine, 2009, 46(6): 842 - 850.

[37] ST-PIERRE J, BUCKINGHAM J A, ROEBUCK S J, et al. Topology of superoxide production from different sites in the mitochondrial electron transport chain [J]. Journal of Biological Chemistry, 2002, 277(47): 44784 - 44790.

[38] PEREVOSHCHIKOVA I V, QUINLAN C L, ORR A L, et al. Sites of superoxide and hydrogen peroxide production during fatty acid oxidation in rat skeletal muscle mitochondria [J]. Free Radical Biology and Medicine, 2013, 61: 298 - 309.

[39] HEY-MOGENSEN M, GONCALVES R L, ORR A L, et al. Production of superoxide/H_2O_2 by dihydroorotate dehydrogenase in rat skeletal muscle mitochondria [J]. Free Radical Biology and Medicine, 2014, 72: 149 - 155.

[40] BAILEY D M, YOUNG I S, MCENENY J, et al. Regulation of free radical outflow from an isolated muscle bed in exercising humans [J]. American Journal of Physiology-Heart, 2004, 287(4): H1689 - H1699.

[41] FERREIRA L F, REID M B. Muscle-derived ROS and thiol regulation in muscle fatigue [J]. Journal of Applied Physiology, 2008, 104(3): 853 - 860.

[42] SAKELLARIOU G K, VASILAKI A, PALOMERO J, et al. Studies of mitochondrial and nonmitochondrial sources implicate nicotinamide adenine dinucleotide phosphate oxidase (s) in the increased skeletal muscle superoxide generation that occurs during contractile activity [J]. Antioxidants & Redox Signaling, 2013, 18(6): 603 - 621.

[43] WADLEY G D, NICOLAS M A, HIAM D, et al. Xanthine oxidase inhibition attenuates skeletal muscle signaling following acute exercise but does not impair mitochondrial adaptations to endurance training [J]. American Journal of Physiology-Endoc M, 2013, 304(8): E853 - E862.

[44] TREWIN A J, LEVINGER I, PARKER L, et al. Acute exercise alters skeletal muscle mitochondrial respiration and H_2O_2 emission in response to hyperinsulinemic-euglycemic clamp in middle-aged obese men [J]. PLoS One, 2017, 12(11): e0188421.

[45] GONCALVES R L, QUINLAN C L, PEREVOSHCHIKOVA I V, et al. Sites of superoxide and hydrogen peroxide production by muscle mitochondria assessed ex vivo under conditions mimicking rest and exercise [J]. Journal of Biological Chemistry, 2015, 290(1): 209 - 227.

[46] BARJA G. Mitochondrial oxygen radical generation and leak: sites of production in states 4 and 3, organ specificity, and relation to aging and longevity [J]. J Bioenerg Biomembr, 1999, 31(4): 347 - 366.

[47] MULLER F L, LIU Y, VAN REMMEN H. Complex Ⅲ releases superoxide to both sides of the inner mitochondrial membrane [J]. Journal of Biological Chemistry, 2004, 279(47): 49064 - 49073.

[48] PAK V V, EZERINA D, LYUBLINSKAYA O G, et al. Ultrasensitive Genetically Encoded Indicator for Hydrogen Peroxide Identifies Roles for the Oxidant in Cell Migration and Mitochondrial Function [J]. Cell Metabolism, 2020, 31(3): 642 - 653.

[49] TAMMA G, VALENTI G, GROSSINI E, et al. Aquaporin Membrane Channels in Oxidative Stress, Cell Signaling, and Aging: Recent Advances and Research Trends [J]. Oxidative Medicine And Cellular Longevity, 2018, 27: 1501847.

[50] KONG Q, LIN C L. Oxidative damage to RNA: mechanisms, consequences, and diseases [J]. Cell Mol Life Sci, 2010, 67(11): 1817 - 1829.

[51] SYKIOTIS G P, BOHMANN D. Stress-activated cap'n'collar transcription factors in aging and human disease [J]. Sci Signal, 2010, 3(112): re3.

[52] HAYES J D, DINKOVA-KOSTOVA A T. The Nrf2 regulatory network provides an interface between redox and intermediary metabolism [J]. Trends Biochem Sci, 2014, 39(4): 199 - 218.

[53] LACHER S E, LEE J S, WANG X, et al. Beyond antioxidant genes in the ancient Nrf2 regulatory network [J]. Free Radical Biology and Medicine, 2015, 88: 452 - 465.

[54] CUADRADO A, ROJO A I, WELLS G, et al. Therapeutic targeting of the NRF2 and KEAP1 partnership in chronic diseases [J]. Nature Reviews Drug Discovery, 2019, 18(4): 295 - 317.

[55] YAMAMOTO M, KENSLER T W, MOTOHASHI H. The KEAP1-Nrf2 system: a thiol-based sensor-effector apparatus for maintaining redox homeostasis [J]. Physiological Reviews, 2018, 98(3): 1169 - 1203.

[56] JI L L. Antioxidant signaling in skeletal muscle: a brief review [J]. Experimental Gerontology, 2007, 42(7): 582 - 593.

[57] PERKINS A, NELSON K J, PARSONAGE D, et al. Peroxiredoxins: guardians against oxidative stress and modulators of peroxide signaling [J]. Trends Biochem Sci, 2015, 40(8): 435 - 445.

[58] JACKMAN R W, KandARIAN S C. The molecular basis of skeletal muscle atrophy [J]. American Journal of Physiology, 2004, 287(4): C834 - C843.

[59] JACKMAN R W, CORNWELL E W, WU C L, et al. Nuclear factor-kappaB signalling and transcriptional regulation in skeletal muscle atrophy [J]. Exp Physiol, 2013, 98(1): 19 - 24.

[60] BELLEZZA I, GIAMBANCO I, MINELLI A, et al. Nrf2 - KEAP1 signaling in oxidative and reductive stress[J]. Biochimeca et Biophysica Acta Molecular Cell Res, 2018, 1865(5): 721 - 733.

[61] MORGAN M J, LIU Z G. Crosstalk of reactive oxygen species and NF-kappaB signaling [J]. Cell Research, 2011, 21(1): 103 - 115.

[62] POWERS S K, MORTON A B, AHN B, et al. Redox control of skeletal muscle atrophy [J]. Free Radical Biology and Medicine, 2016, 98: 208 - 217.

[63] EIJKELENBOOM A, BURGERING B M. FOXOs: signalling integrators for homeostasis maintenance [J]. Nature Reviews MolecularCell Biology, 2013, 14(2): 83 - 97.

[64] EIJKELENBOOM A, MOKRY M, SMITS L M, et al. FOXO3 selectively amplifies enhancer activity to establish target gene regulation [J]. Cell Reportort, 2013, 5(6): 1664 - 1678.

[65] KLOTZ L O, STEINBRENNER H. Cellular adaptation to xenobiotics: Interplay between xenosensors, reactive oxygen species and FOXO transcription factors [J]. Redox Biology, 2017, 13, 646 - 654.

[66] MCCLUNG J M, JUDGE A R, POWERS S K, et al. P38 MAPK links oxidative stress to autophagy-related gene expression in cachectic muscle wasting [J]. American Journal of

Physiology, 2010, 298(3): c542 - c549.

[67] WHITE J P, PUPPA M J, GAO S, et al. Muscle mTORC1 suppression by IL - 6 during cancer cachexia: a role for AMPK [J]. American Journal of Physiology. Endocrinology and Metabolism, 2013, 304(10): e1042 - e1052.

[68] HORNBERGER T A. Mechanotransduction and the regulation of mTORC1 signaling in skeletal muscle [J]. Journal of Biochemistry Cell Biol, 2011, 43(9): 1267 - 1276.

[69] GOODMAN C A. Role of mTORC1 in mechanically induced increases in translation and skeletal muscle mass [J]. Journal of Applied Physiology, 2019, 127(2): 581 - 590.

[70] BERDICHEVSKY A, GUARENTE L, BOSE A. Acute oxidative stress can reverse insulin resistance by inactivation of cytoplasmic JNK [J]. Journal of Biological Chemistry, 2010, 285 (28): 21581 - 21589.

[71] DURGADOSS L, NIDADAVOLU P, VALLI R K, et al. Redox modification of Akt mediated by the dopaminergic neurotoxin MPTP, in mouse midbrain, leads to down-regulation of pAkt [J]. FASEB Journal, 2012, 26(4): 1473 - 1483.

[72] MACKEY A M, SANVICENS N, GROEGER G, et al. Redox survival signalling in retina-derived 661W cells [J]. Cell Death and Differentiation, 2008, 15(8): 1291 - 1303.

[73] SADIDI M, LENTZ S I, FELDMAN E L. Hydrogen peroxide-induced Akt phosphorylation regulates Bax activation [J]. Biochimie, 2009, 91(5): 577 - 585.

[74] SARBASSOV D D, SABATINI D M. Redox regulation of the nutrient-sensitive raptor-mTOR pathway and complex [J]. Journal of Biological Chemistry, 2005, 280(47): 39505 - 39509.

[75] TAN P L, SHAVLAKADZE T, GROUNDS M D, et al. Differential thiol oxidation of the signaling proteins Akt, PTEN or PP2A determines whether Akt phosphorylation is enhanced or inhibited by oxidative stress in C2C12 myotubes derived from skeletal muscle [J]. Journal of Biochemistry, 2015, 62: 72 - 79.

[76] PEARSON G, ROBINSON F, BEERS GIBSON T, et al. Mitogen-activated protein (MAP) kinase pathways: regulation and physiological functions [J]. Endocr Rev, 2001, 22(2): 153 - 183.

[77] CUSCHIERI J, MAIER R V. Mitogen-activated protein kinase (MAPK) [J]. Critical Care Medicine, 2005, 33: S417 - S419.

[78] POWERS S K, TALBERT E E, ADHIHETTY P J. Reactive oxygen and nitrogen species as intracellular signals in skeletal muscle [J]. Journal of Physiological Sciences, 2011, 589: 2129 - 2138.

[79] HERZIG S, SHAW R J. AMPK: guardian of metabolism and mitochondrial homeostasis [J]. Nature Reviews MolecularCell Biology, 2018, 19(2): 121 - 135.

[80] WANG S, SONG P, ZOU M H. AMP-activated protein kinase, stress responses and cardiovascular diseases [J]. Clin Sci (Lond), 2012, 122(12): 555 - 573.

[81] KJOBSTED R, HINGST J R, FENTZ J, et al. AMPK in skeletal muscle function and metabolism [J]. FASEB Journal, 2018, 32(4): 1741 - 1777.

[82] HINCHY E C, GRUSZCZYK A V, WILLOWS R, et al. Mitochondria-derived ROS activate AMP-activated protein kinase (AMPK) indirectly [J]. Journal of Biological Chemistry, 2018, 293(44): 17208 - 17217.

[83] BOGESKI I, NIEMEYER B A. Redox regulation of ion channels [J]. Antioxid Redox Signal, 2014, 21(6): 859 - 862.

[84] BOGESKI I, KAPPL R, KUMMEROW C, et al. Redox regulation of calcium ion channels:

chemical and physiological aspects [J]. Cell Calcium, 2011, 50(5): 407 - 423.

[85] HYATT H W, POWERS S K. The role of calpains in skeletal muscle remodeling with exercise and inactivity-induced atrophy [J]. Int J Sports Medicine, 2020, 41(14): 994 - 1008.

[86] ANDERSSON D C, BETZENHAUSER M J, REIKEN S, et al. Ryanodine receptor oxidation causes intracellular calcium leak and muscle weakness in aging [J]. Cell Metabolism, 2011, 14 (2): 196 - 207.

[87] DESANTIAGO J, BATLLE D, KHILNANI M, et al. Ca^{2+}/H^{+} exchange via the plasma membrane Ca^{2+} ATPase in skeletal muscle [J]. Frontiers In Bioscience-landmark, 2007, 12: 4641 - 4660.

[88] SIEMS W, CAPUOZZO E, LUCANO A, et al. High sensitivity of plasma membrane ion transport ATPases from human neutrophils towards 4 - hydroxy - 2, 3 - trans-nonenal [J]. Life Sciences, 2003, 73(20): 2583 - 2590.

[89] HYATT H, DEMINICE R, YOSHIHARA T, et al. Mitochondrial dysfunction induces muscle atrophy during prolonged inactivity: A review of the causes and effects [J]. Arch Biochemical and Biophysics, 2019, 662: 49 - 60.

[90] PHAM F H, SUGDEN P H, CLERK A. Regulation of protein kinase B and 4E - BP1 by oxidative stress in cardiac myocytes [J]. Circulation Research, 2000, 86(12): 1252 - 1258.

[91] HUDSON M B, SMUDER A J, NELSON W B, et al. Partial support ventilation and mitochondrial-targeted antioxidants protect against ventilator-induced decreases in diaphragm muscle protein synthesis [J]. PLoS One, 2015, 10(9): e0137693.

[92] POWERS S K, SMUDER A J, CRISWELL D S. Mechanistic links between oxidative stress and disuse muscle atrophy [J]. Antioxid Redox Signal, 2011, 15(9): 2519 - 2528.

[93] GOLL D E, THOMPSON V F, LI H, et al. The calpain system [J]. Physiological Reviews, 2003, 83(3): 731 - 801.

[94] POWERS S K, KAVAZIS A N, DERUISSEAU K C. Mechanisms of disuse muscle atrophy: role of oxidative stress [J]. American Journal of Physiology, 2005, 288(2): R337 - R344.

[95] MATECKI S, DRIDI H, JUNG B, et al. Leaky ryanodine receptors contribute to diaphragmatic weakness during mechanical ventilation [J]. Proceedings of the National Academy of Sciences of the United States of America, 2016, 113(32): 9069 - 9074.

[96] MATECKI S, JUNG B, SAINT N, et al. Respiratory muscle contractile inactivity induced by mechanical ventilation in piglets leads to leaky ryanodine receptors and diaphragm weakness [J]. J Muscle Res Cell Motil, 2017, 38(1): 17 - 24.

[97] KOROVILA I, HUGO M, CASTRO J P, et al. Proteostasis, oxidative stress and aging [J]. Redox Biology, 2017, 13: 550 - 567.

[98] LEFAKI M, PAPAEVGENIOU N, CHONDROGIANNI N. Redox regulation of proteasome function [J]. Redox Biology, 2017, 13: 452 - 458.

[99] SHANG F, TAYLOR A. Ubiquitin-proteasome pathway and cellular responses to oxidative stress [J]. Free Radical Biology and Medicine, 2011, 51(1): 5 - 16.

[100] SMUDER A J, KAVAZIS A N, HUDSON M B, et al. Oxidation enhances myofibrillar protein degradation via calpain and caspase - 3 [J]. Free Radical Biology and Medicine, 2010, 49(7): 1152 - 1160.

[101] JANG Y C, RODRIGUEZ K, LUSTGARTEN M S, et al. Superoxide-mediated oxidative stress

accelerates skeletal muscle atrophy by synchronous activation of proteolytic systems [J]. Geroscience, 2020, 42(6): 1579 - 1591.

[102] TALBERT E E, SMUDER A J, MIN K, et al. Calpain and caspase - 3 play required roles in immobilization-induced limb muscle atrophy [J]. Journal of Applied Physiology, 2013, 114 (10): 1482 - 1489.

[103] KIRKIN V, ROGOV V V. A diversity of selective autophagy receptors determines the specificity of the autophagy pathway [J]. Molecular Cell, 2019, 76(2): 268 - 285.

[104] MAMMUCARI C, MILAN G, ROMANELLO V, et al. FOXO3 controls autophagy in skeletal muscle in vivo [J]. Cell Metabolism, 2007, 6(6): 458 - 471.

[105] SMUDER A J, SOLLANEK K J, MIN K, et al. Inhibition of forkhead boxO-specific transcription prevents mechanical ventilation-induced diaphragm dysfunction [J]. Critical Care Medicine, 2015, 43(5): e133 - e142.

[106] SMUDER A J, SOLLANEK K J, NELSON W B, et al. Crosstalk between autophagy and oxidative stress regulates proteolysis in the diaphragm during mechanical ventilation [J]. Free Radical Biology and Medicine, 2018, 115: 179 - 190.

[107] FRANCO-ROMERO A, SANDRI M. Role of autophagy in muscle disease [J]. Molecular Aspects of Medicine, 2021, 82: 101041.

[108] NAVARRO-YEPES J, BURNS M, ANANDHAN A, et al. Oxidative stress, redox signaling, and autophagy: cell death versus survival [J]. Antioxid Redox Signal, 2014, 21(1): 66 - 85.

[109] IRRCHER I, LJUBICIC V, HOOD D A. Interactions between ROS and AMP kinase activity in the regulation of PGC1alpha transcription in skeletal muscle cells [J]. American Journal of Physiology, 2009, 296(1): C116 - C123.

[110] RAHMAN M, MOFARRAHI M, KRISTOF A S, et al. Reactive oxygen species regulation of autophagy in skeletal muscles [J]. Antioxid Redox Signal, 2014, 20(3): 443 - 459.

第3章
运动与线粒体稳态调控

在当下人类社会生活中，适度的体育锻炼既是一种健康且必要的生活方式，也是一种低成本且十分有效的防治疾病的手段。因此，探究运动训练对身体的适应性调节机制具有重要的科学意义和社会价值。

研究运动诱导机体产生生理适应性过程及变化，不仅要探讨运动对机体整体性的影响，如依据不同运动类型、强度与时间，正常个体或群体会产生哪些适应性的变化；更重要的是，面对社会层面日益严重的心血管疾病、代谢性疾病、运动系统疾病与精神疾病等，需探索体育活动对身心健康带来的有益影响。这其中，既要关注细胞之间、组织之间与器官之间等多个层面的系统的整体性变化，更为核心的是理解单个细胞和分子水平的信号调节机制。

骨骼肌是运动相关的重要组织，线粒体又是骨骼肌十分重要的细胞器，它几乎决定着骨骼肌的功能和人体的运动能力。线粒体本身就具有高度的可塑性，因此，非常有必要从不同角度讨论运动诱导线粒体适应性变化的机制。

3.1 奔跑既是本能也是技能

“Born to Run”，快速移动，既是陆生脊椎动物的本能，也是生存的必需技能。纵观人类解剖结构进化的历程就能发现人类的祖先能够长时间行走和快速奔跑。为了适应自然环境、为了生存，人类的身体必须适应长时间剧烈的肌肉活动，身体活动能力对于生存至关重要。应对急性和重复性的身体活动所产生的生物学适应，在形成和塑造人类正常的生理功能方面发挥着关键性的作用。然而，现代科技的发展使这类身体活动已不再是人类生存的必要条件，而由此产生的身体活动不足正逐渐成为导致人类死亡的重要风险因素。

据近几年WHO大致统计，随着现代社会人类预期寿命的稳步增长，心血管疾病、糖尿病、肥胖症和癌症等非传染性疾病的患病率也在稳步增长，以上疾病占全球人类死因的70%以上[7]。治疗这些疾病的费用是巨大的，然而，这些非传染性疾病中的大多数是可以预防的。除了不均衡的饮食、吸烟、过量饮酒、不规律睡眠等不良生活方式以外，缺乏体育锻炼是一个关键的危险因素。因此，身体活动是一种合乎逻辑且十分有效的补救措施[8-11]。

可以得出一种推论，定期适当的体育锻炼是提高体能、改善身心健康，以及减少心血管疾病、代谢性疾病、肌肉减少症、骨质疏松和抑郁症等非传染性疾病危险因素的有效途径。与药物治疗相比，适度的体育锻炼几乎没有副作用，花费也很少，能同时解决许多健康问题。如果将经常锻炼的多种有益效果结合在一种低成本的药物中，它将被用于治疗多种身心健康问题[12]。

身体活动(physical activity)或体育运动(physical exercise)或运动(exercise)的定义为需要消耗能量，主要由骨骼肌所完成的身体动作，在整个生命周期中影响着人体的发育和整体健康。运动训练(exercise training)则是一种有目的、有计划、有组织和有规律的身体活动，包括众多竞技运动和大众健身类项目。

运动过程是一种强烈的代谢应激，几周的运动训练即可诱导骨骼肌产生适应性的变化，使其满足不断变化且增加的代谢需求[13]。大量的动物实验和临床证据都证明了长期的运动训练不仅能够提高运动能力，还能促进身体的健康水平，特别是在防治心血管疾病和代谢性疾病(如糖尿病和骨质疏松症[21-29])方面有着非常重要的作用，同时也能明显提高认知能力和心理健康水平[30-34]。因此，研究运动训练对身体的适应性调节机制具有重要的科学意义和社会价值。

目前，运动能够促进身体健康的详细分子机制并未得到充分了解。运动诱导机体产生生理适应性过程不仅涉及单个细胞和分子水平的信号调节机制，还同时涉及细胞之间、组织之间与器官之间等多个层面、系统的整体性变化。我们认同如下观点：机体对身体活动或运动训练的应答反应是一种具有整合性和层级性的两层框架的网络控制体系[35-36]。第一层级包含各种垂直形式的内在调控，通过体内各系统之间(如中枢神经、器官、组织、细胞及亚细胞)的交互作用，以维持健康机体的内部稳态。第二层级为个体固有的(如遗传、性别等)和获得性的(如年龄、环境、健康水平和疾病等)因素，将反向影响第一层级中各类系统的动态平衡。

由于运动系统在体育运动或训练中发挥着关键性作用，它的状态和功能水平对维持人体稳态和生存至关重要。尽管机体的其他器官或系统也同时不可避免地参与身体活动，但骨骼肌是运动能力和相关适应性反应的关键组织，运动训练对身体的积极作用很大程度上是通过诱导骨骼肌产生适应性改变来体现的，这种变化大部分通过基因转录、蛋白质翻译和翻译后修饰来完成[37]。运动所引发的能量和机械性的应激反应是短暂的[38]。因此，随之而来的适应性细胞反应主要发生在运动后的恢复期。

线粒体是骨骼肌十分重要的细胞器，主要功能就是为骨骼肌供应ATP，以满足运动对能量的需求。线粒体的效能决定着骨骼肌的功能和人体的运动能力。我们将在亚细胞层面，从线粒体质量控制的角度着重介绍骨骼肌线粒体对运动训练的应答机制。

线粒体具有高度动态的特性，在细胞的不同生命周期、生理过程和环境条件下，线粒体的形态、数量和质量都具有高度的可塑性，各种生理状态(运动、营养及衰老等)都会调节线粒体的自噬、融合与分裂、移动与分布及生物合成。线粒体不仅是能量与物质代谢的中心，同时也是运动应激过程的调节中枢，其本身也是多种重要细胞信号途径的调控平台和整合中心。运动训练正是通过高度协调的调控方式，显著提高线粒体的整体数量和功能[37]，诱发线粒体适应性改变，使之成为增强运动能力、促进身体健康的基础。

3.2 运动诱导线粒体生物合成的分子机制

J. O. Holloszy 等[39]首先观察到跑台训练可使大鼠骨骼肌线粒体的蛋白表达明显增多，随后的实验证实，耐力训练和一次急性运动可以增加骨骼肌线粒体的蛋白含量及遗传物质的数量，诱导骨骼肌线粒体生物合成。骨骼肌收缩诱导线粒体生物合成的过程涉及核基因组与线粒体基因组的协同转录调节，其中主要涉及两类转录因子参与调控线粒体基因的表达：核呼吸因子-1/2(nuclear respiratory factor-1/2，NRF-1/2)和线粒体转录因子A(mitochondrial transcription factor A，TFAM)。NRF-1/2能够激活核编码的线粒体基因及TFAM的转录，而TFAM可以调控线粒体DNA(mitochondrial DNA，mtDNA)的复制和转录。

过氧化物酶体增殖活化受体γ辅激活因子1α(peroxisome proliferator-activated receptor γ coactivator 1α，PGC1α)是线粒体生物合成中的关键调节蛋白[40-41]。PGC1α募集具有组蛋白乙酰转移酶功能的蛋白(如SRC-1)、CREB结合蛋白/p300，辅助激活转录因子的活性，启动基因表达[42]；同时，PGC1α通过蛋白质—蛋白质直接相互作用，辅助激活多种转录因子(如NRF-1、NRF-2、TFAM)的活性，调节线粒体基因的转录。

寒冷刺激、运动训练、饥饿等生理应激可快速诱导PGC1α基因表达[41-44]，但是在一次运动过程中，PGC1α蛋白含量并没有显著改变，直到运动后的恢复期，PGC1α的蛋白水平才出现显著性增加。然而，在PGC1α蛋白含量增加之前，线粒体相关基因及其蛋白产物已经增多。运动过程中，首先增高的是p38MAPK的蛋白活性，然后通过p38MAPK去除p160Myb(Myb结合蛋白)对PGC1α的阻遏作用，进而激活骨骼肌胞质中已有PGC1α蛋白的活性，使之进入细胞核发挥生理功能，因此线粒体基因转录比PGC1α水平增加更为快速[45-46]。也就是说，一次急性运动中，机体并非首先通过增加PGC1α蛋白含量来启动线粒体生物合成，而是先行激活细胞中已有的PGC1α，从而发挥转录因子和核受体功能，启动线粒体基因的转录。当PGC1α基因表达增加后，才能持续诱导线粒体生物发生的长期效应。

关于调控PGC1α基因转录的信号途径问题，早期研究表明，由于骨骼肌收缩导致细胞内ATP/ADP降低、Ca^{2+}浓度增加，分别激活下游AMPK和钙离子/钙调蛋白依赖性蛋白激酶(calcium/calmodulin-dependent protein kinase，CaMK)Ⅱ/Ⅳ，进而激活各种转录因子及其辅助蛋白，启动PGC1α基因的表达，最终上调线粒体基因的表达[47-48]。另外，T. Akimoto 等[49]认为，耐力训练可激活p38MAPK信号通路，诱导PGC1α基因转录。他们还利用转基因鼠证实，特异性激活骨骼肌

p38MAPK 信号途径能够增强 PGC1α 基因的表达，启动线粒体生物合成。骨骼肌收缩活动还能够显著增加 MAPK 激酶(MAP kinase kinase，MKK)3、MKK6、p38MAPK 和激活转录因子(activating transcription factor，ATF)2 的磷酸化水平，增加多种 MAPK 活性。可以认为，在骨骼肌收缩的同时，完整而稳固的 MAPK 信号调控网络得以构建，从而偶联细胞应激和骨骼肌收缩诱导的基因转录调节。

运动可以促使线粒体产生大量活性氧(ROS)，对线粒体的生物合成也起着重要的作用。线粒体来源的 ROS 参与了广泛的细胞信号转导，能够直接激活 MAPK(如 p42/p44MAPK、p38MAPK、JNK)。逐渐积累的证据也支持 H_2O_2 参与了线粒体与细胞核之间的相互作用。H_2O_2 能够通过以下两个途径影响下游信号级联反应：①激活 p38MAPK 磷酸化，增加 PGC1α 活性，启动线粒体生物合成；②诱导 p38MAPK 信号途径，促使 PGC1α 基因表达和蛋白合成，更进一步推动线粒体基因的转录。

因此，运动能够对线粒体产生短暂的“急性效应”和长期的“慢性效应”。一次充分运动负荷的肌肉收缩能够调节线粒体在基因表达、能量代谢、形态结构及蛋白激酶等方面产生“应答性反应”，以应对外环境的生理刺激；而长期适当的运动应激则可使这种“应答性反应”转化成“适应性变化”。

3.3 运动适应与线粒体损伤的细胞防御机制

运动训练不仅对骨骼肌有积极的促进作用，同时也存在一些负面效应，例如，在运动造成的氧化应激条件下，mtDNA 比细胞核 DNA(nuclear DNA，nDNA)更容易受到损伤。因此，肌细胞既要不断地生产“新线粒体”，也必须及时清除已经损伤或存在功能障碍的线粒体，以维持线粒体的整体健康水平。这种对线粒体生命周期的调控决定了骨骼肌细胞中线粒体的数量，直接影响线粒体整体的质量或功能，进而决定骨骼肌的代谢功能和工作能力。

ROS 是一把双刃剑，既具有信号分子的作用，也对线粒体进行一定程度的破坏。ROS 可诱导蛋白修饰，引发脂质过氧化和 mtDNA 的直接损伤。功能失调的线粒体将导致无用的 ATP 水解和氧化应激程度增加。更为广泛的线粒体损伤则导致膜电位耗散，诱导促凋亡蛋白的释放，引发细胞死亡[50]。因此，严格地调控氧化磷酸化作用和监控呼吸链功能，对于维持 mtDNA 的完整性和限制线粒体损伤是至关重要的。

细胞拥有复杂而精密的体系，以应对各种线粒体损伤。第一道防线是由一个高度保守的细胞器内蛋白水解系统提供，该系统对线粒体内蛋白质的质量实施监控。分子伴侣和能量依赖的蛋白酶监测线粒体蛋白质的正确折叠和组装，并有选择性地从线粒体中去除多余和受损的蛋白质。第二道防线是在细胞器水平上，为细胞提供一群具有动态性质的、足够数量的线粒体。已损伤的线粒体可以与邻近的、完整的线粒体融合，并恢复其功能。就质量控制而言，“分配”是线粒体动态调节中的一种重要作用[51]。线粒体严重损伤将导致线粒体的碎片化，通过自噬过程将之有选择性地清除，防止受损线粒体中促凋亡蛋白的释放。与细胞自噬的保护功能相一致的是，若线粒体被诱导自噬，细胞凋亡将被抑制，反之亦然[52]。

3.4 运动对线粒体动态平衡的影响

极其频繁的线粒体融合与分裂活动是细胞自身的保护机制。这种受到严密调控的过程导致线粒体在细胞中形成网状结构，使得线粒体形态表现为由分散的椭圆形(粒形)、长管状(线形)和网络结构形成的动态平衡，从而使线粒体能够适应不同的生理需求。事实上，线粒体形态和结构的动态变化深刻地影响着细胞的能量代谢、发育、凋亡、衰老等生命活动，以及疾病发生的病理生理过程。

关于运动应激条件下骨骼肌线粒体形态结构变化与能量代谢的关系，目前的研究还不是很多，甚至运动应激对线粒体网络结构动态变化的影响规律也未有明确的结论。R. Cartoni 等[53]发现，一次中等强度运动可增加人体骨骼肌线粒体融合基因的转录及其蛋白含量，A. Garnier[54]报道，经过长期有氧运动训练的健康个体，骨骼肌线粒体的氧化磷酸化能力、调控线粒体形态的线粒体融合蛋白 2(mitofusion 2, Mfn2)以及动力蛋白相关蛋白 1(dynamin-related protein 1，Drp1)基因的表达水平明显增加。数据显示，一次急性运动中骨骼肌 Mfn1/2 mRNA 表达显著减少，Mfn1 蛋白含量明显减少，分裂蛋白 1(fission protein 1，Fis1)mRNA 和蛋白含量明显增加；运动后恢复期骨骼肌 Mfn1/2 mRNA 水平逐渐显著增加，Fis1 mRNA 含量逐渐减少。这说明线粒体能量代谢偶联效率能够对机体的能量需求作出快速应答反应，急性运动初期线粒体合成 ATP 速率加快，呼吸链的电子传递能力始终能够满足运动对能量的要求[55]。另有研究提示，线粒体融合受抑制而趋向分裂时，有利于在单位时间内合成更多的 ATP，以满足工作细胞对能量的需求[56-59]。

骨骼肌的线粒体融合与分裂障碍与代谢紊乱密切相关。在肥胖的大鼠或人体骨骼肌中，线粒体网络化程度显著下降，呈现出碎裂或断裂状，并且 Mfn2 mRNA 水平以及蛋白含量显著降低[60]。骨骼肌中 Mfn2 下调导致线粒体 $\Delta\Psi$、质子漏、葡萄糖有氧代谢及细胞呼吸速率明显下降。据此推测，Mfn2 可能参与维持呼吸链复合物中某些组分的最大活性及其稳定性，影响氧化磷酸化的效率。线粒体过度分裂将损害线粒体的能量代谢，导致细胞能量代谢紊乱，引发代谢性疾病[61]。

运动氧化应激时，ROS 水平上升，线粒体由网络化趋向单个分裂，可能使受损的线粒体与完好的线粒体分离开来，受损的线粒体被吞噬清除。因此，内源性 ROS 产生过多引起的线粒体分裂现象应是细胞的一种保护机制。耐力训练可以显著提高机体抗氧化能力，降低 ROS 水平。通过有氧耐力训练，大鼠骨骼肌线粒体融合和分裂蛋白 mRNA 表达和蛋白表达均明显增加。

我们认为，在一次运动应激过程中，线粒体迅速增强其能量转换速率，对机体的能量需求作出快速应答反应。与此同时，ROS 大量增加，可能依赖线粒体能量转换的级联反应(如 $\Delta\Psi_m$ 和 ΔpH、质子漏和 UCP)诱导线粒体的分裂过程，使线粒体得以在细胞内重新分布，以尽可能地保持 ATP 的合成速率，适应工作细胞对能量的需求和利用，这一调节过程基于线粒体分裂与融合动态平衡的运动能量代谢适应。运动使 PGC1α 表达增加，并参与调控 Mfn2 的表达。运动后 Mfn2 增加可能通过多种途径使细胞内线粒体的功能得到改善，例如，提高呼吸链复合物某些亚单位的表达，使氧化磷酸化系统相关酶的活性增加，从而提高线粒体氧化磷酸化能力，使机体 ATP 合成能力加强；又如，通过增加葡萄糖氧化率提高细胞内的氧耗，导致物质代谢的产物增加，促进线粒体呼吸功能的提高。长期耐力训练过程中，基于抗氧化能力的提高，ROS 周期性发挥信号分子的作用，它可能参与调控线粒体分裂和融合基因的表达，线粒体网络结构不断地进行着“破坏—建立—破坏”的周期性循环，最终产生生理适应，改善机体代谢效率。

3.5 运动适应与线粒体自噬

自噬是通过降解功能障碍的细胞器和损伤的蛋白质并进行再利用的方式维持细胞稳态，最终实现细胞内部自我更新的细胞保护机制[62]。部分损伤的线粒体可通过与健康线粒体相互融合，交换内容物来保持正常的功能；然而，受损严重的线粒体无法启动融合机制[63]，它们将通过自噬作用而被选择性地清除，这个过程称为线粒体自噬。因此，线粒体自噬是一种有选择性地清除损伤线粒体(去极化的功能失调的线粒体)的有利过程[64-65]。线粒体自噬对骨骼肌功能的保持尤为重要，损伤的线粒体不断积累将阻碍线粒体整体的正常功能，最终损害骨骼肌的代谢及收缩功能[66]。

早期研究显示，剧烈运动后骨骼肌溶酶体出现了明显的降解现象[67]。近期研究证明，一次急性运动可诱使人类和啮齿动物骨骼肌(也包括其他器官和组织)自噬增多[68-71]。耐力运动后(动物运动模型为一次急性运动和 8 周耐力训练)微管相关蛋白 1 轻链 3(microtubule-associated protein 1 light chain 3，LC3)-Ⅰ向 LC3-Ⅱ的转化以及骨骼肌中 p62(*SQSTM1* 基因产物，sequestosome 1)含量的降低，这表明大自噬在运动诱导的骨骼肌适应性中的具有一定的作用[69]。此外，有研究发现，急性运动后啮齿动物骨骼肌线粒体的 Bcl-2/腺病毒 E1B 19kDa 结合蛋白 3(Bcl-2/adenovirus E1B 19kDa protein-interacting protein 3，BNIP3)含量增多，这也为大自噬参与线粒体清除提供了直接证据[72-73]，这种增加也与人体骨骼肌中的发现一致[74]。然而，关于 BNIP3 是如何参与上述通路的，是否独立发挥作用，目前尚不清楚。线粒体外膜 BNIP3 可能通过与 LC3 的结合参与启动线粒体自噬[75]。

尽管运动诱导自噬的早期分子事件并没有得到彻底阐明，但是存在几种可能的解释。肌肉收缩造成能量供应与需求之间暂时性的不平衡，如同营养匮乏一样可以作为自噬的“激活剂”。骨骼肌收缩作为一种能量应激的模式，引发胞质中多种分子信号的变化(如 Ca^{2+}、AMP、NAD^+ 和 ROS 等)，从而影响细胞自噬的动态平衡[76]。当能量供应与需求处于平衡状态时，肌细胞通过哺乳动物雷帕霉素靶蛋白(mammalian target of rapamycin，mTOR)和蛋白激酶 A(protein kinase A，PKA)的磷酸化作用及抑制诱导复合体的方式，对自噬进行负向调节[77-78]。当能量需求大于供给时，AMP/ATP 比值上升，激活 AMPK，同时抑制 mTOR 活性。运动过程中 ROS 和 NAD^+ 增多也能激活 AMPK、沉默信息调节因子 1(sirtuin 1，SIRT 1)和 p38MAPK[79-81]，进而启动自噬机制。unc-51 样激酶(unc-51-like kinase 1，ULK1)复合体介导吞噬泡形成[82]，该复合体由三个核心蛋白组成：ULK1、自噬相关基因 13(autophagy-related gene 13，Atg13)和粘着斑激酶家族相互作用 200 kD 蛋白(focal adhesion kinase family-interacting protein of 200 kDa，FIP 200)[83]。运动激活 AMPK，诱导 ULK1 中 Ser-555 位点磷酸化，从而激活 ULK1，同时通过抑制 mTOR 进一步使 ULK1 中 Ser-757 位点磷酸化，激活诱导复合物[84]。

运动后也存在线粒体自噬增加的现象[70,72-73,85]，部分原因可能是运动中 ROS 生成增多。对小鼠使用 ROS 清除剂可以减弱自噬，进而降低运动能力[72]。运动还能够提高发育和 DNA 损伤反应调节蛋白(regulated in development and DNA damage responses 1，REDD1，一种 mTORC1 抑制剂)和硫氧还蛋白相互作用蛋白(thioredoxin-interacting protein，TXNIP)复合体的形成，它们能诱导 ROS 生成，促进自噬体的形成[86]。在缺乏 REDD1 或 TXNIP 的细胞和组织中，ROS 生成减少，从而增强对氧化还原敏感的 Atg4B 蛋白的催化活性，进而促进 LC3-Ⅱ的脱脂作用并阻止自噬。这种自噬障碍导致有缺陷的线粒体不断地积累，氧化磷酸化功能减弱，骨骼肌的运动能力降低。尽管机制尚不明确，但有证据显示 Parkin(一种 E3 泛素连接酶)也参与了运动诱导的线粒体自噬[72-73]。另有证据显示，有氧运动能够增强 LC3-Ⅱ、p62 和泛素在线粒体的定位，进一步说明运动对线粒体自噬的诱导作用[87]。未折叠蛋白反应(unfolded protein response，UPR)也参与了运动引发的自噬，骨骼肌收缩引起肌质网应激，从而激活 UPR，通过 PGC1α/ATF6α 复合体参与介导骨骼肌的运动适应过程[88-89]。

一次急性运动所引发的线粒体自噬需要同时激活几个“步骤”(如自噬体形成、线粒体分裂以及自噬体、溶酶体融合)。有些研究指出，小鼠和人体骨骼肌中受损或功能失调线粒体的清除一般发生在运动后的恢复期(3～6 小时)，而不是运动期或恢复早期(0～1 小时)[90-92]。由一次性运动诱导受损线粒体的自噬，其关键步骤是形成自噬溶酶体，而这似乎依赖 ULK1 的活性[91]。在运动诱导的线粒体自噬中，AMPK/ULK1 信号轴可能具有重要的地位，AMPKα2 亚基显性负效应突变体过表达的小鼠急性运动后，骨骼肌发生包含线粒体自噬体的功能受损[91]。这表明 AMPK 是线粒体自噬过程中的一个关键节点。有研究证实，在小鼠一次耐力运动后，AMPK 是骨骼肌 ULK1 磷酸化(Ser-555 位点)的充要条件，运动后形成自噬溶酶体清除受损线粒体又必须激活 ULK1[91]；经过 2 小时高强度自行车运动后，人体股外侧肌 ULK1 抑制位点(Ser-757)去磷酸化作用明显增加，这表明高强度运动可激活 AMPK/ULK1 通路[93]。也有研究发现，运动可诱导小鼠骨骼肌 FUN14 域 1(FUN14 domain containing 1，FUNDC1)依赖式线粒体自噬[94]。

C. C. W. Chen 等[95]的研究表明，一次力竭性运动后，小鼠骨骼肌线粒体自噬途径的启动可能是通过募集 Parkin 聚集于线粒体而引发。但另外的实验发现，一次性运动后引起的小鼠骨骼肌线粒体自噬是通过 AMPK/ULK1 通路，而并未发现磷酸酶-张力蛋白同源诱导激酶 1[phosphatase and tensin homolog (PTEN)-induced kinase 1，PINK1]存在于骨骼肌线粒体，但羰基氰化氯苯腙(carbonyl cyanide m-chlorophenyl hydrazone，CCCP)处理后，PINK1 却能稳定存在于 HeLa 细胞线粒体外膜[96]。以上这些发现似乎相互矛盾，这可能是由于运动模式、持续时间和运动强度的不同，使骨骼肌启动了多种不同的线粒体自噬机制[90]，Parkin 可能被其他蛋白激酶磷酸化。

已知线粒体损伤和自噬机制之间的关键联系是线粒体上某些蛋白质的聚集与激活。理论上，这可能发生在线粒体膜电位缺失的情况下，表明可能存在多种线粒体自噬途径。现在还有待确定的是，在运动条件下，线粒体局部膜电位的瓦解是否发生在启动线粒体自噬之前？换句话说，线粒体局部电位的崩溃是否是一种自噬识别信号？

急性运动后，通过 AMPK/ULK1 途径形成大自噬体似乎与线粒体分裂同时发生。例如，研究发现运动后碎片化的线粒体从线粒体网络中分离出来，并被大自噬体吞噬[91]。如果线粒体分裂被阻断，则线粒体自噬能力将显著下降，这表明线粒体分裂与其自噬同样重要。有研究发现，Drp1 杂合子小鼠的运动能力和耐力运动的可训练性降低[97]。但是通过线粒体分裂也可能是线粒体网络重新分配物质的有效方式，虽然受损线粒体的自噬需要其先分裂脱离，但分裂本身并不一定会导致线粒体自噬。已经有研究报道，骨骼肌和心肌细胞在急性运动后，Drp1 磷酸化水平升高[73,91,98]，有研究将 AMPK 激活与线粒体分裂联系起来[99]，但也有研究认为运动诱导的 AMPK 激活没有直接使 Drp1 磷酸化[91]。

最近的蛋白质组学研究显示，AMPK 可直接磷酸化线粒体分裂因子(mitochondrial fission factor，MFF)[100]，而 MFF 磷酸化可由耐力运动诱导[101]。Drp1 介导线粒体分裂，其过程必须通过 MFF 募集 Drp1 聚集于线粒体外膜[102]，因此运动可诱导激活 AMPK，通过 MFF 磷酸化募集 Drp1，促进线粒体分裂，辅助线粒体自噬，但其中的细节还需研究。

此外，耐力运动训练可诱导骨骼肌溶酶体生物合成，这可能会增强线粒体自噬能力[103]。该研究使用慢性神经电刺激诱发啮齿动物的骨骼肌收缩，进行 3 天模拟肌肉活动后，溶酶体关联膜蛋白(lysosomal associated membrane protein，LAMP)1 和组织蛋白酶 D(一种溶酶体天冬氨酰蛋白酶)含量升高[103]。转录因子 EB (transcription factor E B，TFEB)，是一种对溶酶体生物发生很重要的转录因子[104]，通过运动或模拟骨骼肌收缩活动，TFEB 被激活并转移到骨骼肌细胞核中[105]，而 TFEB 转录需要 AMPK 的参与[106]。据此推测，AMPK 还通过影响溶酶体生物合成参与调控运动诱导的线粒体反应。

运动训练诱导骨骼肌产生适应性变化，始于骨骼肌一次运动的应答响应，但并不是这些重复性应答响应的简单累加性结果。相反，一次急性运动应答响应和运动训练诱导的适应性之间可能存在根本性的差异。从这个意义上说，对比急性运动应答响应，长期运动训练对线粒体自噬的细胞和分子水平的调控还不是太清晰[90]。

实验发现，高脂饮食使骨骼肌中受损的线粒体产生积累，扰乱线粒体自噬机制，而运动训练可以使线粒体自噬水平恢复到正常状态，从而扭转高脂饮食对葡萄糖稳态的干扰，说明运动训练通过调节线粒体自噬参与了代谢功能的修复。运动训练还可以显著提高骨骼肌中线粒体自噬关键蛋白的含量[70]，长期有规律的运动训练能够重新恢复骨骼肌自噬的功能[107]。另有研究显示，长期运动并结合热量限制能够改善衰老进程中线粒体自噬功能不断降低的现象，并抑制衰老相关的氧化损伤和凋亡[108]。

急性运动与运动训练对线粒体自噬功能的影响具有哪些差异？其中比较困难是，线粒体自噬相关蛋白与线粒体自噬通量之间的变化差异。例如，啮齿动物在经过 4～5 周的自由转轮运动后，在其静息状态的骨骼肌中 LC3－Ⅱ与 LC3－Ⅰ的比值保持相对不变[68,70,96,109]。然而，N. Brandt 等[74]报道，年轻、健康、非运动员受试者经过 8 周适度自行车训练后，股外侧肌线粒体的 LC3－Ⅱ含量增加。

这些看似矛盾的结果实际上可能并不矛盾，因为以前的研究是针对整个肌肉匀浆测量 LC3－Ⅰ和 LC3－Ⅱ，以提供关于巨自噬(macroautophagy)的线索，而后来的研究显示线粒体碎片中存在 LC3－Ⅱ，这表明线粒体自噬已被激活。由于 BNIP3 和 BNIP3L 直接参与线粒体自噬过程，运动训练后它们的含量增加表明线粒体自噬通量或容量增加[68,70,96,109]。

运动中与运动后，至少部分是由于线粒体内能量应激的信号触发了运动诱导的线粒体自噬，基于此可以做出一定的逻辑推测。由于运动训练导致线粒体质量的整体改善，在训练状态下，线粒体自噬通量可能减少。事实上，有实验显示，通过模拟运动训练的运动神经刺激，大鼠骨骼肌在为期 9 天的慢性收缩活动(chronic contractile activity，CCA)后，发生线粒体自噬通量减少[110]。同样，在 6 周跑台运动后，小鼠骨骼肌的线粒体自噬能力下降至基础状态[111]。这些发现与运动训练的一般原则高度一致，即适应性反应被认为可以促进多种细胞器的功能，以维持能量稳态，便于更好地为未来的运动挑战做好准备。

3.6 未折叠蛋白反应在运动诱导线粒体适应中的作用

线粒体具有高度动态性，通过多类多层级且相互关联的质控方式，满足不断变化的运动能量需求。因此，线粒体数量和质量的动态稳定对促进骨骼肌收缩和代谢功能至关重要。这种自适应过程要求线粒体具备极端灵活和高效的动力学调节，并在线粒体生物合成和自噬之间达到相对的动态平衡，最终实现通过运动训练提高身体运动机能和整体健康。

线粒体依赖多种蛋白质来共同发挥其重要功能，线粒体蛋白质组不仅需要应对各种细胞内环境的变化，更需要在线粒体和细胞核基因组之间精确地协同表达相关基因[112]。线粒体生物合成过程中，若线粒体和核基因组之间的协同性失效，则会破坏呼吸链复合物各种亚基的精确化学计量配比，从而导致某些亚基积累和蛋白毒性反应[113]。

线粒体蛋白质组的质量控制一方面需要协助蛋白质正确折叠的线粒体伴侣蛋白，另一方面也需要促进错误折叠蛋白质清除的机制[114]。线粒体的每个子隔室都有自己的质量控制机制，以确保蛋白质稳态和细胞器功能。为实现这一目标，可能存在某些逆向信号传递，即由某种状态的线粒体向细胞核发出信号以转录调节一组有助于恢复线粒体活性的基因表达。在线粒体基质和内质网(endoplasmic reticulum，ER)中，未折叠或错误折叠的蛋白质容易发生积累[115-117]，这将扰乱细胞的蛋白质稳态。未折叠蛋白质的积累将触发名为未折叠蛋白质反应(UPR)的质量控制机制，UPR是一种保护手段，它涉及一系列转录调控程序，这类程序能反馈性和整体性地减少蛋白质的合成，同时增加参与蛋白质折叠所需特定分子伴侣和蛋白酶的合成，以恢复和保持细胞内蛋白质的稳定[118-119]。

就内质网未折叠蛋白反应(UPR^{ER})而言，已知有3种主要的调控途径：肌醇依赖酶1α(inositol-requiring enzyme 1α，IRE1α，一种定位于内质网的跨膜蛋白，同时具有丝氨酸/苏氨酸蛋白激酶和核酸内切酶活性)、激活转录因子6(ATF6)和蛋白激酶RNA样内质网激酶(protein kinase RNA－like endoplasmic reticulum kinase，PERK)。这3种蛋白质均以非活性状态与免疫球蛋白重链结合蛋白[immunoglobulin-heavy-chain binding protein，BiP，一类分子伴侣，属于热休克蛋白(Hsp)家族]结合，此在内质网管腔中，大量聚集的未折叠蛋白结合BiP而触发UPR^{ER}，这就解除了BiP对UPR跨膜传感器的抑制作用，同时激活ATF6、IRE1α和PERK。随后，一系列转录因子被上调以减弱最初的内质网应激[120]。

UPR^{ER}除了通过转录调节内质网保护基因的表达外，还通过PERK磷酸化真核起始因子2(eIF2)抑制蛋白质翻译来帮助恢复ER稳态[121]。PERK是构成综合应激反应(integrated stress response，ISR)的4种激酶之一，在各种细胞应激反应中，PERK可减少蛋白质翻译[122]。此外，一般性调控阻遏蛋白激酶2(general control nonderepressible 2，GCN2)在线粒体应激过程中因ROS增加而激活，并通过eIF2α的磷酸化降低细胞质蛋白翻译，降低线粒体未折叠蛋白的负载，从而恢复线粒体稳态[123]。尽管在ISR期间一般蛋白质翻译减弱，但是含有上游开放阅读框(upstream open reading frames，uORF)的mRNA仍可被翻译。此外，ATF5是含uORF的mRNA之一，在ER应激期间，eIF2α磷酸化后ATF5仍优先翻译[124]。线粒体应激是否导致类似的ATF5优先翻译尚不清楚[112]。线粒体基质和膜间隙也存在以上类似且独立的机制[125]，线粒体未折叠蛋白反应(UPR^{mt})还可诱导细胞器特异性分子伴侣和蛋白酶重新恢复线粒体内的蛋白质稳态。

UPR^{mt}现象首先是在哺乳动物的培养细胞中被发现，当细胞中错误折叠的线粒体蛋白发生积累后，导致核基因组线粒体蛋白质量控制相关基因的表达增加[126]。针对线粒体功能障碍的转录响应被认为需要CCAAT/增强子结合蛋白同源蛋白（CCAAT/enhancer-binding protein homologous protein，CHOP，一种参与UPR^{ER}和UPR^{mt}的应激诱导转录因子）参与，因为在UPR^{mt}期间，多个诱导表达的基因中存在相应的CHOP结合位点[127-128]；此外，UPR^{mt}诱导CHOP转录可能由转录因子c-Jun所调控[126-127]。受应激相关激活转录因子-1（activating transcription factor associated with stress-1，ATFS-1）发现的启发，C. J. Fiorese等[129]确定哺乳动物的ATF 5[ATF与cAMP应答元件结合蛋白质（cAMP response element binding protein，CREB）家族均含有碱性亮氨酸拉链（basic-region leucine zipper，bZIP）DNA结合结构域]为UPR^{mt}的另外一种调节蛋白。

需要注意的是，UPR^{mt}和UPR^{ER}共享一些调节蛋白，表明两类应激反应的调节通路可能存在交叉。例如，内质网应激过程中，ATF4下游的CHOP也被激活[130]。在这种情况下，CHOP通过转录调节ATF5发挥促凋亡作用，但在UPR^{mt}激活过程中是否发生类似的调节模式尚不清楚[131]。与内质网应激期间CHOP和ATF5的促凋亡作用相反，在线粒体应激期间，这些转录因子通过调节线粒体保护性基因表达来促进线粒体存活[126,129]。在某种特定的应激条件下，CHOP和ATF5可能会进行特殊的翻译后修饰或异源二聚化，从而决定其特定功能。UPR^{ER}和UPR^{mt}共同启动急性反应以降低细胞内蛋白质的整体处理负荷，并启动适应性反应以提高蛋白质折叠处理能力；如果未折叠蛋白质超过折叠机制的处理能力，并且蛋白质稳态无法恢复，则会触发自噬，或在极端情况下触发凋亡[125,132]。

在骨骼肌发育和运动训练期间，PGC1α信号通路被激活，引起线粒体蛋白质与线粒体含量的增加[131-137]。线粒体生物合成涉及诸多细胞核和mtDNA编码线粒体蛋白质的表达，蛋白质合成的大量增加可能会超过细胞的蛋白质折叠能力，扰乱细胞内稳态。在运动诱导线粒体生物合成的过程中，UPR也会被触发[88-89,136]。在基础状态下，骨骼肌的线粒体含量相对较低，但在生理应激状态下如肌生成（myogenesis）和运动训练等细胞能量需求大幅增加的情况，骨骼肌线粒体表现出高度的适应性[39,134,138-139]。这两种情况都会激活PGC1α，从而触发多种信号通路，增加细胞核与线粒体基因组的表达[140]。线粒体生物合成中通过某些信号途径调控转录与翻译，以增加更多的蛋白质并将其运输至线粒体。肌细胞分化需要大量增加新蛋白质的合成，在启动增加线粒体蛋白质合成之前或过程中，UPR详细的调控机制仍然不清楚。

目前，已知内质网应激和UPR都与运动有一定的关系，尤其是未经训练的受试者急性运动后出现的概率更大[88-89,136]。这可能是作为运动诱导线粒体生物合成的一种先导信号。不仅如此，CHOP缺失可改善PGC1α KO小鼠的运动障碍（exercise intolerance）症状[88]，由此可推断UPR在线粒体适应中的具有潜在作用，在线粒体生物合成的过程中，应该存在 UPR 相关的细胞通信途径[114]。

以肌细胞分化为例，尽管 UPR 的功能是缓解细胞应激状态，但似乎需要一定程度的应激才能实现最佳的肌细胞分化[116,141]。通过化学诱导剂毒胡萝卜素(thapsigargin，内质网应激诱导剂，是一种非竞争性、细胞膜可渗透性肌质网 Ca^{2+}-ATP 酶抑制剂)，当内质网应激被抑制并逆转后，肌管融合已被证明存在一定的缺陷[141]。此外，内质网应激后可触发细胞凋亡，从而消除脆弱的肌细胞，增加肌纤维的形成[142]。因此，UPR 可被选择性激活，控制细胞生长和适当的组织分化，这可能对肌生成和肌纤维大小有一定的影响[116,141,143]。

早期研究表明，C2C12 肌细胞分化过程中，线粒体标志物表达上调，这是诱导线粒体生物合成的结果[134]。此外，先前类似的研究发现，骨骼肌发育过程中还伴随选择性触发某些 UPR 信号通路[116,142]，但是并不确定是否发生在肌细胞分化过程中，UPR(UPR^{ER}与 UPR^{mt})对于线粒体生物合成具有何种作用？对于慢性收缩活动所导致的线粒体适应又具有何种生理意义？特别是 CHOP 蛋白的作用目前并不明确。

D. A. Hood 等[136]发现使用牛磺脱氧胆酸(tauroursodeoxycholic acid，TUDCA，内质网应激抑制剂，化学伴侣模拟药物)可减弱应激诱导的 CHOP 表达。TUDCA 通过协助内质网管腔中的蛋白质折叠，减少整体性的应激反应和抑制 UPR^{ER}[136,144-145]。在他们的模型中，通过减少肌小管分化证实了在分化开始之前 UPR^{ER}信号被部分抑制。由于成肌细胞融合减少和应激诱导的成肌细胞凋亡减少，表明分化减少是内质网应激减弱的一种特征[116-117,142]。此外，在分化的第 4 天，内质网应激标志物 BiP 降低，这与另一项研究结果是一致的，即人类肝细胞中的 BiP 减少，以响应 UPR 抑制[146]。

在使用 TUDCA 的模型中，研究人员观察到肌管分化程度降低，但线粒体标志物增多；这些特定线粒体标志物的变化伴随着 ATF4 大量增加、CHOP 无改变及 BiP 降低，表明 TUDCA 有助于线粒体蛋白质的合成以减轻内质网的应激反应，ATF4 可能在这一过程中发挥了重要作用。此外，研究人员还发现 UPR^{mt}标志蛋白 mtHsp70、mtHsp60 和伴侣蛋白 10(chaperonin 10，CPN10)并未增加，表明这种肌管分化伴随着线粒体生物合成不是诱导的中心(TUDCA 干预肌管分化模型)[115]。注射 TUDCA 的大鼠，在经历 CCA 后，CHOP 和 Hsp70 诱导表达明显减少，但线粒体生物合成的标志物并无显著差异(相较于单纯 CCA 动物模型)[136]。因此，这表明运动诱导的线粒体适应可能并不依赖内质网应激诱导的 CHOP 通路的调控。

D. A. Hood 等[137,147]早期的实验数据显示，在 CCA 细胞模型(电刺激培养细胞)中，除了细胞呼吸增加以外，线粒体标志物有明显变化。当前的研究数据进一步表明，线粒体蛋白质的增加只伴随 UPR^{mt}标志物的轻微变化，但 BiP、ATF4 和 CHOP 大幅增加[115]。TUDCA 抑制内质网应激反应，将导致线粒体标志物表达的进一步增加，包括 PGC1α。存在 TUDCA 时，CHOP 降低或保持不变，而 ATF4 和 BiP 合成增加，这表明 CCA 诱导线粒体蛋白的增加与 CHOP 无关，但 ATF4 和

BiP 可能对这种适应很重要。同样重要的是，在使用 TUDCA 的 CCA 模型中，UPR^{mt}的部分调控蛋白(mtHsp70、mtHsp60 和 CPN10)有进一步升高的趋势，这表明 CCA 和内质网应激反应减弱，共同改善了细胞器内部蛋白质运输和折叠能力。

以上实验结果指出，TUDCA 抑制内质网应激可分别促进肌管分化和 CCA 所诱导的线粒体生物合成，同时在 CCA 模型中选择性地强化 UPR^{mt}反应[115]。前期动物实验表明，CCA 诱导的线粒体适应性在很大程度上独立于 TUDCA 的作用，也是部分抑制 UPR^{ER}的结果[136]。事实上，动物模型中使用 TUDCA 后，能抑制 UPR^{ER}，但不会促进 CCA 诱导的线粒体标志蛋白的合成(如 PGC1α 和 COX-4)[136]。这可能是 TUDCA 对于离体与在体不同的实验条件具有不同的效应，详细原因还需进一步的研究。

J. Wu 等人[88]已经证明，在小鼠骨骼肌 PGC1α 基因敲除模型中，CHOP 基因的无效突变(null mutation)可部分改善此类小鼠的运动障碍症状。由于运动耐力的提高通常可归因于线粒体含量的增加，D. A. Hood 等[137,148]采用干扰小 RNA (siRNA)技术，部分降低 CHOP 含量，验证 CCA 是否会提高线粒体蛋白含量。在一般条件下，肌管经 siRNA 处理后，CHOP 降低了 43%，并阻止了由 CCA 诱导的 CHOP 大幅增加。重要的是，UPR^{ER}途径的其他重要组成部分(如 BiP 和 ATF4)不受 CHOP 基因敲除的影响，CCA 仍可诱导 BiP 和 ATF4 表达增加。

基础条件下，CHOP 的减少将导致核编码的 COX－4 含量平行降低，TFAM 与 COX－1 没有变化，这表明 CHOP 通常会以相反的方式影响 COX－4 和 mtDNA 的转录。CCA 的作用有助于挽救 CHOP 缺失导致的 COX－4 下降，并对 mtDNA 编码亚单位 COX－1 含量产生额外的影响。基础条件下，敲除 CHOP 并不影响 mtHsp70、mtHsp60 和 CPN10 的表达，或通过 CCA 仍可诱导三者的正常增加。尽管存在 CHOP 依赖式途径，可激活 UPR^{mt}相关基因的表达[126,128]。

在细胞核中，CHOP 与 CCAAT 增强子结合蛋白(CCAAT/enhancer binding protein，C/EBP)形成异二聚体，产生一种活性转录因子，以上调线粒体质量控制基因转录[126-128]。然而，对猴肾细胞中过度表达 CHOP 的研究表明，在应激状态下 CHOP 不足以诱导增加 UPR^{mt}相关蛋白。因此，可能有其他转录因子参与以上调节[128]；或者，可能是 CHOP 低表达的程度不足以对 UPR^{mt}下游目标发挥其应有的作用。从 D. A. Hood[115]的研究中可以明显看出，任何因 CHOP 缺失造成的线粒体蛋白质表达失衡都可以通过 CCA 得到完全修复，这表明 CCA 触发了某种替代信号通路来维持线粒体的含量和蛋白组成。

然而，在一般基础或 CCA 条件下，siRNA 诱导 CHOP 基因低表达模型中并没有出现进一步增强线粒体的生物合成现象，这与从 TUDCA 处理的细胞中获得的结果相反。由于在是否增强线粒体含量方面，CHOP 基因低表达模型与 TUDCA 干预细胞模型没有产生类似的结果，因此，TUDCA 药物处理后观察到的线粒体内容物增加可能归因于其激活了其他的调控线粒体生物合成的信号途径。另一种可能的解释是 TUDCA 通过促进内质网管腔中的蛋白质折叠，从整体上减弱了细胞应激反应

[144-145,149-150]。这也可能是 UPR^{ER} 途径所消耗 ATP 减少的结果，从而潜在地增加了线粒体生物合成所需能量的可用性[151]。例如，蛋白质运输至线粒体需要消耗大量 ATP，其能量需求潜在地增长趋势将进一步触发 UPR^{mt}，以改善线粒体的应激状态。

总之，UPR 在一定程度上参与了运动诱导的线粒体重构。J. Wu 等[152]的研究显示，跑台运动模型中，在细胞色素 c(cytochrome c，Cyt c)增加之前，内质网应激标志物已出现了适应性改变[88]，这表明启动改善内质网蛋白稳态先于增加线粒体蛋白的合成。此外，在运动后的恢复阶段，ATF6 通过与 PGC1α 的物理相互作用触发 UPR 信号转导[88]。因此，PGC1α 参与介导 UPR 途径，说明触发 UPR 的某种信号通路可能与训练诱导适应性变化的 PGC1α 调控路径相互关联[152]。此外，涉及 UPR 的不同蛋白质很可能与维护骨骼肌健康的信号通路存在交互作用[153]。

综上所述，从成肌细胞到肌管阶段的骨骼肌发育过程中，所伴随的线粒体生物合成独立于 CHOP，它可能依赖 UPR^{ER} 的其他调控蛋白来促进线粒体蛋白质合成。在基础的、相对稳定的条件下，CHOP 可以通过改变电子传递链的细胞核和线粒体编码蛋白质的精确化学计量配比来影响线粒体蛋白质组成。在骨骼肌收缩活动中，将触发其他的代偿性和冗余的线粒体生物合成信号通路。事实上，CCA 诱导的线粒体适应变化，与 CHOP 诱导无关，并且可能通过改善内质网应激来进一步增加线粒体蛋白含量。

（丁　虎）

参考文献

[1] LUZI L. Cellular physiology and metabolism of physical exercise [M]. Springer-Verlag Italia，2012，1－6.

[2] LUZI L，PIZZINI G. Born to run：training our genes to cope with ecosystem changes in the twentieth century [J]. Journal of Sport and Health Science，2004，1：1－4.

[3] LEONARD W R，ROBERTSON M L. Comparative primate energetics and hominid evolution [J]. American Journal of Physical Anthropology，1997，102(2)：265－281.

[4] ULIJASZEK S J. Human eating behavior in an evolutionary ecological context[J]. Proceedings of The Nutrition Society，2002，61(4)：517－526.

[5] ISBELL L A，PRUETZ J D，LEWIS M，et al. Locomotor activity differences between sympatric patas monkeys (Erythrocebus patas) and vervet monkeys (Cercopithecus aethiops)：implications for the evolution of long hindlimb length in Homo [J]. American Journal of Physical Anthropology，1998，105(2)：199－207.

[6] BRAMBLE D L，LIEBERMAN D E. Endurance running and the evolution of Homo [J]. Nature，2004，432(7015)：345－352.

[7] WHO：World Health Statistics. [R] https：//www. who. int/data/gho/publications/world-health-statistics

[8] ALWAN A，MACLEAN D R，RILEY L M，et al. Monitoring and surveillance of chronic non-

communicable diseases: progress and capacity in high-burden countries [J]. Lancet, 2010, 376 (9755): 1861 - 1868.

[9] WAGNER K-H, BRATH H. A global view on the development of non communicable diseases [J]. Preventive Medicine, 2012, 54: S38 - S41.

[10] MUKA T, IMO D, JASPERS L, et al. The global impact of non-communicable diseases on healthcare spending and national income: a systematic review [J]. European Journal of Epidemiology, 2015, 30(4): 251 - 277.

[11] DING D, LAWSON K D, KOLBE-ALEXANDER T L, et al. The economic burden of physical inactivity: a global analysis of major non-communicable diseases [J]. Lancet, 2016, 388(10051): 1311 - 1324.

[12] KRAMER A. An overview of the beneficial effects of exercise on health and performance. In: Xiao J, (eds.), Physical Exercise for Human Health[M]. Advances in Experimental Medicine and Biology, 2020, 1228: P3 - P22.

[13] HOOD D A, TRYON L D, VAINSHTEIN A, et al. Exercise and the Regulation of Mitochondrial Turnover. In: Bouchard C(eds.) Molecular and Cellular Regulation of Adaptation to Exercise [J]. Academic Press, 2015, 135: 99 - 127.

[14] GARBER C E, BLISSMER B, DESCHENES M R, et al. Quantity and quality of exercise for developing and maintaining cardiorespiratory, musculoskeletal, and neuromotor fitness in apparently healthy adults: guidance for prescribing exercise [J]. Medicine & Science in Sports & Exercise, 2011, 43(7): 1334 - 1359.

[15] IWASAKI K-I, ZHANG R, ZUCKERMAN J H, et al. Dose-response relationship of the cardiovascular adaptation to endurance training in healthy adults: how much training for what benefit. [J]. Journal of Applied Physiology, 2003, 95(4): 1575 - 1583.

[16] WILLIAMS M A, HASKELL W L, ADES P A, et al. Resistance exercise in individuals with and without cardiovascular disease: 2007 update: a scientific statement from the American Heart Association Council on Clinical Cardiology and Council on Nutrition, Physical Activity, and Metabolism [J]. Circulation, 2007, 116(5): 572 - 584.

[17] WARBURTON D E, NICOL C W, BREDIN S S. Health benefits of physical activity: the evidence [J]. Canadian Medical Association Journal, 2006, 174(6): 801 - 809.

[18] KESSLER H S, SISSON S B, SHORT K R, The potential for high-intensity interval training to reduce cardiometabolic disease risk [J]. Sports Medicine, 2012, 42(6): 489 - 509.

[19] WISLØFF U, ELLINGSEN Ø, KEMI O J. High-intensity interval training to maximize cardiac benefits of exercise training. [J] Exercise and Sport Sciences Reviews, 2009, 37(3): 139 - 146.

[20] GUIRAUD T, NIGAM A, GREMEAUX V, et al. High-intensity interval training in cardiac rehabilitation [J]. Sports Medicine, 2012, 42(7): 587 - 605.

[21] TUOMILEHTO J, LINDSTRÖM J, ERIKSSON J G. et al. Prevention of type 2 diabetes mellitus by changes in lifestyle among subjects with impaired glucose tolerance [J]. The New England Journal of Medicine, 2001, 344(18): 1343 - 1350.

[22] BASSUK S S, MANSON J E. Epidemiological evidence for the role of physical activity in reducing risk of type 2 diabetes and cardiovascular disease [J]. Journal of Applied Physiology, 2005, 99(3): 1193 - 1204.

[23] SWAIN D P, FRANKLIN B A. Comparison of cardioprotective benefits of vigorous versus moderate

intensity aerobic exercise [J]. American Journal of Cardiology, 2006, 97(1): 141 - 147.

[24] SLENTZ C A, AIKEN L B, HOUMARD J A, et al. Inactivity, exercise and visceral fat. STRRIDE: a randomized, controlled study of exercise intensity and amount [J]. Journal of Applied Physiology, 2005, 99(4): 1613 - 1618.

[25] DIPIETRO L, DZIURA J, YECKEL C W, et al. Exercise and improved insulin sensitivity in older women: evidence of the enduring benefits of higher intensity training [J]. Journal of Applied Physiology, 2006, 100(1): 142 - 149.

[26] CARROLL S, DUDFIELD M. What is the relationship between exercise and metabolic abnormalities. A review of the metabolic syndrome [J] Sports Medicine, 2004, 34(6): 371 - 418.

[27] STEWART K J, BACHER A C, Turner K, et al. Exercise and risk factors associated with metabolic syndrome in older adults [J] American Journal of Preventive Medicine, 2005, 28(1): 9 - 18.

[28] PITSAVOS C, PANAGIOTAKOS D, WEINEM M, et al. Diet, exercise and the metabolic syndrome [J]. The Review of Diabetic Studies, 2006, 3(3): 118 - 126.

[29] BERGMAN R N, KIM S P, CATALANO K J, et al. Why visceral fat is bad: mechanisms of the metabolic syndrome [J]. Obesity, 2006, 14(S2): 16S - 19S.

[30] BRISSWALTER J, COLLARDEAU M, RENÉ A. Effects of acute physical exercise characteristics on cognitive performance [J]. Sports Medicine, 2002, 32(9): 555 - 566.

[31] LIAO Y, SHONKOFF E T, DUNTON G F. The acute relationships between affect, physical feeling states, and physical activity in daily life: a review of current evidence[J]. Frontiers in Psychology, 2015, 6: 1975.

[32] BASSO J C, SUZUKI W A. The effects of acute exercise on mood, cognition, neurophysiology, and neurochemical pathways: a review [J]. Brain Plast, 2017, 2(2): 127 - 152.

[33] HASSMEN P, KOIVULA N, UUTELA A. Physical exercise and psychological well-being: a population study in Finland [J]. Preventive Medicine, 2000, 30(1): 17 - 25.

[34] TSATSOULIS A, FOUNTOULAKIS S. The protective role of exercise on stress system dysregulation and comorbidities [J]. Annals of the New York Academy of Sciences, 2006, 1083 (1): 196 - 213.

[35] WALZ W. From functional linkage to integrative physiology. in Walz W (Editors) in integrative physiology in the proteomics and post-genomics age [M]. Humana Press, 2005, 1 - 5.

[36] NEUFER P D, BAMMAN M M, MUOIO D M, et al. Understanding the Cellular and Molecular Mechanisms of Physical Activity-Induced Health Benefits[J]. Cell Metabolism, 2015, 22(1): 4 - 11.

[37] DRAKE J C, WILSON R J, YAN Z. Molecular mechanisms for mitochondrial adaptation to exercise training in skeletal muscle [J]. FASEB Journal, 2016, 30(1): 13 - 22.

[38] EGAN B, ZIERATH J R. Exercise metabolism and the molecular regulation of skeletal muscle adaptation [J]. Cell Metabolism, 2013, 17(2): 162 - 184.

[39] HOLLOSZY J O. Biochemical adaptations in muscle. Effects of exercise on mitochondrial oxygen uptake and respiratory enzyme activity in skeletal muscle [J]. Journal of Biological Chemistry, 1967, 242(9): 2278 - 2282.

[40] WU Z, PUIGSERVER P, ANDERSSON U, et al. Mechanisms controlling mitochondrial biogenesis and respiration through the thermogenic coactivator PGC - 1 [J]. Cell, 1999, 98(1): 115 - 124.

[41] LIN J, WU H, TARR P T, et al. Transcriptional co-activator PGC - 1 alpha drives the

formation of slow-twitch muscle fibers [J]. Nature, 2002, 418(6899): 797 - 801.

[42] PUIGSERVER P, ADELMANT G, WU Z D, et al. Activation of PPAR γ coactivater - 1 through transcription factor docking [J]. Science, 1999, 286(5443): 1368 - 1371.

[43] KNUTTI D, KRESSLE D, KRALLI A, Regulation of the transcriptional coactivator PGC - 1 via MAPK-sensitive interaction with a corepressor [J]. Proceedings of the National Academy of Sciences, 2001, 98(17): 9713 - 9718.

[44] PUIGSERVER P, SPIEGELMAN B M. Peroxisome proliferator-activated receptor-γ coactivator 1α (PGC1α): transcriptional coactivator and metabolic regulator [J]. Endocrine Reviews, 2003, 24(1): 78 - 90.

[45] WRIGHT D C, HAN D H, GARCIA-ROVES P M, et al. Exercise-induced mitochondrial biogenesis begins before the increase in muscle PGC1α expression [J]. Journal of Biological Chemistry, 2007, 282(1): 194 - 199.

[46] FAN M, RHEE J, ST-PIERRE J, et al. Suppression of mitochondrial respiration through recruitment of p160 myb binding protein to PGC1α: modulation by p38 MAPK [J]. Genes & Development, 2004, 18(3): 278 - 289.

[47] ZONG H H, JIAN M R, YONG L H, et al. AMP kinase is required for mitochondrial biogenesis in skeletal muscle in response to chronic energy deprivation[J]. Proceedings of the National Academy of Sciences, 2002, 94(25): 15983 - 15987.

[48] WU H, KANATOUS S B, THURMOND F A. Regulation of mitochondrial Biogenesis in skeletal muscle by CaMK [J]. Science, 2002, 296(5566): 349 - 352.

[49] AKIMOTO T, POHNERT S C, LI P, et al. Exercise Stimulates Pgc - 1α Transcription in Skeletal Muscle through Activation of the p38 MAPK Pathway [J]. Journal of Biological Chemistry, 2005. 280(20): 19587 - 19593.

[50] KROEMER G, GALLUZZI L, BRENNER C. Mitochondrial membrane permeabilization in cell death [J]. Physiological Reviews, 2007, 87(1): 99 - 163.

[51] DETMER S A, CHAN D C, Functions and dysfunctions of mitochondrial dynamics [J]. Nature Reviews Molecular, 2007, 8(11): 870 - 879.

[52] MAIURI M C, ZALCKVAR E, KIMCHI A, et al. Self-eating and self-killing: crosstalk between autophagy and apoptosis [J]. Nature Reviews Molecular, 2007, 8(9): 741 - 752.

[53] CARTONI R, LEGER B, HOCK M B, et al. Mitofusins 1/2 and ERRalpha expression are increased in human skeletal muscle after physical exercise [J]. Journal of Physiological Sciences, 2005, 567: 349 - 358.

[54] GARNIER A, FORTIN D, ZOLL J, et al. Coordinated changes in mitochondrial function and biogenesis in healthy and diseased human skeletal muscle [J]. FASEB Journal, 2005, 19(1): 43 - 52.

[55] DING H, JIANG N, LIU H, et al. Response of mitochondrial fusion and fission protein gene expression to exercise in rat skeletal muscle [J]. Biochimeca et Biophysica Acta, 2010, 1800(3): 250 - 256.

[56] LEGROS F, LOMBES A, FRACHON P, et al. Mitochondrial fusion in human cells is efficient, requires the inner membrane potential, and is mediated by mitofusins [J]. Molecular Biology of the Cell, 2002, 13(12): 4343 - 4354.

[57] MEEUSEN S, MCCAFFERY J M, NUNNARI J. Mitochondrial fusion intermediates revealed in vitro [J]. Science, 2004, 305(5691): 1747 - 1752.

[58] MEEUSEN S, DEVAY R, BLOCK J. Mitochondrial inner-membrane fusion and crista maintenance requires the dynamin-related GTPase Mgm1 [J]. Cell, 2006, 127(2): 383 - 395.

[59] PFANNER N, WIEDEMANN N, Meisinger C, Double membrane fusion [J]. Science, 2004, 305(5691): 1723 - 1724.

[60] BACH D, PICH S, SORIANO F X, et al. Mitofusin - 2 determines mitochondrial network architecture and mitochondrial metabolism: A novel regulatory mechanism altered in obesity [J]. Journal of Biological Chemistry, 2003, 278(19): 17190 - 17197.

[61] KELLEY D E, HE J, MENSHIKOVA E V, et al. Dysfunction of mitochondria in human skeletal muscle in type 2 diabetes mellitus [J]. Diabetes, 2002, 51(10): 2944 - 2950.

[62] MIZUSHIMA N, LEVINE B, CUERVO A M, et al. Autophagy fights disease through cellular self-digestion [J]. Nature, 2008, 451(7182): 1069 - 1075.

[63] TWIG G, ELORZA A, MOLINA A J A, et al. Fission and selective fusion govern mitochondrial segregation and elimination by autophagy [J]. EMBO Journal, 2008, 27(2): 433 - 446.

[64] YAMANO K, MATSUDA N, TANAKA K. The ubiquitin signal and autophagy: an orchestrated dance leading to mitochondrial degradation [J]. EMBO Reportort, 2016, 17(3): 300 - 316.

[65] DORNII G W, KITSIS R N. The mitochondrial dynamism-mitophagy-cell death interactome: multiple roles performed by members of a mitochondrial molecular ensemble [J]. Circulation Research, 2015, 116(1): 167 - 182.

[66] BOOTH F W, RUEGSEGGER G N, TOEDEBUSCH R G, et al. Endurance exercise and the regulation of skeletal muscle metabolism [J]. Progress in Molecular Biology and Translational Science, 2015, 135: 129 - 151.

[67] SALMINEN A, VIHKO V. Autophagic response to strenuous exercise in mouse skeletal muscle fibers [J]. Virchows Archiv, 1984, 45(1): 97 - 106.

[68] GRUMATI P, COLETTO L, SCHIAVINATO A, et al. Physical exercise stimulates autophagy in normal skeletal muscles but is detrimental for collagen VI-deficient muscles [J]. Autophagy. 2011, 7(12): 1415 - 1423.

[69] HE C, BASSIK M C, MORESI V, et al. Exercise-induced BCL2-regulated autophagy is required for muscle glucose homeostasis [J]. Nature, 2012, 481(7382): 511 - 515.

[70] LIRA V A, OKUTSU M, ZHANG M, et al. Autophagy is required for exercise training-induced skeletal muscle adaptation and improvement of physical performance [J]. FASEB Journal, 2013, 27(10): 4184 - 4193.

[71] PAGANO A F, PY G, BERNARDI H, et al. Autophagy and protein turnover signaling in slow twitch muscle during exercise [J]. Medicine & Science in Sports & Exercise, 2014, 46(7): 1314 - 1325.

[72] VERSO F L, CARNIO S, VAINSHTEIN A, et al. Autophagy is not required to sustain exercise and PRKAA1/AMPK activity but is important to prevent mitochondrial damage during physical activity [J]. Autophagy, 2014, 10(11): 1883 - 1894.

[73] VAINSHTEIN A, TRYON L D, PAULY M, et al. Role of PGC1α during acute exercise-induced autophagy and mitophagy in skeletal muscle [J]. American Journal of Physiology. Cell Physiology, 2015, 308(9): C710 - C719.

[74] BRANDT N, GUNNARSSON T P, BANGSBO J, et al. Exercise and exercise training-induced increase in autophagy markers in human skeletal muscle [J]. Physiological Reports, 2018, 6(7): e13651.

[75] HANNA R A, QUINSAY M N, OROGO A M, et al. Microtubule-associated protein 1 light chain 3 (LC3) interacts with Bnip3 protein to selectively remove endoplasmic reticulum and mitochondria via autophagy [J]. Journal of Biological Chemistry, 2012, 287(23): 19094 - 19104.

[76] VAINSHTEIN A, HOOD A D, The regulation of autophagy during exercise in skeletal muscle [J], Journal of Applied Physiology, 2016, 120(6): 664 - 673.

[77] JOASSARD O R, AMIROUCHE A, GALLOT Y S, et al. Regulation of Akt-mTOR, ubiquitin-proteasome and autophagy-lysosome pathways in response to formoterol administration in rat skeletal muscle [J]. Journal of Biochemistry Cell, 2013, 45(11): 2444 - 2455.

[78] STEPHAN J S, YEH Y Y, Ramachandran V, et al. The Tor and PKA signaling pathways independently target the Atg1/Atg13 protein kinase complex to control autophagy [J]. Proceedings of the National Academy of Sciences, 2009, 106(40): 17049 - 17054.

[79] CANTÓ C, GERHART-HINES Z, FEIGE J N, et al. AMPK regulates energy expenditure by modulating NAD^+ metabolism and SIRT1 activity [J]. Nature, 2009, 458(7241): 1056 - 1060.

[80] HARDIE D G. Energy sensing by the AMP-activated protein kinase and its effects on muscle metabolism [J]. Proceedings of The Nutrition Society, 2011, 70(1): 92 - 99.

[81] KIM J, KUNDU M, VIOLLET B, et al. AMPK and mTOR regulate autophagy through direct phosphorylation of Ulk1 [J]. Nature Cell Biology, 2011, 13(2): 132 - 141.

[82] MATSUURA A, TSUKADA M, WADA Y, et al. Apg1p, a novel protein kinase required for the autophagic process in Saccharomyces cerevisiae [J]. Gene, 1997, 192(2): 245 - 250.

[83] HARA T, TAKAMURA A, KISHI C, et al. FIP200, a ULK-interacting protein, is required for autophagosome formation in mammalian cells [J]. Journal of Cell Biology, 2008, 181(3): 497 - 510.

[84] MØLLER A B, VENDELBO M H, CHRISTENSEN B, et al. Physical exercise increases autophagic signaling through ULK1 in human skeletal muscle [J]. Journal of Applied Physiology, 2015, 118(8): 971 - 979.

[85] YAN Z, LIRA V A, GREENE N P. Exercise training-induced regulation of mitochondrial quality [J]. Exercise and Sport Sciences Reviews, 2012, 40(3): 159 - 164.

[86] QIAO S, DENNIS M, SONG X F, et al. A REDD1/TXNIP pro-oxidant complex regulates ATG4B activity to control stress-induced autophagy and sustain exercise capacity [J]. Nature Communications, 2015, 6: 7014.

[87] SALEEM A, CARTER H N, HOOD D A, p53 is necessary for the adaptive changes in cellular milieu subsequent to an acute bout of endurance exercise [J]. American Journal of Physiology, 2014, 306(3): C241 - C249.

[88] WU J, RUAS J L, ESTALL J L, et al. The unfolded protein response mediates adaptation to exercise in skeletal muscle through a PGC1α/ATF6α complex [J]. Cell Metabolism, 2011, 13 (2): 160 - 169.

[89] KIM H J, JAMART C, DELDICQUE L, et al. Endoplasmic reticulum stress markers and ubiquitin-proteasome pathway activity in response to a 200 - km run [J]. Medicine & Science in Sports & Exercise, 2011, 43(1): 18 - 25.

[90] GUAN Y T, DRAKE J C, YAN Z, Exercise-induced mitophagy in skeletal muscle and heart [J]. Exercise and Sport Sciences Reviews, 2019, 47(3): 151 - 156.

[91] LAKER R C, DRAKE J C, WILSON R J, et al. Ampk phosphorylation of Ulk1 is required for

targeting of mitochondria to lysosomes in exercise-induced mitophagy [J]. Nature Communication, 2017, 8(1): 548.

[92] SCHWALM C, DELDICQUE L, FRANCAUX M. Lack of activation of mitophagy during endurance exercise in human [J]. Med. Sci. Sports Exerc, 2017, 49(8): 1552-1561.

[93] SCHWALM C, JAMART C, BENOIT N, et al. Activation of autophagy in human skeletal muscle is dependent on exercise intensity and AMPK activation [J]. FASEB Journal, 2015, 29 (8): 3515-3526.

[94] FU T, XU Z, LIU L, et al. Mitophagy directs muscle-adipose crosstalk to alleviate dietary obesity [J]. Cell Report, 2018, 23(5): 1357-1372.

[95] CHEN C C W, ERLICH A T, CRILLY M J, et al. Parkin is required for exercise-induced mitophagy in muscle: impact of aging [J]. American Journal of Physiology. Endocrinology and Metabolism, 2018, 315(3): E404-E415.

[96] DRAKE J C, LAKER R C, WILSON R J, et al. Exercise-induced mitophagy in skeletal muscle occurs in the absence of stabilization of Pink1 on mitochondria [J]. Cell Cycle, 2019, 18(1): 1-6.

[97] MOORE T M, ZHOU Z, COHN W, et al. The impact of exercise on mitochondrial dynamics and the role of Drp1 in exercise performance and training adaptations in skeletal muscle [J]. Molecular Metabolism, 2019, 21: 51-67.

[98] CORONADO M, FAJARDO G, NGUYEN K, et al. Physiological mitochondrial fragmentation is a normal cardiac adaptation to increased energy demand [J]. Circulation Research, 2018, 122 (2): 282-295.

[99] WANG Q, ZHANG M, TORRES G, et al. Metformin suppresses diabetes-accelerated atherosclerosis via the inhibition of Drp1-mediated mitochondrial fission [J]. Diabetes, 2017, 66 (1): 193-205.

[100] DUCOMMUN S, DEAK M, SUMPTON D, et al. Motif affinity and mass spectrometry proteomic approach for the discovery of cellular AMPK targets: identification of mitochondrial fission factor as a new AMPK substrate [J]. Cell Signal, 2015, 27(5): 978-988.

[101] HOFFMAN N J, PARKER B L, CHAUDHURI R, et al. Global phosphoproteomic analysis of human skeletal muscle reveals a network of exercise-regulated kinases and AMPK substrates [J]. Cell Metabolism, 2015, 22(5): 922-935.

[102] KOIRALA S, GUO Q, KALIA R, et al. Interchangeable adaptors regulate mitochondrial dynamin assembly for membrane scission [J]. Proceedings of the National Academy of Sciences, 2013, 110(15): E1342-E1351.

[103] KIM Y, HOOD D A. Regulation of the autophagy system during chronic contractile activity-induced muscle adaptations [J]. Physiological Reports, 2017, 5(14): e13307.

[104] NAPOLITANO G, BALLABIO A, TFEB at a glance [J]. Journal of Cell Science, 2016, 129 (13): 2475-2481.

[105] ERLICH A T, BROWNLEE D M, BEYFUSS K, et al. Exercise induces TFEB expression and activity in skeletal muscle in a PGC1α-dependent manner [J]. American Journal of Physiology, 2018, 314(1): C62-C72.

[106] YOUNG N P, KAMIREDDY A, VAN NOSTRAND J L, et al. AMPK governs lineage specification through Tfeb-dependent regulation of lysosomes [J]. Genes & Development, 2016, 30(5): 535-552.

[107] JIANG D, CHEN K, LU X, et al. Exercise ameliorates the detrimental effect of chloroquine on skeletal muscles in mice via restoring autophagy flux [J]. Acta Pharmacol Sinica, 2014, 35(1): 135 - 142.

[108] WOHLGEMUTH S E, SEO A Y, MARZETTI E, et al. Skeletal muscle autophagy and apoptosis during aging: effects of calorie restriction and life-long exercise [J]. Experimental Gerontology, 2010, 45(2): 138 - 148.

[109] GREENE N P, LEE D E, BROWN J L, et al. Mitochondrial quality control, promoted by PGC1α, is dysregulated by Western diet-induced obesity and partially restored by moderate physical activity in mice [J]. Physiological Reports, 2015, 3(7): e12470.

[110] CARTER H N, KIM Y, ERLICH A T, et al. Autophagy and mitophagy flux in young and aged skeletal muscle following chronic contractile activity [J]. Journal of Physiological Sciences, 2018, 596 (16): 3567 - 3584.

[111] CHEN C C W, ERLICH A T, HOOD D A. Role of Parkin and endurance training on mitochondrial turnover in skeletal muscle [J]. Skelet Muscle, 2018, 8(1): 10.

[112] QURESHI M A, HAYNES C M, PELLEGRINO M W. The mitochondrial unfolded protein response: Signaling from the powerhouse [J]. Journal of Biological Chemistry, 2017, 292(33): 13500 - 13506.

[113] RUGARLI E I, Langer T. Mitochondrial quality control: a matter of life and death for neurons [J]. EMBO Journal, 2012, 31(6): 1336 - 1349.

[114] BAKER B M, HAYNES C M. Mitochondrial protein quality control during biogenesis and aging [J]. Trends Biochem Sci, 2011, 36(5): 254 - 261.

[115] MESBAH MOOSAVI Z S, HOOD D A. The unfolded protein response in relation to mitochondrial biogenesis in skeletal muscle cells [J]. American Journal of Physiology, 2017, 312(5): C583 - C594.

[116] NAKANISHI K, SUDO T, MORISHIMA N. Endoplasmic reticulum stress signaling transmitted by ATF6 mediates apoptosis during muscle development [J]. Journal of Cell Biology, 2005, 169 (4): 555 - 560.

[117] WILES B, MIAO M, COYNE E, et al. USP19 deubiquitinating enzyme inhibits muscle cell differentiation by suppressing unfolded-protein response signaling [J]. Molecular Biology of the Cell, 2015, 26(5): 913 - 923.

[118] HETZ C. The unfolded protein response: controlling cell fate decisions under ER stress and beyond [J]. Nature Reviews Molecular Cell Biology, 2012, 13(2): 89 - 102.

[119] SCHRÖDER M, KAUFMAN R J. The mammalian unfolded protein response[J]. Annual Review of Biochemistry, 2005, 74: 739 - 789.

[120] RON D, WALTER P. Signal integration in the endoplasmic reticulum unfolded protein response [J]. Nature Reviews Molecular Cell Biology, 2007, 8(7): 519 - 529.

[121] HARDING H P, ZHANG Y, BERTOLOTTI A, et al. Perk is essential for translational regulation and cell survival during the unfolded protein response [J]. Molecular Cell, 2000, 5 (5): 897 - 904.

[122] PAKOS-ZEBRUCKA K, KORYGA I, MNICH K, et al. The integrated stress response [J]. EMBO Report, 2016, 17(10): 1374 - 1395.

[123] BAKER B M, NARGUND A M, SUN T, et al. Protective coupling of mitochondrial function

and protein synthesis via the eIF2α kinase GCN－2 [J]. Plos Genetics, 2012, 8(6): e1002760.
[124] ZHOU D, PALAM L R, JIANG L, et al. Phosphorylation of eIF2 directs ATF5 translational control in response to diverse stress conditions [J]. Journal of Biological Chemistry, 2008, 283 (11): 7064－7073.
[125] PELLEGRINO M W, NARGUND A M, HAYNES C M. Signaling the mitochondrial unfolded protein response [J]. Biochimeca et Biophysica Acta, 2013, 1833(2): 410－416.
[126] ZHAO Q, WANG J, LEVICHKIN I V, et al. A mitochondrial specific stress response in mammalian cells [J]. EMBO Journal, 2002, 21(17): 4411－4419.
[127] HORIBE T, HOOGENRAAD N J. The chop gene contains an element for the positive regulation of the mitochondrial unfolded protein response [J]. PLoS One, 2007, 2(9): e835.
[128] ALDRIDGE J E, HORIBE T, HOOGENRAAD N J. Discovery of genes activated by the mitochondrial unfolded protein response (mtUPR) and cognate promoter elements [J]. PLoS One, 2007, 2(9): e874.
[129] FIORESE C J, SCHULZ A M, LIN Y F, et al. The transcription factor ATF5 mediates a mammalian mitochondrial UPR [J]. Current Biology, 2016, 26(15): 2037－2043.
[130] MA Y J, BREWER J W, DIEHL J A, et al. Two distinct stress signaling pathways converge upon the CHOP promoter during the mammalian unfolded protein response [J]. Journal of Molecular Biology, 2002, 318(5): 1351－1365.
[131] TESKE B F, FUSAKIO M E, ZHOU D H, et al. CHOP induces activating transcription factor 5 (ATF5) to trigger apoptosis in response to perturbations in protein homeostasis [J]. Molecular Biology of the Cell, 2013, 24(15): 2477－2490.
[132] TABAS I, RON D. Integrating the mechanisms of apoptosis induced by endoplasmic reticulum stress [J]. Nature Cell Biology, 2011, 13(3): 184－190.
[133] BAAR K, WENDE A R, JONES T E, et al. Adaptations of skeletal muscle to exercise: rapid increase in the transcriptional coactivator PGC－1 [J]. FASEB Journal, 2002, 16(14): 1879－1886.
[134] COLLU-MARCHESE M, SHUEN M, PAULY M, et al. The regulation of mitochondrial transcription factor A (Tfam) expression during skeletal muscle cell differentiation [J]. Bioscience Reports, 2015, 35(3): e00221.
[135] KRAFT C S, LEMOINE C M R, LYONS C N, et al. Control of mitochondrial biogenesis during myogenesis[J]. American Journal of Physiology, 2006, 290(4): C1119－C1127.
[136] MEMME J M, OLIVEIRA A N, HOOD D A. Chronology of UPR activation in skeletal muscle adaptations to chronic contractile activity [J]. American Journal of Physiology, 2016, 310(11): C1024－C1036.
[137] UGUCCIONI G, HOOD D A. The importance of PGC1α in contractile activity-induced mitochondrial adaptations [J]. American Journal of Physiology. Endocrinology and Metabolism, 2011, 300(2): E361－E371.
[138] GOLLNICK P D, KING D W. Effect of exercise and training on mitochondria of rat skeletal muscle [J]. American Journal of Physiology, 1969, 216(6): 1502－1509.
[139] HOPPELER H, LÜTHI P, CLAASSEN H, et al. The ultrastructure of the normal human skeletal muscle. A morphometric analysis on untrained men, women and well-trained orienteers [J]. Pflugers Archiv-European Journal of Physiology, 1973, 344(3): 217－232.
[140] SCARPULLA R C. Metabolic control of mitochondrial biogenesis through the PGC－1 family

regulatory network [J]. Biochimeca et Biophysica Acta, 2011, 1813(7): 1269-1278.

[141] WANG S Y, KAUFMAN R J. The impact of the unfolded protein response on human disease [J]. Journal of Cell Biology, 2012, 197(7): 857-867.

[142] NAKANISHI K, DOHMAE N, MORISHIMA N. Endoplasmic reticulum stress increases myofiber formation in vitro [J]. FASEB Journal, 2007, 21(11): 2994-3003.

[143] BRADSHAW R A, DENNIS E A. Regulation of Organelle and Cell Compartment Signaling [M]. London: Elsevier Academic Press, 2011.

[144] GANI A R, UPPALA J K, RAMAIAH K V A. Tauroursodeoxycholic acid prevents stress-induced aggregation of proteins in vitro and promotes PERK activation in HepG2 cells [J]. Arch Biochemical and and Biophysics, 2015, 568: 8-15.

[145] VANG S, LONGLEY K, STEER CJ, et al. The unexpected uses of Urso-and tauroursodeoxycholic acid in the treatment of non-liver diseases [J]. Global Mental Health, 2014, 3(3): 58-69.

[146] XIE Q, KHAOUSTOV V I, CHUNG C C, et al. Effect of tauroursodeoxycholic acid on endoplasmic reticulum stress-induced caspase-12 activation [J]. Hepatology, 2002, 36(3): 592-601.

[147] MENZIES K J, SINGH K, SALEEM A, et al. Sirtuin 1-mediated effects of exercise and resveratrol on mitochondrial biogenesis [J]. Journal of Biological Chemistry, 2013, 288(10): 6968-6979.

[148] IQBAL S, OSTOJIC O, SINGH K, et al. Expression of mitochondrial fission and fusion regulatory proteins in skeletal muscle during chronic use and disuse [J]. Muscle Nerve, 2013, 48(6): 963-970.

[149] BERGER E, HALLER D. Structure-function analysis of the tertiary bile acid TUDCA for the resolution of endoplasmic reticulum stress in intestinal epithelial cells [J]. Biochemical and Biophysical Research Communications, 2011, 409(4): 610-615.

[150] OZCAN U, YILMAZ E, OZCAN L, et al. Chemical chaperones reduce ER stress and restore glucose homeostasis in a mouse model of type 2 diabetes [J]. Science, 2006, 313(5790): 1137-1140.

[151] SMILES W J, CAMERA D M. More than mitochondrial biogenesis: alternative roles of PGC1α in exercise adaptation [J]. Journal of Physiological Sciences, 2015, 593(9): 2115-2117.

[152] SMILES W J, HAWLEY J A, CAMERA D M. Effects of skeletal muscle energy availability on protein turnover responses to exercise [J]. Journal of Experimental Biology, 2016, 219 (2): 214-225.

[153] BOHNERT K R, GALLOT Y S, SATO S, et al. Inhibition of ER stress and unfolding protein response pathways causes skeletal muscle wasting during cancer cachexia [J]. FASEB Journal, 2016, 30(9): 3053-3068.

第4章
线粒体营养素与运动能力

在运动生理学中，运动能力(来自于希腊语，后又用英文“ergogenic”表示，其原始含义是“强力”)是指人体运动时的作功能力或输出功率能力，包括能量输出能力(磷酸原系统、乳酸能系统和有氧系统)、神经肌肉能力(身体素质)和心理能力等，是人的身体形态、素质、机能、技能和心理等因素的综合表现。可见运动能力直接影响着人的健康状态，关系到从整体、系统、组织、细胞乃至分子层次的作用机制，涉及心肺功能、肌肉力量与耐力、平衡协调能力、物质能量代谢等。从生物化学的观点分析，运动能力的高低主要取决于运动过程中能量的供给、转移和利用能力。线粒体是细胞内进行三羧酸循环、脂肪酸代谢、氧化磷酸化等多项重要生理和生化过程的关键细胞器。线粒体作为一种存在于大多数真核细胞中的双层膜细胞器，负责提供机体活动所需要的大部分ATP，直接关系和影响着运动能力。适当的体育运动能够改善线粒体功能，缓解线粒体氧化损伤，增强运动能力。线粒体营养素作为能够靶向性保护线粒体结构功能完整或促进线粒体功能发挥的营养素，对运动能力的影响显得尤为重要，也是近些年来的研究热点。

4.1 线粒体营养素

2005年，线粒体营养素(mitochondrial nutrient)的概念被提出[1]，特指一类靶向于细胞内线粒体，保护线粒体结构功能完整或促进线粒体功能发挥的营养物质，可以维持和改善线粒体结构和功能，其具体分类如下。

4.1.1 按其需求量和浓度分类

线粒体营养素按其需求量和浓度可分为宏量营养素和微量营养素。宏量营养素主要指线粒体通过生物氧化合成ATP和维持体温的糖、脂肪及蛋白质。这些宏量营养素在线粒体外分解为其基本单位(葡萄糖，脂肪酸和氨基酸等)，这些基本单位分解为相关代谢中间产物进入线粒体，转变为乙酰辅酶A，乙酰辅酶A经三羧酸循环产生还原当量(NADH、$FADH_2$)进入呼吸链，再经传递电子泵出质子，最终与氧结合生成水并释放能量，用于合成ATP和维持体温。微量营养素也就是除宏量营养素外的小分子线粒体保护物质，也就是所谓的“线粒体营养素”。

4.1.2 按其作用机制分类

线粒体营养素作用机制可能包括以下几种。

(1)qq酶和(或)刺激酶活性，包括底物、辅酶或线粒体酶的前体，如硫辛酸、烟酸、烟酰胺、烟酰胺单核苷酸(nicotinamide mononucleotide，NMN)、泛酸、核黄素、生物素和肉碱。

(2)防止线粒体遭受氧化损伤、抑制活性氧生成或清除活性氧，如抗氧化剂和金属螯合剂，如硫辛酸，NADH、NADPH、维生素E和辅酶Q。

(3)线粒体结构和功能修复，如能量促进剂α-酮戊二酸、乙酰辅酶A、牛磺酸、肉碱和乙酰肉碱。

(4)诱导细胞中的二相抗氧化解毒酶体系对线粒体的间接保护，如硫辛酸、维生素E、姜黄素、玉米黄素。

可以看出，线粒体营养素基本上是线粒体内源性物质或线粒体组成成分。当然，随着工作的积累，一些外源性来自天然产物的线粒体营养素也被逐渐发现，如羟基酪醇、安石榴苷、茶多酚EGCG等，这些研究成果使线粒体营养素观点和理论得到了更新和发展。

线粒体营养素作用机制与保护途径如图4.1和图4.2所示。

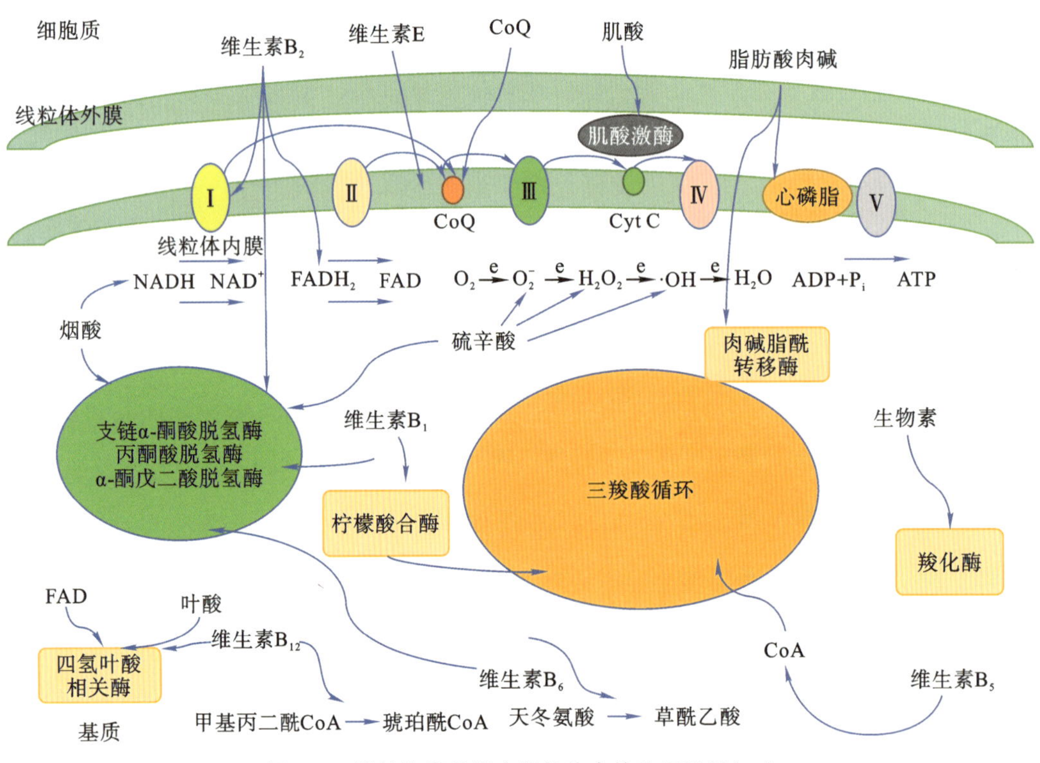

图4.1 线粒体营养素在线粒体内的作用机制(一)

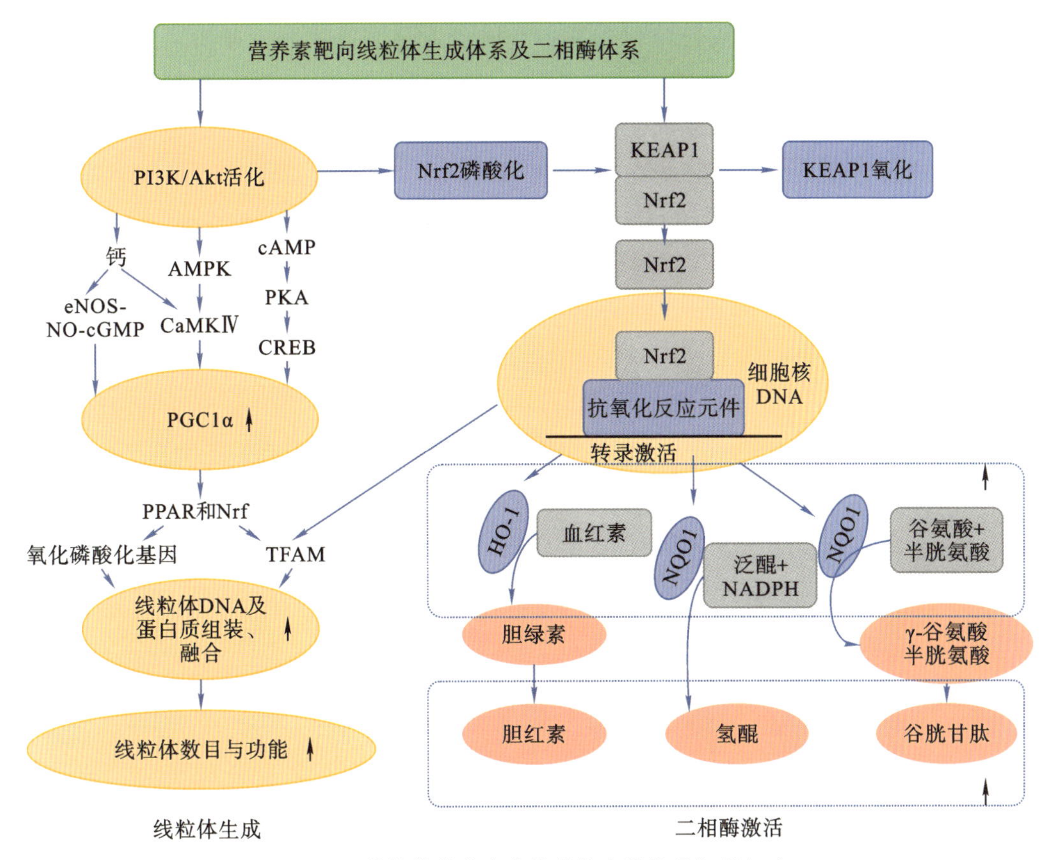

图 4.2　线粒体营养素在线粒体内的作用机制(二)

4.1.3　按其功能分类

线粒体营养素主要分为三大类：①抗氧化剂，如辅酶 Q、硫辛酸、谷胱甘肽(glutathione，GSH)和维生素 E；②能量增强剂和其他物质，如肉碱/乙酰肉碱、肌酸、丙酮酸、胆碱；③辅酶及其前体，如硫辛酸、辅酶 Q、B 族维生素等[1]。

4.2　线粒体营养素改善运动能力的主要途径

运动能力作为人类身体活动的基础，往往受到衰老、疾病、运动训练和运动损伤等众多因素的限制及影响。线粒体功能衰退和损伤可能是导致衰老、疾病及运动损伤等问题的重要原因。由于线粒体是细胞内活性氧产生的主要位置，同时也是活性氧攻击的主要细胞器，因此线粒体氧化损伤、代谢功能紊乱可导致细胞功能下降。高强度运动导致活性氧生成增加，造成线粒体结构和功能失常，融合与分裂失衡，影响肌肉耐力或造成肌萎缩[2]。高水平竞技运动等往往需要高频率、大强度的运动训练，以便让运动员养成规范的动作技巧，提升运动体验和心理素质等基本运动条件。而高频率、大强度的运动训练，往往会给运动员带来运动疲劳和运动损伤，极大限制了教练员和运动员对于运动强度、运动方法的选择和应用。在运动训练过程中，合理、适时地使用线粒体营养素，有助于消除运动疲劳、减少运动损伤及增加训练强度，从而提高运动能力。D. S. Albers 等[3]认为，线粒体氧化损伤及功能障碍可能是引起阿尔茨海默病的关键因素。研究表明，胰岛素抵抗与线粒体功能紊乱、线粒体数目和功能下降、ATP 产生下降有关，而减轻应激反应可能是改善线粒体功能、抑制肥胖引起的胰岛素抵抗和 2 型糖尿病等代谢性疾病的有效途径之一[4]。综上所述，我们认为：①线粒体营养素可通过刺激线粒体合成和降解等来维持和改善线粒体的结构及功能、减少氧化应激、改善红细胞数量和质量、预防相关疾病或缓解运动疲劳，从而改善运动能力。②线粒体营养素联合运动训练，有助于缓解运动疲劳、抑制炎症反应、增加运动训练强度或频率、提升技术动作及肌肉功能等，从而改善运动能力。

鉴于线粒体营养素对线粒体的作用机制存在交叉，如硫辛酸和辅酶 Q 等既是抗氧化剂也是线粒体内辅酶及其前体，为了便于读者理解，我们将从三大类线粒体营养素与运动能力、线粒体营养素组合与运动能力以及线粒体营养素联合运动训练与运动能力三方面分别进行阐述。

4.2.1 抗氧化剂类线粒体营养素与运动能力

抗氧化剂类线粒体营养素主要通过避免线粒体遭受氧化损伤，以及避免或减少氧化应激，从而起到保护线粒体及提高线粒体功能的作用，主要包括辅酶 Q、硫辛酸和维生素 E 等。

4.2.1.1 辅酶 Q10

辅酶 Q10(coenzyme Q10，CoQ10)是人体中唯一的辅酶 Q 类物质，又称泛醌，是一种脂溶性醌类化合物，最早于 1948 年被发现。辅酶 Q10 是位于线粒体内膜的一个电子载体，它可以稳定呼吸链组分并能够作为一种线粒体抗氧化剂。文立等[5]在外源性补充 CoQ10 对肝脏线粒体 ATP 合成能力影响的实验中观察到，外源性补充 CoQ10 可导致肝脏线粒体 CoQ10 含量显著增加，与此同时，运动中 ATPase 活性也显著增加，线粒体氧化磷酸化能力提高。动物实验研究结果表明，外源性补充 CoQ 4 周可使大鼠力竭的时间延长，因此补充 CoQ 可以提高大鼠的运动耐力。对外源性补充 CoQ10 对不同生活方式大鼠影响的研究结果表明，在补充 CoQ10 后，大鼠血清和肌肉组织中氧化应激指数降低，肝脏丙二醛(malondialdehyde，MDA)和巯基的浓度明显下降，说明补充 CoQ10 联合长期运动训练可以改善血清的氧化应激水平状态[6]。M. Belviranli 等[7]认为，运动结合 CoQ10 补充组和单独运动组比较，联合干预组明显提高了大鼠的抗氧化能力，增强了运动能力，并且有很好的协同作用。研究表明，连续 30 天补充 CoQ10，无论对静力性工作者还是对有氧训练的运动员，其对大摄氧量(VO_{2max})和体能都有显著提高，并且可有效抑制运动引起的氧化损伤。另有研究显示，人体血液中 CoQ10 含量与马拉松比赛成绩呈正相关[8]。由此可见，CoQ10 对提高人体运动能力的重要性。

4.2.1.2 α-硫辛酸

α-硫辛酸(α-lipoic acid，α-LA)也被称为硫辛酸，是一种存在于线粒体的辅酶，属于B族维生素。α-硫辛酸广泛分布于机体细胞内，但是含量有限且不易储存，所以必要的情况下应当从外界适当补充。肝脏或其他器官会分泌少量α-硫辛酸，它是丙酮酸脱氢酶和α-酮戊二酸脱氢酶的辅酶。α-硫辛酸可以穿过血脑屏障，为神经细胞所吸收，并可被依赖NADH的线粒体二氢脂酰脱氢酶还原为二氢硫酸，是一种线粒体强抗氧化剂。有研究表明，α-硫辛酸能够促进丙酮酸氧化脱羧生成乙酰CoA，从而加快机体对葡萄糖的利用[9]。目前，α-硫辛酸被用于预防或治疗糖尿病外周神经和心脏自主性神经功能紊乱、阿尔茨海默病及其他线粒体疾病[10-11]。研究表明，α-硫辛酸可以保护大脑皮质神经细胞免遭β-淀粉样蛋白或过氧化氢诱导产生的细胞损伤，并可诱导蛋白激酶B(Akt)表达，这说明α-硫辛酸对神经的保护作用可能通过Akt信号转导通路进行传递[12]。外源性补充α-硫辛酸还可以提高机体内谷胱甘肽过氧化物酶、超氧化物歧化酶、过氧化氢酶等的活性，从而对机体起到保护作用。动物实验表明，α-硫辛酸具有维持血糖的相对稳定、促进肌糖原和肝糖原的合成、延缓和恢复运动疲劳及提高运动能力的功能[13]。更有研究指出，α-硫辛酸对于降低运动引起的自由基增加和延缓运动疲劳的发生十分有效。G. P. Biewenga等[14]的研究中详细介绍了α-硫辛酸的功能，其主要作用途径为：①清除对机体有害的活性氧；②重新激活机体内在或外在的抗氧化物质，如维生素C、维生素E、谷胱甘肽；③螯合重金属离子；④对被氧化的蛋白进行修复。

4.2.1.3 维生素E

维生素E(vitamin E)是一种由8种脂溶性化合物组成的脂溶性维生素，其中包括4种生育酚和4种生育三烯酚。维生素E是一种强大的抗氧化剂，可以在机体正常的代谢和氧化应激过程中降低自由基对身体的影响。研究表明，维生素E在中断自由基链反应、阻止自由基进入细胞膜和维持细胞膜的稳定性等方面有着重要作用。维生素E可以通过增加线粒体膜电位和改善线粒体功能来抑制线粒体活性氧的产生。同时它可以保护细胞膜中的不饱和脂肪酸并抑制脂质过氧化。维生素E作为一线抗氧化剂，可在第一时间消除过多累积的自由基，进而达到保护细胞的目的[15]。早在1975年就已经有人发现，服用维生素能够使机体产生的戊烷量下降，推测维生素能够减弱运动过程中的脂质过氧化反应[16]。研究表明，缺乏维生素E会使大鼠产生脂质过氧化反应，并且使运动耐力水平降低[17]。另有研究表明，自行车运动员和滑雪运动员补充维生素E可以使其精力更充沛，并提高耐力水平。赵长峰等[18]研究发现，连续补充维生素可以有效提高大鼠的运动能力，延长大鼠的力竭时间。已有研究指出，运动过程中补充维生素E能够有效保护运动训练引起的肌肉损伤。此外，维生素E还具有通过调节炎症信号减少TNF-α和IL-6的表达而改善肝脏炎症和纤维化的作用[19]。综上，维生素E可以消除运动过程中产生的自由基，减轻氧化应激反应，减少肌细胞的凋亡，避免肌肉受损，提高运动能力。

4.2.2 能量增强剂和其他物质类线粒体营养素与运动能力

线粒体营养素能量增强剂主要通过缓解运动疲劳和增强运动耐力等作用机制改善运动能力，主要包括乙酰左旋肉碱、肌酸、丙酮酸、羟基酪醇和白藜芦醇等。

4.2.2.1 乙酰左旋肉碱

乙酰左旋肉碱是左旋肉碱的乙酰基衍生物，能够将长链脂肪酸送入线粒体进行氧化，并且乙酰左旋肉碱比左旋肉碱能更快进入血脑屏障。乙酰左旋肉碱是一种强大的抗氧化剂和自由基清除剂，它能有效防止氧化应激引起的线粒体损伤和随之产生的线粒体依赖性凋亡[20]。研究表明，补充乙酰左旋肉碱可以抑制线粒体解偶联剂和抑制剂的毒性作用，促进机体神经再生，减轻脑缺血引起的神经损伤，提高脑中谷胱甘肽(GSH)和γ-氨基丁酸的水平，增加心磷脂的含量，提高线粒体酶的活性，改善线粒体功能[21]。此外，肉碱具有提高线粒体呼吸酶活性及保护膜结构的作用，以保护呼吸链的完整性，改善心肌氧化能力，对促进有氧供能和提高运动能力有较大价值。张薇等[22]研究发现，在运动训练中补充肉碱可改善脂肪代谢而加强氧化供能，从而提高运动能力与抗疲劳能力。运动训练中服用乙酰左旋肉碱能够提高疲劳消除速度，促进体力恢复，同时有效提高运动员的最大摄氧量。C. Angelini 等[23]研究发现，补充乙酰左旋肉碱后，腺嘌呤类化合物转位酶抑制被解除，穿过线粒体内膜的腺嘌呤核苷酸增加，使肌肉的 ATP 浓度升高，肌肉的最大功率提高。长期补充肉碱可以提高运动员血浆睾酮和血红蛋白水平，改善心脏功能，加速脂肪氧化分解供能。研究证实，补充肉碱可使大鼠抗凋亡 B 淋巴细胞瘤-2(B cell lymphoma-2，Bcl-2)水平显著升高，促凋亡 B 淋巴细胞瘤-2 相关 x 蛋白(Bcl-2 associated x protein，Bax)水平显著降低，并且使肝脏和肾脏的总抗氧化能力明显提高，ROS 的生成降低[24]。这表明补充肉碱可能通过减少细胞损伤及周围器官的氧化和凋亡进程，进而产生对机体的保护作用。此外，动物实验已证明乙酰左旋肉碱可通过提高耐力、抗疲劳和增强爆发力等改善运动能力，而对人体进行乙酰左旋肉碱补充的研究也证实了补充乙酰左旋肉碱可以明显提高运动员的肌肉爆发力、抗疲劳能力和耐力[25]。

4.2.2.2 肌酸

肌酸(creatine，Cr)又称甲胍基醋酸，由前体物质胍基乙酸(guanidinoacetic acid，Gua)代谢生成，也是生成磷酸肌酸(PCr)的必要物质。肌酸可以从牛奶和肉类中获得，也可以在体内由精氨酸、甘氨酸和蛋氨酸合成，其主要功能是磷酸化为磷酸肌酸，维持肌肉中的三磷酸腺苷水平，以改善和增强运动中的肌肉性能。研究表明，肌酸具有辅助改善肌肉质量、改善疾病引起的中枢神经功能障碍、增强神经保护、改善肌萎缩、促进骨骼肌能量平衡、抑制线粒体氧化损伤、增强抗氧化能力等作用[26-28]。大量研究表明，短期摄取肌酸不仅能改善肌肉功能[29]，还能增加大鼠和人体肌糖原含量[30-31]。目前，口服补充肌酸的安全性已经得到广泛认可，运动员常用此方法来增加肌肉质量并提高运动成绩。

4.2.2.3 丙酮酸

丙酮酸(pyruvic acid，Pyr)是通过乙酰辅酶 A 和三羧酸循环实现体内糖、脂肪、氨基酸之间相互转化的中间产物，是在细胞代谢过程中具有枢纽作用的关键中间物质，对机体能量代谢有较大影响。丙酮酸的代谢去路有以下几种。

(1)进入线粒体，经三羧酸循环和呼吸链的氧化磷酸化，最终生成二氧化碳和水，产生 ATP。

(2)当糖酵解速度超过有氧代谢速度时被还原为乳酸。

(3)生成乙酰肉碱(体内丙酮酸的“额外储存库”)。

(4)肌肉中的丙酮酸生成丙氨酸释放入血，经血流进入肝脏，在肝脏中经糖异生生成葡萄糖并释放入血，维持“丙氨酸—葡萄糖”循环，而此循环具有重要的生理意义。

(5)体内乳酸、丙酮酸、甘油、生糖氨基酸等非糖物质转变为葡萄糖均是由丙酮酸开始的，而葡萄糖是合成糖原的唯一原料。

有研究表明，丙酮酸不仅可以抵抗由过氧化氢造成的氧化损伤，参与胚胎的抗氧化应激，阻断过氧化氢通过 *Bcl*-*2* 和 *Bax* 基因的线粒体通路诱导内皮细胞凋亡，也可以逆转过氧化氢促使胞外信号调节激酶 1/2(ERK1/2)下调、p38 MAPK 磷酸化时的这些过程[32-33]，可见丙酮酸在抗氧化应激中发挥着重要作用。同时丙酮酸对运动能力的影响也存在许多争议。动物实验表明，长期补充丙酮酸使大鼠体内糖原水平增加，从而促使肌肉对糖的利用率提高，增强大鼠有氧运动能力。又有研究报道，急性静脉注射丙酮酸可以加快运动过程中肝糖原和肌糖原的消耗，降低血浆脂肪酸的浓度，从而减弱大鼠的运动能力。M. A. Morrison 等[34]研究发现，连续 7 天补充不同剂量的丙酮酸对以 74%～80% VO_{2max} 运动强度进行训练的运动员的力竭时间没有影响。R. T. Stanko 等[35]的研究显示，补充丙酮酸可使糖原利用率增加并延长耐力运动时间，由此推测补充丙酮酸能提高机体利用葡萄糖供能的能力。综上，丙酮酸对运动能力的影响机制并不清楚，但是考虑到丙酮酸抗氧化能力以及作为机体细胞代谢过程中具有枢纽作用的关键中间物质，我们推测其对运动能力具有良好的影响作用。

4.2.2.4 羟基酪醇

羟基酪醇(hydroxytyrosol，HT)是一种抗氧化活性极强的多酚化合物，最早在制备橄榄油的废水中发现。羟基酪醇的生理功能及可能的作用机制包括抑制细菌活性、抑制炎症反应、改善代谢综合征、预防癌症、保护神经系统、改善抗氧化能力以及改善线粒体功能等[36-37]。目前羟基酪醇已广泛应用于抗癌、防治心血管疾病和衰老相关退行性疾病，在干预肿瘤、2 型糖尿病、老年性视网膜黄斑病变等方面都有显著的效果。如 Z. Liu[38]研究发现，羟基酪醇可通过改善肠壁的完整性及肠道菌群的组成来改善肥胖症和胰岛素抵抗，这说明羟基酪醇有一定的抑菌性。羟基酪醇不仅能够直接作为抗氧化剂，同时还可激活 Nrf2/KEAP1

二相酶体系，进而增强细胞整体的抗氧化能力[39]。我们知道线粒体功能障碍、氧化应激及炎症反应等都会直接影响机体运动能力，而羟基酪醇似乎能完全通过改善这些因素来提高机体运动能力。Z. Feng 等[40]研究发现，羟基酪醇可有效增强运动耐力并防止力竭运动引起的肾脏和免疫系统损伤，抑制力竭运动诱导的线粒体自噬和线粒体裂变增加及 PGC1α 表达降低。此外，羟基酪醇增强了力竭运动大鼠肌肉中的线粒体融合及线粒体复合物Ⅰ、线粒体复合物Ⅱ的活性。这些结果表明，力竭运动诱导的疲劳和肌肉和免疫功能损伤可能是通过调节线粒体动态重构来介导的，包括线粒体生物发生的下调和自噬的上调。补充羟基酪醇可以调节线粒体动态重塑并增强抗氧化防御，从而提高剧烈运动条件下的运动能力。目前，关于羟基酪醇直接改善机体运动能力的报道非常少，但是由上述内容我们可以看出羟基酪醇对改善运动能力的应用前景不容小觑。

4.2.2.5 白藜芦醇

白藜芦醇(resveratrol，RES)，即 3，5，4 -三羟基-反式-二苯乙烯，是一种在葡萄皮和红酒中发现的非黄酮类多酚化合物，广泛存在于葡萄、虎杖、桑葚、花生等诸多植物中，其抗氧化应激、抗炎、抗菌、抗肿瘤、抗衰老、改善阿尔茨海默病和保护心血管等作用已被认可[41]。而心血管疾病、阿尔茨海默病、肿瘤等疾病的发生与线粒体功能密切相关，由此可以推测白藜芦醇对线粒体有积极的调控作用。研究表明，白藜芦醇是 SIRT1 的激动剂，而 SIRT1 是 NAD^+ 依赖的去乙酰化酶 Sir2 的人源同源物质，通过对 SIRT1 的激活，白藜芦醇可以参与细胞分化及炎症调节等重要生理过程。有研究发现，补充白藜芦通过激活 SIRT1 和 PGC1α 可显著提高小鼠肌肉中线粒体的数目和功能[42]。V. W. Dolinsky 等[43]的研究发现，补充白藜芦醇可以提高运动训练大鼠的线粒体数量，改善大鼠肌肉和心脏功能，进而增强大鼠运动耐力水平。A. L. Widlund 等[44]的研究显示，白藜芦醇可以抑制磷脂酰肌醇 3 激酶(phosphoinositide 3 kinase，PI3K)/Akt 或激活 AMPK 信号通路而影响 mTOR 活性，进而激活 Beclin - 1 蛋白，诱导自噬功能，增强对细胞内部受损物质进行清除的能力。此外，白藜芦醇不仅能够作为抗氧化剂直接与自由基进行反应，还能够激活 Nrf2/KEAP1 二相酶抗氧化体系，增强机体清除氧化损伤的能力。

临床长期使用合成糖皮质激素的患者也可诱发肌肉萎缩，循环中糖皮质激素增加被认为是肌肉萎缩的发病机制，但线粒体功能障碍是否以及如何涉及糖皮质激素诱导的肌肉萎缩仍不清楚。因此，J. Liu 等[45]在体内和体外测定了地塞米松(dexamethasone)诱导的肌肉萎缩中的线粒体功能变化，他们发现在给予地塞米松后第 3 天，线粒体呼吸受到损害，早于 MuRF1 和肌肉萎缩 F - box 蛋白的增加，并且发现地塞米松可导致线粒体组分和关键线粒体动力学蛋白的丢失。此外，地塞米松使细胞内 ATP 下降和 AMPK 激活，进一步激活了 FOXO3/Atrogenes 通路。通过解偶联剂 FCCP 直接损害线粒体呼吸可导致与地塞米松作用类似的 C2C12 肌管损伤。相反，白藜芦醇是一种线粒体营养素，通过改善线粒体功能和阻断 AMPK/FOXO3 信号转导，可有效逆转地塞米松诱导的 C2C12 肌管损伤和小鼠线粒体功能障碍和肌肉萎缩。这些结果表明，线粒体功能障碍在地塞米松诱导的骨骼肌萎缩中起着核心作用，靶向线粒体的营养物质或药物可能有助于预防或治疗肌肉萎缩。由此，我们推测白藜芦醇可能通过提高机体抗氧化能力、减少氧化应激、抑制炎症反应、改善线粒体功能，进而改善机体运动能力。

4.2.3 辅酶及辅酶前体类线粒体营养素与运动能力

辅酶及辅酶前体类主要通过提高线粒体酶底物和辅酶浓度，从而促进线粒体功能，进而影响机体运动能力。主要包括硫辛酸、辅酶 Q、B 族维生素等。在前文中我们介绍了关于硫辛酸和辅酶 Q 与运动能力的关系，下面我们将重点介绍 B 族维生素与运动能力的关系。

4.2.3.1 维生素 B_1

维生素 B_1（vitamin B_1）又称为硫胺素，是所有多细胞生物赖以生存的化合物。维生素 B_1 主要通过载体在机体小肠内被吸收，吸收后在肝脏内经 ATP 作用被磷酸化，其主要存在形式为单磷酸硫胺素（thiamine monophosphate，TMP）、焦磷酸硫胺素（thiamine pyrophosphate，TPP）、三磷酸硫胺素（thiamine triphosphate，TTP），其中 80% 为 TPP，游离的硫胺素含量很低[46]。硫胺素主要参与糖代谢，TPP 作为线粒体中糖代谢关键酶——丙酮酸脱氢酶复合体和酮戊二酸脱氢酶复合体的辅酶，是三羧酸循环和磷酸戊糖代谢途径关键调控酶的辅酶因子，在线粒体 ATP 产生过程中起着关键的调控作用，同时参与蛋白质和脂肪代谢、神经传导物质乙酰胆碱的合成及血液的形成。故此，硫胺素是维持动物正常生长、发育、免疫及健康所必需的营养物质。有研究显示，机体内硫胺素水平长期降低可使酶活性降低及线粒体活性改变，导致心力衰竭和肺水肿等。综上，硫胺素主要以 TTP 及 TPP 形态起抗氧化作用[47-48]。研究表明，补充硫胺素可以减轻机体氧化应激，增加 ATP，进而改善线粒体功能[49]。目前，硫胺素已经广泛用于治疗阿尔茨海默病、心力衰竭等一系列与氧化应激及能量代谢相关的疾病。鉴于维生素 B_1 的诸多功能，我们推测适量补充维生素 B_1 可以改善和增强人体运动能力。

4.2.3.2 维生素 B_2

维生素 B_2（vitamin B_2）又称为核黄素，广泛参与体内氧化酶系统的电子传递。核黄素是辅酶黄素单核苷酸（flavin mononucleotide，FMN）和黄素腺嘌呤二核苷酸（flavin adenine dinucleotide，FAD）的前体，其自身并不具有生物催化作用，而辅酶 FAD 和 FMN 是细胞呼吸（氧化磷酸化反应链）中重要的辅酶因子，广泛参与能量脂质和脂肪酸等物质代谢。核黄素还可和磷酸及蛋白质结合生成黄素脱氢酶，通过介导氢原子转移，进而影响糖、氨基酸及脂肪的代谢过程。此外，核黄素可与特定的蛋白质结合生成黄酶，而黄酶是机体组织呼吸过程的重要成分[50]。由此可见核黄素的摄取与吸收直接关系着细胞代谢及机体能量供给。研究发现核黄素对预防偏头痛、心血管疾病、

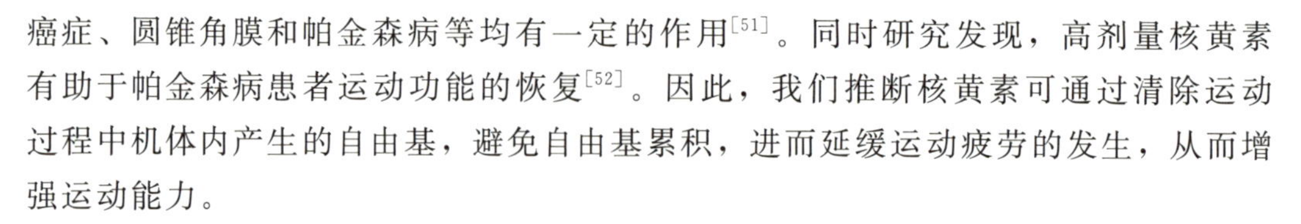
癌症、圆锥角膜和帕金森病等均有一定的作用[51]。同时研究发现，高剂量核黄素有助于帕金森病患者运动功能的恢复[52]。因此，我们推断核黄素可通过清除运动过程中机体内产生的自由基，避免自由基累积，进而延缓运动疲劳的发生，从而增强运动能力。

4.2.3.3 烟酸

烟酸(nicotinic acid)曾称维生素 B_3 或尼克酸(nicotinic acid)，参与体内脂代谢，组织呼吸氧化过程和糖无氧分解过程。烟酸在人体内转化为烟酰胺，而烟酰胺与核糖、磷酸和腺苷酸结合构成烟酰胺腺嘌呤二核苷酸(NAD^+，即辅酶Ⅰ)和烟酰胺腺嘌呤二核苷酸磷酸(NADP，即辅酶Ⅱ)两种辅酶。NADH 是线粒体复合物Ⅰ的底物，而 NADPH 可以作为一种内源性抗氧化剂[53]。烟酸能通过减少 ROS 的产生、线粒体自噬、清除受损线粒体以及促进线粒体更新，进而改善线粒体的功能。目前，烟酸已被广泛用于抗氧化损伤、抗细胞凋亡、抑制炎症等病理情况，如心脏疾病[54]、衰老相关疾病[55]、肥胖与 2 型糖尿病[56]、帕金森病[57]及肌肉萎缩[58]等。由此可见，烟酸对运动能力有着重要影响。我们认为，烟酸对运动能力的影响主要是通过抗氧化损伤、减缓运动疲劳及改善线粒体功能等实现的。

4.2.3.4 泛酸

泛酸(pantothenic acid)又称为维生素 B_5，是机体必需的微量营养素。泛酸是辅酶的组成成分，是生物体内脂肪、碳水化合物和蛋白质代谢的必需物质，具有增加谷胱甘肽的生物合成、增强机体抗氧化能力、减少细胞凋亡的作用。研究表明，在饮食中补充泛酸可以改善泛酸缺乏小鼠模型的运动能力，延长泛酸缺乏大鼠的运动疲劳时间[59]。有学者认为，泛酸可以通过提高机体谷胱甘肽水平并增强膜磷脂的合成促进细胞修复机制，避免氧化应激，从而起到保护细胞的作用。又有研究发现，泛酸的补充可以有效延长小鼠负重游泳力竭的时间，并且作用效果优于辅酶 Q10 和左旋肉碱[60]。由此可见，泛酸对运动能力有很大的影响，它能够改善机体内能量供应，促进脂肪分解，清除机体产生的氧自由基，减少氧化应激，延缓运动疲劳，增强运动能力。

4.2.3.5 维生素 B_6

维生素 B_6(vitamin B_6)是一种水溶性维生素，主要包括吡哆醇、吡哆醛和吡哆胺，其中磷酸吡哆醛是维生素 B_6 在机体内存在的生物活性形式，作为多种关键酶的辅酶因子参与多种代谢相关活动。在氨基酸代谢、脂肪代谢、鸟氨酸循环、血红素合成和糖异生代谢活动等过程中起重要作用。吡哆醛 5 -磷酸盐是机体多种代谢途径包括糖代谢、糖异生、糖原分解、氨基酸(特别是高半胱氨酸)代谢和脂肪代谢中必需的辅酶因子，参与 100 多种酶促反应[61]。大量临床研究发现，外源性补充维生素 B_6 可以明显降低危重患者以及风湿性关节炎、糖尿病、阿尔茨海默病、帕金森病等疾病患者体内的炎症和氧化应激水平，这是其作为有效抗氧化剂清除机体氧自由基，起到抗炎和提高线粒体功能的结果。近期研究发现，维生素 B_6 的补充可通过抑制IκB激酶(IκB kinase, IKK)/NF-κB途径改善机体肝脏的免疫炎症反应，抑制非酒精性脂肪肝的发生发展，而且维生素B_6可以通过增加AMPK和Nrf2表达及相关抗氧化酶的活性而发挥保护心肌的作用[62]。虽然研究未能在小鼠体内验证AMPK在维生素B_6保护心功能中的作用，但是AMPK作为细胞能量代谢调节器，其活性与细胞功能状态密切相关，这也可能是维生素B_6除了抗氧化和抗炎反应之外，改善机体运动能力的新靶点。

4.2.3.6 生物素

生物素(biotin)又称为维生素B_7(vitamin B_7)或维生素H，为水溶性维生素，是动物必需的一种营养物质。生物素作为乙酰辅酶A羧化酶、丙酮酸羧化酶、丙酰辅酶A羧化酶和3-甲基丁烯酰辅酶A羧化酶的辅酶因子，参与糖、脂肪和蛋白质代谢，对于维持正常营养素代谢有重要的作用[63]。生物素的主要功能包括：①防止脱发，维持头皮健康；②参与脂肪代谢；③改善胰岛素抵抗和调节血糖；④生物素是机体内合成维生素C的前体物质；⑤缓解肌肉疼痛，减轻湿疹和皮炎等症状；⑥促进骨骼及神经组织的发育等。大量研究证明，大剂量补充生物素可以改善糖代谢及脂代谢，有效改善高脂血症，降低糖尿病患者体内甘油三酯、胆固醇和低密度脂蛋白含量[64]。食物中生物素的含量比较丰富，人体一般很少缺乏。我们认为，生物素可能通过改善糖代谢及脂代谢，缓解运动疲劳和运动损伤等，以增强运动能力。

4.2.3.7 叶酸

叶酸(folic acid)即维生素B_9(vitamin B_9)，是一种人体必需的水溶性维生素和辅酶因子，在机体新陈代谢过程中发挥着重要作用，其可提高机体抗氧化能力、免疫力、繁殖能力和生长性能等。叶酸参与合成DNA等物质，并参与机体细胞分裂和DNA等生物分子的甲基化反应。叶酸作为转氨作用中的重要辅酶因子，在同型半胱氨酸向蛋氨酸转化的过程中起重要作用，缺乏叶酸可能使血浆同型半胱氨酸浓度升高[65]，进而形成高同型半胱氨酸血症，甚至引起冠心病、糖尿病、癌症和神经管畸形等疾病。叶酸缺乏还会导致机体内成熟红细胞数量减少，导致机体氧气运输受阻，致使运动能力降低[66]。研究发现，补充叶酸可直接影响机体胆固醇和甘油三酯的代谢，并且能有效预防高脂饮食诱导的高脂血症[67]。此外，研究发现补充叶酸能促进肌原细胞分化和融合，促进肌细胞快速发育[68]。由此可见，叶酸可能通过提高机体抗氧化能力、免疫力，维持机体红细胞数量，恢复或预防运动性肌细胞损伤等功能，进而提高运动能力。

4.2.3.8 维生素B_{12}

维生素B_{12}(vitamin B_{12})是唯一含金属元素钴的水溶性维生素，因此又称为钴胺素，是所有维生素中最大、最复杂的一种，其家族成员主要包括腺苷钴胺、甲钴胺、氰钴胺和羟钴胺。在体内，主要有存在于线粒体中的腺苷钴胺和细胞质中的甲钴胺两种活性形式，它们是维持机体甲基丙二酸和同型半胱氨酸稳态所必需的物质[69]，参与维持神经和血液系统的正常功能。缺乏腺苷钴胺会使琥珀酸单酰辅酶A及血红素合成减少，生成无效性红细胞，影响神经髓鞘形成，从而导致贫血和神经系统异常。缺乏甲钴胺则会引起甲基化反应被抑制和四氢叶酸的再生障碍，进而引起高同型半胱氨酸血症。此外有研究表明，维生素 B_{12} 缺乏可能会激活 NMDA(N-甲基-D-天冬氨酸)型谷氨酸受体，并通过丘脑皮质通路兴奋基底神经节，进而引发肌张力异常[70]。目前，人们对维生素 B_{12} 在提高认知功能、预防糖尿病和降低脑萎缩风险等方面做了大量的研究，但是维生素 B_{12} 对运动能力的影响还未见报道。我们认为，维生素 B_{12} 可能通过增强线粒体功能、提高机体抗氧化能力、维持机体红细胞数量、维持正常的神经系统功能、改善有氧耐力等，进而提高运动能力。

4.2.4 线粒体营养素组合与运动能力

上文中我们已经介绍了线粒体营养素作为能够靶向性保护线粒体结构功能完整或促进线粒体功能的营养素，其作用机制包括提高线粒体酶底物或辅酶浓度、修复线粒体膜、提高抗氧化能力等。运动功能障碍往往是氧化应激及与线粒体功能损伤相关的诸多问题的综合反映，而不仅仅是线粒体酶和辅酶及脂肪代谢单一损伤造成的结果。因此，单一使用某一种线粒体营养素对提高机体运动能力有一定的局限性，而根据实际情况综合使用线粒体营养素组合，对运动能力的提高无疑是更好的选择。

通过以上介绍，我们可以看到运动增强剂中虽然有针对线粒体能量代谢的物质，如乙酰左旋肉碱、维生素 E、维生素 C 和牛磺酸，但很少使用线粒体内源性成分，所以线粒体营养素在运动营养领域还是有值得探索的领域。L. J. Sun 等[71]研究了线粒体靶向营养素组合对为期 4 周耐力运动训练的大鼠线粒体功能和氧化应激的影响。营养素组合为 α-硫辛酸[50 mg/(kg·d)]，乙酰左旋肉碱[100 mg/(kg·d)](研究表明，乙酰左旋肉碱比左旋肉碱效果更显著)、生物素[0.1 mg/(kg·d)]、烟酰胺[15 mg/(kg·d)]、核黄素[6 mg/(kg·d)]、吡哆醇[6 mg/(kg·d)]、肌酸[50 mg/(kg·d)]、辅酶 Q10[5 mg/(kg·d)]和白藜芦醇[5 mg/(kg·d)]。通过测定大鼠肝脏氧化应激生物标志物和线粒体复合物的活性，发现耐力运动导致线粒体复合物Ⅰ、Ⅳ和Ⅴ的活性增加，以及肝线粒体谷胱甘肽水平、MDA、谷胱甘肽 S-转移酶和 NADPH 醌氧化还原酶 1(NQO1)活性显著增加。营养素还使复合物Ⅴ和 NQO 1 活性改善和复合物Ⅰ和Ⅳ活性增强。这些结果表明，耐力运动可导致肝脏氧化和线粒体应激，而营养素可以改善或增强这种作用，表明耐力运动引起的氧化和线粒体应激可能通过激活防御系统而有益于身体。

有研究表明[72]，营养素组合可影响力竭运动大鼠的身体机能、氧化应激和线粒体生物发生。将大鼠分为不运动对照组、力竭运动组和力竭运动＋营养素补充组。对 4 周期间大鼠跑步距离的调查显示，与力竭运动组相比，力竭运动＋营养素补充组在力竭运动期间的跑步距离明显更长。营养素补充显著抑制丙氨酸转氨酶、乳酸脱氢酶和肌酸激酶活性的增加，降低脂质过氧化水平，提高血浆中谷胱甘肽S-转移酶和总抗氧化能力，抑制脾淋巴细胞活性氧的升高和凋亡。营养素补充增加了线粒体复合物Ⅰ、Ⅱ、Ⅲ的蛋白质表达，以及 mtDNA 数量和参与骨骼肌线粒体生物发生及融合的转录因子。这些发现表明，线粒体营养素补充可以减少力竭运动引起的氧化损伤和线粒体功能障碍，从而提高身体机能，缓解运动疲劳。

由于慢性 D-半乳糖（D-gal）暴露会诱发类似于动物自然衰老的表现，因此，该模型越来越多地被用于衰老和延缓衰老的药理学研究。线粒体功能障碍被认为在衰老和与年龄相关的疾病中起至关重要的作用。然而，线粒体功能障碍是否在暴露于 D-gal 的小鼠中起重要作用仍然未知。L. Chang 等[73]研究了小鼠D-gal暴露所涉及的认知功能障碍、运动活动和线粒体功能障碍。他们发现 D-gal 暴露[125 mg/(kg·d)，8 周]导致小鼠握力严重受损，而空间记忆和运动协调功能保持完整。有趣的是，暴露于 D-gal 的小鼠其骨骼肌中发生了肌肉线粒体复合物Ⅰ缺陷。线粒体超微结构异常被认为是 D-gal 诱导肌肉损伤的一个促成因素。此外，本研究中应用的三种天然产物营养素组合有效地逆转了 D-gal 引起的肌肉损伤。这些发现表明：①长期接触 D-gal 首先导致小鼠特定的肌肉损伤，而不导致普遍的过早衰老；②D-gal 引起肌肉损伤的可能原因是线粒体复合物Ⅰ缺乏引起的线粒体功能障碍；③研究中应用的营养素组合可能通过改善线粒体功能而减轻肌肉损伤。

此外，有研究表明，使用核黄素联合肉碱来改善线粒体复合物Ⅰ缺陷者的运动能力，以及应用维生素 K 联合抗坏血酸盐来改善线粒体复合物Ⅲ缺陷者的运动能力要比单独使用一种营养素更有效果。N. Sadeghiyan 等[74]研究显示，联合补充 α-硫辛酸和辅酶 Q10 可以降低糖尿病大鼠体内脂质过氧化和活性氧水平，并提高谷胱甘肽含量和总体抗氧化能力。R. Jia 等[75]研究发现联合补充 α-硫辛酸和左旋肉碱可以改善肉鸡抗氧化能力和糖脂代谢，并且具有很好的协同作用。研究发现，联合使用泛酸和辅酶 Q10 可以有效提高小鼠抗氧化能力和运动耐力，并且可通过调节 KEAPl/Nrf2/HO-1 信号通路缓解氧化应激[76]。T. M. Hagen[77]等发现，联合补充 α-硫辛酸和乙酰左旋肉碱在改进线粒体功能衰退方面要比单独补充效果更好。由以上内容可知，线粒体营养素组合应用在提高机体抗氧化能力、运动耐力、缓解运动疲劳等方面存在一定的优势。

大多数 B 族维生素都是线粒体酶的辅酶或辅酶的前体，对线粒体和线粒体酶具有重要的保护作用。目前，不同的 B 族维生素组合已被广泛应用于阿尔茨海默病、帕金森病和糖尿病等疾病的研究。如研究发现，联合补充维生素 B_6、叶酸和维生素 B_{12}，可以降低机体同型半胱氨酸的水平并提高机体抗氧化能力，降低帕金森病的发病风险。联合补充叶酸、维生素 B_6 和维生素 B_{12}，可以有效降低糖尿病肾病患者的血浆总同型半胱氨酸水平，并且有很好的协同作用。此外，B 族维生素在维持机体红细胞功能、抑制炎症反应、减少氧化应激及改善线粒体功能方面的作用也很突出。目前，关于应用线粒体营养素组合改善机体运动能力的报道很少，但 J. Liu 等[78]研究发现，联合使用硫辛酸、乙酰左旋肉碱和羟基酪醇的线粒体营养素组合可以减少氧化损伤，抑制线粒体相关凋亡通路的激活，改善尾悬吊大鼠线粒体功能及肌肉萎缩，进而使其运动能力增强。由此可见，联合使用线粒体营养素以改善运动能力可能是今后的研究热点。

4.2.5 运动训练联合线粒体营养素补充与运动能力

研究发现，有氧运动训练可以改善机体心肺功能、韧性、灵敏性、肌肉功能、糖脂代谢功能、心理应激能力、抗氧化应激能力及线粒体功能等，是提高机体运动能力的有效途径。但是长时间运动或剧烈运动后，肌肉中会产生大量 ROS，进而引起氧化损伤和线粒体功能降低，而肌肉线粒体功能损伤可引起肌肉萎缩、肌张力下降和胰岛素抵抗等症状。高强度的运动训练往往会伴随着一定程度的机体损伤，如肌纤维断裂、心肺功能受损、运动疲劳及细胞内线粒体功能障碍等，而大多运动项目尤其是竞技项目需要大量的运动训练来增强肌肉功能，并规范技术动作来提高运动能力，这也是教练员及运动员在运动训练中非常苦恼的事情。我们知道运动训练可以有效改善阿尔茨海默病、帕金森病、糖尿病、心血管疾病及神经退行性疾病。我们已知线粒体营养素对线粒体的保护作用和途径，而线粒体营养素联合运动训练从理论上讲将完美解决运动训练带来的负面影响。目前，关于运动联合线粒体营养素以改善运动能力的报道比较少。但有学者认为，运动与营养是预防和管理肌肉减少症的关键[79]。研究显示，运动联合黄连素可以通过改善代谢综合征大鼠的胰岛素抵抗，降低体重及甘油三酯、谷丙转氨酶等相关生化指标，并通过提高线粒体功能蛋白(PPARα、CPT1a)的表达，降低脂肪酸代谢蛋白(CD36、FAS)的表达，以及提高 AMPK、ACC 磷酸化水平，减少脂肪酸合成，从而改善代谢综合征大鼠的非酒精性脂肪肝，并且两者有很好的协同作用[80]。有氧运动训练联合叶酸补充对防治同型半胱氨酸性血管疾病具有很好叠加效应。研究发现运动联合补充白藜芦醇，可以通过激活 SIRT1 进而激活更多的 PGC1α 进入细胞核，促进线粒体的生成，进而达到缓解运动疲劳、增加运动耐力的作用[81]。

石榴提取物和运动联合干预对高脂饮食诱导肥胖大鼠免疫功能的影响及炎症和氧化应激潜在机制的研究显示，肥胖与免疫功能障碍和低度慢性炎症状态有关，而石榴提取物或运动已被证明具有抗肥胖、抗炎和抗氧化作用。尚无研究表明石榴提取物和运动在恢复肥胖诱导的免疫缺陷方面有附加益处。然而，有研究结果表明，石榴提取物联合运动在抑制高脂饮食诱导的体重增加和改善高脂饮食诱导的免疫功能障碍方面显示出额外的益处，包括：①减轻脾脏的形态学异常；②增加脾细胞和外周血单核细胞中 $CD4^+/CD8^+$ T 细胞亚群的比例；③抑制脾细胞和外周血单核细胞中的细胞凋亡；④使腹膜巨噬细胞表型正常化；⑤恢复血清中的免疫调节因子。我们还发现，高脂饮食喂养的大鼠免疫功能障碍与炎症因子分泌和氧化应激生物标志物增加有关，并且石榴提取物联合运动有效抑制了炎症反应并减少了氧化损伤[82]。这些结果表明石榴提取物和运动联合干预的效果大于单独使用石榴提取物或运动，说明石榴提取物和运动可能通过抑制炎症和减少氧化应激，在改善高脂饮食喂养大鼠的免疫功能方面具有叠加作用，可见采用运动联合线粒体营养素干预的综合方案可能是新的改善机体运动能力的有效策略。而结合线粒体营养素组合的应用要优于单独使用线粒体营养素，因此我们认为运动联合线粒体营养素组合对改善机体运动能力方面将更有优势。

我们知道运动训练改善运动能力是通过施加运动负荷等方法，有意识地打破机体内环境的相对平衡，使之发生向较高机能水平的转化，从而在与施加的运动负荷相适应的水平上重新获得相对平衡，进而提高运动能力。但是线粒体营养素作为线粒体的营养剂和保护剂，一定程度上增加了线粒体储备的能量物质、辅酶及其前体，保护线粒体免受氧化损伤。若运动训练结合线粒体营养素的补充势必会抵消原有运动负荷对机体产生的刺激，使机体不能得到足够的刺激，降低运动训练对机体的作用效果，运动所产生的氧化反应势必也会抵消线粒体营养素的部分作用。因此，在选择运动强度、线粒体营养素的补充剂量、补充时间和方式时要根据实际情况适度调整。如为了提高专项技术，避免氧化应激及运动疲劳的影响，可以考虑运动前及运动中补充线粒体营养素；而为了通过运动训练提高机体的运动适应能力，促进运动后疲劳恢复及避免和修复运动损伤等，可以着重考虑在运动后补充线粒体营养素。运动训练联合线粒体营养素/组合补充对运动能力的影响途径如图 4.3 所示。

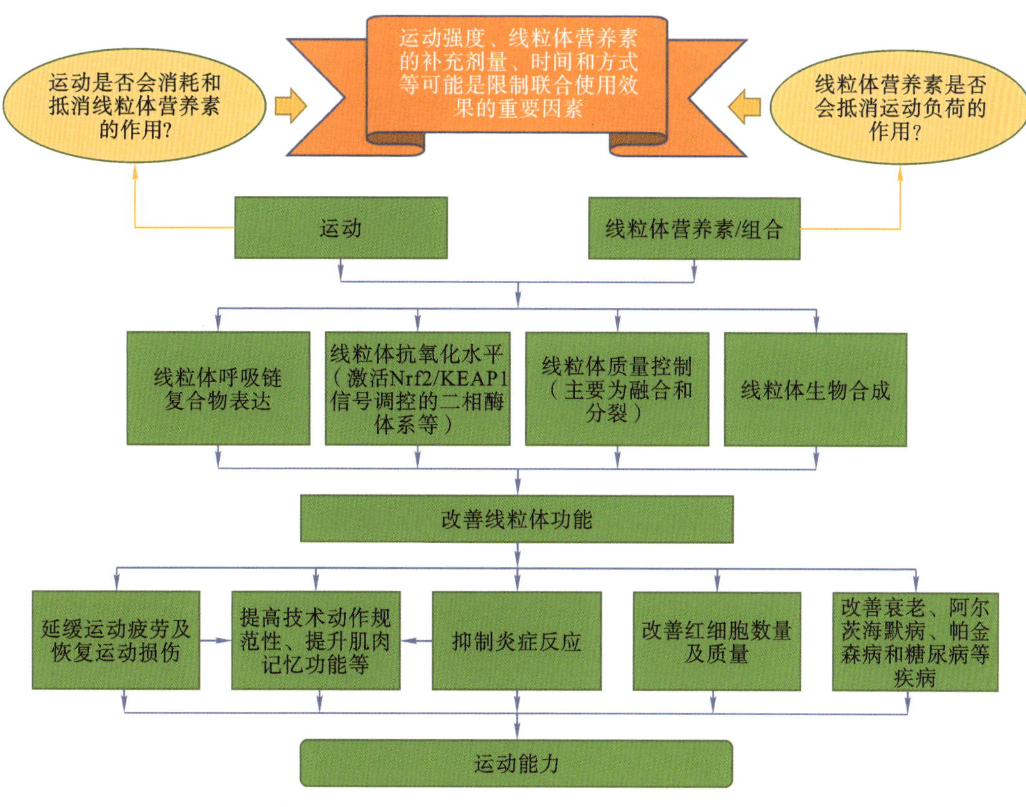

图 4.3　运动训练联合线粒体营养素/组合补充对运动能力的影响途径

4.3 常见的运动增强剂

适当的营养补充是有效提高运动表现、体能，缓解运动疲劳[高强度运动导致骨骼肌中底物水平降低和代谢产物积累，这些代谢产物(如 ADP、P_i 和 H^+)的积累会对骨骼肌功能和力量产生影响，从而导致疲劳]和避免受伤的必要条件，因此含有碳水化合物、蛋白质、维生素和矿物质的营养补充剂已广泛用于各种运动领域[83]。除营养补充剂外，人们还常使用运动增强剂(performance enhancing supplement)以提高耐力，增强肌肉力量，预防肌肉、关节损伤或疲劳及免疫能力下降等。常见的运动增强剂包括咖啡因、牛磺酸、左旋肉碱、肌酸、β-丙氨酸(肌肽)、精氨酸、谷氨酰胺等。

4.3.1 咖啡因

咖啡因(caffeine)是一种黄嘌呤生物碱化合物，是饮食中的常见物质，它可以成为一种强大的增肌辅助剂，具有唤醒和警觉、改善情绪、促进儿茶酚胺释放、抗氧化和抗炎作用。咖啡因不会直接提高最大氧容量，但可以让运动员以更大的输出功率进行训练和(或)训练更长时间。它还被证明可以在模拟比赛的条件下提高速度和(或)输出功率，增强人体的耐力和抗疲劳能力。咖啡因的增效作用机制尚不清楚，它能增强脂肪氧化和减少肌糖原的流行理论尚缺乏科学证据的支持。咖啡因可能与包括麻黄碱和抗炎药在内的其他药物产生协同作用。没有证据表明运动前摄入咖啡因会导致脱水、离子失衡或其他不良反应[84]。咖啡因的摄入也显示出增效作用，例如增强底物利用率、疲劳延迟和警觉性提高。虽然心脏、骨骼肌和脂肪等外周组织也受到影响，但与咖啡因对中枢神经系统中的作用相比，仍缺乏公认的全身代谢作用机制[85]。

4.3.2 牛磺酸

牛磺酸(taurine)是一种含硫的半必需氨基酸，即条件性维生素，其主要由肝脏和肾脏合成。但由于合成量不足，因此需要从食物中摄取一部分。牛磺酸可预防诸多慢性病，如心血管疾病、脑功能障碍、糖尿病和线粒体疾病等。

牛磺酸在能量代谢中起着至关重要的作用，其缺乏可能导致能量代谢减弱和能量代谢功能障碍。在饮食中补充牛磺酸可增强肌肉性能、心脏功能，以及肝脏和脂肪组织的能量代谢。牛磺酸已成为运动员常用的补充剂，但其作为一种运动增强剂的有效性仍然存在争议。一项 Meta 分析发现，口服不同量(1～6 g)单剂量牛磺酸，具有促进耐力表现的潜力[86]。另一项 Meta 分析剖析了牛磺酸在有氧和无氧运动表现、代谢压力、肌肉酸痛和恢复方面功效的证据，主要包括以下几方面的改进：最大摄氧量、疲劳时间、3 或 4 km 计时赛、无氧运动表现、肌肉损伤、峰值功率、疲劳恢复等。牛磺酸还可引起代谢产物的变化，表现为乳酸、肌酸激酶、无机磷酸盐、炎症标志物的减少和糖酵解/脂肪氧化标志物的改善。牛磺酸似乎在6～15 天

(活动前1～3小时)的范围内以1～3 g/d有效，补充后可能提高有氧运动和无氧运动表现，恢复延迟性肌肉酸痛(DOMS)，以及减少代谢产物(肌酸激酶、乳酸、无机磷酸盐)[87]。另有研究结果显示，运动前服用牛磺酸可以增强耐力[88]。

4.3.3 左旋肉碱

左旋肉碱是一种参与脂肪酸代谢的内源性分子，在人体内以L-赖氨酸和L-蛋氨酸作为底物进行生物合成。左旋肉碱也存在于许多食物中，如牛肉、羊肉等红肉，以及鱼、家禽和牛奶。左旋肉碱将长链脂肪酸运输到线粒体基质中参与脂肪酸氧化，使细胞能够分解脂肪并从脂肪储备中获取能量。由于左旋肉碱及其酯类有助于减少氧化应激，因此它们已被提议用于治疗多种疾病，如心力衰竭和心绞痛。但到目前为止，补充左旋肉碱对肌肉性能的影响还没有得到明确解释，运动强度，受试者的训练或调节，补充左旋肉碱的剂量、途径、时间相对于运动的差异将导致不同的实验结果[89]。对于缓解疲劳或改善运动表现，似乎也没有显著效果[90]。

4.3.4 肌酸

肌酸补充剂会增加肌内肌酸浓度，改善高强度运动表现，因而是最受运动员喜爱的运动增强剂之一。补充肌酸还可促进运动后恢复、预防损伤、调节体温、保护脑和(或)脊髓神经。此外，肌酸也广泛用于临床，治疗神经退行性疾病(如肌肉萎缩、帕金森病、亨廷顿病)、糖尿病、骨关节炎、纤维肌痛、脑和心脏缺血、青少年抑郁症等。研究表明，健康个体和许多患者群体(包括婴儿和老年人)短期或长期补充肌酸(30 g/d，持续5年)是安全的，且耐受良好[91]。肌酸可以改善重复短时间高强度身体活动(如跳跃、短跑或骑自行车)，但几乎没有证据支持使用肌酸可以增强肌肉力量。摄入肌酸对预防或抑制肌肉活动后的损伤或酸痛几乎没有用处[92]。

4.3.5 β-丙氨酸(肌肽)

β-丙氨酸是当今更受力量型运动员欢迎的运动补充剂之一。β-丙氨酸的流行源于其能够增强细胞内pH缓冲能力，通过增加肌肉中的肌肽含量来延缓高强度运动期间的疲劳，对竞技型和战术型运动员有潜在增效益处。β-丙氨酸能增加机体对创伤后压力和轻度创伤性脑损伤的恢复能力[93]。一项Meta分析对补充β-丙氨酸对运动能力和表现的影响的证据进行了系统评价。结果发现，β-丙氨酸对运动持续时间、运动能力、训练状态、间歇或连续运动具有显著的整体效果[94]。

肌肽(β-丙氨酰-L-组氨酸)是一种细胞质二肽，在脊椎动物和非脊椎动物的骨骼肌中浓度较高，是通过在肌肽合酶催化的反应中结合组氨酸和β-丙氨酸而形成的。长期口服β-丙氨酸补充剂之所以成为增肌策略，是因为它可以增加细胞内肌肽浓度，从而提升高强度运动的表现。肌肉和血浆中组氨酸的浓度相对于肌肽合成酶的Km值较高，而β-丙氨酸在肌肉中的浓度较低，而肌肽合成酶的Km值较高，这表明β-丙氨酸的可用性限制了骨骼肌中肌肽的合成。因此，通过膳食摄入肌肽或直接补充β-丙氨酸来提高肌肉中的肌肽浓度可以增加运动期间细胞内pH缓冲能力，从而提升高强度运动能力和表现。由于肌肽作为抗氧化剂的潜在作用，肌肽水平升高还可能提高认知能力并增加对压力的抗性[95]。

国际运动营养学会对β-丙氨酸补充剂的机制和使用进行了客观审查，结论如下。

(1)每天补充4～6 g β-丙氨酸，持续4周，可显著增加肌肉中的肌肽浓度，从而充当细胞内的pH缓冲剂。

(2)健康人群使用推荐剂量的β-丙氨酸似乎是安全的。

(3)唯一报告的副作用是感觉异常(刺痛)，但研究表明，可以通过使用较低剂量(1.6 g)或使用缓释配方来减轻该副作用。

(4)已证明每天补充4～6 g β-丙氨酸2～4周，可改善运动表现，在持续1～4分钟的开放式终点任务/计时试验中效果更显著。

(5)β-丙氨酸可减轻神经肌肉疲劳，特别是在老年受试者中，有初步证据表明，β-丙氨酸可以改善战术型运动员的表现。

(6)当β-丙氨酸的补充量足够高(每天4～6 g)且时间足够长(至少4周)时，将β-丙氨酸与其他单一或多种成分的补充剂结合使用可能是有利的[96]。

4.3.6 L-精氨酸和L-瓜氨酸

L-瓜氨酸可以通过提高L-精氨酸的生物利用率和增加一氧化氮(NO)的合成来改善血管功能。NO在调节血管舒张、血流、线粒体呼吸和血小板功能中起重要作用。L-精氨酸是通过一氧化氮合酶(NOS)生成NO的主要前体。长期补充L-瓜氨酸可增加NO的合成，降低血压，并可能增加外周血流量。这些变化与骨骼肌氧合和耐力运动表现的改善相一致。L-瓜氨酸补充剂已被证明可以改善年轻健康成人的运动表现。有明确的证据表明，急性摄入L-瓜氨酸能增加血浆L-精氨酸含量，以作为内皮NO合成的底物。然而后续研究发现，补充L-瓜氨酸后，NO生成及由此介导的血管舒张在急性改善效果上存在差异[97]。

L-瓜氨酸作为增效支持的重要性源于这样一个事实，即L-瓜氨酸不受系统前消除的影响，因此，它本身可能是提高细胞外L-精氨酸水平的更有效方法。L-瓜氨酸可以在肌肉运动恢复的过程中对消除NH_3产生有益影响，并且还可以作为L-精氨酸和肌酸的有效前体。单用L-瓜氨酸补充剂并不能提高运动表现。L-瓜氨酸或L-精氨酸补充剂的增效反应取决于受试者的训练状态。涉及未经训练或中等健康受试者的研究表明，NO供体可以提高对有氧和无氧运动的耐受性。然而，对训练有素的科目没有表现出积极影响[98]。此外，有迹象表明L-精氨酸还能通过一些抗氧化酶的上调来诱导肌肉抗氧化系统的益处[99]。

4.3.7 谷氨酰胺、支链氨基酸(谷氨酰胺前体)

谷氨酰胺(glutamine)是一种条件必需氨基酸，具有多种生物学功能，如促进细胞增殖、能量产生、糖生成、氨缓冲，以及维持酸碱平衡等。在压力情况下(如创伤、饥饿或长时间剧烈运动)，血液中谷氨酰胺的浓度通常会显著降低。在耐力运动员中，这种下降伴随着相对短暂的免疫抑制。由于谷氨酰胺被免疫系统的某些细胞用作燃料，因此提供谷氨酰胺或谷氨酰胺前体(如支链氨基酸)已被认为对肠道功能、上呼吸道感染及胃肠道疾病的发病率和死亡率，以及临床研究中免疫细胞功能的某些方面具有有益影响，故广泛用于运动营养领域[100]。但一项 Meta 分析发现补充谷氨酰胺对免疫系统、有氧运动表现和身体成分没有影响，而补充谷氨酰胺可以更大程度地减轻体重[101]。除了对免疫系统的影响之外，有研究观察到补充谷氨酰胺可以改善一些疲劳指标，如糖原合成增加和氨累积减少，但这种干预并没有提高运动表现。因此，尽管改善了一些疲劳指标，但补充谷氨酰胺似乎对运动表现的影响有限。谷氨酰胺的增肌潜力尚不完全清楚[102]。

(刘健康　庞文陶)

参考文献

[1] LIU J K，AMES B N. Reducing mitochondrial decay with mitochondrial nutrients to delay and treat cognitive dysfunction，alzheimer's disease，and parkinson's disease [J]. Nutritional Neuroscience，2005，8(2)：67 - 89.

[2] BO H，ZHANG Y，JI L L. Redefining the role of mitochondria in exercise：a dynamic remodeling [J]. Annalsof The New York Academy of Sciences，2010，1201(1)：121 - 128.

[3] ALBERS D S，BEAL M F. Mitochondrial dysfunction and oxidative stress in aging and neurodegenerative disease [J]. Journal of Neural Transmission-supplement，2000，59(1) ：133 - 154.

[4] LIU J，SHEN W，ZHAO B，et al. Targeting mitochondrial biogenesis for preventing and treating insulin resistance in diabetes and obesity：hope from natural mitochondrial nutrients [J]. Advanced Drug Delivery Reviews，2009，61(14)：1343 - 1352.

[5] 文立，张勇，李林江，等. 外源性补充辅酶 Q 对肝脏线粒体 ATP 合成能力的影响 [J]. 天津体育学院学报，1999，(2)：20 - 23.

[6] CELIK B，SAGIROGLU A A，OZDEMIR S. Design，optimization and characterization of coenzyme Q10 - and d-panthenyl triacetate-loaded liposomes [J]. International Journal of Nanomedicine，2017，4869 - 4878.

[7] BELVIRANLI M，OKUDAN N. Effect of coenzyme Q10 alone and in combination with exercise training on oxidative stress biomarkers in rats [J]. International Journal For Vitaminand Nutrition Research，2018，88(3 - 4)：126 - 136.

[8] KARLSSON J，LIN L，SYLVEN C，et al. Muscle ubiquinone in healthy physically active males. Molecularand Cellular Biochemistry [J]，1996，156(2)：169 - 172.

[9] Reed L J. From lipoic acid to multi-enzyme complexes. Protein Science [J]，1998，7(1)：220 - 224.

[10] ZIEGLER D，GRIES F A. Alpha-lipoic acid in the treatment of diabetic peripheral and cardiac autonomic neuropathy [J]. Diabetes，1997，46 (Suppl 2)：S62 - S66.

[11] HAGER K，MARAHRENS A，KENKLIES M，et al. Alpha-lipoic acid as a new treatment option for Azheimer type dementia [J]. Archives of Gerontology and Geriatrics，2001，32(3)：

275 - 282.

[12] ZHANG L, XING G Q, BARKER J L, et al. Alpha-lipoic acid protects rat cortical neurons against cell death induced by amyloid and hydrogen peroxide through the akt signalling pathway [J]. Neuroscience Letters, 2001, 312(3): 125 - 128.

[13] 熊正英，刘海斌．α-硫辛酸对训练大鼠体内糖储备及运动能力的影响 [J]. 陕西师范大学学报(自然科学版)，2006，34(4)：83 - 85.

[14] BIEWENGA G P, HAENEN G R, BAST A. The pharmacology of the antioxidant lipoic acid [J]. General Pharmacology, 1997, 29(3): 315 - 331.

[15] RICCIARELLI R, ZINGG J M, AZZI A. Vitamin E: protective role of a janus molecule [J]. FASEB Journal, 2001, 15(13): 2314 - 2325.

[16] DILLARD C J, LITOV R E, SAVIN W M, et al. Effects of exercise, vitamin E, and ozone on pulmonary function and lipid peroxidation [J]. Journal of Applied Physiology, 1978, 45(6): 927 - 932.

[17] BRADY P S, BRADY L J, ULLREY D E. Selenium, vitamin E and the response to swimming stress in the rat [J]. Journal of Nutrition, 1979, 109(6): 1103 - 1109.

[18] 赵长峰，于红霞，蔺新英，等．补充维生素 E 对大鼠运动能力及红细胞超氧化物歧化酶活力的影响[J]. 中国运动医学杂志，1995，(3)：174 - 175.

[19] KUHAD A, CHOPRA K. Attenuation of diabetic nephropathy by tocotrienol: involvement of nfkb signaling pathway [J]. Life Sciences, 2009, 84(9 - 10): 296 - 301.

[20] CETINKAYA A, BULBULOGLU E, KANTARCEKEN B, et al. Effects of l-carnitine on oxidant/antioxidant status in acetic acid-induced colitis [J]. Digestive Diseases and Sciences, 2006, 51(3): 488 - 494.

[21] HAGEN T M, INGERSOLL R T, WEHR C M, et al. Acetyl-l-carnitine fed to old rats partially restores mitochondrial function and ambulatory activity [J]. Proceedings of the National Academy of Sciences of the United States of America, 1998, 95(16): 9562 - 9566.

[22] 张薇，陈雷．L-肉毒碱对足球运动员训练过程中生理机能的影响研究 [J]. 天津体育学院学报，1998，(4)：25 - 28.

[23] ANGELINI C, LUCKE S, CANTARUTTI F. Carnitine deficiency of skeletal muscle: report of a treated case [J]. Neurology, 1976, 26(7): 633 - 637.

[24] KELEK S E, AFSAR E, AKCAY G, et al. Effect of chronic l-carnitine supplementation on carnitine levels, oxidative stress and apoptotic markers in peripheral organs of adult wistar rats [J]. Foodand Chemical Toxicology, 2019, 134(1): 10851.

[25] 郑九芳．人体必需营养素——L-肉碱[J]. 中国食品添加剂，1995，(1)：59 - 62.

[26] KLEY R A, TARNOPOLSKY M A, VORGERD M. Creatine for treating muscle disorders [J]. Cochrane Database of Systematic Reviews, 2013, 2013(6): CD004760.

[27] D'ANTONA G, NABAVI S M, MICHELETTI P, et al. Creatine, l-carnitine, and ω3 polyunsaturated fatty acid supplementation from healthy to diseased skeletal muscle[J]. BioMed Research International, 2014, (2014): 179.

[28] WALLIMANN T, TOKARSKA-SCHLATTNER M, SCHLATTNER U. The creatine kinase system and pleiotropic effects of creatine [J]. Amino Acids, 2011, 40(5): 1271 - 1296.

[29] HESPEL P, OP'T EIJNDE B, VAN LEEMPUTTE M, et al. Oral creatine supplementation facilitates the rehabilitation of disuse atrophy and alters the expression of muscle myogenic factors

in humans [J]. Journal of Physiological Sciences, 2001, 536: 625 - 633.

[30] EIJNDE B O, RICHTER E A, HENQUIN J C, et al. Effect of creatine supplementation on creatine and glycogen content in rat skeletal muscle [J]. Acta Physiologica Scandinavica (Oxford), 2001, 171(2): 169 - 176.

[31] ROBINSON T M, SEWELL D A, HULTMAN E, et al. Role of submaximal exercise in promoting creatine and glycogen accumulation in human skeletal muscle [J]. Journalof Applied Physiology (1985), 1999, 87(2): 598 - 604.

[32] MORALES H, TILQUIN P, REES J F, et al. Pyruvate prevents peroxide-induced injury of in vitro preimplantation bovine embryos [J]. Molecular Reproductionand Development, 1999, 52 (2): 149 - 157.

[33] LEE Y J, KANG I J, BUNGER R, et al. Mechanisms of pyruvate inhibition of oxidant-induced apoptosis in human endothelial cells [J]. Microvascular Research, 2003, 66(2): 91 - 101.

[34] MORRISON M A, SPRIET L L, DYCK D J. Pyruvate ingestion for 7 days does not improve aerobic performance in well-trained individuals [J]. Journalof Applied Physiology, 2000, 89(2): 549 - 556.

[35] STANKO R T, ROBERTSON R J, SPINA R J, et al. Enhancement of arm exercise endurance capacity with dihydroxyacetone and pyruvate [J]. Journalof Applied Physiology, 1990, 68(1): 119 - 124.

[36] CASUSO R A, AL-FAZAZI S, HIDALGO-GUTIERREZ A, et al. Hydroxytyrosol influences exercise-induced mitochondrial respiratory complex assembly into supercomplexes in rats [J]. Free Radical Biologyand Medicine, 2019, 134: 304 - 310.

[37] ENRIQUEZ J A. Supramolecular organization of respiratory complexes [J]. Annual Review of Physiology, 2016, 78: 533 - 561.

[38] LIU Z, WANG N, MA Y, et al. Hydroxytyrosol improves obesity and insulin resistance by modulating gut microbiota in high-fat diet-induced obese mice [J]. Frontiers In Microbiology, 2019, 10: 390.

[39] ZOU X, FENG Z, LI Y, et al. Stimulation of gsh synthesis to prevent oxidative stress-induced apoptosis by hydroxytyrosol in human retinal pigment epithelial cells: Activation of nrf2 and jnk - p62/sqstm1 pathways [J]. Journalof Nutritional Biochemistry, 2012, 23(8): 994 - 1006.

[40] FENG Z, BAI L, YAN J, et al. Mitochondrial dynamic remodeling in strenuous exercise-induced muscle and mitochondrial dysfunction: Regulatory effects of hydroxytyrosol [J]. Free Radical Biologyand Medicine, 2011, 50(10): 1437 - 1446.

[41] BRISDELLI F, D'ANDREA G, BOZZI A. Resveratrol: A natural polyphenol with multiple chemopreventive properties [J]. Current Drug Metabolism, 2009, 10(6): 530 - 546.

[42] LAGOUGE M, ARGMANN C, GERHART-HINES Z, et al. Resveratrol improves mitochondrial function and protects against metabolic disease by activating sirt1 and pgc-1alpha [J]. Cell, 2006, 127(6): 1109 - 1122.

[43] DOLINSKY V W, JONES K E, SIDHU R S, et al. Improvements in skeletal muscle strength and cardiac function induced by resveratrol during exercise training contribute to enhanced exercise performance in rats [J]. Journal of Physiological Sciences, 2012, 590(11): 2783 - 2799.

[44] WIDLUND A L, BAUR J A, VANG O. Mtor: more targets of resveratrol[J]. Expert Reviews In Molecular Medicine, 2013, 15: e10.

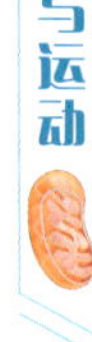

[45] LIU J, PENG Y, WANG X, et al. Mitochondrial dysfunction launches dexamethasone-induced skeletal muscle atrophy via ampk/foxo3 signaling [J]. Molecular Pharmaceutics, 2016, 13(1): 73 - 84.

[46] SAID H M. Intestinal absorption of water-soluble vitamins in health and disease [J]. Biochemical Journal, 2011, 437(3): 357 - 372.

[47] JHALA S S, HAZELL A S. Modeling neurodegenerative disease pathophysiology in thiamine deficiency: Consequences of impaired oxidative metabolism [J]. Neurochemistry International, 2011, 58(3): 248 - 260.

[48] HUANG H M, CHEN H L, GIBSON G E. Thiamine and oxidants interact to modify cellular calcium stores [J]. Neurochemical Research, 2010, 35(12): 2107 - 2116.

[49] MEHTA R, SHANGARI N, O'BRIEN P J. Preventing cell death induced by carbonylstress, oxidative stress or mitochondrial toxins with vitamin b anti-age agents [J]. Molecular Nutrition & Food Research, 2008, 52(3): 379 - 385.

[50] POWERS H J. Riboflavin (vitamin B_2) and health [J]. American Journalof Clinical Nutrition, 2003, 77(6): 1352 - 1360.

[51] WOJCIESZYNSKA D, HUPERT-KOCUREK K, GUZIK U. Flavin-dependent enzymes in cancer prevention [J]. International Journal of Molecular Sciences, 2012, 13(12): 16751 - 16768.

[52] KANELLOPOULOS A J. Collagen cross-linking in early keratoconus with riboflavin in a femtosecond laser-created pocket: Initial clinical results [J]. Journalof Refractive Surgery, 2009, 25(11): 1034 - 1037.

[53] KANG H T, HWANG E S. Nicotinamide enhances mitochondria quality through autophagy activation in human cells [J]. Aging Cell, 2009, 8(4): 426 - 438.

[54] MERICSKAY M. Nicotinamide adenine dinucleotide homeostasis and signalling in heart disease: Pathophysiological implications and therapeutic potential [J]. Archives of Cardiovascular Diseases, 2016, 109(3): 207 - 215.

[55] SRIVASTAVA S. Emerging therapeutic roles for nad(+) metabolism in mitochondrial and age-related disorders [J]. Clinical and Translational Medicine, 2016, 5(1): 25.

[56] YANG S J, CHOI J M, KIM L, et al. Nicotinamide improves glucose metabolism and affects the hepatic nad-sirtuin pathway in a rodent model of obesity and type 2 diabetes [J]. Journalof Nutritional Biochemistry, 2014, 25(1): 66 - 72.

[57] LEHMANN S, LOH S H, MARTINS L M. Enhancing NAD (+) salvage metabolism is neuroprotective in a pink1 model of parkinson's disease [J]. Biology Open, 2017, 6(2): 141 - 147.

[58] RYU D, ZHANG H, ROPELLE E R, et al. NAD^+ repletion improves muscle function in muscular dystrophy and counters global parylation [J]. Science Translational Medicine, 2016, 8 (361): 361.

[59] TARDY A L, POUTEAU E, MARQUEZ D, et al. Vitamins and minerals for energy, fatigue and cognition: A narrative review of the biochemical and clinical evidence [J]. Nutrients, 2020, 12(1): 228.

[60] 贾瑞真．联合使用左旋肉碱、泛酸、辅酶 Q10 对小鼠运动性疲劳的影响及其机制研究[D]，扬州大学，2021.

[61] WONDRAK G T, JACOBSON E L. Vitamin b6: Beyond coenzyme functions [J]. Water soluble vitamins: clinical research and future application, 2012: 291 - 300.

[62] 刘索思．维生素 B_6 对高脂饮食小鼠非酒精性脂肪肝病的抑制作用 [D]，湖南师范大学，2019.
[63] KUROISHI T, ENDO Y, MURAMOTO K, et al. Biotin deficiency up-regulates TNF-alpha production in murine macrophages [J]. Journal of Leukocyte Biology, 2008, 83(4): 912 - 920.
[64] REVILLA-MONSALVE C, ZENDEJAS-RUIZ I, ISLAS-ANDRADE S, et al. Biotin supplementation reduces plasma triacylglycerol and vldl in type 2 diabetic patients and in nondiabetic subjects with hypertriglyceridemia [J]. Biomedicine & Pharmacotherapy, 2006, 60 (4): 182 - 185.
[65] GUILLAND J C, AIMONE-GASTIN I. [vitamin b9][J]. Revenue Per Available Room, 2013, 63(8): 1079, 1081 - 1074.
[66] MILLS J L, SIGNORE C. Neural tube defect rates before and after food fortification with folic acid [J]. Birth Defects Research Part A-Clinical and Molecular Teratology, 2004, 70(11): 844 - 845.
[67] WILMINK H W, STROES E S, ERKELENS W D, et al. Influence of folic acid on postprandial endothelial dysfunction [J]. Arteriosclerosis, Thrombosis, and Vascular Biology, 2000, 20(1): 185 - 188.
[68] HWANG S Y, KANG Y J, SUNG B, et al. Folic acid promotes the myogenic differentiation of C2C12 murine myoblasts through the Akt signaling pathway [J]. International Journalof Molecular Medicine, 2015, 36(4): 1073 - 1080.
[69] SMITH A D, WARREN M J, REFSUM H. Vitamin B_{12} [J]. Advances in Food and Nutrition Research, 2018, 83: 215 - 279.
[70] ZHUANG P, LI Y, HALLETT M. Neuronal activity in the basal ganglia and thalamus in patients with dystonia [J]. Clinical Neurophysiology, 2004, 115(11): 2542 - 2557.
[71] SUN L J, SHEN W, LIU Z, et al. Endurance exercise causes mitochondrial and oxidative stress in rat liver: Effects of a combination of mitochondrial targeting nutrients [J]. Life Science, 2010, 86(1 - 2): 39 - 44.
[72] SUN M, QIAN F, SHEN W, et al. Mitochondrial nutrients stimulate performance and mitochondrial biogenesis in exhaustively exercised rats [J]. Scandinavian Journalof Medicine & Science in Sports, 2012, 22(6): 764 - 775.
[73] CHANG L, LIU X, LIU J, et al. D-galactose induces a mitochondrial complex i deficiency in mouse skeletal muscle: Potential benefits of nutrient combination in ameliorating muscle impairment [J]. Journalof Medicinal Food, 2014, 17(3): 357 - 364.
[74] SADEGHIYAN GALESHKALAMI N, ABDOLLAHI M, NAJAFI R, et al. Alpha-lipoic acid and coenzyme Q10 combination ameliorates experimental diabetic neuropathy by modulating oxidative stress and apoptosis [J]. Life Sciences, 2019, 216: 101 - 110.
[75] JIA R, BAO Y H, ZHANG Y, et al. Effects of dietary alpha-lipoic acid, acetyl-l-carnitine, and sex on antioxidative ability, energy, and lipid metabolism in broilers [J]. Poultry Science, 2014, 93(11): 2809 - 2817.
[76] DE LAU L M, KOUDSTAAL P J, WITTEMAN J C, et al. Dietary folate, vitamin b12, and vitamin b6 and the risk of parkinson disease [J]. Neurology, 2006, 67(2): 315 - 318.
[77] HAGEN T M, LIU J, LYKKESFELDT J, et al. Feeding acetyl-l-carnitine and lipoic acid to old rats significantly improves metabolic function while decreasing oxidative stress [J]. Proceedings of the National Academy of Sciences of the United States of America, 2002, 99(4): 1870 - 1875.
[78] LIU J, PENG Y, FENG Z, et al. Reloading functionally ameliorates disuse-induced muscle atrophy by

reversing mitochondrial dysfunction, and similar benefits are gained by administering a combination of mitochondrial nutrients [J]. Free Radical Biologyand Medicine, 2014, 69: 116 - 128.

[79] HODSON-TOLE E F, WAKELING J M. Motor unit recruitment patterns 2: The influence of myoelectric intensity and muscle fascicle strain rate [J]. Journal of Experimental Biology, 2008, 211: 1893 - 1902.

[80] 张毅. 黄连素联合运动对代谢综合征大鼠非酒精性脂肪肝的作用研究 [D], 天津医科大学, 2019.

[81] MENZIES K J, SINGH K, SALEEM A, et al. Sirtuin 1 - mediated effects of exercise and resveratrol on mitochondrial biogenesis [J]. Journalof Biological Chemistry, 2013, 288(10): 6968 - 6979.

[82] ZHAO F, PANG W, ZHANG Z, et al. Pomegranate extract and exercise provide additive benefits on improvement of immune function by inhibiting inflammation and oxidative stress in high-fat-diet-induced obesity in rats [J]. Journalof Nutritional Biochemistry, 2016, 32: 20 - 28.

[83] AOI W, NAITO Y, YOSHIKAWA T. Exercise and functional foods [J]. Nutrition Journal, 2006, 5: 15.

[84] GRAHAM T E. Caffeine and exercise: metabolism, endurance and performance [J]. Sports Medicine, 2001, 31(11): 785 - 807.

[85] BARCELOS R P, LIMA F D, CARVALHO N R, et al. Caffeine effects on systemic metabolism, oxidative-inflammatory pathways, and exercise performance [J]. Nutrition Research, 2020, 80: 1 - 17.

[86] WALDRON M, PATTERSON S D, TALLENT J, et al. The effects of an oral taurine dose and supplementation period on endurance exercise performance in humans: a meta-analysis [J]. Sports Medicine, 2018, 48(5): 1247 - 1253.

[87] KURTZ J A, VANDUSSELDORP T A, DOYLE J A, et al. Taurine in sports and exercise [J]. Journal of The International Society of Sports Nutrition, 2021, 18(1): 39.

[88] WALDRON M, PATTERSON S D, JEFFRIES O. Oral taurine improves critical power and severe-intensity exercise tolerance [J]. Amino Acids, 2019, 51(10 - 12): 1433 - 1441.

[89] GNONI A, LONGO S, GNONI G V, et al. Carnitine in human muscle bioenergetics: Can carnitine supplementation improve physical exercise[J]. Molecules, 2020, 25(1): 182.

[90] PEKALA J, PATKOWSKA-SOKOLA B, BODKOWSKI R, et al. L-carnitine-metabolic functions and meaning in humans life [J]. Current Drug Metabolism, 2011, 12(7): 667 - 678.

[91] KREIDER R B, KALMAN D S, ANTONIO J, et al. International society of sports nutrition position stand: Safety and efficacy of creatine supplementation in exercise, sport, and medicine [J]. Journal of the International Society of Sports Nutrition, 2017, 14: 18.

[92] BEMBEN M G, LAMONT H S. Creatine supplementation and exercise performance: recent findings [J]. Sports Medicine, 2005, 35(2): 107 - 125.

[93] HOFFMAN J R, VARANOSKE A, STOUT J R. Effects of beta-alanine supplementation on carnosine elevation and physiological performance [J]. Advances in Food and Nutrition Research, 2018, 84: 183 - 206.

[94] SAUNDERS B, ELLIOTT-SALE K, ARTIOLI G G, et al. Beta-alanine supplementation to improve exercise capacity and performance: A systematic review and meta-analysis [J]. British Journal of Sports Medicine, 2017, 51(8): 658 - 669.

[95] SALE C, SAUNDERS B, HARRIS R C. Effect of beta-alanine supplementation on muscle carnosine concentrations and exercise performance [J]. Amino Acids, 2010, 39(2): 321 - 333.

[96] TREXLER E T, SMITH-RYAN A E, STOUT J R, et al. International society of sports nutrition position stand: Beta-alanine [J]. Journal of the International Society of Sports Nutrition, 2015, 12: 30.

[97] FIGUEROA A, WONG A, JAIME S J, et al. Influence of l-citrulline and watermelonsupplementation on vascular function and exercise performance [J]. Current Opinion in Clinical Nutrition and Metabolic Care, 2017, 20(1): 92 - 98.

[98] SUREDA A, PONS A. Arginine and citrulline supplementation in sports and exercise: ergogenic nutrients [J]. Medicina Dello Sport, 2012, 59: 18 - 28.

[99] SILVA E P JR, BORGES L S, MENDES-DA-SILVA C, et al. L-arginine supplementation improves rats' antioxidant system and exercise performance [J]. Free Radical Research, 2017, 51 (3): 281 - 293.

[100] CASTELL L. Glutamine supplementation in vitro and in vivo, in exercise and in immunodepression [J]. Sports Medicine, 2003, 33(5): 323 - 345.

[101] RAMEZANI AHMADI A, RAYYANI E, BAHREINI M, et al. The effect of glutamine supplementation on athletic performance, body composition, and immune function: a systematic review and a meta-analysis of clinical trials [J]. Clinical Nutrition, 2019, 38(3): 1076 - 1091.

[102] COQUEIRO A Y, ROGERO M M, Tirapegui J. Glutamine as an anti—fatigue amino acid in sports nutrition [J]. Nutrients, 2019, 11(4): 863.

第 5 章

运动、线粒体与遗传

在一段古老的故事中，生活在卡拉哈里沙漠的布希曼人(Bushmen)一直使用标枪和弓箭普及之前的狩猎方法，即穷追狩猎法(persistence hunting)捕捉羚羊。猎人锁定目标后，在 40 ℃的高温下连续数小时追踪猎物，被追捕的捻角羚从闲庭信步到无可奈何，最终筋疲力尽。这是一个支持“人为耐力运动而生”理论的生动范例，除了穷追狩猎所需的耐力，早期渔猎采集部落的人类平均每天需要行走 9～15 km 收集食物，证明了耐力运动在人类进化历史中的核心地位[1]。

20 世纪以来，随着工业化的普及，人类久坐行为概率大幅提升，同时伴随着包括心血管疾病、2 型糖尿病、阿尔茨海默病和癌症等多种慢性非传染性疾病发病率飙升[2]。尽管众多流行病学研究证明，各种形式的运动均可延缓慢性病的发病及延长人类寿命，但运动产生健康效应的具体分子机制尚不清晰。可以确定的是，人体运动能力的上限显著受到遗传调控，而这种遗传调控的大部分来自于母系遗传(maternal inheritance)，提示线粒体遗传在决定人体耐力水平中的作用[3-4]。

线粒体是细胞通过氧化磷酸化生成 ATP 的主要场所，其功能水平与人体的运动能力紧密相关。作为独特的基因半自主性细胞器，线粒体同时受到来自细胞核基因组和自身基因组的双重遗传调控。一方面，线粒体 DNA 比核 DNA 更易发生损伤，线粒体基因突变可导致线粒体功能障碍，进而引发一系列病理性改变；另一方面，已有诸多直接或间接证据表明，运动可通过调控相关靶分子维持线粒体 DNA 的稳定性并改善线粒体功能和细胞稳态，是多种慢性病的有效干预手段。本章将围绕运动、线粒体与遗传主题，对病理生理状况下三者之间的关系进行梳理和介绍。

5.1 线粒体遗传

5.1.1 线粒体的遗传特征

除红细胞外，人体所有细胞都含有线粒体。由于线粒体 DNA 处于细胞质而非细胞核中，其遗传方式并不遵循孟德尔遗传定律。通常认为只有女性的线粒体 DNA 能随其卵子遗传给后代，因为在受精卵发育的过程中，来自卵子的线粒体得以保留并继续扩增，而来自精子的线粒体则逐步消亡。近期的研究表明，在极其偶然的情况下，来自父亲的线粒体也可以遗传下一代[5]。通过对线粒体 DNA 中突变的类别和顺序进行鉴定，可以构建线粒体单倍体群，这在人群溯源、遗传医学和法医学等领域都有广泛的应用[6]。

近年来，关于线粒体的遗传学研究数量持续上升，线粒体已成为最受关注的细胞器之一。这与我们不断深入了解线粒体的广泛功能有关。线粒体首先是细胞内氧化还原反应发生的主要场所，在单个细胞内的数量可达数百至上千个，被誉为细胞内主要的"能量工厂"。然而，更多的研究表明线粒体的功能绝不仅仅是为细胞提供能源物质，还通过产生代谢产物和活性氧等方式参与细胞中多种重要信号转导通路和生物学过程[7]。从调控细胞中钙离子的储备到决定细胞是否走向凋亡，线粒体基因组(mitochondrial genome)与和核基因组之间的交互作用直接决定了细胞的健康状况与功能[8]。

5.1.2　线粒体基因组的结构与功能

与原核生物染色体相似，线粒体 DNA 以闭合环状的双链分子形式存在，在复制的过程中几乎不会发生重组。不同于包装成核小体的核 DNA，线粒体 DNA 与线粒体基质紧密结合，形成类核样的紧密结构[9]。类核中除了线粒体 DNA，还包括参与复制和转录的蛋白质，例如线粒体单链结合蛋白(mitochondrial single-stranded binding protein，mtSSB)，线粒体 DNA 聚合酶 γ(mitochondrial DNA polymerase γ，POLG)和线粒体转录因子 A(TFAM)等[10]。

人类细胞中的线粒体 DNA 长度为 16569 个核苷酸[11]，这段短短的 DNA 分子一共可以编码 37 个核外基因，其中包括 13 个蛋白质编码基因，主要功能是用于合成构成氧化磷酸化复合物 Ⅰ、Ⅱ、Ⅲ、Ⅳ、Ⅴ 的核心亚基；剩余的 2 个核糖体 RNA(rRNA)基因和 22 个转运 RNA(tRNA)基因编码的则是合成上述蛋白质必要的组装机器[12-13]。此外，线粒体 DNA 还携带一个非编码的 D 环(D-loop)，主要负责复制与转录的调控，是线粒体 DNA 中序列与长度变异性最大的区域[14]。

各个物种的线粒体基因组大小不一，动物细胞的线粒体基因组长度一般为 10～39 kb，酵母的线粒体基因组长度为 8～80 kb，二者都是环状。四膜虫属和草履虫等原生动物中的线粒体基因组长度为 50 kb，为线性分子。植物的线粒体基因组更加复杂，长度也比动物的大许多，从 200～2500 kb 不等。有趣的是，人虱的线粒体基因组会以 18 个微小环形染色体的形式存在[15]。

人类线粒体基因组虽能合成蛋白质，但其种类十分有限，包括用于实现及调控线粒体功能的 13 种核心蛋白质，每种约含 50 个氨基酸残基。而构成线粒体的绝大部分蛋白质还是由细胞核内的 DNA 编码并由细胞质核糖体合成，再运送到线粒体各自的功能位点上。由于线粒体基因组从一定程度上仍然要依赖核基因组，因此线粒体被称为半自主性细胞器[16]。

如图 5.1 所示，线粒体基因组可简单分为如下几个结构和功能区域：①标记位置在 16024～16569 bp 和 1～576 bp，长度约为 1.1 kb 的 D 环，此区域为非编码区，与转录调节和分子复制有关，是线粒体基因组中不直接介入呼吸链多肽合成的唯一区域；②*ND1* 至 *ND6* 和 *ND4L*，编码呼吸链复合物Ⅰ的 7 个亚基；③*CYTB*，是线粒体基因组中编码呼吸链复合物Ⅲ中亚基的唯一基因；④*COX*-*1* 至 *COX*-*3*，编码呼吸链复合物Ⅳ中的 3 个亚基；⑤*ATPase6* 和 *ATPase8*，编码 ATP 合酶中的两个亚基；⑥在上述编码蛋白质的基因中间，零散分布着的两个 rRNA 基因（*RRNS* 和 *RRNL*，分别编码 12S 和 16S rRNA）和 22 个 tRNA 基因（*TRNX*，其中 X 为对应的氨基酸），为线粒体内蛋白质合成提供必要的 RNA 组分[17]。

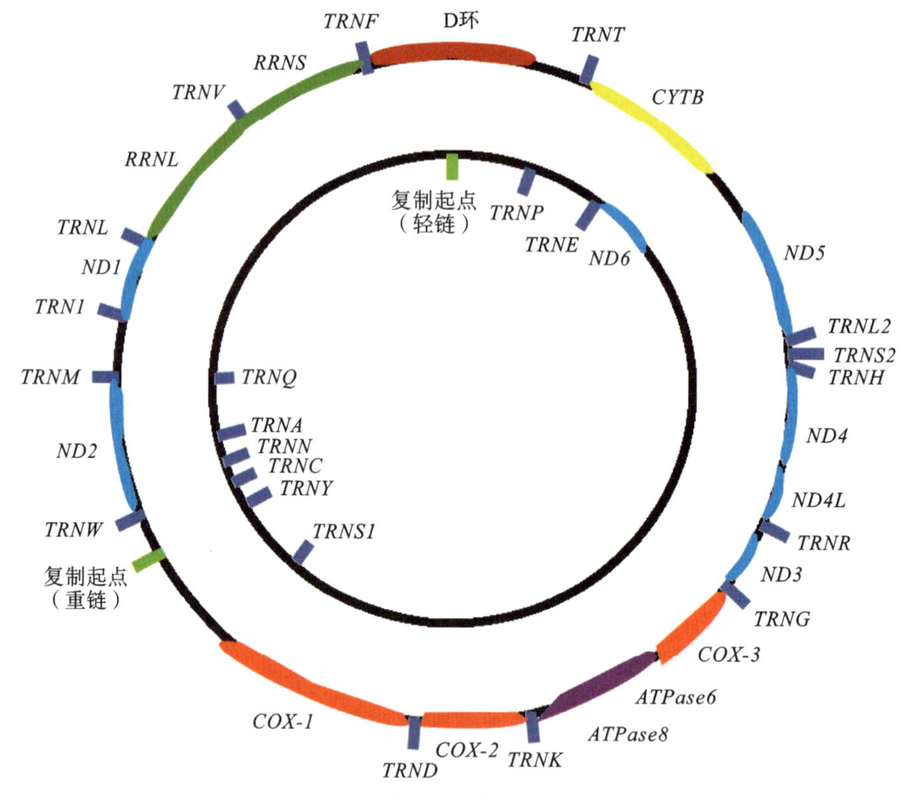

图 5.1　人类线粒体基因组结构

5.1.3　常见线粒体基因突变与疾病

正常的人类细胞都携带多个线粒体，这些线粒体最初的基因组构成基本相同，即胞质同质性。然而，因线粒体基因突变者体内的细胞中突变型和野生型的线粒体基因组可能以不同比例混合，即胞质异质性（heterogeneity）。通常情况下，突变的线粒体 DNA 在细胞中超过一定比例后，细胞才会表现出线粒体呼吸链失调等生理生化异常现象。这个关键阈值存在个体差异，在同一个体的不同组织和器官间也可能存在差异，为线粒体基因突变导致的疾病在个体间显现不同的临床表型提供了解释[18-19]。

与核 DNA 相比，线粒体 DNA 周围没有组蛋白包裹，而且经常接触超氧阴离子和 H_2O_2 等活性氧物质，易发生氧化损伤造成累积并引发突变。发生在蛋白质编码基因区、tRNA 基因区、rRNA 基因区和非编码区的突变均可引起不同类型的线粒体疾病(mitochondrial disease，MD)。其中，D环的保守性最差，是高突变率的线粒体基因组区域，称为高变区，平均每150年或超过5代就会产生1个突变。功能性基因组区域的遗传结构相对稳定，原因是线粒体基因不包含内含子，甚至部分基因的编码序列存在重叠现象，如果发生突变，很大可能会影响基因功能。因此，这些线粒体基因组不同区域的突变速率仅为D环突变速率的约1/20[20]。

已有关于线粒体可通过类似于核基因组的修复机制减少DNA损伤的报道，但其详细分子机制尚有待明确。与核基因组相比，线粒体基因组可能存在碱基切除修复(base excision repair，BER)，直接逆转(direct reversal，DR)，错配修复(mismatch repair，MMR)，跨损伤合成(translesion synthesis，TLS)和双链断裂修复(double strand break repair，DSBR)等修复方式[21]。目前，参与BER途径的两种关键酶，脱嘌呤脱嘧啶核酸内切酶1(AP endonuclease 1，APE1)和多核苷酸激酶磷酸酶(polynucleotide kinase 3′-phosphatase，PNKP)均已在线粒体中被鉴定[22]。BER途径主要修复过程为：①DNA糖基化酶去除受损碱基；②APE1在DNA的磷酸戊糖主链上创建缺口；③线粒体DNA聚合酶γ(POLG)合成并填充缺口[10]。

目前，已知很多系统性疾病均与线粒体功能障碍相关，包括心脑血管疾病、2型糖尿病、帕金森病、抑郁症、癌症和衰老等。线粒体基因突变引起的疾病通常影响多个组织器官，其中以中枢神经系统和骨骼肌系统的能量消耗需求最多，因此临床症状也最为显著和常见[19]。虽然线粒体基因组的结构相对简单，其产物所参与的生理生化过程却十分复杂，涉及上千种蛋白激酶、转录因子和功能性蛋白质。这些蛋白质大多数由核基因组编码，在线粒体定向序列的指导下进入线粒体，并在伴侣蛋白的协助下切除线粒体定向序列，在线粒体中完成最终的蛋白折叠并实现功能。

由于线粒体基因组和核基因组不同的遗传机制，由线粒体基因突变引发疾病的病理、病程和遗传模式均有较强的自身特性。如表5.1中的范例所示，线粒体基因突变可分为3类，包括大范围基因重排、影响RNA基因和线粒体蛋白翻译功能的点突变，以及影响蛋白质编码基因和电子传递链功能的点突变[23]。值得注意的是，影响同一生化通路的不同线粒体基因突变(包括同一基因或不同基因)可以导致相同的疾病；相反，同一突变也可引发不同疾病，这与线粒体基因突变的严重程度、异质性和组织特异性(如不同组织细胞对ATP的依赖性)，以及受到核基因编码蛋白的调控等多种因素有关[24-25]。

表 5.1　常见线粒体 DNA 突变类型与相应疾病

突变类型	疾病与部分已知致病突变
重排 (删除或重复)	慢性进行性眼外肌麻痹 卡恩斯-塞尔(Kearns-Sayre)综合征 糖尿病和耳聋
单核苷酸变异 (蛋白质编码基因)	莱伯(Leber)遗传性视神经病变(m. 11778G>A，m. 14484T>C，m. 3460G >A) 利氏(Leigh)病(m. 8993T>G，m. 8993T > C)
单核苷酸变异 (tRNA 基因)	线粒体脑肌病伴高乳酸血症和卒中样发作(MELAS)(m. 3243A>G，m. 3271T >C，m. 3251A>G) 肌阵挛癫痫伴破碎红纤维综合征(MERRF)(m. 8344A>G，m. 8356T>C) 慢性进行性眼外肌麻痹(m. 3243A>G，m. 4274T>C) 骨骼肌病变(m. 14709T>C，m. 12320A>G) 心肌病(m. 3243A>G，m. 4269A>G) 糖尿病和耳聋(m. 3243A>G，m. 12258C>A) 线粒体脑肌病(m. 1606G>A，m. 10010T>C) 非综合征性感音神经性耳聋(m. 7445A>G)
单核苷酸变异 (rRNA 基因)	氨基糖苷类诱发的非综合征性耳聋 (m. 1555A>G)

5.2　运动能力的线粒体遗传

5.2.1　运动能力的遗传特征

关于人体运动能力受到遗传调控的证据大部分来自著名的 HERITAGE 家族研究[3]。这项研究通过对 90 个欧洲裔家庭和 30 个非洲裔家庭进行分析比较发现，遗传因素对人体基线最大摄氧量(VO_{2max})的影响可高达 60%，而 VO_{2max} 的运动训练响应性受到的遗传调控也高达 50%；此外，血压、心率和肺通气量等与 VO_{2max} 相关指标的基线水平和训练响应性，乃至不同运动状态下肌肉中的基因表达水平，均在很大程度上受到遗传因素调控。而这些研究中一个有趣的发现是，无论欧洲裔家庭还是非洲裔家庭，母系遗传在基线 VO_{2max} 及其训练响应性的遗传中均占据了较大比例[4]。

5.2.2　突变频率支持运动能力的线粒体遗传

在章节 5.1 中，我们介绍了线粒体常见的基因突变和相应疾病。从功能上区分，线粒体基因突变又可分为错义突变(non-synonymous mutation)和同义突变(synonymous mutation)，前者通常造成编码蛋白质和线粒体功能的改变，后者不产生实质性的影响，二者的比例(N/S)从一定程度上反映了环境对于线粒体功能的筛选[26]。理论上说，在人类进化过程中经过生存压力的筛选而存留在线粒体基因组中的突变，曾经帮助人类的祖先适应各种生活环境或病理生理状态，大部分目前仍对人类的健康产生持续影响。例如，高纬度欧洲人群与北极极地人群线粒体错义突变发生频率和突变的保守性要显著高于热带非洲人群，这些突变一方面倾向于导致因供能缺陷引发的疾病(如莱伯遗传性视神经病变)，但同时也会阻止神经退行性疾病的发生和延缓衰老[26]。

因为线粒体氧化磷酸化的两个主要功能分别是产生 ATP 和产热。氧化磷酸化的偶联状况，即电子传递链在线粒体内膜形成质子梯度的效率和 ATP 合酶利用质子梯度合成 ATP 的效率，决定了能量在两种功能之间的分配。当高度偶联时，氧化磷酸化产生更多的 ATP，利于居住于热带的人群生存；而当部分解偶联时，氧化磷酸化成比例地产生热量，更利于居住于寒冷地区的人群生存。同样，近期一项关于维吾尔族人群的调查发现，低 BMI 组中的线粒体基因组 N/S 比值显著高于高 BMI 组，说明可能是由于错义突变降低了线粒体的产能能力，从而增加糖类的消耗，预防肥胖的发生[27]。

那么线粒体基因组 N/S 比值是否与运动能力相关？虽然目前普遍认为短期运动训练对人类线粒体基因组的完整性不会产生显著影响，从物种进化的角度来看，对运动功能要求较高的物种，对能量的需求和对线粒体健康程度的要求可能也相应较高，即“用进废退”理论。一项对 76 种鸟类线粒体基因组进行比较分析的研究表明，飞行能力退化的鸟类与经常飞翔的鸟类相比，线粒体基因组中确实积累了更多可以轻微影响线粒体功能的基因突变，这可能与其对能量的要求相对较低，线粒体受到的选择性压力相对较小有关。同样，对 214 种奔跑能力不同的哺乳动物的线粒体基因组进行分析，也发现了相似的结果，进一步验证了线粒体遗传与运动能力之间的相关性[28]。

5.2.3 线粒体遗传与运动员选材

芬兰著名越野滑雪运动员埃罗·门蒂兰塔(Eero Mäntyranta)在 1960 年至 1972 年参加了四届冬季奥运会并夺得 7 块奖牌，包括 3 枚金牌、2 枚银牌和 2 枚铜牌。他在冬季奥运会的巨大成功，至少从一部分上讲得益于他所携带的位于红细胞生成素受体(erythropoietin receptor，EPOR)上的基因多态，使其血液中的红细胞数量比其他运动员多出至少 20%。埃罗曾因此在多次赛后体检中被质疑服用兴奋剂，直至 30 年后，科学家在调查了门蒂兰塔家族多达 200 人的血液样本后发现，埃罗和他的亲属天生就携带“运动天才”基因[29]。

上述真实事件为人类通过遗传学手段进行运动员选材提供了无限遐想。的确，人类运动能力以及众多相关性状均在很大程度上受到遗传的调控，例如，个体有氧能力受到遗传调控的比例为 50%～60%，而身高受到的遗传调控的比例可高达 80%(表 5.2)。对于普通人，尤其是生活中久坐的个体来说，训练可以对运动表型产生巨大的影响，而遗传因素的作用则相对较小；然而，对顶尖专业运动员(elite athlete)来说，运动表型与训练响应能力可能非常相近，遗传因素则有可能在比赛的关键时刻使运动员产生差距，从而决定奖牌的归属。

表 5.2　常见运动相关表型受到遗传调控的比例

运动	受到遗传调控的比例
肥胖	70%
有氧能力	40%～50%
力量和肌肉体积	50%～60%
快慢肌比例	45%
身高	80%
运动竞技(总体)	66%

通过遗传学手段进行精准运动员选材具有高度的复杂性。运动能力本身是一种定义相对宽泛的概念，在竞技体育中，运动员的表现通常受到技巧、心理、战术、身体因素和运动能力等多方面因素的影响。即便单纯对运动员的力量进行分析，其也是由多种生理学和生物学性状共同决定的(图 5.2)。如何选取适当的研究对象和运动表型并正确设置对照是对运动能力进行遗传学研究的重点和难点[30]。随着全基因组连锁研究、模式动物和多组学联合分析等领域的研究进展，近期的研究工作已经开始逐渐揭示影响人体耐力水平的关键基因及通路，包括影响Ⅰ型肌纤维形成的 *ACTN3* 基因，促炎反应的 IL-6 基因，影响红细胞增殖的 *HIF1A* 基因和影响有氧的代谢的 *PPARGC1A* 基因等，这些基因最终均会导致Ⅱ型肌纤维向Ⅰ型肌纤维转化，从而提高耐力水平[31]。其中 *PPARGC1A* 编码的 PGC1α，是被广泛认可的线粒体生物发生的主要调控因子。在运动过程中，AMPK 感知细胞中的能量变化，持续地肌肉收缩和 ATP 消耗导致钙离子浓度升高或 AMP 激活，并激活 PGC1α 转位至细胞核和线粒体行使功能，主要途径包括：①激活葡萄糖转运蛋白(glucose transporter，GLUT)4 提高糖类运输；②激活众多其他转录因子提高线粒体生物合成；③激活过氧化物酶体增殖物激活受体 δ(peroxisome proliferator-activated receptor δ，PPARδ)提高脂类利用和有氧代谢能力(aerobic capacity)[32]。

上述发现虽然强调了线粒体功能在决定人体有氧能力中的重要作用，但并不能解释约占 30%的母系遗传对于 VO_{2max} 及其训练响应性的影响。家族性研究表明，有氧能力的母系遗传显著强于父系遗传[4,33]，一种合理的猜测是，这种现象与线粒体自身 DNA 突变有关。通过自然选择稳定沉积在线粒基因组中的突变种类和排列顺序构建线粒体单倍体型(haplotype)，可用于探索特定人群的特征。这些突变通常不具有致病性，但是可能会调节细胞中重要的生物学功能，从而影响疾病和运动能力等的表型。线粒体呼吸链通过氧化磷酸化产生 ATP，这个过程无疑对于耐力运动非常重要。因此，很多早期的关于专业运动员与普通人群线粒体遗传学的研究中，均发现了与最大摄氧量(VO_{2max})及其训练响应性相关的线粒体单倍体型[34-37]。然

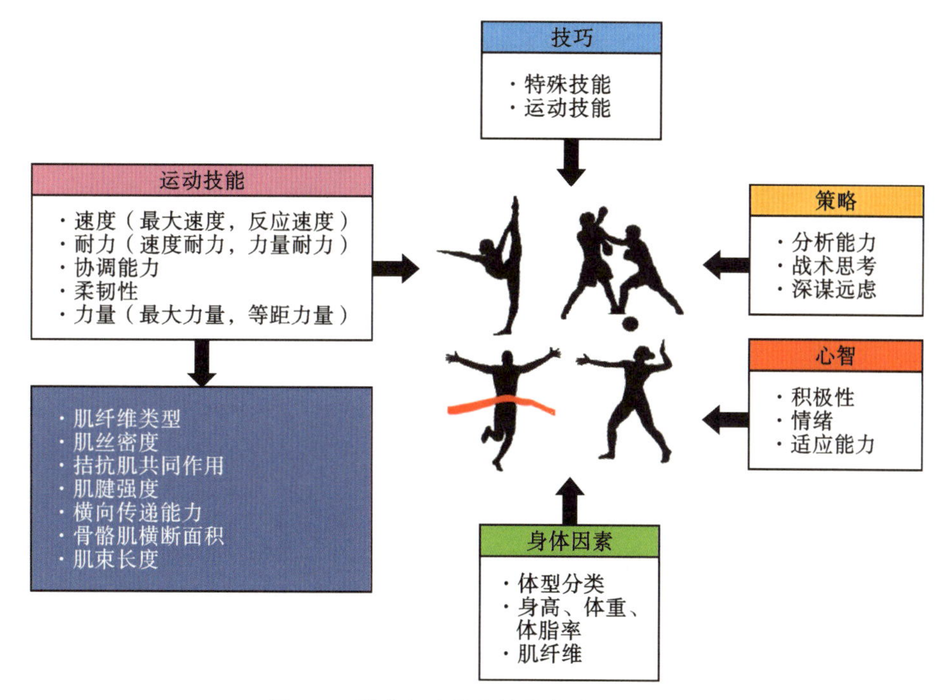

图 5.2　影响运动员竞技状态的常见因素

而，近期更大规模的多项研究表明，即使考虑到人种和地域等因素的影响，线粒体单倍体型与有氧运动能力之间的联系并不明确[38]。一种合理的解释是，机体的运动表型会同时受到多种由核基因组和线粒体基因组编码蛋白的共同调控。具体来说，线粒体基因组仅编码了参与呼吸链组成的 83 个蛋白中的 13 个，参与线粒体稳态控制的上百个蛋白几乎全部由核基因组编码，所以在运动能力的遗传调控中，线粒体遗传所占的具体比例尚需进一步确定。此外，现有研究对于线粒体 DNA 的测序或基因型鉴定尚缺乏统一标准，众多研究集中于线粒体基因组的高突变区，忽略了对于非编码区的分析[39]。总体而言，无论是核基因组还是线粒体基因组所提供的信息，目前还不足以精确预测人体的运动能力或进行运动员选材。

5.3　通过运动疗法治疗线粒体疾病

5.3.1　常见的线粒体疾病与线粒体基因组学

首个引起线粒体疾病的线粒体 DNA 突变发现于 1988 年，在之后 30 多年中，核基因组和线粒体基因组中接近 300 个与线粒体疾病相关的基因被逐步发现和整合，形成了目前已知的最大的代谢病遗传网络。近年来，随着高通量测序技术和生物信息技术的发展，我们对线粒体疾病的多样性及其复杂的分子机制有了更加深入的理解，并且建立了多个关键的共享数据库，为线粒体疾病的精确诊断和个体化治疗奠定了基础[40]，由于不同突变可能引发个体运动的不同反应，我们将常用的线粒体疾病信息数据库总结于表 5.3 中，供读者参考。

表 5.3　常用线粒疾病信息数据库

全称	网址	简介
MitoCarta 3.0：an updated inventory of mammalian mitochondrial proteins（哺乳动物线粒体蛋白目录）	http：//www.broadinstitute.org/mitocarta	MitoCarta 3.0 存储了超过 2200 个人类和小鼠的线粒体定位蛋白。作者对从 14 个组织中分离的线粒体进行了质谱分析，通过大规模的 GFP 荧光标记和显微镜观测评估了蛋白质的定位，然后使用贝叶斯方法将这些结果与其他 6 个线粒体定位的基因组规模数据集进行了整合。MitoCarta 3.0 是对 *Cell* 中发布的 MitoCarta 2.0 数据库的更新
MITOMAP：a human mitochondrial genome database（人类线粒体基因组数据库）	http：//www.mitomap.org	MITOMAP 是一个人类线粒体基因组数据库。在过去几年中，随着人们对线粒体 DNA 突变在人类起源、法医学、退行性疾病、癌症和衰老等领域的应用，相关数据内容迅速增长。为了适应这种信息爆炸的状况，MITOMAP 重写了所有程序，以实现一个全新的关系型数据库和搜索引擎，并对系统管理进行了更改，提高了安全性和效率
MSeqDR：mitochondrial disease sequence data resource（线粒体疾病序列数据资源库）	https：//www.mseqdr.org	MSeqDR 是由线粒体疾病联合基金会推动的一项基础性工作，旨在满足全球线粒体疾病临床治疗和科学研究所需的特定基因组数据分析需求。该资源集中了核基因组和线粒体基因组中线粒体疾病基因和突变数据，对疑似线粒体疾病的个人和家族的基因组序列数据进行统一汇编、组织、注释和分析。此外，该网站为用户提供了灵活和可扩展的资源套件，以安全、基于网络和用户友好的方式支持突变体、基因和外显子组水平的序列分析

5.3.2　运动对线粒体基因突变的正向调节

在线粒体基因突变者中，致病性突变通常以不均一的形式分布在各种组织中。突变的线粒体 DNA 与正常线粒体数量的比值决定了某一组织中的突变负荷，与该组织的有氧能力呈显著负相关[41]。骨骼肌是对氧气和供能需求最高的人体组织之一，尤其是在运动状态下，骨骼肌的需氧量可高于静息状态下需氧量的 100 倍以上。因此，骨骼肌中的线粒体基因突变负荷通常较其他组织更高，运动不耐受是线粒体基因突变者最常见的症状之一。由于运动能力受损，进一步引发久坐和运动缺乏，导致患者日常生活质量和健康水平下降[42]。

有氧运动在健康人群和慢性病人群中均可促进线粒体功能改善和体量增加，进而提高机体的无氧域和工作能力[43]。线粒体基因突变者是否可以通过有氧运动来治疗疾病是当前的热点研究领域[42]。作为衡量有氧能力的金标准，VO_{2max}依赖机体通过肺运送氧气进入血液的能力、循环系统运输氧气的能力，以及功能细胞及线粒体从血液中摄取和消耗氧气并生成 ATP 的能力[44]。在健康个体中，系统运输氧气的能力(心输出量)是限制 VO_{2max}的关键因素；而线粒体基因突变者运动后会出现静脉血动脉化和充血等现象，提示肌肉等外周组织从血液循环中摄取和消耗氧气的功能障碍，相应组织中线粒体的容量与功能似乎是 VO_{2max}的主要限制因素[45](图 5.3)。

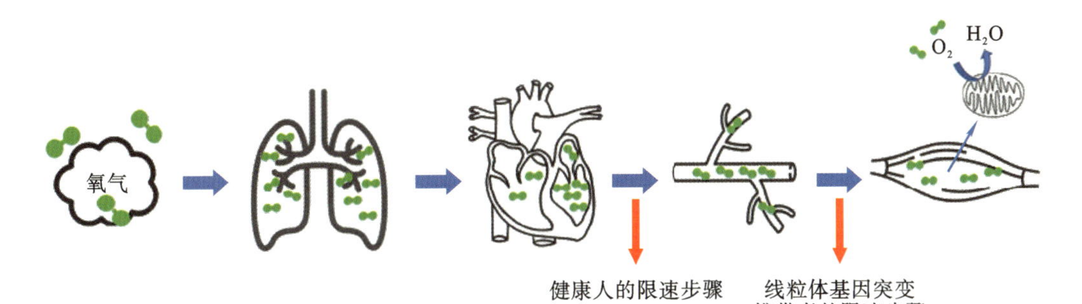

图 5.3　机体中氧气的传递和消耗

那么运动是否有助于改善或治疗线粒体疾病呢？答案是肯定的。多项研究表明，经过 2～6 个月的中高强度有氧训练可有效提高线粒体基因突变者的 VO_{2max}和有氧能力[46-47]。这虽然与健康个体有氧能力训练效果非常相似，但二者的作用机制却有本质区别。在健康个体中，耐力运动训练所引起的 VO_{2max}提高与心输出量的提高呈正比；而在线粒体基因突变者中，训练引起的心输出增量很小或没有增加。反之，由 ADP 回收速率、磷酸肌酸重新合成的原始速率和 ATP 合成的峰值速率等数据所反映的线粒体功能改善，以及由柠檬酸合酶活性等数据间接反映的线粒体数量增加，被证实为 VO_{2max}提高的推动性因素[42,48]。有证据表明，耐力训练对线粒体基因突变的正向调节不仅局限于肌肉组织，对恢复神经退行性疾病(如阿尔茨海默病)患者大脑中的线粒体功能也有良好的作用[7,49]。

除了耐力训练，抗阻训练可有效提高线粒体基因突变者的肌肉体积和力量，并通过招募卫星细胞减少线粒体 DNA 的异质性，进而提高肌细胞中线粒体的总体功能[50-51]。8 周的有氧结合抗阻训练，在动物模型和线粒体基因突变者中均产生了良好的治疗效果，并且未发现明显的不良反应[52-53]。

5.3.3　运动治疗对基因突变线粒体可能产生的不良后果

由于线粒体功能受到核基因组和线粒体基因组中多个基因的共同调控，靶向治疗线粒体疾病通常具有一定困难[49]。通过中高强度的耐力训练或(和)抗阻训练可以有效改善线粒体疾病患者的线粒体功能、运动能力和多种生理生化指标。但在向患者推荐运动疗法之前，仍应谨慎考虑并排除运动训练可能对基因突变线粒体造成的任何不良影响。

首先，运动在促进线粒体生物合成的同时，是否会增加基因突变线粒体的数量？在运动训练后，柠檬酸合酶、心磷脂和膜孔蛋白等间接指标所反映的线粒体氧化能力和体量均显著增加，这是由激活线粒体的生物合成或增大现有线粒体来实现的。目前，绝大多数证据均表明，在此过程中线粒体 DNA 的拷贝数和突变负荷并不会随之增加，从一定程度上说明了线粒体基因突变者进行有氧运动的安全性[42,46]。

其次，无论是缺乏运动的普通人还是专业运动员，在运动后都容易发生氧化损伤，主要特征为通过细胞产生大量的活性氧(ROS)，对细胞中的脂质、蛋白质和核酸等物质造成损伤。ROS 主要产生于线粒体，邻近且不受蛋白质保护的线粒体 DNA 易受氧化损伤而产生突变[54]。此外，近期研究表明 ROS 可缩短细胞端粒，通过激活 P53 通路下调 PPARγ、PGC1α 和 PGC1β 等线粒体生物合成激活因子，这可能导致产生更多 ROS 而形成负反馈循环，扩大氧化损伤的规模[55-56]。在线粒体基因突变者中，由于电子传递链的破坏和解偶联，易产生更高水平的 ROS，受到氧化损伤的可能性也更大。针对此问题，为数不多的研究表明，线粒体基因突变确实会增加运动训练后肌细胞中 ROS 和氧化损伤，但同时也会激活相关的补偿机制，例如提高抗氧化水平、增加 DNA 修复能力和激活抗凋亡 Bcl－2 通路等[42,52]。虽然这些补偿机制在短期内可以有效应对运动对基因突变线粒体造成的氧化损伤，但其长期效应还有待进一步验证。

（权　磊）

参考文献

[1] BRAMBLE D M, LIEBERMAN D E. Endurance running and the evolution of Homo [J]. Nature, 2004, 432(7015): 345－352.

[2] BOOTH F W, ROBERTS C K, THYFAULT J P, et al. Role of Inactivity in Chronic Diseases: Evolutionary Insight and Pathophysiological Mechanisms [J]. Physiological Reviews, 2017, 97(4): 1351－1402.

[3] BOUCHARD C, LEON A S, RAO D C, et al. The HERITAGE family study. Aims, design, and measurement protocol [J]. Medicine and Science in Sports and Exercise, 1995, 27(5): 721－729.

[4] BOUCHARD C, AN P, RICE T, et al. Familial aggregation of VO(2max) response to exercise training: results from the HERITAGE Family Study [J]. Journal of Applied Physiology, 1999, 87(3): 1003－1008.

[5] LUO S, VALENCIA C A, ZHANG J, et al. Biparental inheritance of mitochondrial DNA in humans [J]. Proceedings of the National Academy of Sciences of the United States of America, 2018, 115(51): 13039－13044.

[6] WEISSENSTEINER H, PACHER D, KLOSS-BRANDSTATTER A, et al. HaploGrep 2: mitochondrial haplogroup classification in the era of high-throughput sequencing [J]. Nucleic Acids Research, 2016, 44: W58－W63.

[7] PICARD M, WALLACE D C, BURELLE Y. The rise of mitochondria in medicine [J].

Mitochondrion, 2016, 30: 105 - 116.
[8] MEMME J M, ERLICH A T, PHUKAN G, et al. Exercise and mitochondrial health [J]. The Journal of Physiology, 2021, 599(3): 803 - 817.
[9] GILKERSON R, BRAVO L, GARCIA I, et al. The mitochondrial nucleoid: integrating mitochondrial DNA into cellular homeostasis [J]. Cold Spring Harbor Perspectives in Biology, 2013, 5(5): a011080.
[10] FU Y, TIGANO M, SFEIR A. Safeguarding mitochondrial genomes in higher eukaryotes [J]. Nature Structural & Molecular Biology, 2020, 27(8): 687 - 695.
[11] ANDERSON S, BANKIER A T, BARRELL B G, et al. Sequence and organization of the human mitochondrial genome [J]. Nature, 1981, 290(5806): 457 - 465.
[12] MISHRA P, CHAN D C. Mitochondrial dynamics and inheritance during cell division, development and disease [J]. Nature Reviews Molecular Cell Biology, 2014, 15(10): 634 - 646.
[13] NICHOLLS T J, GUSTAFSSON C M. Separating and segregating the human mitochondrial genome [J]. Trends in Biochemical Sciences, 2018, 43(11): 869 - 881.
[14] SBISA E, TANZARIELLO F, REYES A, et al. Mammalian mitochondrial D-loop region structural analysis: identification of new conserved sequences and their functional and evolutionary implications [J]. Gene, 1997, 205(1 - 2): 125 - 140.
[15] SHAO R, KIRKNESS E F, BARKER S C. The single mitochondrial chromosome typical of animals has evolved into 18 minichromosomes in the human body louse, Pediculus humanus [J]. Genome Research, 2009, 19(5): 904 - 912.
[16] LARSSON N G, CLAYTON D A. Molecular genetic aspects of human mitochondrial disorders [J]. Annual Review of Genetics, 1995, 29: 151 - 178.
[17] CHAN D C. Mitochondria: dynamic organelles in disease, aging, and development [J]. Cell, 2006, 125(7): 1241 - 1252.
[18] STEWART J B, CHINNERY P F. The dynamics of mitochondrial DNA heteroplasmy: implications for human health and disease [J]. Nature Reviews Genetics, 2015, 16(9): 530 - 542.
[19] HAHN A, ZURYN S. The cellular mitochondrial genome landscape in disease [J]. Trends in Cell Biology, 2019, 29(3): 227 - 240.
[20] FAN W, WAYMIRE K G, NARULA N, et al. A mouse model of mitochondrial disease reveals germline selection against severe mtDNA mutations [J]. Science, 2008, 319(5865): 958 - 962.
[21] KAZAK L, REYES A, HOLT I J. Minimizing the damage: repair pathways keep mitochondrial DNA intact [J]. Nature Reviews Molecular Cell Biology, 2012, 13(10): 659 - 671.
[22] BARCHIESI A, BAZZANI V, JABCZYNSKA A, et al. DNA repair protein APE1 degrades dysfunctional abasic mRNA in mitochondria affecting oxidative phosphorylation [J]. Journal of Molecular Biology, 2021, 433(18): 167125.
[23] DIMAURO S, HIRANO M, SCHON E A. Approaches to the treatment of mitochondrial diseases [J]. Muscle & Nerve, 2006, 34(3): 265 - 283.
[24] CHINNERY P F. Mitochondrial Disorders Overview [M]//ADAM M P, ARDINGER H H, PAGON R A, et al. GeneReviews®. Seattle (WA). 1993.
[25] SCHAPIRA A H. Mitochondrial disease [J]. Lancet, 2006, 368(9529): 70 - 82.
[26] RUIZ-PESINI E, MISHMAR D, BRANDON M, et al. Effects of purifying and adaptive selection on regional variation in human mtDNA [J]. Science, 2004, 303(5655): 223 - 226.

[27] ZHENG H X, LI L, JIANG X Y, et al. MtDNA genomes reveal a relaxation of selective constraints in low-BMI individuals in a Uyghur population [J]. Human Genetics, 2017, 136 (10): 1353 - 1362.

[28] SHEN Y Y, SHI P, SUN Y B, et al. Relaxation of selective constraints on avian mitochondrial DNA following the degeneration of flight ability [J]. Genome Research, 2009, 19(10): 1760 - 1765.

[29] DE LA CHAPELLE A, TRASKELIN A L, JUVONEN E. Truncated erythropoietin receptor causes dominantly inherited benign human erythrocytosis [J]. Proceedings of the National Academy of Sciences of the United States of America, 1993, 90(10): 4495 - 4499.

[30] AHMETOV I I, EGOROVA E S, GABDRAKHMANOVA L J, et al. Genes and athletic performance: an update [J]. Medicine and Sport Science, 2016, 61: 41 - 54.

[31] YAGHOOB NEZHAD F, VERBRUGGE S A J, SCHONFELDER M, et al. Genes whose gain or loss-of-function increases endurance performance in mice: a systematic literature review [J]. Frontiers in Physiology, 2019, 10: 262.

[32] KIM D S, WHEELER M T, ASHLEY E A. The genetics of human performance [J]. Nature Reviews Genetics, 2022, 23(1): 40 - 54.

[33] PERUSSE L, GAGNON J, PROVINCE M A, et al. Familial aggregation of submaximal aerobic performance in the HERITAGE Family study [J]. Medicine and Science in Sports and Exercise, 2001, 33(4): 597 - 604.

[34] DIONNE F T, TURCOTTE L, THIBAULT M C, et al. Mitochondrial DNA sequence polymorphism, VO_{2max}, and response to endurance training [J]. Medicine and Science in Sports and Exercise, 1993, 25(7): 766 - 774.

[35] NOGALES-GADEA G, PINOS T, RUIZ J R, et al. Are mitochondrial haplogroups associated with elite athletic status. A study on a Spanish cohort [J]. Mitochondrion, 2011, 11(6): 905 - 908.

[36] KIM K C, CHO H I, KIM W. MtDNA haplogroups and elite Korean athlete status [J]. International Journal of Sports Medicine, 2012, 33(1): 76 - 80.

[37] MARUSZAK A, ADAMCZYK J G, SIEWIERSKI M, et al. Mitochondrial DNA variation is associated with elite athletic status in the Polish population [J]. Journal of Medicine & Science in Sports, 2014, 24(2): 311 - 318.

[38] STEFANO E, MARSIGLIANTE S, VETRUGNO C, et al. Is mitochondrial DNA profiling predictive for athletic performance. [J]. Mitochondrion, 2019, 47: 125 - 138.

[39] EYNON N, MORAN M, BIRK R, et al. The champions′ mitochondria: is it genetically determined. A review on mitochondrial DNA and elite athletic performance [J]. Physiological Genomics, 2011, 43(13): 789 - 798.

[40] MCCORMICK E M, MURARESKU C C, FALK M J. Mitochondrial Genomics: A complex field now coming of age [J]. Current Genetic Medicine Reports, 2018, 6(2): 52 - 61.

[41] SICILIANO G, SIMONCINI C, LO GERFO A, et al. Effects of aerobic training on exercise-related oxidative stress in mitochondrial myopathies [J]. Neuromuscular Disorders, 2012, 22 Suppl 3: S172 - S177.

[42] JEPPESEN T D. Aerobic exercise training in patients with mtDNA-related mitochondrial myopathy [J]. Frontiers in Physiology, 2020, 11: 349.

[43] RUEGSEGGER G N, BOOTH F W. Health benefits of exercise [J]. Cold Spring Harbor Perspectives in Medicine, 2018, 8(7): 129

[44] MARTIN-RINCON M, CALBET J A L. Progress update and challenges on VO_{2max} testing and interpretation [J]. Frontiers in Physiology, 2020, 11: 1070.
[45] CHAUSSAIN M, CAMUS F, DEFOLIGNY C, et al. Exercise intolerance in patients with McArdle's disease or mitochondrial myopathies [J]. The European Journal of Medicine, 1992, 1 (8): 457 - 463.
[46] JEPPESEN T D, SCHWARTZ M, OLSEN D B, et al. Aerobic training is safe and improves exercise capacity in patients with mitochondrial myopathy [J]. Brain: a Journal of Neurology, 2006, 129: 3402 - 3412.
[47] PORCELLI S, MARZORATI M, MORANDI L, et al. Home-based aerobic exercise training improves skeletal muscle oxidative metabolism in patients with metabolic myopathies [J]. Journal of Applied Physiology, 2016, 121(3): 699 - 708.
[48] MEINILD LUNDBY A K, JACOBS R A, GEHRIG S, et al. Exercise training increases skeletal muscle mitochondrial volume density by enlargement of existing mitochondria and not de novo biogenesis [J]. Acta physiologica, 2018, 222(1): 286
[49] MEMME J M, HOOD D A. Molecular Basis for the Therapeutic effects of exercise on mitochondrial defects [J]. Frontiers in Physiology, 2020, 11: 615038.
[50] MURPHY J L, BLAKELY E L, SCHAEFER A M, et al. Resistance training in patients with single, large-scale deletions of mitochondrial DNA [J]. Brain: a Journal of Neurology, 2008, 131: 2832 - 2840.
[51] GROENNEBAEK T, VISSING K. Impact of resistance training on skeletal muscle mitochondrial biogenesis, content, and function [J]. Frontiers in Physiology, 2017, 8: 713.
[52] FIUZA-LUCES C, DIEZ—BERMEJO J, FERNANDEZ D E L A T M, et al. Health benefits of an innovative exercise program for mitochondrial disorders [J]. Medicine and Science in Sports and Exercise, 2018, 50(6): 1142 - 1151.
[53] FIUZA-LUCES C, VALENZUELA P L, LAINE-MENENDEZ S, et al. Physical exercise and mitochondrial disease: insights From a mouse model [J]. Frontiers in Neurology, 2019, 10: 790.
[54] HAHN A, ZURYN S. Mitochondrial genome (mtDNA) mutations that generate reactive oxygen species [J]. Antioxidants, 2019, 8(9): 255
[55] BARTLETT J D, CLOSE G L, DRUST B, et al. The emerging role of p53 in exercise metabolism [J]. Sports Medicine, 2014, 44(3): 303 - 309.
[56] BEYFUSS K, HOOD D A. A systematic review of p53 regulation of oxidative stress in skeletal muscle [J]. Redox Report, 2018, 23(1): 100 - 117.

第6章

运动促进骨骼肌重塑的线粒体生物学基础

线粒体是一种独特的细胞器，起源于远古时期与宿主细胞融合的原核生物。它们对于提供丰富的“能量货币”ATP和调节多个器官系统的细胞寿命是必不可少的。通俗地说，它被视作“细胞发电站”，但这个非官方的“绰号”实际上却低估了这些强大的细胞器所发挥的各种功能。然而，通过数十年来积累的研究成果，线粒体作为不可或缺的细胞器在整个身体几乎所有细胞中的相对重要性已经被广泛接受。此外，科学界对线粒体的研究也正在稳步前进。或许是出于学者们日渐认识到调控线粒体的基本信号通路和其他生命活动过程存在众多交叉，在过去的20多年中，与线粒体相关的论著也在持续增加[1]。

骨骼肌线粒体可根据能量需求变化随时做出响应，通过生物合成和融合的过程，新形成的线粒体与邻近的细胞器相连，以提高ATP合成、代谢产物共享和Ca^{2+}处理的能力[2]。相反，当线粒体过多和(或)功能失调时，发生线粒体分裂与清除(线粒体自噬)，重新建立代谢稳态并维持细胞内线粒体健康[3]。这种适应性被证明是可塑的，这些相对应的过程处于不断变化的状态，以校准和促进最佳的线粒体储备，以上主要取决于组织的代谢需求。当细胞代谢稳态受到干扰时(如运动、糖脂过载、炎症反应及衰老)，线粒体的这种动态平衡可以分别转向生物合成(生物发生)与融合，或分裂与自噬[4]。如在运动过程中，线粒体含量首先随着运动而增加，在逐渐失用后回落[5]。这些显著变化对代谢效率、底物利用、疲劳调节及肌肉(肌纤维)表型和性能都有重要影响。而不断发现的新途径则为已经存在的线粒体近乎冗余的调控系统增加了复杂性，上述这些调控系统可介导线粒体合成和降解(线粒体自噬)的变化。负责线粒体“更新”途径的这两个分支必须得到有效的调节，才能在生命进程中维持或更新健康线粒体，从而保证高质量的线粒体储备。此外，对这些途径的进一步了解有助于确定其分子靶点，而这些靶点很有可能对肌肉健康产生治疗益处。

6.1 骨骼肌线粒体稳态的构成

6.1.1 线粒体网络

线粒体以细胞类型和代谢状态依赖的方式广泛分布于整个细胞[6]，骨骼肌线粒体以动态网络或网状结构存在，而肝脏和肾脏中的线粒体则以椭圆形的结构存在[7]。细胞类型之间的这种差异可能是长肌细胞内能量利用的独特拓扑结构的结果，肌纤维内 ATP 酶分散跨越了细胞的整个长度。肌肉收缩的能量需求需要独特的线粒体表型，其有利于促进 ATP 的快速、大规模扩散以及膜电位(ATP 合成的驱动力)的传播[8]。

肌肉中的线粒体网状结构具有扩张或分裂的能力。这种形态可塑性是由于线粒体分裂和融合过程的动态平衡发生变化，导致细胞器网络为响应生理需求的改变而发生重塑。局部线粒体功能障碍刺激分裂，部分有缺陷的细胞器从网络中分离开来，并最终通过线粒体自噬在溶酶体中降解。线粒体分裂受胞质 GTPase 动力蛋白相关蛋白 1(Drp1)、分裂蛋白 1(Fis1)和线粒体分裂因子(MFF)、MiD49 和 MiD51 调节。Fis1 通过招募 Drp1 并与其结合介导线粒体外膜分离，在此过程中 Drp1 还可与其他受体结合。Drp1 随后寡聚化并以环状结构排列，以 GTP 依赖的方式勒断线粒体使其片段化。Drp1 缺失会导致呼吸功能障碍的细胞器积聚，可能是线粒体自噬受损的结果，并产生以肌无力和萎缩为特征的严重肌病表型[9-10]。Drp1 过表达也会导致这类骨骼肌损伤性结果，可能是由线粒体碎片化引起的[11]。

相反，线粒体可以通过已有网络的延伸发生融合。线粒体外膜融合有两种线粒体融合蛋白参与，线粒体融合蛋白 1(Mfn1)和线粒体融合蛋白 2(Mfn2)协调，而视神经萎缩蛋白 1(optic atrophy protein 1，OPA1)则负责介导线粒体内膜融合，对嵴组织有显著影响。骨骼肌中的 Mfn2 确实导致了线粒体呼吸功能的降低，伴随 ROS 生成增加和肌肉萎缩[12]，而 OPA1 的缺失则具有胚胎致死性。有趣的是，同时敲除 OPA1 和 Drp1，实现了融合与分裂的平衡，改善了氧化应激和肌肉表型[13]，表明融合蛋白与分裂蛋白之间的平衡对于线粒体网络的维持至关重要。

最近的研究进一步揭示了线粒体形态的复杂性，电子密集型线粒体间连接以及被称为纳米通道的膜性突出物连接相继走入科研人员的视野[14-15]。研究表明，电子密集型线粒体间连接建立了线粒体之间的电耦合，并具有从线粒体网络中快速分离功能失调线粒体的能力，同时还具有修复或移除功能失调线粒体的能力[14]。相比之下，纳米通道则促进了非相邻线粒体之间的 mtDNA、蛋白质、代谢产物和其他小分子的共享[16]。这些微小的(40～200 nm)双膜延伸型管道结构似乎主要存在于线粒体运动性受限的组织中以连接线粒体[16]。在应激条件下，当不能发生更直接的线粒体通信时，纳米通道就可能成为一种线粒体交互作用的补偿机制[16]。

线粒体形态和功能在不同组织中也有所不同，这可能是为了在不断变化的病理或生理条件下匹配各自细胞的特殊代谢需求[17]。对于研究细胞内线粒体的各种形态功能来说，骨骼肌恰好是一个合适的组织。使用电子显微镜观察可发现肌肉中的线粒体具有不同的分布亚群[18-19]。在肌层膜以下存在肌膜下(subsarcolemmal)线粒体，呈现更经典的圆形外观，它们专门为核基因转录和膜运输提供 ATP[20-21]。散布在具有收缩功能的肌原纤维蛋白网络中的是纤维间线粒体(intermyofibrillar mitochondria，IMF)，其形态更细长且相互连接[20-21]，这些线粒体为肌肉收缩提供 ATP，它们与肌质网紧密相连。因此，IMF 可能在 Ca^{2+} 信号转导中发挥突出作用[21-22]。

6.1.2 线粒体生物合成

由于哺乳动物线粒体来源于共生体祖先，它们拥有自己的 16.5 kb 基因组(mtDNA)，与核基因组一起发挥作用，合成线粒体蛋白[23]。在组成线粒体的近 1200 个蛋白质中，mtDNA 仅负责编码 13 个电子传递链(ETC)蛋白质、2 个 rRNA 和 22 个 tRNA[24]。因此，绝大多数(＞99％)的线粒体蛋白质需要在细胞核中转录，并通过线粒体分子伴侣和蛋白质输入途径输入到适当的分布区域。这种需要线粒体基因组和核基因组的精细协作共同调控线粒体数量的独特生物学相互作用，为进一步理解线粒体与健康、疾病增加了相当大的复杂性。

线粒体蛋白质的核转录无疑受到许多蛋白质的调控，但在文献中最突出的是 PGC1α，它被认为是线粒体生物发生的主要调控因子[25-27]。PGC1α 及其家族成员，PGC1β 和 PGC 相关共激活因子，通过与转录因子和 DNA 启动子上的额外蛋白质对接上调基因转录，以调节编码线粒体蛋白的核基因(nuclear genes for mitochondrial protein，NuGEMP)[27-29]。PGC1α 可通过其与各种转录因子的相互作用来调节呼吸链复合物亚基蛋白、蛋白质转运相关组件及抗氧化系统相关蛋白的表达，这些转录因子主要包括过氧化物酶体增殖物激活受体 α/δ (PPARα/δ)、转录因子 β1、雌激素相关受体(estrogen related receptor，ERR)，以及最重要的核呼吸因子-1/2(NRF-1/2)，其中 NRF-1 被认为可以调控线粒体转录因子(TFAM)的表达[30]。TFAM 随后被导入线粒体，并作为最重要的转录因子上调 mtDNA 编码蛋白的转录[25,27]。PGC1α 的过表达可增加线粒体含量和Ⅰ型肌纤维的比例，最终增强骨骼肌有氧耐力和抗疲劳能力[31]。相反，关于 PGC1α 敲除的动物研究和体外 PGC1α 沉默的研究中均出现了线粒体数量和质量的降低[32]，以及肌肉特异性纤维类型组成向糖酵解表型的转变[33]。PGC1 的亚型 PGC1β 也能够调节核编码线粒体基因的表达，尽管来自 PGC1β 敲除动物的研究表明，PGC1α 才是线粒体生物发生的最主要调节因子[34]。此外，PGC1α 剪接变体也增加了肌肉对运动的分子适应的复杂性。PGC1α 的替代启动子转录和随后剪接产生的 PGC1α4，与 PGC1α 的经典氧化磷酸化靶标相反，PGC1α4 负责诱导胰岛素样生长因子-1(insulin-like growth-1，IGF-1)表达，从而促进对抗阻运动应答的肥大反应[35]。综上所述，这一系列 PGC1α 相关的生物学事件在匹配线粒体基因组与核基因组的表达变化方面起着重要作用。这种转录协调至关重要，因为任何基因组表达水平之间的不平衡都可能导致线粒体内蛋白质平衡的破坏，并触发一系列线粒体逆行信号(如 UPR^{mt})传至细胞核，以试图维持线粒体蛋白质稳态。

除了 PGC1α，TFAM 的表达水平对于线粒体生物合成来说也十分重要。TFAM 在进入线粒体后，可以通过疏松 mtDNA 启动子区的途径结合 D 环区域内的转录调控因子，促进线粒体编码基因的转录[36]。此外，TFAM 还可介导 mtDNA 的复制和包装[37]，促进增强的 mtDNA 拷贝数和稳定性以匹配生物合成期间增加的线粒体体积。TFAM 的缺失效应具有小鼠胚胎致死性[38]，甚至部分敲除 TFAM 依然导致了 mtDNA 拷贝数和线粒体呼吸功能的下降，同时也降低了肌肉力量[38-39]。然而，TFAM 的过表达也是有害的，可能是由于 DNA 过度压缩导致 DNA 转录被抑制。以上结果表明在线粒体内将 TFAM 维持在最佳水平的重要性。

自 p53 被发现以来，其被广泛认为是一种与癌症有关的强有力的肿瘤抑制蛋白，现在人们正逐渐了解 p53 作为线粒体更新贡献者的功能[40]。p53 影响核基因组和线粒体基因组的基因转录，同时也与线粒体中的 TFAM 发生物理作用并调节 mtDNA 转录[41]。与基因表达的变化相一致，有研究观察到恢复期 p53 的线粒体定位与 mtDNA 上 TFAM 的结合，尤其是运动后 3 小时[41]。转录因子 PGC1α、TFAM、NRF-1、组装因子 SCO 细胞色素氧化酶缺陷同源物 2(SCO2)和线粒体来源的细胞色素 c 氧化酶(cytochrome c oxidase，COX)-2 都是 p53 的下游靶标，为该蛋白在正常或应激条件下维持线粒体含量和功能建立了基础[42]。p53 敲除动物显示全身基础线粒体含量降低，COX 酶组装减少，肌肉中线粒体功能差[43]。然而，肌肉特异性 p53 敲除小鼠没有同样程度的线粒体紊乱，这支持在肌肉中线粒体生物发生的基础调控中存在通路冗余[44]。当评估线粒体在运动或失用等应激条件下的适应时，进一步强调了 p53 在肌细胞器稳态中的重要性。

6.1.3 线粒体自噬

想要维持肌肉内的线粒体健康需要一种有效的质量控制体系，质量差的线粒体[即呼吸功能降低、ROS 释放增加和(或)膜电位受损的线粒体]将通过线粒体分裂从网状结构中主动去除，并最终在溶酶体中降解，这一过程称为线粒体自噬。许多信号机制协调通过线粒体自噬选择线粒体进行去分化，有趣的是，这些信号也刺激细胞器的生物发生，证明了协调控制线粒体更新的可能性[5]。

描述最充分的肌肉线粒体自噬途径涉及 PINK1 和 Parkin。在线粒体应激导致膜电位丧失后，PINK1 转运进入线粒体的效率下降，并且在线粒体外膜上积累。随后 PINK1 自磷酸化及其对泛素的磷酸化募集了 E3 泛素连接酶 Parkin，它可以将多种线粒体外膜蛋白进行泛素化[45]。这些泛素链随后通过衔接蛋白(如 p62 和视突蛋白)将功能障碍的线粒体片段绑定到链接自噬小体的 LC3-Ⅱ上，组装为成熟的自噬小体[46]。除了以上线粒体自噬途径，还存在非泛素依赖性线粒体自噬，主要依赖存在于外膜上的受体(如 BNIP3、NIX、AMBRA1 和 FUNDC1)的磷酸化，以直接将细胞器与 LC3-Ⅱ结合。

溶酶体作为所有自噬相关过程的终结位点，在讨论自噬的调控时必须考虑其数量和质量。这些细胞器充满了酶，负责将自噬体内成分分解。溶酶体主要由小眼转录因子家族调控，其中以 TFEB 和 TFE3 最为重要。激活后，TFEB 和 TFE3 易位进入细胞核，调节自噬相关基因和溶酶体基因的转录[47]。溶酶体功能受损可导致自噬的下降和不可消化物质脂褐素的积累，常见于衰老和长时间肌肉失用[48]。

6.1.4 线粒体未折叠蛋白反应

线粒体蛋白质组主要由核编码蛋白质组成，这些蛋白质通过专门的输入机制以未展开状态导入，随后折叠并分到不同区域中。蛋白质前体的输入和线粒体分子伴侣对前体的处理是一个精密的过程，干扰这一过程会导致未折叠和错误折叠的蛋白质积累，进而导致蛋白质毒性应激。为了减弱这样的应激，线粒体发展出一套复杂的蛋白质质量控制机制以监测蛋白质稳态，激活线粒体未折叠蛋白反应（UPR^{mt}）则是线粒体质控系统的重要组成部分[49]。这个过程主要包括向细胞核传达启动信号，促进各种分子伴侣蛋白和蛋白酶体的增强表达，最终缓解应激，维持线粒体功能[50-54]。

6.1.4.1 秀丽隐杆线虫中的 UPR^{mt}

尽管 UPR^{mt} 最初是在哺乳动物细胞[55]中发现的，但过去 10 余年对秀丽隐杆线虫的研究在扩展这一途径的分子表征方面具有里程碑式的意义。海恩斯实验室的一个关键研究成果是发现了与应激相关的激活转录因子-1（ATFS－1）[51]。ATFS－1 具有独特的应对蛋白质稳态紊乱的能力，因为它同时具有核定位和线粒体靶向序列。在健康条件下，ATFS－1 被导入线粒体，并被基质中的 Lon 蛋白酶（LONP）降解[51]。相反，当线粒体功能失调、膜电位丧失或存在过多的肽外排时，ATFS－1 的输入减弱，促使其随后转位至细胞核，在细胞核中诱导应激反应基因的转录激活 UPR^{mt}[51,56]。ATFS－1 还在应激期间负调控 mtDNA 编码的基因转录，并促进细胞代谢向糖酵解转变，以匹配细胞器缺乏的蛋白质折叠和全酶组装能力[57]。线粒体基质中的未折叠蛋白可被 ATP 依赖的 Clp 蛋白酶蛋白水解亚基（ClpP）水解，其产物随后通过位于线粒体内膜的转运体 HAF－1 输出到细胞质中[58]。

6.1.4.2 哺乳动物中的 UPR^{mt}

在哺乳动物中，UPR^{mt} 存在多个旨在缓解线粒体应激的信号轴，用以增强基质和线粒体膜间隙（mitochondrial intermembrane space，IMS）中的蛋白质处理能力，其结果是增强促蛋白质稳态相关基因的表达[49,52,59]。UPR^{mt} 最初被描述为 mtDNA 的缺失和热休克反应，后来其他模型陆续被用于研究这一途径。CHOP 及其二聚体对象 C/EBP 的激活似乎对参与 UPR^{mt} 的基因表达很重要[50]。对 CHOP 和 C/EBP 启动子的进一步分析也揭示了活化蛋白-1（activating protein－1，AP－1）位点的存在，这表明 c－Jun 转录因子及其信号激酶 JNK 可能是启动 UPR^{mt} 应激反应的原因[60]。

类似于在秀丽隐杆线虫中发现的系统，在哺乳动物中，错误折叠的线粒体基质蛋白被 ClpP 分解，在此基础上水解的肽段被输出至细胞质中。这是通过一种未知的转运蛋白执行的，因为 HAF－1 的哺乳动物同源物目前尚未被发现[61]。基于

ATF4 和 ATF5 的识别，哺乳动物 UPR^{mt}的研究取得了可喜的进展，这是两种应激反应性 bZIP 蛋白，是哺乳动物 UPR^{mt}激活过程中的关键角色。ATF5 被鉴定为 ATFS－1 的哺乳动物同源物，先前已确定其可作为多种细胞机制的调节剂，功能包括调节饥饿期间的细胞生存[62]、癌症的发生发展[63]，以及作为 CHOP 的下游靶点[64]。ATF5 保留了像 ATFS－1 一样的线粒体靶向序列和一个核定位序列，在线粒体应激期间，它通过调节分子伴侣 mtHsp70 和 Hsp60 及蛋白酶 LONP1 的表达来协调 UPR^{mt}中线粒体向核传导的逆行信号[53]。ATF4 对线粒体稳态有更广泛的影响。它能在转录水平上调控 CHOP 和 ATF5[65-66]，是综合应激反应(ISR)的主要效应因子[67-69]。ISR 在细胞响应内稳态被破坏的过程中充当变流器的角色，通过 4 个不同的激酶传递来自不同亚细胞区域的应激信号[70]。这些激酶的激活最终导致了核糖体真核起始因子 2α(eIF2α)的磷酸化。这种磷酸化将导致整体蛋白质翻译减弱。然而，eIF2α 的磷酸化有利于具有特定上游开放阅读框的翻译，这些 mRNA 的翻译在非磷酸化条件下被抑制，包括 CHOP、ATF4 和 ATF5[71-73]。为了应对线粒体 ROS 的产生和蛋白质毒性效应，eIF2α 可分别被 ISR 激酶 GCN2[74]和蛋白激酶 R (protein kinase R，PKR)[75]磷酸化，这增加了特定的细胞保护相关蛋白的翻译，同时也减轻了细胞整体的翻译和蛋白质折叠负荷[61,76]。

6.1.4.3 UPR^{mt}的激活

物种间 UPR^{mt}的保守性使得它可以在不同的生物、组织和生理病理模型中进行操作和研究。各种遗传和药理学干预已被用于破译这一机制的复杂信号。这些方法主要包括通过抑制线粒体转录和翻译，打破来自核基因组和线粒体基因组的线粒体蛋白平衡，敲除电子传递链(ETC)和蛋白质转运系统组件的表达，抑制 ETC 活性，调节 NAD^+ 池以及诱导蛋白质毒性应激。由于 UPR^{mt}本质上属于应激反应，大多数文献旨在揭示体外模型中诱导的精确分子信号事件，以便更容易控制应激源的类型、强度和持续时间，因此，关于骨骼肌 UPR^{mt}的研究并不深入。尽管如此，这些研究仍然为未来的研究指明了方向并提供了重要的参考数据，以探索 UPR^{mt}在骨骼肌中的调控方式，以及它是如何影响线粒体健康、代谢和肌肉表型的。

1. 线粒体转录和翻译的抑制

线粒体 ETC 内超级复合物的组装、表达和功能依赖核和线粒体编码蛋白的协调表达。干扰线粒体转录和翻译过程可扰乱这一平衡，导致 mtDNA 与 nDNA 编码亚基的化学计量学比例失衡，刺激未组装的“孤儿”亚基累积[77]。这会导致线粒体-核信号失衡并激活 UPR^{mt}[78]。诱导线粒体基因异常表达的普遍方法包括用溴化乙锭抑制 mtDNA 转录，或用多西环素防止线粒体翻译。这两种干预方法都成功地刺激了蠕虫、哺乳动物和啮齿动物体内的 UPR^{mt}[68,77,79-81]，这在高代谢组织中最为明显，如心肌和骨骼肌。溴化乙锭对成肌细胞中 mtDNA 的损伤导致参与 UPR^{mt}的线粒体分子伴侣表达增加[80]，这与在细胞和动物中使用多西环素干预所观察到的情况相似[54,82]。注射多西环素后，在心肌中观察到 UPR^{mt}以 ATF5 依赖的方式激活。该机制可诱导心脏对缺血-再灌注损伤的保护，使 ATF5 和哺乳动物

UPR^{mt}成为心脏损伤的潜在治疗靶点[83]。基因靶向抑制线粒体翻译还可诱导UPR^{mt}信号通路，增强小鼠心肌和骨骼肌中转录调控因子CHOP、ATF4和ATF5的表达，以及UPR^{mt}下游靶点的表达[67,84]。已知ATF4在哺乳动物细胞线粒体翻译受损期间可以用来调节过剩的线粒体应激反应[69]。在mtDNA解旋酶TWINKLE和POLG突变的动物模型中发现mtDNA转录的抑制，以依赖于ATF4的方式在骨骼肌中诱导UPR^{mt}转录[67,82]。从这些研究中可以明确看出，由mtDNA编码的蛋白质的供应中断会引起线粒体-核信号失衡。这对蛋白质折叠环境产生了负面影响，并导致UPR^{mt}的激活，减弱蛋白质毒性，挽救线粒体功能。

2. NAD$^+$池的调节

增强细胞NAD$^+$池可以激活UPR^{mt}，因为它能引起来自核基因组和线粒体基因组蛋白质的不协调表达。这是由NAD$^+$依赖的Sirtuin蛋白调节的。在NAD$^+$升高的条件下，SIRT1通过去乙酰化作用激活PGC1α，刺激NuGEMP的转录，增加线粒体的蛋白质折叠负荷。这会导致暂时的线粒体-核信号失衡，并诱导UPR^{mt}基因的表达[85-86]。通过增加NAD$^+$的合成或防止其降解，给予烟酰胺核苷处理或多腺苷二磷酸核糖聚合酶[poly(ADP-ribose)polymerase，PARP]抑制剂处理，可有效地激活这一信号轴[85-87]。在骨骼肌中，PARP抑制剂可增加线粒体呼吸能力，改善代谢适应性并增强运动表现[86,88]。同时可观察到线粒体翻译的增加以及来自核基因组和线粒体基因组的蛋白质化学计量学改变，并由此激活UPR^{mt}信号[86]。在其他高氧化组织中也观察到类似的结果，包括心脏和肝脏[87]。NAD$^+$前体烟酰胺核苷处理诱导肝脏中UPR^{mt}标志物ClpP和Hsp60的体内表达，有助于在高脂喂养期间线粒体含量和功能产生SIRT1依赖性适应[89]。NAD$^+$/SIRT1/UPR^{mt}轴还在心脏中起细胞保护作用，有研究表明心脏过载时给予烟酰胺核苷处理，线粒体功能和心肌收缩功能均得到挽救[87]。因此，这些研究揭示了在骨骼肌、心肌和肝脏中可通过调控NAD$^+$池而缓解蛋白毒性，强化UPR^{mt}作为线粒体中的治疗靶点，以用于治疗代谢障碍和心肌病的潜在可能性[90-91]。

3. 抑制蛋白酶和ΔOCT处理

实际上，线粒体内蛋白质折叠环境的缺陷可以通过过表达一个容易聚集的突变蛋白来实现，从而导致错误折叠蛋白的积累。在哺乳动物细胞中，ΔOCT处理可以破坏细胞器的蛋白质平衡，并诱导ATF5的mRNA表达，促使其核转位并激活下游靶标mtHsp70、LONP1和ClpP的转录反应，启动UPR^{mt}以恢复线粒体折叠能力[50,53]。此外，在线虫和哺乳动物细胞中，分子伴侣和蛋白酶的基因敲除已被证明可以成功诱导蛋白酶系损伤并激活UPR^{mt}[51,53]。例如，LONP1缺失会损害线粒体蛋白的加工，导致基质未折叠蛋白大量积累[92]。在动物模型中，LONP1缺失会导致心脏和骨骼肌线粒体碎裂和呼吸功能障碍，同时激活UPR^{mt}[93-94]。同样，缺乏复折叠伴侣Hsp60的小鼠也表现出心脏蛋白稳态失衡和UPR^{mt}蛋白水平升高[95]。然而，在线粒体翻译受损的情况下，UPR^{mt}蛋白酶ClpP丢失将促进心脏线粒体呼吸功能改善和心肌病的缓解，这引发了关于UPR^{mt}是否有益的或者说是否有助于病理条件下恢复生理功能障碍的探讨。这些发现表明 LONP1 和 Hsp60 在哺乳动物 UPR^{mt} 的调控中起着至关重要的作用，并揭示了 ClpP 是线粒体疾病潜在的新治疗靶点[96]。

4. ETC 复合物亚基和蛋白质转运系统的缺失

通过基因敲除线粒体 ETC 复合物和蛋白质转运系统亚基，可以在许多模式生物中成功实现 UPR^{mt} 的激活[57,74,97]。这种类型的模型产生线粒体-核信号失衡，随后诱导蛋白毒性应激[51,74,97-98]。例如，线粒体内膜转位酶 Tim23 和 Tim17 在线虫[99]和哺乳动物细胞[53]中的缺失诱导了 Hsp60 的表达，而酵母中线粒体加工肽酶功能丧失也可启动 UPR^{mt} 信号[100]。在体敲低小鼠骨骼肌 Tim23 可刺激线粒体功能障碍，并诱导骨骼肌中 CHOP、ClpP 和 Hsp10 的表达[98]，而 COX 组装蛋白 SURF1 基因表达缺失的小鼠也表现出 UPR^{mt} 信号上调[101]。

5. 线粒体呼吸链抑制剂处理

通过药理学手段诱导线粒体应激也是 UPR^{mt} 的有力触发因素。用除草剂百草枯处理线虫、果蝇及哺乳动物细胞，可增加 ROS 的产生和 UPR^{mt} 标志物的基因表达[51, 53]并延长寿命[97, 102]。ETC 抑制剂，如抗霉素（ETC 复合物Ⅲ抑制剂）或寡霉素（ETC 复合物Ⅴ抑制剂）能以 ATF5 依赖的方式诱导 LONP1 的表达，这表明线粒体膜电位的下降可以激活 UPR^{mt}[53]。这些发现在动物研究中也实现了重复，如寡霉素处理的小鼠在心肌中表现出 ATF5 依赖的 UPR^{mt} 激活[54]。在线虫中反复诱导急性线粒体应激，激活 UPR^{mt}，可改善肌肉基础功能，并随着年龄增长减轻其功能障碍[103-104]。因此，当线粒体稳态需要恢复时，该应激反应途径被激活，并成为一种保守的蛋白质监测系统，对心脏和骨骼肌机能恢复大有裨益。

6.2 骨骼肌线粒体稳态的运动后重塑

线粒体是具有高度适应性和不稳定性的细胞器，对收缩活动的变化容易作出反应。自 1967 年 J. O. Holloszy 的开创性研究表明慢性耐力运动后线粒体含量显著增加以来[105]，人们普遍认为有氧训练可以产生积极的线粒体适应，减少糖酵解的能量需求，减弱运动中的酸中毒并促进脂质氧化。这些适应共同产生了更多的氧化肌肉表型，从而增强耐力运动表现，产生良性骨骼肌线粒体稳态重塑。

6.2.1 线粒体动态平衡的运动后重塑

经常进行规律运动改变了肌肉中线粒体融合/分裂相关蛋白的表达水平，有利于融合和细胞器网状结构的形成，这种现象在人类和动物中都很明显[106]。线粒体网络化有多种生理优势，包括改善线粒体呼吸功能、缩短底物与氧气的扩散距离、增强脂质氧化能力，降低脂毒性和胰岛素抵抗的发生风险[107]。事实上，运动还可以改善慢性肌肉失用及癌症恶病质人群中明显的线粒体动力学和形态学缺陷[108]。Mfn1、Mfn2 可能是这种适应的关键分子，缺乏这些线粒体融合蛋白可导致氧化磷酸化受损，使耐力运动表现不佳，且这种机能缺陷无法被运动干预挽救[109]。总之，这些数据表明，在慢性收缩活动或一段时间的运动干预后，骨骼肌线粒体形态可以发生生理学意义上的显著改善，并能够产生更具网状结构的形态，提高线粒体质量。

与规律运动的情况相反，骨骼肌在失用的情况下能够引发肌萎缩、衰老、代谢性疾病和线粒体肌病，并能观察到更多碎片化的线粒体，同时发生线粒体质量和功能的下降[110]。去神经支配和后肢悬吊是典型的肌肉失用化模型，它们产生了有利于线粒体分裂的细胞环境。在该类模型中，可在早期普遍观察到线粒体融合蛋白表达减少且伴随着 Drp1 的磷酸化[111]。经过 7 天的去神经支配后，随着失用时间延长，线粒体融合/分裂蛋白比值进一步降低。肌肉失用的影响可以通过在去负荷前进行运动训练的预处理手段来预防。这可以减弱线粒体动力学损伤，并挽救因失用引起的线粒体数量和呼吸功能下降[112]。总之，这些发现说明了线粒体网络重塑与合理的线粒体分布可同时作为骨骼肌线粒体质量控制的重要因素。

6.2.2 线粒体生物合成的运动后重塑

骨骼肌中线粒体生物合成的信号通路在不同能量需求下可以发生精密调控，在运动或不运动的情况下，线粒体生物合成水平存在天壤之别。单次运动引发了无数的细胞内变化，这些变化集中在上游激活因子上。例如，在运动过程中，细胞质 Ca^{2+} 增加，ATP 快速水解为 AMP，与收缩活动相关的 ROS 短暂增加，并且刺激大量激酶激活 PGC1α[113-114]。此外，PGC1α、p53 和 TFAM 都受到翻译后修饰调控，或促进其蛋白质稳定性，或影响其核或线粒体定位，亦或增强 DNA 结合以影响转录。许多急性运动相关信号通路激活的累积效应增加了这些关键生物合成调节因子的表达和活性，导致核和线粒体编码基因的协同上调[41]，它们在人类和其他哺乳动物中通过多次运动增加了蛋白质表达[115-116]。因此，长期运动可促进线粒体数量和呼吸链功能的增强，从而改善代谢健康。

与运动时观察到的线粒体增加相反，慢性肌肉失用会导致生物合成减少，这可能是为了防止冗余线粒体的存在对细胞产生的潜在毒性效应[117]。各种慢性肌肉衰竭模型，如去神经支配、制动、后肢悬吊，甚至呼吸机辅助呼吸，都会减弱或完全消除收缩刺激[118]。有趣的是，在啮齿动物肌肉失用期间也观察到细胞质 Ca^{2+} 和 ROS 升高，并伴随线粒体呼吸的减少，而这些变化并不总能在人体中观察到[119]。值得注意的是，这些从失用状态下观测到的信号强度和持续时间与在收缩活动间歇期观察到的瞬态变化显著不同，在体育运动和肌肉失用条件下，这些信号通路的差异在线粒体数量和质量的变化方面产生了截然不同的结果[5]。此外，在肌肉失用期间，收缩活性诱导的 ATP 周转没有增加，这表明运动源性的 ROS 可能正如假设一般，是介导线粒体生物合成的主要信号[120]。在没有收缩诱导的信号转导的情况下，线粒体含量减少，PGC1α、TFAM 和其他调控因子表达水平跌至谷底[121]。有趣的是，p53 表达在肌肉失用期间升高，它似乎试图减轻线粒体数量的进一步下降，并且需要激活线粒体自噬来维持线粒体质量，以防止在缺乏收缩活性的情况下功能障碍线粒体的积累[42]。

6.2.3 线粒体自噬的运动后重塑

伴随着线粒体动力学和生物合成相关基因的一过性增加，单次运动也能够在人类与动物模型中诱导线粒体自噬相关基因的表达。部分运动诱导的经典细胞内信号通路（如 AMPK/FOXO3a 途径和 SIRT1/PGC1α 途径等）还能够在肌肉收缩活动期间激活线粒体自噬[5]。由 ATP 水解形成的 AMP 可激活 AMPK，这是运动诱导的线粒体自噬所必需的激酶[122]。AMPK 一般被认为具有以下调控功能：①调控自噬小体的形成[122]；②介导 TFEB 和 TFE3 的核定位；③它也可定位于线粒体以刺激运动诱导的线粒体自噬[123]。运动还能激活 PGC1α 及其下游通路，这可能有助于协调运动后诱导线粒体自噬[124]，因为 PGC1α 能够影响 TFEB 的转录和细胞定位[125]。

尽管急性运动刺激了多种线粒体自噬途径，但 Parkin 应该是激活大部分线粒体自噬途径所必需的[126]。Parkin 的过表达也对衰老骨骼肌中观察到的代谢机能减退和肌萎缩具有保护作用，其机制可能是通过提高线粒体自噬清除受损的线粒体[127]。当机体经过耐力训练后，骨骼肌的表型发生良性改变，包括线粒体数量的增加和呼吸功能的改善，并伴随着溶酶体含量的增加，这提高了细胞器的更新率[128]。针对耐力训练形式，许多研究记录到了肌肉内自噬和线粒体自噬标志物的增加[129-130]。C. C. W. Chen 等[131]使用秋水仙碱处理经 6 周耐力训练的小鼠，并对线粒体自噬流进行了直接测量，他们发现，经过训练的小鼠其肌肉中 Parkin 在线粒体中的定位增强了，表达量也增加了。然而，运动诱导的线粒体自噬通量增加却在训练后降低了[131-133]。其他研究也表明，在一段时间的慢性收缩活动（CCA）后，线粒体自噬流在基础状态下减少[134-135]。这些研究似乎都指向这样的事实：这些类型的运动明显改善了线粒体功能，肌细胞已经对运动产生了适应，且在安静状态下降低了线粒体自噬信号转导的必要性。此外，长期运动导致 TFEB 以及溶酶体标志物组织蛋白酶 D、MCOLN1 和 LAMP1/2 的显著升高[136-138]。这些结果表明，长期运动可以诱导溶酶体和自噬相关基因的表达，这些基因确保了肌肉在需要移除功能失调的细胞器（如线粒体）时，能够及时清除它们。

相反，肌肉失用状态会导致线粒体功能障碍和肌萎缩。线粒体含量在肌肉失用早期即开始减少，并伴随线粒体自噬的增加，大量溶酶体蛋白的表达也同时上调[139]。随后，研究人员观察到线粒体自噬标志物减少，表明在更长时间肌肉失用的情况下自噬机制可能受损[140]。然而，应该注意的是，一些研究报告了随着肌肉失用时间延长，线粒体自噬增加，这可能是由于测量线粒体自噬的方法不同所致[77]。由于线粒体功能障碍源于明显的肌肉失用，在这个过程中似乎清除受损细胞器的需求与降解能力不匹配。肌肉中累积的脂褐素和自噬小体支持了这一观点[64]，表明在肌肉失用过程中，自噬的终末阶段（包括自噬小体与溶酶体的融合和降解）可能受损。溶酶体蛋白表达的增强或溶酶体活性的增强是否能应用于治疗失用和衰老相关的肌肉损伤还有待证实，这是未来工作的一个有价值的方向。

6.2.4 线粒体未折叠蛋白反应的运动后重塑

有氧训练可以产生积极的线粒体适应，减少糖酵解的能量需求，减弱运动中的酸中毒，促进脂质氧化。这些适应共同产生了更多的氧化肌肉表型，能够增强耐力运动表现，与这些适应相一致的是在 UPR^{mt} 和线粒体蛋白输入系统中的诱导。早期研究表明，骨骼肌在慢性刺激下，可观察到 Hsp60 和 mtHsp70 含量增加，提示蛋白折叠能力增强[141]。从那时起，在表征运动过程中 UPR^{mt} 的功能及其对肌肉线粒体适应的重要性方面已经取得了长足的进展。小鼠肌细胞的慢性收缩活动（CCA）可在 4 天内引起 CHOP、ATF4 和 mtHsp70 水平的升高[142]。在啮齿动物中，CCA 1～2 天后，可在线粒体生物合成之前观察到 CHOP、ClpP、Hsp60 和 mtHsp70 mRNA 的增加，7 天后变化更为明显[143]。这些基因表达增加的过程证明了 UPR^{mt} 在运动期间线粒体适应发展中的潜在需求。同样，大鼠进行 4 周跑台训练后，Hsp60 和 LONP1 的蛋白表达也出现增加[144]，这表明肌肉线粒体对慢性运动的适应提高了细胞器的蛋白处理能力。运动对骨骼肌中 UPR^{mt} 的调节还有待进一步研究。然而，在急性和慢性[145-146]运动以及抗阻运动后[147-148]，肌肉中 UPR^{ER} 的适应性反应被揭示出来。由于 UPR^{ER} 通过 ATF4 和 ISR 与 UPR^{mt} 相联系，因此可以从这些研究中得出关于急性和慢性运动后 UPR^{mt} 信号转导如何受到影响的初步结论。急性自行车运动已被证明可上调 UPR^{ER} 标志物 CHOP 和 ATF4 的基因表达[146]，这两种转录因子具有诱导 UPR^{mt} 信号通路的潜力。研究还观察到 eIF2 的磷酸化水平的升高[146]，提示急性运动可能会调节 ATF5 蛋白的表达。另一方面，一轮抗阻运动诱导了 UPR^{ER} 蛋白的增加，但没有引起 UPR^{mt} 或 ISR 蛋白的增加，包括 CHOP 和 ATF4[147-148]。有趣的是，一些研究表明，运动训练增加了参与 UPR^{ER} 和 ISR 的蛋白质[146]，而另一些证据得出了相反的结果[149]。尽管存在争议，但经过训练的肌肉进行剧烈运动会减少这些基因转录本的表达[145]。这可能表明，在训练过的肌肉中，收缩活动诱导的线粒体蛋白毒性减少，减少了对 UPR 信号的需求。

6.3 各种运动训练方式对骨骼肌表型及其线粒体的影响

现在人们已经充分认识到，运动是诱导上述信号通路的有力刺激，最终在线粒体环境中产生强大的表型变化，提高线粒体数量和质量及其网络化程度，从而促进骨骼肌健康。正是通过 J. O. Holloszy 的开创性研究，我们第一次了解了达到特定适应水平所需的重要训练参数，以及运动训练如何促进线粒体的生物发生[105]。只有以足够的频率、强度和持续时间进行训练，才能实现有利的线粒体适应[105]。自 20 世纪 60 年代以来，研究表明，有氧运动可以促进线粒体含量的大幅增加，并改善每个线粒体的氧化磷酸化和呼吸能力[150-152]。此外，长期规律训练会减少 ROS 的产生，这表明电子流经 ETC 的能力增强[153]。鉴于这些生理学适应有利于改善肌肉健康，科学家们一直在努力寻找介导线粒体质量控制的精确信号通路，其中包括线粒体生物合成和融合，以及线粒体自噬和分裂。自从 H. Hoppeler 等[154]描述了线粒体数量与 VO_{2max} 之间的相关性以来，肌肉中线粒体含量与运动能力之间的关系一直是那些试图提高有氧耐力及运动表现的健身者和运动员们所关注的焦点。多年来，耐力训练被认为是实现线粒体适应的主要手段。耐力运动训练可增加线粒体蛋白总量，包括参与脂肪酸β氧化、三羧酸循环和氧化磷酸化，从而提高骨骼肌在运动中的能量供应能力[155]。事实上，一次耐力运动就足以引起线粒体网络的结构变化，从而促进细胞器网络功能的增强[156]。随着耐力训练的时间延长，骨骼肌内线粒体数量通常增加 40%～50%，与此同时，线粒体呼吸和氧化能力也会有显著的改善[157]。此外，线粒体对运动的适应在不同的肌纤维类型之间有所不同，这取决于最初的线粒体含量，以及训练期间运动单位募集的程度。在人类中，慢缩型肌纤维（Ⅰ型）含有最高比例的线粒体，其次是快缩氧化型肌纤维（Ⅱa 型），线粒体含量最低的是快缩酵解型肌纤维（Ⅱx 型）[158]。然而通过耐力训练，这些肌纤维中的线粒体含量都可以增加，表明线粒体适应并不依赖肌纤维类型本身，而是基于对该肌纤维施加的刺激和募集方式[159]。

R. L. Terjung 及其同事阐明了在每种肌纤维中决定线粒体适应程度的强度与持续时间之间的重要相互作用[160]。特别是Ⅰ型肌纤维在运动强度低至 VO_{2max} 的 40% 或更低时最容易被募集；当工作负荷增加并超过 VO_{2max} 的 40%时，Ⅱa 型纤维就会被有效募集；只有当运动强度超过 VO_{2max} 的 75%时，Ⅱx 型纤维才会被募集[161]。基于这一原则，为了产生理想的肌肉适应，必须募集相应的运动单位，传统的长距离耐力训练已被更科学的、更省时的方式逐渐替代，如冲刺间歇训练（sprint interval training，SIT）、高强度间歇训练（high intensity interval training，HIIT），甚至抗阻训练，这些训练可以诱导肌肉中不同的线粒体适应。

与常被联想到能产生线粒体适应的耐力训练不同，抗阻训练通常与肌肉肥大和提高肌肉最大收缩能力有关，而与抗疲劳和提高有氧能量代谢相反[155]。以往，人们普遍认为，抗阻训练引起的肌肉肥大可能导致肌肉中的线粒体间距增加，即线粒体在骨骼肌肥大过程中被“稀释”[162]。然而，最近一篇关于抗阻训练对线粒体影响的综述提出了不同意见[163]。越来越多的证据表明，抗阻训练有可能诱导骨骼肌线粒体最大呼吸能力的明显改善，但没有同时增加线粒体基因表达或提高线粒体质量[152]，这些适应可能在老年个体或疾病个体的骨骼肌中更为明显，因其线粒体数量与相关基因表达在基础状态下低于正常个体，也因此可能有更大的提升潜力[164-165]。

近几年，HIIT 和 SIT 越来越受欢迎，这种训练方式能够在相当短的时间内，以较少的运动量诱导出与传统耐力训练相似的适应水平[166]。这些运动条件涉及所有运动单位的募集，这有助于在混合纤维活检样本中检测所有肌纤维的线粒体适应[166]。高强度训练可以促进各种信号激酶的激活，这些激酶聚集在 PGC1α 上，促进细胞器合成，就像耐力运动一样[167-168]。然而，高强度的运动导致 ATP 加速水解及更多的 Ca^{2+} 释放，这会使信号激酶(如 p38 MAPK、AMPK 和 CaMKⅡ)的激活增强，并可以解释反复的 HIIT 和 SIT 在短短 6～7 次干预中就可以使线粒体含量增加 25%～35%[162,166,169]。

（薄　海）

参考文献

[1] PICARD M, WALLACE D C, BURELLE Y J M. The rise of mitochondria in medicine [J]. Mitochondrion, 2016, 30: 105-116.

[2] SPINELLI J B, HAIGIS M C J N C B. The multifaceted contributions of mitochondria to cellular metabolism [J]. Nature Cell Biology, 2018, 20(7): 745-754.

[3] HOOD D A, NUTRITION, METABOLISM. Mechanisms of exercise-induced mitochondrial biogenesis in skeletal muscle [J]. Applied Physiology, Nutrition, and Metabolism, 2009, 34(3): 465-472.

[4] MISHRA P, CHAN D C. Metabolic regulation of mitochondrial dynamics [J]. Journal of Cell Biology, 2016, 212(4): 379-387.

[5] SLAVIN M B, MEMME J M, OLIVEIRA A N, et al. Regulatory networks coordinating mitochondrial quality control in skeletal muscle [J]. American Journal of Physiology. Cell physiology, 2022, 322(5): C913-C26.

[6] KIRKWOOD S P, PACKER L, BROOKS G A. Effects of endurance training on a mitochondrial reticulum in limb skeletal muscle [J]. Archives of Biochemistry and Biophysics, 1987, 255(1): 80-88.

[7] CHUNG D J, MADISON G P, APONTE A M, et al. Metabolic design in a mammalian model of extreme metabolism, the North American least shrew (Cryptotis parva) [J]. Journal of Physiology, 2022, 600(3): 547-567.

[8] GLANCY B, BALABAN R S. Energy metabolism design of the striated muscle cell [J]. Physiological Reviews, 2021, 101(4): 1561-1607.

[9] DULAC M, LEDUC-GAUDET J P, CEFIS M, et al. Regulation of muscle and mitochondrial health by the mitochondrial fission protein Drp1 in aged mice [J]. The Journal of Physiology, 2021, 599(17): 4045-4063.

[10] ROMANELLO V, SANDRI M. The connection between the dynamic remodeling of the mitochondrial network and the regulation of muscle mass [J]. Cellular and Molecular Life Sciences, 2021, 78(4): 1305-1328.

[11] GIOVARELLI M, ZECCHINI S, MARTINI E, et al. Drp1 overexpression induces desmin disassembling and drives kinesin-1 activation promoting mitochondrial trafficking in skeletal muscle [J]. Cell Death and Differentiation, 2020, 27(8): 2383-2401.

[12] SEBASTIAN D, SORIANELLO E, SEGALES J, et al. Mfn2 deficiency links age-related sarcopenia and impaired autophagy to activation of an adaptive mitophagy pathway [J]. EMBO Journal, 2016, 35(15): 1677-1693.

[13] ROMANELLO V, SCALABRIN M, ALBIERO M, et al. Inhibition of the fission machinery mitigates OPA1 impairment in adult skeletal muscles [J]. Cells, 2019, 8(6): 597.

[14] GLANCY B, HARTNELL L M, COMBS C A, et al. Power grid protection of the muscle mitochondrial reticulum [J]. Cell Reports, 2017, 19(3): 487-496.
[15] VINCENT A E, TURNBULL D M, EISNER V, et al. Mitochondrial nanotunnels [J]. Trends in Cell Biology, 2017, 27(11): 787-799.
[16] VINCENT A E, WHITE K, DAVEY T, et al. Quantitative 3D mapping of the human skeletal muscle mitochondrial network [J]. Cell Reports, 2019, 26(4): 996-1009.
[17] FERNÁNDEZ-VIZARRA E, ENRÍQUEZ J A, PÉREZ-MARTOS A, et al. Tissue-specific differences in mitochondrial activity and biogenesis [J]. Mitochondrion, 2011, 11(1): 207-213.
[18] KAYAR S, HOPPELER H, MERMOD L, et al. Mitochondrial size and shape in equine skeletal muscle: a three-dimensional reconstruction study [J]. The Anatomical Record, 1988, 222(4): 333-339.
[19] COGSWELL A M, STEVENS R J, HOOD D A. Properties of skeletal muscle mitochondria isolated from subsarcolemmal and intermyofibrillar regions [J]. The American Journal of Physiology, 1993, 264(2): C383-C389.
[20] KOWALD A, KIRKWOOD T B. Transcription could be the key to the selection advantage of mitochondrial deletion mutants in aging [J]. Proceedings of the National Academy of Sciences of the United States of America, 2014, 111(8): 2972-2977.
[21] OGATA T, YAMASAKI Y. Ultra-high-resolution scanning electron microscopy of mitochondria and sarcoplasmic reticulum arrangement in human red, white, and intermediate muscle fibers [J]. The Anatomical Record, 1997, 248(2): 214-223.
[22] BONCOMPAGNI S, ROSSI A E, MICARONI M, et al. Mitochondria are linked to calcium stores in striated muscle by developmentally regulated tethering structures [J]. Molecular Biology of the Cell, 2009, 20(3): 1058-1067.
[23] CALVO S E, CLAUSER K R, MOOTHA V K. MitoCarta2.0: an updated inventory of mammalian mitochondrial proteins [J]. Nucleic Acids Research, 2016, 44(D1): D1251-D1257.
[24] ANDERSON S, BANKIER A T, BARRELL B G, et al. Sequence and organization of the human mitochondrial genome [J]. Nature, 1981, 290(5806): 457-465.
[25] GORDON J W, RUNGI A A, INAGAKI H, et al. Effects of contractile activity on mitochondrial transcription factor A expression in skeletal muscle [J]. Journal of Applied Physiology (1985), 2001, 90(1): 389-396.
[26] HANDSCHIN C, SPIEGELMAN B M. Peroxisome proliferator-activated receptor gamma coactivator 1 coactivators, energy homeostasis, and metabolism [J]. Endocrine Reviews, 2006, 27(7): 728-735.
[27] SCARPULLA R C. Metabolic control of mitochondrial biogenesis through the PGC-1 family regulatory network [J]. Biochimica et Biophysica Acta, 2011, 1813(7): 1269-1278.
[28] PUIGSERVER P, ADELMANT G, WU Z, et al. Activation of PPARγ coactivator-1 through transcription factor docking [J]. Science (New York, N. Y.), 1999, 286(5443): 1368-1371.
[29] SCARPULLA R C, VEGA R B, KELLY D P, et al. Transcriptional integration of mitochondrial biogenesis [J]. Trends in endocrinology and metabolism, 2012, 23(9): 459-466.
[30] DOMINY J E, PUIGSERVER P. Mitochondrial biogenesis through activation of nuclear signaling proteins [J]. Cold Spring Harbor Perspectives in Biology, 2013, 5(7): 285.

[31] CALVO J A, DANIELS T G, WANG X, et al. Muscle-specific expression of PPAR gamma coactivator - 1alpha improves exercise performance and increases peak oxygen uptake [J]. Journal of Applied Physiology (1985), 2008, 104(5): 1304 - 1312.

[32] UGUCCIONI G, HOOD D A. The importance of PGC - 1alpha in contractile activity-induced mitochondrial adaptations [J]. Am The Journal of physiology Endocrinol Metab, 2011, 300(2): E361 - 371.

[33] HANDSCHIN C, CHIN S, LI P, et al. Skeletal muscle fiber-type switching, exercise intolerance, and myopathy in PGC - 1alpha muscle-specific knock-out animals [J]. Journal of Biological Chemistry, 2007, 282(41): 30014 - 30021.

[34] GALI RAMAMOORTHY T, LAVERNY G, SCHLAGOWSKI A I, et al. The transcriptional coregulator PGC - 1beta controls mitochondrial function and anti-oxidant defence in skeletal muscles [J]. Nature Communications, 2015, 6: 10210.

[35] RUAS J L, WHITE J P, RAO R R, et al. A PGC - 1alpha isoform induced by resistance training regulates skeletal muscle hypertrophy [J]. Cell, 2012, 151(6): 1319 - 1331.

[36] FALKENBERG M, LARSSON N G, GUSTAFSSON C M. DNA replication and transcription in mammalian mitochondria [J]. Annu Rev Biochem, 2007, 76: 679 - 699.

[37] NGO H B, LOVELY G A, PHILLIPS R, et al. Distinct structural features of TFAM drive mitochondrial DNA packaging versus transcriptional activation [J]. Nature Communications, 2014, 5: 3077.

[38] LARSSON N G, WANG J, WILHELMSSON H, et al. Mitochondrial transcription factor A is necessary for mtDNA maintenance and embryogenesis in mice [J]. Nature Genetics, 1998, 18 (3): 231 - 6.

[39] WREDENBERG A, WIBOM R, WILHELMSSON H, et al. Increased mitochondrial mass in mitochondrial myopathy mice [J]. Proc Natl Acad Sci U S A, 2002, 99(23): 15066 - 15071.

[40] BEYFUSS K, ERLICH A T, TRIOLO M, et al. The role of p53 in determining mitochondrial adaptations to endurance training in skeletal muscle [J]. Scientific Reports, 2018, 8(1): 14710.

[41] SALEEM A, HOOD D A. Acute exercise induces tumour suppressor protein p53 translocation to the mitochondria and promotes a p53 - Tfam-mitochondrial DNA complex in skeletal muscle [J]. The Journal of Physiology, 2013, 591(14): 3625 - 3636.

[42] MEMME J M, OLIVEIRA A N, HOOD D A. P53 regulates skeletal muscle mitophagy and mitochondrial quality control following denervation-induced muscle disuse [J]. Journal of Biological Chemistry, 2022, 298(2): 101540.

[43] BEYFUSS K, HOOD D A. A systematic review of p53 regulation of oxidative stress in skeletal muscle [J]. Redox Report, 2018, 23(1): 100 - 117.

[44] STOCKS B, DENT J R, JOANISSE S, et al. Skeletal muscle fibre-specific knockout of p53 does not reduce mitochondrial content or enzyme activity [J]. Frontiers In Physiology, 2017, 8: 941.

[45] JIN S M, LAZAROU M, WANG C, et al. Mitochondrial membrane potential regulates PINK1 import and proteolytic destabilization by PARL [J]. Journal of Cell Biology, 2010, 191(5): 933 - 942.

[46] LAZAROU M, SLITER D A, KANE L A, et al. The ubiquitin kinase PINK1 recruits autophagy receptors to induce mitophagy [J]. Nature, 2015, 524(7565): 309 - 314.

[47] ROCZNIAK-FERGUSON A, PETIT C S, FROEHLICH F, et al. The transcription factor TFEB links mTORC1 signaling to transcriptional control of lysosome homeostasis [J]. Science Signaling, 2012, 5(228): ra42.

[48] CARTER H N, KIM Y, ERLICH A T, et al. Autophagy and mitophagy flux in young and aged skeletal muscle following chronic contractile activity [J]. The Journal of Physiology, 2018, 596 (16): 3567 - 3584.

[49] MOTTIS A, JOVAISAITE V, AUWERX J. The mitochondrial unfolded protein response in mammalian physiology [J]. Mamm Genome, 2014, 25(9 - 10): 424 - 433.

[50] ZHAO Q, WANG J, LEVICHKIN I V, et al. A mitochondrial specific stress response in mammalian cells [J]. EMBO Journal, 2002, 21(17): 4411 - 4419.

[51] NARGUND A M, PELLEGRINO M W, FIORESE C J, et al. Mitochondrial import efficiency of ATFS - 1 regulates mitochondrial UPR activation [J]. Science, 2012, 337(6094): 587 - 590.

[52] MELBER A, HAYNES C M. UPR(mt) regulation and output: a stress response mediated by mitochondrial-nuclear communication [J]. Cell Research, 2018, 28(3): 281 - 295.

[53] FIORESE C J, SCHULZ A M, LIN Y F, et al. The transcription factor ATF5 mediates a mammalian mitochondrial UPR [J]. Current Biology, 2016, 26(15): 2037 - 43.

[54] WANG Y T, LIM Y, MCCALL M N, et al. Cardioprotection by the mitochondrial unfolded protein response requires ATF5 [J]. American Journal of physiology. Heart and Circulatory Physiology, 2019, 317(2): H472 - H478.

[55] MARTINUS R D, GARTH G P, WEBSTER T L, et al. Selective induction of mitochondrial chaperones in response to loss of the mitochondrial genome [J]. European Journal of Biochemistry, 1996, 240(1): 98 - 103.

[56] HAYNES C M, YANG Y, BLAIS S P, et al. The matrix peptide exporter HAF - 1 signals a mitochondrial UPR by activating the transcription factor ZC376. 7 in C. elegans [J]. Molecular Cell, 2010, 37(4): 529 - 540.

[57] NARGUND A M, FIORESE C J, PELLEGRINO M W, et al. Mitochondrial and nuclear accumulation of the transcription factor ATFS - 1 promotes OXPHOS recovery during the UPR (mt) [J]. Molecular Cell, 2015, 58(1): 123 - 133.

[58] HAYNES C M, PETROVA K, BENEDETTI C, et al. ClpP mediates activation of a mitochondrial unfolded protein response in C. elegans [J]. Developmental Cell, 2007, 13(4): 467 - 480.

[59] MUNCH C. The different axes of the mammalian mitochondrial unfolded protein response [J]. Bmc Biology, 2018, 16(1): 81.

[60] HORIBE T, HOOGENRAAD N J. The chop gene contains an element for the positive regulation of the mitochondrial unfolded protein response [J]. PLoS One, 2007, 2(9): e835.

[61] ARNOULD T, MICHEL S, RENARD P. Mitochondria retrograde signaling and the UPRmt: where are we in mammals. [J]. International Journal of Molecular Sciences, 2015, 16(8): 18224 - 18251.

[62] AL SARRAJ J, VINSON C, THIEL G. Regulation of asparagine synthetase gene transcription by the basic region leucine zipper transcription factors ATF5 and CHOP [J]. Biological Chemistry, 2005, 386(9): 873 - 879.

[63] SUN X, ANGELASTRO J M, MERINO D, et al. Dominant-negative ATF5 rapidly depletes

survivin in tumor cells [J]. Cell Death & Disease, 2019, 10(10): 709.

[64] TESKE B F, FUSAKIO M E, ZHOU D, et al. CHOP induces activating transcription factor 5 (ATF5) to trigger apoptosis in response to perturbations in protein homeostasis [J]. Molecular Biology of the Cell, 2013, 24(15): 2477 - 2490.

[65] LI R L, WU S S, WU Y, et al. Irisin alleviates pressure overload-induced cardiac hypertrophy by inducing protective autophagy via mTOR-independent activation of the AMPK-ULK1 pathway [J]. Journal of Molecular and Cellular Cardiology, 2018, 121: 242 - 255.

[66] ZHOU D, PALAM L R, JIANG L, et al. Phosphorylation of eIF2 directs ATF5 translational control in response to diverse stress conditions [J]. Journal of Biological Chemistry, 2008, 283 (11): 7064 - 7073.

[67] FORSSTROM S, JACKSON C B, CARROLL C J, et al. Fibroblast growth factor 21 drives dynamics of local and systemic stress responses in mitochondrial myopathy with mtDNA deletions [J]. Cell Metabolism, 2019, 30(6): 1040 - 1054.

[68] MOLENAARS M, JANSSENS G E, WILLIAMS E G, et al. A conserved mito-cytosolic translational balance links two longevity pathways [J]. Cell Metabolism, 2020, 31(3): 549 - 563.

[69] QUIROS P M, PRADO M A, ZAMBONI N, et al. Multi-omics analysis identifies ATF4 as a key regulator of the mitochondrial stress response in mammals [J]. Journal of Cell Biology, 2017, 216(7): 2027 - 2045.

[70] ANDERSON N S, HAYNES C M. Folding the mitochondrial UPR into the integrated stress response [J]. Trends Cell Biology, 2020, 30(6): 428 - 439.

[71] PALAM L R, BAIRD T D, WEK R C. Phosphorylation of eIF2 facilitates ribosomal bypass of an inhibitory upstream ORF to enhance CHOP translation [J]. Journal of Biological Chemistry, 2011, 286(13): 10939 - 10949.

[72] PAKOS-ZEBRUCKA K, KORYGA I, MNICH K, et al. The integrated stress response [J]. EMBO Reports, 2016, 17(10): 1374 - 1395.

[73] MÜNCH C J B B. The different axes of the mammalian mitochondrial unfolded protein response [J]. BMC biology, 2018, 16(1): 81.

[74] BAKER B M, NARGUND A M, SUN T, et al. Protective coupling of mitochondrial function and protein synthesis via the eIF2alpha kinase GCN - 2 [J]. Plos Genetics, 2012, 8 (6): e1002760.

[75] RATH E, BERGER E, MESSLIK A, et al. Induction of dsRNA-activated protein kinase links mitochondrial unfolded protein response to the pathogenesis of intestinal inflammation [J]. Gut, 2012, 61(9): 1269 - 1278.

[76] RAINBOLT T K, ATANASSOVA N, GENEREUX J C, et al. Stress-regulated translational attenuation adapts mitochondrial protein import through Tim17A degradation [J]. Cell Metabolism, 2013, 18(6): 908 - 919.

[77] HOUTKOOPER R H, MOUCHIROUD L, RYU D, et al. Mitonuclear protein imbalance as a conserved longevity mechanism [J]. Nature, 2013, 497(7450): 451 - 457.

[78] JOVAISAITE V, AUWERX J. The mitochondrial unfolded protein response-synchronizing genomes [J]. Current Opinion in Cell Biology, 2015, 33: 74 - 81.

[79] MICHEL S, CANONNE M, ARNOULD T, et al. Inhibition of mitochondrial genome

expression triggers the activation of CHOP - 10 by a cell signaling dependent on the integrated stress response but not the mitochondrial unfolded protein response [J]. Mitochondrion, 2015, 21: 58 - 68.

[80] YONEDA T, BENEDETTI C, URANO F, et al. Compartment-specific perturbation of protein handling activates genes encoding mitochondrial chaperones [J]. Journal of Cell Science, 2004, 117: 4055 - 66.

[81] JOSEPH A M, RUNGI A A, ROBINSON B H, et al. Compensatory responses of protein import and transcription factor expression in mitochondrial DNA defects [J]. American Journal of Physiology. Cell Physiology, 2004, 286(4): C867 - C875.

[82] CHUNG H K, RYU D, KIM K S, et al. Growth differentiation factor 15 is a myomitokine governing systemic energy homeostasis [J]. The Journal of Cell Biology, 2017, 216(1): 149 - 165.

[83] WANG Y T, LIM Y, MCCALL M N, et al. Cardioprotection by the mitochondrial unfolded protein response requires ATF5 [J]. American Journal of Physiology. Heart and Circulatory Physiology, 2019, 317(2): H472 - H478.

[84] DOGAN S A, PUJOL C, MAITI P, et al. Tissue-specific loss of DARS2 activates stress responses independently of respiratory chain deficiency in the heart [J]. Cell Metabolism, 2014, 19(3): 458 - 469.

[85] MOUCHIROUD L, HOUTKOOPER R H, MOULLAN N, et al. The NAD^+/sirtuin pathway modulates longevity through activation of mitochondrial UPR and FOXO signaling [J]. Cell Metabolism, 2013, 154(2): 430 - 441.

[86] PIRINEN E, CANTO C, JO Y S, et al. Pharmacological Inhibition of poly (ADP-ribose) polymerases improves fitness and mitochondrial function in skeletal muscle [J]. Cell, 2014, 19 (6): 1034 - 1041.

[87] SMYRNIAS I, GRAY S P, OKONKO D O, et al. Cardioprotective effect of the mitochondrial unfolded protein response during chronic pressure overload [J]. Journal of the American College of Cardiology, 2019, 73(14): 1795 - 1806.

[88] BAI P, CANTÓ C, OUDART H, et al. PARP - 1 inhibition increases mitochondrial metabolism through SIRT1 activation [J]. Cell Metabolism, 2011, 13(4): 461 - 468.

[89] GARIANI K, MENZIES K J, RYU D, et al. Eliciting the mitochondrial unfolded protein response by nicotinamide adenine dinucleotide repletion reverses fatty liver disease in mice [J]. Hepatology (Baltimore, Md.), 2016, 63(4): 1190 - 1204.

[90] GLEMBOTSKI C C, ARRIETA A, BLACKWOOD E A. Unfolding the roles of mitochondria as therapeutic targets for heart disease [J]. Journal of The American College of Cardiology, 2019, 73(14): 1807 - 1810.

[91] KOBAYASHI M, NEZU Y, TAGAWA R, et al. Mitochondrial unfolded protein responses in white adipose tissue: lipoatrophy, whole-body metabolism and lifespan [J]. International Journal of Molecular Sciences, 2021, 22(6): 2854.

[92] ZURITA RENDÓN O, SHOUBRIDGE E A J M, BIOLOGY C. LONP1 is required for maturation of a subset of mitochondrial proteins, and its loss elicits an integrated stress response [J]. Molecular and Cellular Biology, 2018, 38(20): e00412 - 17.

[93] LU B, SHANGGUAN F, HUANG D, et al. LonP1 orchestrates UPRmt and UPRER and

mitochondrial dynamics to regulate heart function [J]. BioRxiv, 2019, 564492.

[94] BESSE A, BREZAVAR D, HANSON J, et al. LONP1 de novo dominant mutation causes mitochondrial encephalopathy with loss of LONP1 chaperone activity and excessive LONP1 proteolytic activity [J]. Mitochondrion, 2020, 51: 68 - 78.

[95] FAN F, DUAN Y, YANG F, et al. Deletion of heat shock protein 60 in adult mouse cardiomyocytes perturbs mitochondrial protein homeostasis and causes heart failure [J]. Cell Death and Differentiation, 2020, 27(2): 587 - 600.

[96] GIBELLINI L, DE BIASI S, NASI M, et al. Mitochondrial proteases as emerging pharmacological targets [J]. Current Pharmaceutical Design, 2016, 22(18): 2679 - 2688.

[97] OWUSU-ANSAH E, SONG W, PERRIMON N J C. Muscle mitohormesis promotes longevity via systemic repression of insulin signaling [J]. Cell, 2013, 155(3): 699 - 712.

[98] OLIVEIRA A N, HOOD D A. Effect of Tim23 knockdown in vivo on mitochondrial protein import and retrograde signaling to the UPRmt in muscle [J]. American Journal of Physiology. Cell Physiology, 2018, 315(4): C516 - C26.

[99] ROLLAND S G, SCHNEID S, SCHWARZ M, et al. Compromised mitochondrial protein import acts as a signal for UPRmt [J]. Cell Reports, 2019, 28(7): 1659 - 1669.

[100] POVEDA-HUERTES D, MATIC S, MARADA A, et al. An early mtUPR: redistribution of the nuclear transcription factor Rox1 to mitochondria protects against intramitochondrial proteotoxic aggregates [J]. Molecular Cell, 2020, 77(1): 180 - 188.

[101] PULLIAM D A, DEEPA S S, LIU Y, et al. Complex IV-deficient Surf1-/-mice initiate mitochondrial stress responses [J]. The Biochemical Journal, 2014, 462(2): 359 - 371.

[102] DURIEUX J, WOLFF S, DILLIN A J C. The cell-non-autonomous nature of electron transport chain-mediated longevity [J]. Cell, 2011, 144(1): 79 - 91.

[103] YI H S, CHANG J Y, SHONG M J. The mitochondrial unfolded protein response and mitohormesis: a perspective on metabolic diseases [J]. Journal of Molecular Endocrinology, 2018, 61(3): R91 - R105.

[104] MAGLIONI S, SCHIAVI A, RUNCI A, et al. Mitochondrial stress extends lifespan in C. elegans through neuronal hormesis [J]. Experimental Gerontology, 2014, 56: 89 - 98.

[105] HOLLOSZY J O. Biochemical adaptations in muscle: effects of exercise on mitochondrial oxygen uptake and respiratory enzyme activity in skeletal muscle [J]. The Journal of Biological Chemistry, 1967, 242(9): 2278 - 2282.

[106] HUERTAS J R, RUIZ-OJEDA F J, PLAZA-DIAZ J, et al. Human muscular mitochondrial fusion in athletes during exercise [J]. FASEB Journal, 2019, 33(11): 12087 - 12098.

[107] KING W T, AXELROD C L, ZUNICA E R M, et al. Dynamin-related protein 1 regulates substrate oxidation in skeletal muscle by stabilizing cellular and mitochondrial calcium dynamics [J]. Journal of Biological Chemistry, 2021, 297(4): 101196.

[108] KITAOKA Y, MIYAZAKI M, KIKUCHI S. Voluntary exercise prevents abnormal muscle mitochondrial morphology in cancer cachexia mice [J]. Physiological Reports, 2021, 9(16): e15016.

[109] BELL M B, BUSH Z, MCGINNIS G R, et al. Adult skeletal muscle deletion of Mitofusin 1 and 2 impedes exercise performance and training capacity [J]. Journal of Applied Physiology

(1985), 2019, 126(2): 341 - 353.
[110] HOUZELLE A, JORGENSEN J A, SCHAART G, et al. Human skeletal muscle mitochondrial dynamics in relation to oxidative capacity and insulin sensitivity [J]. Diabetologia, 2021, 64(2): 424 - 436.
[111] CANNAVINO J, BROCCA L, SANDRI M, et al. The role of alterations in mitochondrial dynamics and PGC - 1alpha over-expression in fast muscle atrophy following hindlimb unloading [J]. The Journal of Physiology, 2015, 593(8): 1981 - 1995.
[112] BROCCA L, ROSSI M, CANEPARI M, et al. Exercise preconditioning blunts early atrogenes expression and atrophy in gastrocnemius muscle of hindlimb unloaded mice [J]. International Journal of Molecular Sciences, 2021, 23(1): 821.
[113] BRANDT N, NIELSEN L, THIELLESEN BUCH B, et al. Impact of beta-adrenergic signaling in PGC - 1alpha-mediated adaptations in mouse skeletal muscle [J]. Am The Journal of Physiology Endocrinol Metab, 2018, 314(1): E1 - E20.
[114] HANDSCHIN C, RHEE J, LIN J, et al. An autoregulatory loop controls peroxisome proliferator-activated receptor gamma coactivator 1alpha expression in muscle [J]. Proceedings of the National Academy of Sciences of the United States of America, 2003, 100(12): 7111 - 7116.
[115] REICHMANN H, HOPPELER H, MATHIEU-COSTELLO O, et al. Biochemical and ultrastructural changes of skeletal muscle mitochondria after chronic electrical stimulation in rabbits [J]. Pflugers Archiv : European Journal of Physiology, 1985, 404(1): 1 - 9.
[116] LITTLE J P, SAFDAR A, WILKIN G P, et al. A practical model of low-volume high-intensity interval training induces mitochondrial biogenesis in human skeletal muscle: potential mechanisms [J]. The Journal of Physiology, 2010, 588: 1011 - 1022.
[117] HYATT H, DEMINICE R, YOSHIHARA T, et al. Mitochondrial dysfunction induces muscle atrophy during prolonged inactivity: a review of the causes and effects [J]. Archives of Biochemistry and Biophysics, 2019, 662: 49 - 60.
[118] MEMME J M, SLAVIN M, MORADI N, et al. Mitochondrial bioenergetics and turnover during chronic muscle disuse [J]. International Journal of Molecular Sciences, 2021, 22 (10): 5179.
[119] MIOTTO P M, MCGLORY C, BAHNIWAL R, et al. Supplementation with dietary omega - 3 mitigates immobilization-induced reductions in skeletal muscle mitochondrial respiration in young women [J]. FASEB Journal, 2019, 33(7): 8232 - 8240.
[120] CONNOR M K, IRRCHER I, HOOD D A. Contractile activity-induced transcriptional activation of cytochrome C involves Sp1 and is proportional to mitochondrial ATP synthesis in C2C12 muscle cells [J]. Journal of Biological Chemistry, 2001, 276(19): 15898 - 15904.
[121] ADHIHETTY P J, O'LEARY M F, CHABI B, et al. Effect of denervation on mitochondrially mediated apoptosis in skeletal muscle [J]. Journal of Applied Physiology (1985), 2007, 102 (3): 1143 - 1151.
[122] LAKER R C, DRAKE J C, WILSON R J, et al. Ampk phosphorylation of Ulk1 is required for targeting of mitochondria to lysosomes in exercise-induced mitophagy [J]. Nature Communications, 2017, 8(1): 548.
[123] DRAKE J C, WILSON R J, LAKER R C, et al. Mitochondria-localized AMPK responds to

local energetics and contributes to exercise and energetic stress-induced mitophagy [J]. Proceedings of the National Academy of Sciences of the United States of America, 2021, 118 (37): 287.

[124] VAINSHTEIN A, TRYON L D, PAULY M, et al. Role of PGC - 1alpha during acute exercise-induced autophagy and mitophagy in skeletal muscle [J]. American Journal of Physiologyogy, 2015, 308(9): C710 - C719.

[125] ERLICH A T, BROWNLEE D M, BEYFUSS K, et al. Exercise induces TFEB expression and activity in skeletal muscle in a PGC - 1alpha-dependent manner [J]. Am The Journal of physiology Cell Physiol, 2018, 314(1): C62 - C72.

[126] CHEN C C W, ERLICH A T, CRILLY M J, et al. Parkin is required for exercise-induced mitophagy in muscle: impact of aging [J]. Am The Journal of physiology Endocrinol Metab, 2018, 315(3): E404 - E415.

[127] LEDUC-GAUDET J P, REYNAUD O, HUSSAIN S N, et al. Parkin overexpression protects from ageing-related loss of muscle mass and strength [J]. Journal of Physiology, 2019, 597(7): 1975 - 1991.

[128] KIM Y, TRIOLO M, ERLICH A T, et al. Regulation of autophagic and mitophagic flux during chronic contractile activity-induced muscle adaptations [J]. Pflugers Archiv : European journal of physiology, 2019, 471(3): 431 - 440.

[129] LIRA V A, OKUTSU M, ZHANG M, et al. Autophagy is required for exercise training-induced skeletal muscle adaptation and improvement of physical performance [J]. FASEB Journal, 2013, 27(10): 4184.

[130] JU J S, JEON S I, PARK J Y, et al. Autophagy plays a role in skeletal muscle mitochondrial biogenesis in an endurance exercise-trained condition [J]. The Journal of Physiological Sciences, 2016, 66: 417 - 430.

[131] CHEN C C W, ERLICH A T, HOOD D A. Role of Parkin and endurance training on mitochondrial turnover in skeletal muscle [J]. Skeletal Muscle, 2018, 8: 1 - 14.

[132] LIRA V A, OKUTSU M, ZHANG M, et al. Autophagy is required for exercise training-induced skeletal muscle adaptation and improvement of physical performance [J]. FASEB Journal, 2013, 27(10): 4184 - 4193.

[133] HOOD D A, MEMME J M, OLIVEIRA A N, et al. Maintenance of skeletal muscle mitochondria in health, exercise, and aging [J]. Annual Review of Physiology, 2019, 81: 19 - 41.

[134] CARTER H N, PAULY M, TRYON L D, et al. Effect of contractile activity on PGC1α transcription in young and aged skeletal muscle [J]. Journal of Applied Physiology, 2018, 124 (6): 1605 - 1615.

[135] LEDUC-GAUDET J P, REYNAUD O, HUSSAIN S N, et al. Parkin overexpression protects from ageing-related loss of muscle mass and strength [J]. The Journal of physiology, 2019, 597 (7): 1975 - 1991.

[136] KIM Y, HOOD D A. Regulation of the autophagy system during chronic contractile activity-induced muscle adaptations [J]. Physiological Reports, 2017, 5(14): e13307.

[137] SETTEMBRE C, DE CEGLI R, MANSUETO G, et al. TFEB controls cellular lipid

metabolism through a starvation-induced autoregulatory loop [J]. Nature Cell Biology, 2013, 15 (6): 647 - 658.

[138] KIM Y, TRIOLO M, ERLICH A T, et al. Regulation of autophagic and mitophagic flux during chronic contractile activity-induced muscle adaptations [J]. Pflugers Archiv : European Journal of Physiology, 2019, 471(3): 431 - 440.

[139] LEERMAKERS P A, KNEPPERS A E M, SCHOLS A, et al. Skeletal muscle unloading results in increased mitophagy and decreased mitochondrial biogenesis regulation [J]. Muscle Nerve, 2019, 60(6): 769 - 778.

[140] ROSA-CALDWELL M E, BROWN J L, PERRY R A, et al. Regulation of mitochondrial quality following repeated bouts of hindlimb unloading [J]. Appl Physiol Nutr Metab, 2020, 45 (3): 264 - 274.

[141] ORNATSKY O, CONNOR M, HOOD D A. Expression of stress proteins and mitochondrial chaperonins in chronically stimulated skeletal muscle [J]. The Biochemical Journal, 1995, 311 (1): 119 - 123.

[142] MESBAH MOOSAVI Z S, HOOD D A. The unfolded protein response in relation to mitochondrial biogenesis in skeletal muscle cells [J]. American Journal of Physiology. Cell Physiology, 2017, 312(5): C583 - C594.

[143] MEMME J M, OLIVEIRA A N, HOOD D A. Chronology of UPR activation in skeletal muscle adaptations to chronic contractile activity [J]. American Journal of Physiology. Cell Physiology, 2016, 310(11): C1024 - C1036.

[144] CORDEIRO A V, BRíCOLA R S, BRAGA R R, et al. Aerobic exercise training induces the mitonuclear imbalance and UPRmt in the skeletal muscle of aged mice [J]. The Journals of Gerontology, 2020, 75(12): 2258 - 2261.

[145] WU J, RUAS J L, ESTALL J L, et al. The unfolded protein response mediates adaptation to exercise in skeletal muscle through a PGC1α/ATF6α complex [J]. Cell Metabolism, 2011, 13 (2): 160 - 169.

[146] DELDICQUE L, CANI P D, DELZENNE N M, et al. Endurance training in mice increases the unfolded protein response induced by a high-fat diet [J]. Journal of Physiology and Biochemistry, 2013, 69: 215 - 225.

[147] OGBORN D I, MCKAY B R, CRANE J D, et al. The unfolded protein response is triggered following a single, unaccustomed resistance-exercise bout [J]. American Journal of Physiology. Regulatory, Integrative and Comparative Physiology, 2014, 307(6): R664 - R669.

[148] HENTILÄ J, AHTIAINEN J P, PAULSEN G, et al. Autophagy is induced by resistance exercise in young men, but unfolded protein response is induced regardless of age [J]. Acta Physiologica, 2018, 224(1): e13069.

[149] KIM K, KIM Y H, LEE S H, et al. Effect of exercise intensity on unfolded protein response in skeletal muscle of rat [J]. The Korean Journal of Physiology & Pharmacology, 2014, 18 (3): 211.

[150] BURGOMASTER K A, HOWARTH K R, PHILLIPS S M, et al. Similar metabolic adaptations during exercise after low volume sprint interval and traditional endurance training in humans [J]. The Journal of Physiology, 2008, 586(1): 151 - 160.

[151] JACOBS R A, LUNDBY C. Mitochondria express enhanced quality as well as quantity in association with aerobic fitness across recreationally active individuals up to elite athletes [J]. Journal of Applied Physiology (1985), 2013, 114(3): 344 - 350.

[152] PORTER C, REIDY P T, BHATTARAI N, et al. Resistance exercise training alters mitochondrial function in human skeletal muscle [J]. Medicine and Science in Sports and Exercise, 2015, 47(9): 1922 - 1931.

[153] HOLLOWAY G P. Nutrition and training influences on the regulation of mitochondrial adenosine diphosphate sensitivity and bioenergetics [J]. Sports Medicine, 2017, 47(Suppl 1): 13 - 21.

[154] HOPPELER H, LUTHI P, CLAASSEN H, et al. The ultrastructure of the normal human skeletal muscle. A morphometric analysis on untrained men, women and well-trained orienteers [J]. Pflugers Archiv : European Journal of Physiology, 1973, 344(3): 217 - 232.

[155] HOLLOSZY J O, BOOTH F W. Biochemical adaptations to endurance exercise in muscle [J]. Annual Review of Physiology, 1976, 38: 273 - 291.

[156] PICARD M, GENTIL B J, MCMANUS M J, et al. Acute exercise remodels mitochondrial membrane interactions in mouse skeletal muscle [J]. Journal of Applied Physiology, 2013, 115 (10): 1562 - 1571.

[157] BALDWIN K, KLINKERFUSS G, TERJUNG R, et al. Respiratory capacity of white, red, and intermediate muscle: adaptative response to exercise [J]. The American Journal of Physiology, 1972, 222(2): 373 - 378.

[158] HOWALD H, HOPPELER H, CLAASSEN H, et al. Influences of endurance training on the ultrastructural composition of the different muscle fiber types in humans [J]. Pflugers Archiv : European Journal of Physiology, 1985, 403(4): 369 - 376.

[159] LUNDBY C, JACOBS R A. Adaptations of skeletal muscle mitochondria to exercise training [J]. Experimental Physiology, 2016, 101(1): 17 - 22.

[160] DUDLEY G A, ABRAHAM W M, TERJUNG R L. Influence of exercise intensity and duration on biochemical adaptations in skeletal muscle [J]. Journal of Applied Physiology: Respiratory, Environmental and Exercise Physiology, 1982, 53(4): 844 - 550.

[161] SALE D G. 5 Influence of exercise and training on motor unit activation [J]. Exercise and Sport Sciences Reviews, 1987, 15(1): 95 - 152.

[162] LUTHI J M, HOWALD H, CLAASSEN H, et al. Structural changes in skeletal muscle tissue with heavy-resistance exercise [J]. International Journal of Sports Medicine, 1986, 7(3): 123 - 127.

[163] GROENNEBAEK T, VISSING K. Impact of resistance training on skeletal muscle mitochondrial biogenesis, content, and function [J]. Frontiers In Physiology, 2017, 8: 713.

[164] MELOV S, TARNOPOLSKY M A, BECKMAN K, et al. Resistance exercise reverses aging in human skeletal muscle [J]. PLoS One, 2007, 2(5): e465.

[165] KOO J H, KANG E B, CHO J Y. Resistance exercise improves mitochondrial quality control in a rat model of sporadic inclusion body myositis [J]. Gerontology, 2019, 65(3): 240 - 252.

[166] MACINNIS M J, GIBALA M J. Physiological adaptations to interval training and the role of exercise intensity [J]. The Journal of Physiology, 2017, 595(9): 2915 - 2930.

[167] GIBALA M J, MCGEE S L, GARNHAM A P, et al. Brief intense interval exercise activates

AMPK and p38 MAPK signaling and increases the expression of PGC - 1alpha in human skeletal muscle [J]. Journal of Applied Physiology (1985), 2009, 106(3): 929 - 934.

[168] LITTLE J P, SAFDAR A, BISHOP D, et al. An acute bout of high-intensity interval training increases the nuclear abundance of PGC - 1alpha and activates mitochondrial biogenesis in human skeletal muscle [J]. American Journal of Physiology. Regulatory, Integrative and Comparative Physiology, 2011, 300(6): R1303 - R1310.

[169] GOLLNICK P, PIEHL K, SALTIN B. Selective glycogen depletion pattern in human muscle fibres after exercise of varying intensity and at varying pedalling rates [J]. The Journal of Physiology, 1974, 241(1): 45 - 57.

第7章

运动改善心血管疾病的线粒体生物学基础

线粒体是多功能的、对生命活动具有重要作用的细胞器，在现代生物学研究中占据举足轻重的地位。可以说，线粒体研究在生物学及医学的发展中发挥了关键作用。它除了完成氧化磷酸化功能之外，还能调节复杂的细胞相互作用网络。目前，线粒体已经成为心血管疾病、衰老和衰老相关疾病研究的中心。由于心脏功能高度依赖线粒体产生的能量，因此线粒体结构和功能缺陷与心血管疾病密切相关，如扩张型心肌病、肥厚型心肌病、心脏传导阻滞、缺血性心肌病、心肌炎，以及与神经系统相关的心脏疾病等。近期的研究也表明，虽然线粒体产生能量功能的畸变通常与心脏功能障碍有关，但导致生物能量异常的特定缺陷通常存在于非生物能量通路中(如线粒体和细胞核之间的信号转导)及整个线粒体生物发生或降解途径中。

近期研究表明，运动可以通过对线粒体功能恢复和质量控制有效预防心血管疾病。因此，了解运动改善线粒体缺陷在心血管疾病中的作用对建立基于线粒体的心血管疾病的诊断和治疗方法极其重要。本章将对运动干预心血管疾病的线粒体机制进行阐述。

7.1 运动与心血管疾病

在开始描述关于运动对心血管疾病的保护性或再生性影响之前，有必要介绍涉及身体活动(physical activity)和运动训练(exercise training)的主要概念。事实上，身体活动和运动训练的概念不同，二者通常引起不同的身体适应，且适用于不同的环境。

美国运动医学会(American College of Sports Medicine，ACSM)将身体活动定义为所有身体运动，以响应增加能量消耗的自动肌肉收缩[1]。眨眼、颤抖等不被视为身体活动，即使它们是身体运动的一种类型。另一方面，在公园里散步几分钟，与朋友交谈是一种身体活动，因为腿部肌肉收缩是自动的，能量消耗从基线水平呈指数级增加。运动训练是有计划和有组织的身体运动，旨在提高一项或多项身体能力，并且可以根据不同的方法进行训练，例如有氧运动和力量/抗阻运动、游泳、瑜伽等。

美国心脏协会(American Heart Association，AHA)将身体活动描述为预防各种疾病(如高血压、心力衰竭、心肌梗死、动脉粥样硬化等)的重要方法，缺乏运动与心血管疾病风险因素、发病率和死亡率密切相关。此外，AHA 强烈鼓励将身体活动纳入心血管疾病风险者改变生活方式的建议中。一般建议成人每周应至少进行 150 分钟的中等强度运动或 75 分钟的高强度运动，以预防心血管疾病[2-3]。

在心脏康复和二级预防的背景下，运动训练成为人们普遍使用的方法。然而，它的预防作用的流行病学数据尚不清楚，因为运动训练依赖于很多其他因素如运动量、强度、节奏等，这些因素在观察研究中难以控制。运动训练对心血管疾病的影响在临床试验、实验研究和观察性研究(即横断面研究)中被广泛阐明。目前已证实，心脏功能性康复治疗方案可提高患者对心血管疾病的耐受性和生活质量[3]。

7.2 运动与高血压

交感神经系统的激活被认为是高血压发病的关键点，在高血压相关心脏重构中也起着关键作用[4]，去甲肾上腺素(norepinephrine，NE)通过激活特定的信号通路，包括钙激活蛋白，磷酸酶以及钙调神经磷酸酶，与高血压相关的心肌细胞肥大一起进一步改变了心肌细胞的表型和功能，也促进了其能量代谢的改变。心脏功能非常依赖线粒体的活动，心肌细胞是含有高密度线粒体的细胞，这是因为它们需要大量和持续产生的 ATP 来维持重复收缩以及几种离子转运蛋白的功能。在这一点上，高血压相关性心肌肥大与代谢底物利用的变化、电子传递链功能障碍及 ATP 合成减少有关。有研究表明，在原发性高血压大鼠肥厚的左心室中，与线粒体氧化磷酸化有关的蛋白质过表达，而 ATP 合酶的 α 亚基表达下降[5]，表明肥厚心室的线粒体能量代谢发生了变化。

由于心肌细胞线粒体含量丰富，不难想象线粒体动力学调控对其功能的重要性。线粒体融合和分裂过程的改变与高血压有关。在高血压大鼠心脏中 Mfn1 和 Mfn2 以及 OPA1 的 mRNA 水平降低，这表明在高血压期间线粒体碎片化程度增加。有研究表明，用去甲肾上腺素处理培养的小鼠心肌细胞，可促进线粒体分裂，其原因是去甲肾上腺素介导细胞质 Ca^{2+} 增加，激活钙调神经磷酸酶促进分裂蛋白 Drp1 向线粒体募集[6]。线粒体分裂过程中，胞质 Drp1 向线粒体募集是一个涉及 Drp1 翻译后修饰的调节过程，Drp1 GTPase 效应域 Ser637 被 AMP 依赖性蛋白激酶 A 磷酸化，从而降低 GTPase 活性，减少线粒体分裂[7]。用去甲肾上腺素孵育心肌细胞 48 小时后，Drp1 GTPase 效应域 Ser637 的 Drp1 磷酸化降低，促进去甲肾上腺素诱导心肌细胞线粒体分裂。有研究表明，高强度跑步运动增加了 Drp1 诱导的线粒体分裂和线粒体自噬[8]，为了了解这些发现的功能影响，我们应该寻找有关线粒体分裂和心肌细胞功能之间的关系。据报道，*Drp1* 突变的转基因小鼠会出现心肌纤维化，心肌收缩功能显著降低[9]。线粒体分裂基因 *Drp1* 突变可导致心脏病，提示 Drp1 介导的过程对维持正常心功能至关重要。综上所述，这些发现表明去甲肾上腺素试图通过线粒体分裂作为代偿机制来维持高血压条件下的心脏收缩，之后可能发生心室壁增厚。因此推测，减少Drp1介导的线粒体分裂可以防止心脏疾病发展中的有害变化，实验观察也暗示Drp1功能的完全丧失可能是有害的[9]。

去甲肾上腺素诱导线粒体分裂的另一个重要贡献是线粒体分裂与ROS生成和细胞凋亡相关。在高血压相关性左心室肥大中，ROS的产生和心肌细胞凋亡被广泛认为是与疾病发生发展有关的作用机制，此外，高血压引起的线粒体改变也伴随着线粒体能量代谢的变化，包括呼吸和ATP生成减少。有研究表明，线粒体融合能提高呼吸效率，而线粒体分裂与氧化代谢减少有关[10]。Hsp70和肾母细胞瘤转录因子1(Wilms tumor transcription factor 1，WT1)参与肾脏线粒体能量代谢和肾形成诱导，这可能对高血压的发生和维持至关重要。线粒体自噬被认为是保持线粒体质量的一种机制，在高血压患者的心脏中，线粒体自噬功能在肥胖和肾血管性高血压的条件下增强。然而，其他研究表明，受损的线粒体自噬参与了包括高血压心脏病在内的心血管疾病的发病。血管紧张素Ⅱ是肾素-血管紧张素系统(RAS)的主要效应因子，在高血压的发生和维持中起着至关重要的作用，并刺激ROS的产生。已有研究表明，缬沙坦(血管紧张素受体阻滞剂)有降低心肌自噬和线粒体自噬，以及进一步支持血管紧张素在高血压相关线粒体动力学改变的作用[11]。

高血压患者还表现出血管收缩张力增加，运动训练除了改善血管舒张功能外，还可降低血管收缩张力，其机制主要为降低内皮素-1(endothelin receptor，ET-1)的内源性生物利用度。4周的运动训练可以导致血管紧张素Ⅱ1型受体(angiotensin Ⅱ 1 type receptor，AT1R)的mRNA和蛋白质表达降低[12]，这是血管紧张素Ⅱ产生血管收缩的前提，缬沙坦能阻断血压升高(类似于急性抗阻运动期间的血压情况)对乙酰胆碱降低内皮依赖性血管舒张的急性效应[13]。这些研究表明，运动训练可能调节RAS的局部作用，从而改变血管功能，改善高血压。

高血压是以心肌肥厚和纤维化为特征的心肌损伤的主要危险因素。研究表明，常规中等强度运动可以降低左心室收缩压，运动对高血压的有益作用是通过减少心肌线粒体超微结构损伤、提高还原型谷胱甘肽(GSH)水平、降低氧化型谷胱甘肽(oxidized glutathione，GSSG)水平、增加SIRT3和SOD2的表达及增强SOD2的活性来介导的，这些发现为氧化还原稳态和SIRT3、SOD2信号在运动改善高血压心脏病中的作用提供了证据。过多ROS的氧化应激被认为与高血压和高血压心脏病的发展有关，中等强度运动显著降低高血压患者心肌组织ROS的产生，显著提高心肌组织GSH含量，降低GSSG含量，表明中等强度运动后氧化还原状态发生改变，氧化应激降低[14]。*SIRT3*基因在脑、心、肝、肾、睾丸和肌肉中高度表达，SIRT3蛋白定位于线粒体基质[15]。SIRT3可以阻断心肌肥大的发展，保护心肌细胞免受氧化应激介导的细胞死亡。在一项临床研究中，60岁及以上久坐人群与年轻人相比，SIRT3水平降低了40%；耐力运动后，老年人的SIRT3水平有所升高[16]。运动训练后SIRT3表达显著升高，ROS水平降低，表明运动可以减少氧化应激，运动诱导的SIRT3激活是高血压状态下这种防御的关键步骤。SOD2通过其抗氧化作用直接限制氧化应激，在线粒体功能和保护中发挥重要作用，因此，SOD2 是线粒体主要的抗氧化剂。研究表明，经过 16 周的运动训练，心脏中的 SOD2 水平升高。在限制能量摄入的条件下，SIRT3 可显著增强 SOD2 水平，降低细胞 ROS 产生，提高细胞抗氧化应激的能力，所以 SOD2 的激活可能与心脏中 SIRT3 的上游激活有关，这对于维持运动期间氧化还原控制至关重要[14]。

运动可以改善高血压动物和高血压患者的内皮功能。也有证据显示血压正常的人经常锻炼对心血管功能特别是对内皮功能有好处。虽然运动的降压作用机制尚未被完全阐明，但有人认为内皮依赖性舒张和内皮适应性的改善主要是通过血管 NO 生成的显著增加来实现的，这种内皮适应被认为至少部分是运动诱发剪切应力变化的产物。因此，NO 生物利用度的增加是运动后内皮功能改善的重要因素。此外，运动也被证明可使促炎性细胞因子表达正常化，促炎性细胞因子可通过刺激 ROS 的产生而降低 NO 生物利用度[17]。在运动过程中不活跃或低活跃的骨骼肌和其他器官的血管床也有内皮适应性，这些内皮细胞在肌床之外的适应性表明，除了剪切应力因素外，其他因素也参与了身体活动和内皮细胞功能的联系。此外，活跃的肌肉可能释放几种细胞因子和其他被称为肌核因子的多肽，并发挥抗炎作用，进而通过减少 ROS 的产生以增加 NO 生物利用度。内皮适应的现象支持了运动对全身氧化还原状态的影响，提示其对不活跃组织的血管床具有重要意义[18]。

有氧运动即长时间中等强度的训练，运动中耗氧量提高，以充分满足运动中的能量需求。有氧运动已被证明能有效减少 ROS，并减少包括高血压在内的相关疾病的发生。有氧运动通过增加抗氧化剂水平来增强对氧化应激的适应。因此，在糖尿病小鼠有氧运动后可以观察到内皮型一氧化氮合酶（endothelial nitric oxide synthase，eNOS)磷酸化水平提高和抗氧化酶表达增加[19]。此外，接受急性和慢性有氧训练的大鼠表现出血流量增加和单纯应激诱导的内皮依赖性血管舒张作用增强，这与 eNOS 的上调导致 NO 的生物利用度提高有关。有研究表明，12 周的中等强度有氧运动可以改善高血压大鼠冠状动脉和阻力动脉的功能特性[20]，这一益处主要是由于 eNOS 表达增加，NO 生物利用度提高，超氧化物水平降低。在未经治疗的高血压患者中，12 周的有氧运动显著增加了前臂血流对乙酰胆碱的反应，并通过乙酰胆碱刺激 NO 释放而降低血压；血压正常的受试者也可通过长期有氧运动增强乙酰胆碱刺激的 NO 释放[21]。一般来说，运动的效果在有心血管危险因素或疾病的受试人群中最为显著，同样，代谢综合征患者经运动干预后也显示收缩压和舒张压显著降低。经 12 个月有氧训练的 2 型糖尿病患者，尿氧化应激标志物 8-羟基脱氧鸟苷(8-hydroxydeoxyguanosine，8-OHdG)水平降低[22]。因此，有氧运动可通过增加血管壁中 NO 的生物利用度而有效降低高血压患者的血压，改善内皮依赖性血管舒张功能。这些发现表明，定期有氧运动有助于维持对氧化应激的抵抗力，并应被视为患者治疗的重要组成部分。

7.3 运动与心力衰竭

过量的ROS可引起细胞功能紊乱、蛋白质和脂质过氧化、DNA损伤，并导致不可逆的细胞损伤和死亡，这些都与心血管疾病有关。氧化应激在心脏重构的病理生理机制中的重要性日益凸显，这一机制与心力衰竭的发生和发展有关。具体来说，ROS可以通过修饰兴奋-收缩耦联的核心蛋白直接损害收缩功能。此外，ROS可激活多种肥大信号激酶和转录因子并介导细胞凋亡，刺激心肌成纤维细胞增殖，激活基质金属蛋白酶(matrix metalloproteinase，MMP)，导致细胞外基质重构。氧化应激是由ROS产生和抗氧化防御机制之间的不平衡引起的。考虑到ROS信号在心脏病理生理中的重要作用，ROS信号受到严格调控，必须维持细胞内氧化还原稳态，以确保在病理ROS信号通路不被激活的情况下，生理ROS信号能够正常转导。因此，细胞内ROS水平由一系列复杂的抗氧化防御系统控制，包括超氧化物歧化酶(SOD)、过氧化氢酶、谷胱甘肽过氧化物酶(glutathione peroxidase，GSH-Px)/还原酶系统和过氧化蛋白/硫氧还蛋白(peroxiredoxin/thioredoxin，Prx/Trx)系统。与ROS生成不受控制的情况类似，细胞抗氧化防御和ROS清除障碍也可导致心功能障碍。心力衰竭与抗氧化缺失及氧化应激的增加有关，这些变化与血流动力学功能相关，提示它们在心功能障碍的发病机制中发挥作用，而SOD、过氧化氢酶等清除酶活性则无明显下降，起搏诱导的心力衰竭心脏中GSH-Px的活性甚至增加了，表明心力衰竭中的氧化应激可能主要源于ROS生成增多，而不是心脏内抗氧化防御能力下降[23]。

心脏内产生ROS的细胞包括心肌细胞、内皮细胞和中性粒细胞。在心肌细胞内，ROS可以通过多种途径产生，包括线粒体、NADPH氧化酶、黄嘌呤氧化酶和非偶联一氧化氮合酶。线粒体呼吸链是能量生产的中心，因为它将呼吸链复合物之间的电子转移与穿过线粒体内膜的质子传输结合起来，从而产生ATP合成所需的电化学梯度。呼吸链除了是产生能量的必要条件外，也是细胞内ROS的主要来源。虽然每个呼吸链复合物中ROS产生的确切位置及其产生的机制尚未完全明确，但复合物Ⅰ(NADH泛醌氧化还原酶)和复合物Ⅲ(细胞色素c氧化还原酶)是呼吸链中ROS的主要来源。对于复合物Ⅰ，超氧化物的产生来自被还原的黄素单核苷酸或N-1a和N-1b铁硫簇合物。对于复合物Ⅲ，超氧化物是在泛醌氧化位点生成的。除了呼吸链外，一些线粒体定位蛋白被证明可促进线粒体ROS的生成，包括p66Shc和单胺氧化酶(monoamine oxidase，MAO)。p66Shc是细胞质衔接蛋白Shc家族的一员，与调控RAS信号转导的相关分子p52Shc和p46Shc不同，p66Shc在氧化应激信号转导中发挥重要作用。作为一种部分定位于线粒体膜间隙的蛋白，p66Shc通过氧化细胞色素c和刺激过氧化氢的产生来促进线粒体ROS的产生。MAO亚型A和B(MAO-A和MAO-B)也是线粒体过氧化氢的重要来源，MAO定位于线粒体外膜，利用辅助因子FAD催化单胺(如肾上腺素和去甲肾上腺素)氧化降解为过氧化氢和醛。重要的是，MAO-A 和 MAO-B 均在心脏中表达，并在衰竭心脏中发挥重要作用。在 NADH 存在的情况下，衰竭心脏的线粒体比正常线粒体产生更多的 $O_2^{\cdot -}$，这表明线粒体电子传递可能是这种 $O_2^{\cdot -}$ 产生的主要来源。因此，线粒体是衰竭心脏中 ROS 的重要来源，揭示了线粒体功能障碍与氧化应激之间的病理生理联系。

在线粒体内，大部分氧在呼吸链上被还原为水，在缺血或缺氧的条件下，当氧可用性降低时，线粒体生成的 ROS 增加，导致心肌细胞损伤。ROS 也可以通过血管内皮细胞中的 NADPH 氧化酶、黄嘌呤氧化酶以及活化白细胞中的 NADPH 氧化酶产生，NADPH 氧化酶家族的每个成员都含有一个 Nox 催化单元，它与 p22phox 低分子量亚单元形成异二聚体，这种异二聚体位于 NADPH 向氧分子转移电子的位置，从而形成 $O_2^{\cdot -}$。目前已经鉴定出 5 种 Nox 亚型（Nox1～Nox5），每一种都由不同的基因编码，构成不同 NADPH 氧化酶的基础。Nox1 和 Nox2 需要胞质调节亚基（p47phox、p67phox、p40phox 和 Rac）与细胞色素结合以激活 $O_2^{\cdot -}$ 的产生，而 Nox4 的激活不需要这些胞质调节亚基。Nox1 在血管平滑肌细胞中高表达，但在心肌细胞或内皮细胞中不表达。相反，Nox2 在心肌细胞、内皮细胞和成纤维细胞中大量表达。Nox4 是内皮细胞、心肌细胞和成纤维细胞中表达最广泛的亚型[24]。NADPH 氧化酶活性已被证明在一些与心力衰竭相关的刺激下（如机械拉伸、血管紧张素Ⅱ、内皮素-1 和肿瘤坏死因子-α）显著增加，通过氧化酶调节亚基的翻译后修饰和转录途径发挥作用[25]。血管紧张素Ⅱ通过激活血管内皮细胞内 NADPH 氧化酶介导线粒体功能障碍，增加线粒体 ROS 的产生，这与内皮细胞 NO 的生物利用度降低有关。因此，在 5 种 Nox 亚型中，Nox2 和 Nox4 是导致心肌病变的主要亚型。最近的研究表明，主要定位于心肌细胞线粒体内的 Nox4 可促进 ROS 生成以及因压力过载和衰老引起的心脏重构，从而在介导心功能障碍中发挥重要作用[26]。

在关于心力衰竭的研究中也报道了黄嘌呤氧化酶表达和活性的增加[27]。用黄嘌呤氧化酶抑制剂别嘌呤醇治疗心力衰竭动物，可提高左心室收缩功能；用别嘌呤醇对实验性心肌梗死动物进行慢性治疗可显著降低不良的左室重构。黄嘌呤氧化酶的有害作用至少部分涉及 NO 的失活（NO 可以减少心肌消耗和提高心脏效率）。解偶联的 NOS 可能通过氧化必不可少的 NOS 辅助因子四氢生物蝶呤（BH_4）导致 ROS 进一步生成[28]。NOS3（即 eNOS）被证明是解偶联的 NOS，在包括心力衰竭在内的心血管病理重塑中具有重要的功能。正常情况下，NOS3 消耗 NADPH，从 L-精氨酸和 O_2 中生成 NO 和 L-瓜氨酸，当氧化应激、BH_4 或 L-精氨酸缺失时，NOS3 结构不稳定，产生 ROS。目前，尚不清楚哪种细胞类型对 NOS3 解偶联产生的 ROS 起主要作用。然而，考虑到 NOS3 在心脏内的血管内皮细胞和心肌细胞中表达，这些细胞很可能参与了这一过程。解偶联的 NOS3 已被证明有助于小鼠慢性压力超负荷时的左室重构，经胸主动脉结扎的小鼠 BH_4 水平降低，eNOS 解偶联，并与左室扩张和收缩功能障碍有关，BH_4 可部分抑制这种变化[29]。这可能是由于解偶联 NOS 产生的 NO 和 ROS 对心肌肥厚和纤维化的作用相反。

为了调节由线粒体ROS产生的氧化应激，线粒体使用了一个复杂的ROS清除系统来协调减轻这种应激，包括超氧化物歧化酶、过氧化氢酶、GSH-Px、Prx/Trx系统）。SOD将高活性的超氧化物自由基转化为过氧化氢，然后过氧化氢酶、GSH-Px和Prx/Trx系统进一步解毒。线粒体清除ROS的第一道防线是SOD，它能将超氧化物歧化为过氧化氢。SOD有三种亚型(SOD1、SOD2和SOD3)，它们有不同的细胞定位，控制特定区域的ROS。SOD1为铜锌超氧化物歧化酶(Cu，Zn-SOD)，主要存在于细胞质中，也被发现定位于线粒体膜间隙；SOD2为锰超氧化物歧化酶(Mn-SOD)，定位于线粒体基质；SOD3则位于细胞外基质中。控制SOD1和SOD2的线粒体定位和活性是清除线粒体ROS的关键。对于SOD1，线粒体膜间隙的靶向和激活依赖SOD1的铜伴侣蛋白CCS1，CCS1有助于酶的成熟和激活。SOD2的活性可以通过翻译后乙酰化来调节，乙酰化可以降低其活性，而SIRT3介导的去乙酰化可以促进ROS清除功能[30]。过氧化氢的分解需要过氧化氢酶和GSH-Px和Prx/Trx系统。过氧化氢酶是一种重要的过氧化物酶体抗氧化酶，催化过氧化氢降解为水和氧。由于过氧化物酶体产生ROS氧化酶，因此过氧化氢酶是细胞内ROS清除系统的关键组成部分。除了过氧化物酶体，过氧化氢酶也在心脏线粒体中被检测到，提示它也在控制线粒体ROS中发挥作用。GSH-Px1和GSH-Px4(Gpx1和Gpx4)也定位于线粒体，利用还原型谷胱甘肽(GSH)将过氧化氢转化为水，从而将GSH氧化为氧化型谷胱甘肽(GSSG)。除了Gpx的酶促作用外，GSH本身也是一种重要的非酶促抗氧化剂，因为它能直接中和羟自由基并使抗氧化剂以维生素E和维生素C的活性形式再生[31]。Prx是一个大的、保守的过氧化物酶家族，具有清除过氧化氢和过氧亚硝酸盐的能力。在这个家族中，Prx3和Prx5存在于线粒体中，Prx3定位于线粒体基质，而Prx5则定位于线粒体、过氧化物酶体和细胞质。Prx在过氧化氢的解毒过程中被氧化成水，并通过Trx转化为还原Prx，氧化后的Trx又被Trx还原酶利用NADPH作为辅助因子进行还原。值得注意的是，Trx2定位于线粒体，并被发现在限制线粒体ROS产生和调节心功能方面发挥重要作用[32]。

研究表明，中等强度的有氧运动训练可以逆转eNOS解偶联，增加作为BH_4生物合成中的第一个限速酶GCH1，从而恢复心力衰竭大鼠冠状动脉NO的生物利用度[33]。这表明有氧运动训练能够逆转心力衰竭大鼠冠状动脉舒张功能障碍，是通过偶联eNOS，恢复eNOS活性，从而增加NO的生物利用度和敏感性，降低ROS浓度。大量ROS产生已被证明会降低NO刺激产生的sGC的活性和NO敏感性，因为ROS可以轻易地将sGC亚基的亚铁离子(Fe^{2+})血红素铁氧化为铁离子(Fe^{3+})状态，并诱导sGC的硫醇氧化[34]。运动训练可以恢复乙酰胆碱诱导的NOS活性和NO的生物利用度，使之达到正常水平。有几个因素导致NO在血管系统中的生物利用度降低，包括ROS清除NO和NO合成减少。研究发现，NO主要由eNOS产生，但eNOS解偶联时，eNOS产生超氧阴离子而不是NO，从而导致血管氧化应激，进一步降低NO的生物利用度。许多分子机制能够促进eNOS解偶联，如限制 L-精氨酸生物利用度、内源性甲基精氨酸积累和 eNOS 的S-谷胱甘肽化。然而，BH_4的氧化或活性降低被认为是许多心血管疾病中 eNOS 解偶联的主要机制。运动训练增加了大鼠心肌中 eNOS 的二聚体与单体的比例，而在血管系统中，运动训练恢复了年龄引起的动脉 BH_4 生物利用度降低，这与比目鱼肌动脉中 eNOS 偶联有关[35]。运动训练除了增加 eNOS 二聚体与单体的比例外，还增加了衰竭心脏冠状动脉中 GCH1 的表达，GCH1 是 BH_4 生物合成的限速酶，是血管细胞内 BH_4 含量的主要决定因子。值得注意的是，缺乏或抑制 GCH1 或 GCH1 基因突变可使 BH_4 水平降低，从而导致 eNOS 解偶联和内皮功能障碍。因此，GCH1 过表达与 BH4 水平、NOS 活性和 eNOS 二聚体的增加有关。这解释了运动训练可以促进 eNOS 偶联、减少 ROS 生成并提高 NO 的生物利用度。此外，BH_4 被 ROS 氧化为二氢生物蝶呤和其他生物蝶呤是降低 BH_4 生物利用度和 eNOS 解偶联的主要机制。即使在没有氧化应激的情况下，eNOS 表达和 BH_4 水平的不一致本身就足以导致 BH_4 生物利用度降低和 eNOS 解偶联。综上所述，运动训练可以增加 BH_4 的合成限速酶 GCH1 的表达，促进 eNOS 偶联，减少氧化应激，提高 NO 的生物利用度和敏感性。

线粒体生物发生是线粒体通过制造和组装其组成部分来增加质量和数量的过程。运动等刺激可以启动一系列与线粒体生物发生有关的细胞信号。这触发了 nDNA 和 mtDNA 编码蛋白质合成，随后蛋白质被运输到线粒体亚空间，执行诸如 ROS 产生、线粒体呼吸、蛋白质和代谢产物导入或细胞凋亡等功能。线粒体的生物发生是人体正常代谢过程的重要组成部分。然而，在心力衰竭等病理状态下，由于线粒体生物发生的下调，mtDNA 拷贝数和线粒体数量显著降低。运动疗法被认为可以通过增加线粒体 mRNA 表达、蛋白质合成、数量和改善呼吸链功能来逆转这种情况。曾有研究发现，在有氧运动的反应中，线粒体生物发生的主要调节因子 PGC1α 是通过 5′AMP 活化的蛋白激酶(AMPK)和 p38 MAPK 信号通路激活的[36]。通过增加核呼吸因子(NRF)在 TFAM 启动子和 PPARα 上的转录活性，上调 PGC1α 有利于线粒体数量增加。在各种动物模型中，运动使 PGC1α 的 mRNA 和蛋白表达都显著增加，甚至在不同的运动训练模式下也是如此。例如，在糖尿病心肌病晚期小鼠模型中，跑步运动可保护心脏功能和改善线粒体生物合成等，mRNA 表达增加部分是由于转录活性的增加[37]。同样，在健康人体中，在运动后至少 24 小时 PGC1α 蛋白也显著上调[38]。在运动后，转录因子如 ATF2、心肌细胞增强子因子 2(cardiomyocyte enhancer factor 2，MEF2)、cAMP 应答元件结合蛋白质(CREB)和 p53 等的协同作用可诱导 PGC1α 的转录变化。一次又一次的运动是激活蛋白质修饰酶如磷酸酶、激酶或脱乙酰基酶的信号，以诱导蛋白质的构象及其活性变化，使线粒体核编码蛋白的 mRNA 表达发生改变，这些修饰被称为翻译后修饰，是蛋白质翻译后的变化，可以通过靶向 PGC1α 来调节线粒体的生物发生。据报道，磷酸化、乙酰化和甲基化等翻译后修饰对 PGC1α 活性有着深远的影响，代谢中间产物的磷酸化和去乙酰化与运动激活的 PGC1α 调节有关[39]。

线粒体可塑性由分裂和融合控制，并在包括心力衰竭在内的各种生理和病理条件下发生改变，这两种过程都由动力蛋白家族的 GTPases 调节。在分裂过程中，动力蛋白相关蛋白 1(Drp1)通过自噬去除功能失调的线粒体，确保线粒体质量和 mtDNA 的完整性。另一方面，融合由 Mfn1、Mfn2 和 OPA1 控制，OPA1 介导线粒体内膜融合，促进线粒体内电势消失，OPA1 缺失导致细胞色素 c 释放并导致细胞凋亡。线粒体融合和分裂功能异常与心力衰竭有关，例如，Drp1 在心力衰竭期间失调，而 Drp1 依赖的线粒体自噬是一种心脏保护机制，可抵抗由压力负荷引起的线粒体功能障碍和心力衰竭[40]。在融合过程中，OPA1 突变导致心脏中的 ROS 和不规则钙瞬变状态增加，降低了抗氧化基因表达和 mtDNA 拷贝数，并表现出线粒体呼吸功能受损(态Ⅲ)以及影响复合物Ⅰ和复合物Ⅳ的活性。衰竭心肌细胞中 Mfn1 和 Mfn2 的下调促进了心力衰竭的发展，表现出线粒体网络的结构改变和空间重组，以及 ROS 诱导的 ROS 信号通路分离[41]。目前，关于运动与线粒体融合和分裂调节关系的文献很少。然而，人们普遍认为运动可以触发不同的机制来调节线粒体融合和分裂过程。有研究表明，小鼠骨骼肌中 Drp1 会在运动 1 小时内升高，且在疲劳时仍保持升高；在胰岛素抵抗型肥胖个体中，有氧运动可降低 Drp1，这与胰岛素敏感性和脂质氧化的改善有关，进行跑步训练的大鼠在运动后 24 小时 Mfn1 和 Mfn2 mRNA 增加，这表明 PGC1α 可通过 ERRα 调控 Mfn1 和 Mfn2 的转录[42]。综上所述，心力衰竭患者运动锻炼后，通过调控 PGC1α，线粒体的生物发生可能在线粒体融合的结构重建中起关键作用。

7.4 运动与心肌缺血再灌注

在大多数情况下，心肌供血不足使冠状动脉血流阻断，导致闭塞血管下方心肌坏死。因此，早期重建血流对维持缺血心肌的部分供血是必要的。然而，缺血区血流的恢复会产生复杂而危险的后果，包括心肌细胞损伤加重和心脏状况恶化，表现为梗死面积增加、收缩力受损、室性心律失常、微血管功能障碍、心肌细胞坏死、梗死区愈合受损等，患者出现心力衰竭和其他症状[43-44]。这种复杂的结果称为缺血再灌注损伤(ischemia reperfusion injury)[43]。因此，为防止或减少这些变化，科学家们做了大量研究，然而使用药物治疗并没有产生完全令人满意的结果[45-47]。C. E. Murry等人[48]开创了一种新的方法，在动物实验中，阻断实验组左回旋支冠状动脉 5 分钟，再灌注 5 分钟，如此循环 4 次；接下来，再阻断血管 40 分钟或 3 小时。对照组也进行了 40 分钟和 3 小时的封堵，但未进行 5 分钟封堵/再灌注。4 天后，测量各组梗死面积，梗死前的处理使实验组缺血 40 分钟后的梗死面积仅为对照组的 25%，与未接受手术组相比，它对阻断动脉 3 小时后的梗死面积没有影响。现在，这个过程通常被称为“缺血预处理”。在接下来的几年里，人们做了大量的工作来阐明这一现象及其临床应用，可在缺血再灌注前、进展期梗死(缺血预处理)或再灌注开始时梗死后(缺血后处理)进行诱导[49-50]。进一步的研究证实，同样的程序不仅适用于同一心脏的另一冠状动脉[51-52]，也适用于其他器官的远端动脉诱导心脏预处理[53-54]，后者被称为远程缺血预处理[54-55]。这可采用简单的非侵入性方式，例如在上肢或下肢使用血压计袖带[56]。急性缺血心脏调节是一种前景良好的辅助性临床治疗方法，可预防缺血/再灌注损伤[57]。在健康受试者[58]和慢性心力衰竭患者[59]中，该方法均被证明不仅能改善内皮功能和微循环，还可以减轻心肌梗死后的左心室重构[60]，降低慢性缺血性心力衰竭患者的血压、血浆氨基末端脑利尿钠肽前体(NT - proBNP)和组织型纤溶酶原激活剂(t - PA)水平[61-62]。另一项针对轻度缺血性心力衰竭患者的研究显示，施行急性缺血心脏调节术后左心室射血分数、心率变异性、6 分钟步行距离和血浆脑利尿钠肽水平均升高[63]。

另一种调节方式是通过运动或心动过速提供的非缺血调节。运动间接和直接地诱导心脏保护。间接作用需要长期的耐力训练，使血脂水平和成分正常化，提高胰岛素敏感性，降低血压和体重[64-66]。直接作用是指运动通过血液/神经因素或通过增加心脏负荷来调节心脏。大量报道表明，不同类型的运动可产生直接的心脏保护作用，包括长期耐力训练、为期数天的耐力训练，甚至一次运动。一些报道还表明，阻力或间歇训练可诱导心脏预适应。根据现有数据计算，与不运动对照组相比，运动组平均梗死面积减少 34%(范围为 19%～78%)[67]。目前的研究大多致力于通过运动或心动过速直接进行心脏预处理。

线粒体在心脏缺血再灌注损伤中起关键作用[68-69]。耐力训练可诱导抗缺血再灌注损伤的线粒体表型的发展，该表型的主要特征包括活性氧(ROS)产生减少、对高钙水平的耐受性增强、线粒体通透性转换孔(mitochondrial permeability transition pore，mPTP)开放率降低和抗凋亡蛋白含量升高[70-71]。耐力训练引起了许多线粒体蛋白表达的变化，其中有很多与 ATP 的产生有关，但是和 ATP 生成相关的蛋白质与心脏保护之间没有直接关系[72]。mPTP 在缺血预处理的心脏保护中起重要作用，这些孔存在于线粒体内膜并且是封闭的，在缺血时孔关闭；在灌注开始时开放，并引发一系列的变化，最终导致细胞凋亡[73-74]。长期耐力训练可增加缺血再灌注时 mPTP 开放的阻力[75-77]。短期训练也可减少缺血再灌注时 mPTP 的开放[78]。运动训练对心脏收缩功能、冠脉流量和乳酸脱氢酶释放没有影响，表明 mPTP 对运动训练有特异性反应。

ROS 在线粒体和细胞质中产生，在缺血再灌注损伤中起主要作用[79]，有研究阐明了抗氧化防御系统在运动性心脏保护表型中的作用[80]。抗氧化防御系统的主要成分包括超氧化物歧化酶(SOD)，其既位于细胞质中，也位于线粒体膜间隙(Cu，Zn - SOD)和线粒体基质中(Mn - SOD)；还包括过氧化氢酶、谷胱甘肽、谷胱甘肽过氧化物酶、谷胱甘肽还原酶和硫氧还蛋白还原酶。有数据表明，短期和长期运动训练均能提高心脏 Mn - SOD 的活性，低强度运动似乎不影响心脏 Mn - SOD 的活性[81]，大多数研究没有显示运动后心肌过氧化氢酶和谷胱甘肽过氧化物酶活性的升高[82]。目前，关于训练对心肌谷胱甘肽还原酶活性影响的数据并不一致。N. Yamashita 等[83]用反义寡核苷酸对抗 Mn - SOD，发现运动训练可以使梗死的面积缩小，这一点得到了 J. P. French 等[84]的证实。K. L. Hamilton 等[85]表明，反义寡核苷酸可预防缺血再灌注期间的心律失常。另一方面，S. L. Lennon 等[86]观察到反义寡核苷酸对缺血再灌注后心肌顿抑的发展没有影响。他们的结论表明，不同介质可能对顿抑和梗死心肌有保护作用。R. P. Taylor 和 J. W. Starnes 让大鼠在运动前服用 MPG(一种自由基清除剂)，运动后 24 小时进行缺血再灌注，结果表明该化合物不影响心脏的输出量[87]。SOD 的胞质异构体是否参与运动诱导的心脏保护仍有待确定。

有两组 ATP 敏感钾通道(ATP - sensitive potassium channel，KATP)，即肌膜 KATP(sKATP)和线粒体内膜 KATP(mKATP)[88-89]。当细胞内 ATP 水平足够时，通道关闭，在缺血期间，细胞质中 ATP 水平降低，导致 sKATP 通道开放，随后钾离子从心肌细胞漏出，防止钙离子进入细胞，从而防止钙超载。ATP 水平降低也导致 mKATP 通道开放，保护线粒体在缺血再灌注期间免受钙超载及其引发的损伤[90-91]。D. A. Brown 等[92]用 HMR 1098(KATP 通道阻断剂)阻断耐力训练大鼠的 sKATP 通道，并用 5 -羟基癸酸阻断 mKATP 通道。阻断 sKATP 通道完全消除了训练对心脏的保护效果，而阻断 mKATP 通道则没有任何效果，表明 sKATP 通道可能对心脏具有保护作用，但目前尚无充分的证据证实。在冠状动脉闭塞之前，急性高强度运动 24 小时后诱导早期和晚期心脏预处理，早期效应通过阻断 mKATP 通道而消除[93]。在随后的研究中使用相同的方案，发现急性运动引起的晚期心脏预处理也通过 mKATP 通道介导[94]。近期研究数据显示，远程缺血预处理也能减少梗死面积及减轻心律失常，这种效应在阻断 mKATP 通道后被消除[95]。当然，到目前为止，还需要更多的研究来阐明 KATP 通道在运动性心脏保护中的作用。

应激刺激增加了一组蛋白质的合成，这种蛋白统称为热休克蛋白(heat shock protein，Hsp)，Hsp72 的过度表达可保护心肌免受缺血再灌注损伤[96]。耐力运动可提高心肌 Hsp72 水平[97-98]。因此，运动诱导的心脏 Hsp72 升高可能是一种重要的抗缺血再灌注机制。然而，心脏中 Hsp72 的含量并没有因为寒冷条件下的运动而增加，而在室温下运动后升高了数倍。此外，以上两种情况下运动诱导的心脏保护作用相似[99]，表明运动诱导的心脏 Hsp72 含量升高不是产生心脏保护表型所必需的，显然，Hsp72 可能被其他因子所替代。

一氧化氮在缺血性心脏病中起重要作用[100]。运动增加了施加在血管上的剪切力，使 eNOS 的表达和活性增加。一些数据表明，该化合物参与了运动诱导的心脏表型。小鼠在 60%～70% VO_{2max} 的条件下训练 7 天，每天 60 分钟，可导致心脏内 eNOS 活化和诱导型 NOS(inducible nitric oxide synthase，iNOS)表达增加。运动后 24 小时，进行缺血再灌注(30 分钟/2 小时)干预，运动组小鼠的心脏梗死面积明显小于安静对照组小鼠。在 $eNOS^{(-/-)}$ 基因敲除小鼠中，没有发生运动诱导的 iNOS 上调和心脏保护。此外，在冠状动脉闭塞前给予 iNOS 选择性抑制剂 1400 W 或使用 $iNOS^{(-/-)}$ 小鼠时，运动预处理的效果没有发生。这表明 iNOS 是运动诱发心脏病的罪魁祸首[101]。在另一项研究中，对小鼠进行了为期 4 周的自愿运动训练，并在训练完成后 1 天和 7 天进行缺血再灌注干预，两组的梗死面积缩小情况相似。运动训练增加了 eNOS 的表达和活性，提示 eNOS 参与了各时间段的预处理。亚硝酸盐和亚硝基硫醇的血液浓度和心肌浓度在训练后早期和晚期都有所升高[67,102]。亚硝酸盐是 NO 的一种储存形式，在缺血再灌注过程中，它们可以通过心脏中的还原酶转化为 NO。亚硝基硫醇也是 NO 的供体[103]。进一步研究表明，运动期间心肌中 eNOS 的激活和 NO 产生的升高部分由 β_3 肾上腺素受体介导[67,102]。NO 参与了运动诱导的心脏保护作用，有研究对狗进行了强度逐渐增大的急性运动训练，在 24 或 48 小时后对它们进行氨基胍(iNOS 抑制剂)静脉注射。30 分钟后结扎左冠状动脉前降支 25 分钟，发现对照组术后 24 小时心律失常的严重程度减轻，提高了左心室酶活性及存活率，48 小时后无明显变化。氨基胍的使用阻止了运动对心脏的保护作用[104]。在另一项对狗的研究中，使用了选择性 iNOS 抑制剂(AEST)和非选择性 NOS 抑制剂(L－NAME)，发现运动可显著减少缺血再灌注后 24 小时的室性心律失常。运动前给予 L－NAME 和冠状动脉结扎前给予 AEST 可显著降低这种效应，这表明 NO 在运动后早期和晚期都具有心脏保护作用[105]。然而，在大鼠身上获得的结果与上述结果不一致[106]。需要补充的是，已证明在训练过的大鼠中，对 eNOS 依赖性心脏保护起作用的是冠状动脉内皮细胞而不是心肌细胞[107]。

神经酰胺和鞘氨醇－1－磷酸(sphingosine－1－phosphate，S1P)是重要的生物活性鞘脂[108-109]。缺血再灌注增加了灌流大鼠心脏中神经酰胺的含量，缺血预处理部分阻止了这种作用[110]。急性运动可降低大鼠心脏神经酰胺含量[111]。神经酰胺激活缺血再灌注后心肌细胞的凋亡[112-114]。然而，关于运动对心肌缺血再灌注后神经酰胺含量的影响尚无更多资料。S1P 被反复证明对缺血再灌注损伤心脏具有非常强大的保护作用，外源性 S1P 可提高缺氧条件下培养的心肌细胞的存活率，减少缺血再灌注后大鼠离体灌注心脏的梗死面积。它还表现出了缺血预处理和缺血后处理对缺血再灌注心脏的有益作用。心脏中 S1P 的形成由鞘氨醇激酶 1 催化，其分解代谢由鞘氨醇－1－磷酸裂解酶催化。鞘氨醇激酶 1 活性降低或其基因敲除消除了缺血预处理对小鼠心脏的保护作用。此外，敲除鞘氨醇－1－磷酸裂解酶基因产生了对小鼠心脏缺血再灌注损伤非常有效的心脏保护作用[113-115]。值得注意的是，细胞外 S1P 与存在于母细胞(自分泌作用)、邻近细胞(旁分泌作用)和远端细胞质膜上的 S1P 受体结合，并可通过血浆运输[116-117]。急性运动后，未经训练的健康人血浆 S1P 水平升高[118]，并增加运动诱导心脏保护的潜力。然而，在人类[119-120]和大鼠[121]中均发现梗死后晚期血浆 S1P 浓度降低。经皮冠状动脉介入治疗期间，血浆 S1P 浓度无明显变化[122]，但在经皮冠状动脉闭塞后再灌注期间 S1P 升高[123]。与神经酰胺一样，目前尚未关于运动对心脏缺血再灌注后 S1P 含量影响的数据。

7.5 运动与心肌梗死

冠状动脉疾病的特点是经过长期和复杂的过程后形成动脉粥样硬化斑块[124]。

当动脉粥样硬化斑块破裂时，内皮细胞的破坏会激活凝血过程，导致血栓形成。当血栓阻塞冠状动脉血流，导致周围心肌供氧不足，心肌组织坏死时，就会发生心肌梗死。根据闭塞程度、坏死区域范围和是否存在侧支循环，心肌梗死的严重程度亦不同。

当心脏处于缺血状态，在分子、细胞、神经体液、血流动力学和形态学水平上会发生一些事件。适应性刺激开始于心肌梗死早期(心肌梗死 72 小时内)和晚期(超过 72 小时)，经历一个病理重塑过程。当发生心肌梗死时，炎症发生在坏死区域，基质金属蛋白酶(MMP)刺激肌细胞间胶原的分解，导致支持组织丧失。梗死区的心壁变薄，心室腔扩张，这种现象称为梗死扩张[125-126]。在功能上，由于心肌细胞丢失，射血量减少，使舒张末期容量增加而增加前负荷，同时心室壁应力增加。升高的心室壁应力刺激心肌细胞代偿性肥大，导致心室肥大。心脏长期在这种新的形态功能条件下继续行使泵血功能，当心肌肥大不能补偿增加的心室容积时，则会出现进行性心室增大和功能障碍[127]。

心肌梗死后有几种机制改变，是病理重塑过程的原因或结果。这些改变的机制可以在人体和动物实验模型中看到，包括血流动力学、自主神经系统、压力反射敏感性、肾素-血管紧张素-醛固酮系统(renin-angiotensin-aldosterone system，RAAS)、肌质网钙瞬变、β肾上腺素能途径和氧化应激[126,128-129]。这些机制是改善心肌梗死后心脏预后的药物和非药物治疗策略的主要靶点。

运动训练对心脏重构的益处似乎出现在两个阶段：早期和晚期。早期重塑阶段的特点是梗死区域扩大，这是由 MMP 降解细胞外基质(ECM)中的结构胶原引起的，MMP 由免疫细胞分泌，以应对心肌梗死诱导的炎症[125, 130]。此外，为了保持心输出量，生物系统改变心脏和血管的自主控制有利于交感神经活动，从而增加心脏的变时性(频率)和变力性(强度)，以及与肾上腺素能控制相关分子(如儿茶酚胺和 RAAS)的活动。这种改变在心肌梗死后的最初几个小时内起到了协同维持血液对组织灌注的有益作用，但随着时间的推移，这些代偿性改变将导致心脏功能和结构发生一些不良变化[125,131]。

无论有无再灌注，心肌缺血后 ROS 活性从早期重构阶段一直增加到晚期重构阶段[132-133]。ROS 的合成和释放是由缺血心肌中的几种元素诱导的，这些元素包括促炎性细胞因子和 RAAS 等[130,133]。一旦被激活，ROS 途径将触发心肌细胞的改变，如促炎性细胞因子和 RAAS 诱导的心肌肥大协同作用[131]。另一方面，抗氧化环境中不同元素的活性(如维生素 E、过氧化氢酶、SOD)可以抑制 ROS 诱导的这种变化。事实上，与野生型动物相比，过度表达 SOD 的转基因动物其心肌在缺血再灌注后显示自由基生成减少、收缩功能改善、梗死面积减少[134-135]。虽然没有证据表明运动训练在心肌梗死后早期重塑阶段的作用，但有研究表明，在异丙肾上腺素诱发心肌梗死前进行 12 周、每周 5 天、每天 50 分钟的中低强度有氧运动，与安静动物相比，能有效地降低心肌梗死程度和心肌 ROS 的表达及活性。同时，观察到安静大鼠心脏中抗氧化酶(如 SOD 和过氧化氢酶)活性降低，而运动训练可以减弱这种现象[132]。然而，因为对心脏功能和数据的推断是有限的，所以这项研究并没有完成其他的分析。

除了与 ROS 相关外，促炎性细胞因子对 MMP 也有显著影响[130,136]。缺血引起心肌损伤后，中性粒细胞立即迁移到心肌梗死区并募集 MMP，从而导致胶原分解。这种现象将诱导成纤维细胞迁移，并在肌成纤维细胞中向后分化，这对纤维化组织（瘢痕）的形成至关重要。总之，肌成纤维细胞会导致基质胶原纤维、糖蛋白纤维粘连蛋白、Ⅲ型胶原被Ⅰ型胶原取代，以及纤维蛋白凝块和胶原瘢痕的形成。有研究表明运动训练可以调节这种反应，因为运动训练在心肌梗死之前和之后均具有减少 ECM 重构成分的作用。例如，L. H. Bozi 等[137]发现在实验性心肌梗死之前，8 周中等强度的运动训练降低了大鼠心脏的胶原含量。关于心肌梗死后的影响，X. Xu[138]和 C. M. Yengo 等[139]表明，分别在 8 周和 10 周内进行的中等强度运动训练降低了梗死区的胶原体积和含量。此外，X. Xu 等[138]的进一步分析评估了不可还原胶原交联（羟基赖氨酰吡啶，hydroxylysyl pyridine，HP）含量，这是一种胶原强度和成熟度的标志，并观察了运动训练后心肌梗死大鼠非梗死区和右心室的标准化水平。但这些研究都没有探讨心肌梗死大鼠心脏胶原沉积改善的可能机制。B. Rodrigues 等[140]发现，接受 3 个月中等强度有氧运动治疗的心肌梗死大鼠左心室中 TNF－α 蛋白含量和 TNF－α/IL－10 比值降低。此外，S. F. Melo 等[141]的一项研究通过微 RNA（microRNA，miRNA）分析提供了一个更好的解释，游泳可增加心肌梗死大鼠心肌边缘区和远端 miRNA－29a 的表达，该结果与胶原表达和含量减少约 45％有关。运动训练能有效降低心肌梗死大鼠的胶原沉积比例，并使心肌梗死大鼠的 HP 水平正常化。一些研究推测运动训练可以逆转和恢复心肌梗死后的瘢痕形成。大多数研究是通过超声心动图分析测量心室壁厚度来评价瘢痕形成情况的，这项评估已经证明与组织学数据有很强的相关性。关于瘢痕形成的结果目前仍是不确定的，可能存在运动依赖性，因为有证据表明在跑步运动后，可以观察到心室壁厚度增加[140,142-143]，而游泳 10 周（每周 5 天，每天 60 分钟）则与跑步的效果不成正比[141]。最后一个由胶原降解引起的反应是心室壁变薄，心室扩张强烈地增加了心室壁收缩和舒张应力。与细胞因子、RAAS、交感神经活性、儿茶酚胺和胎儿基因相关的其他细胞信号机制一起诱导病理性心肌肥大。在这种情况下，经广泛研究，运动训练被认为能够抵消心肌梗死引发的病理性心脏信号。关于室壁变薄的心室扩张，研究表明，运动训练可以增加心室扩张。然而，与心肌梗死后病理重塑不同的是射血分数也增加，表明存在生理重塑[144-145]。

在研究运动训练对心肌梗死诱导的心肌肥厚的影响时，有资料表明运动训练可以减轻心肌重塑。例如，在 L. H. Bozi 等人的实验中，大鼠在实验性心肌梗死前接受了 8 周中等强度运动训练（每周 5 天），心肌梗死术后存活 15 天，然后实施安乐死。检查结果表明，心肌梗死大鼠存在左心室重构，表现为心脏重量（cardiac weight，HW）以及 HW 和体重（body weight，BW）比值增加。同时心肌细胞的长度和宽度也比安静组的大，与安静的心肌梗死大鼠相反，经过训练的心肌梗死大鼠表现出心脏功能增强[137]。

自主神经功能障碍也是心肌梗死后观察到的一个重要问题，它与心脏炎症、重塑和功能相关，也与一些不良后果密切相关，包括死亡率的增加[128,146]。事实上，在一项经典研究中，压力反射敏感性(baroreflex sensitivity，BRS)受损增加了心肌梗死患者的死亡风险[147]。另一方面，在10年的随访中运动训练降低了心肌梗死患者的死亡率[148]。动物研究的一些证据表明，运动训练能改善心肌梗死的动物的BRS并使自主神经功能障碍正常化(有利于副交感神经活动)[149]。此外，在心肌梗死后，可以观察到与肾上腺素受体(adrenergic receptor，AR)失衡相关的心脏交感神经发芽，随着时间的推移，交感神经活动会导致β_1AR下调、β_2AR脱敏和β_3AR上调。在T. Chen等人[150]的实验中，运动训练能够使自主控制和AR平衡正常化。此外，结合自主神经功能改善，可以观察到心室功能和局部血流量改善，促炎性细胞因子减少以及死亡率降低[140,142,149]。

运动训练已被证明能有效改善缺血事件后心脏的血流动力学和功能。需要强调的是，动物模型的研究表明，运动项目开始得越早，改善心肌细胞增殖、血管生成和减少心肌细胞凋亡所带来的心室重构益处就越大[150]。然而，啮齿动物开始运动训练的更好时期似乎是在诱导心脏适应1周后[140,142,149]，因为心肌梗死后第一天接受运动训练的大鼠死亡率升高[151]。研究表明，运动训练可保护心肌梗死后的心功能。事实上，接受游泳训练并随后诱发心肌梗死的大鼠就保留了左心室功能，表现在左心室收缩末期直径、左心室舒张末期直径和左心室缩短分数等参数的改善[144-145]。此外，跑台训练显示心肌梗死前运动也可以改善超声心动图参数，防止BRS损伤以及自主神经功能障碍[143]。心肌梗死后进行的实验显示运动训练后心肌梗死大鼠的心功能得到改善(50%～70% VO_{2max}，运动量为每周5天，每天1小时)[140,142-143,149]。

心肌梗死面积是一个量化心肌细胞活跃程度和活跃面积的指标。有几项研究已经证明，通过超声心动图(心肌梗死面积)和组织学(纤维化评分)分析进行评估，运动训练能显著减小心肌梗死面积[140,142,149,152]，但在游泳训练后没有观察到这种现象[141]。

抗阻训练，也被称为力量训练，正越来越多地用于心血管疾病患者。事实上，已有证据表明在高血压患者血压控制过程中，可以同时进行或单独进行抗阻训练和有氧训练[153]。关于心肌梗死，基础研究的数据仍然非常有限。C. F. Grans等人[152]对心肌梗死大鼠进行了12周的低至中等强度(最大强度的40%～60%)的抗阻训练，发现心肌梗死组梗死面积无明显差异。进一步的分析显示，训练组(即非心肌梗死大鼠和心肌梗死大鼠)的左心室重量和相对壁厚(瘢痕形成的指标)也有增加，在经训练的心肌梗死大鼠和安静的梗死大鼠之间观察到显著差异，这些数据表明，在心肌梗死大鼠中，抗阻训练诱导了积极的心脏重塑。为了验证心功能数据是否能与形态学数据相一致，以表明抗阻训练后存在有益的生理性肥大，研究人员对心功能进行了分析，然而结果并没有显示射血分数的改变。此外，数据显示自主神经功能改善，表现为心脏和血管交感神经调节减少，同时副交感神经调节增加。因此，关于抗阻训练对心肌梗死后心肌重构的影响仍需进一步研究。

7.6 运动与动脉粥样硬化

动脉粥样硬化(atherosclerosis)被认为是一种慢性炎症性动脉疾病，其危险因素包括吸烟、糖尿病、高血压、高脂血症和缺乏运动[154]。这一过程是由循环中的血浆低密度脂蛋白(low density lipoprotein，LDL)进入血管内皮下间隙开始的，在内皮功能正常的动脉中，LDL 会被清除，但如果存在内皮功能障碍，进入和清除的平衡被打破，低密度脂蛋白不断积累，随着时间的推移，积累的低密度脂蛋白在动脉壁内形成斑块，导致管腔变窄。狭窄的管腔使末端器官的血液供应减少。在某些情况下，斑块可能变得脆弱，最终破裂，破裂的斑块可能导致血栓形成，严重阻碍血液流动。

研究表明，动脉粥样硬化是氧化应激增加、炎症、内皮损伤、脂质沉积和遗传易感性相互作用的结果[155-156]。人们普遍认为，缺乏运动是动脉粥样硬化和心血管疾病并发症的独立危险因素[157]。它有助于内脏脂肪的积累和炎症途径的激活，从而促进代谢紊乱的发展[158-159]。有证据表明，运动能够逆转这种病理变化[160-161]。

动脉粥样硬化是一个涉及多种反应的复杂过程。LDL 进入血管内皮下后被活性氧(ROS)氧化，从而上调黏附分子的表达趋化剂在内皮细胞中的作用[162]。这些因子能够将炎症细胞募集到血管壁，进而诱导炎症因子和细胞因子，包括 γ 干扰素(interferon－γ，IFN－γ)、TNF－α 和 IL－6 的级联表达[163-164]，平滑肌细胞从中膜迁移到内膜或内皮下空间并参与反应，最后形成纤维帽[165]。

最近的研究表明，缺乏运动会导致内脏脂肪的积累，进而导致氧化应激和炎症级联反应的激活，规律运动能有效抑制动脉粥样硬化的形成，包括动脉壁重塑、斑块大小调节、巨噬细胞功能调节和炎症反应控制[166]。在动物实验中，规律运动可以将高脂饮食喂养的肥胖大鼠的心血管和代谢危险因素校正到基线水平[167]。另一方面，运动可以阻止斑块转化为易受损的表型[168]，这是急性冠脉综合征(acute coronary syndrome，ACS)的主要诱因。随机临床试验已经证实了运动在动脉粥样硬化、心血管疾病及其一级和二级预防中的作用，即降低成人死亡率[169-170]。

慢性炎症是动脉粥样硬化最重要的特征之一，贯穿整个病程。它首先释放促炎性细胞因子，包括细胞因子和核因子 κB(NF－κB)，NF－κB 是一种促炎转录因子，可上调其他促炎分子的转录，如 TNF－α、IL－1β、IL－6，环氧合酶-2(COX－2)和一氧化氮合酶。除此之外，它还与氧化应激和衰老相关疾病有关[171-172]。一项研究表明，运动可降低血清 C 反应蛋白(CRP)、NF－κB、TNF－α、COX－2、IL－6，D-半乳糖及致衰老动脉粥样硬化大鼠主动脉中细胞间黏附分子-1(ICAM－1)和血细胞黏附分子-1(VCAM－1)的表达[173]。另一项研究表明，高强度运动能增强 NF－κB的活化，从而对心血管疾病产生不利影响[174-175]。

调节细胞因子的活性可能有助于运动的保护作用[176-177]。研究发现，动脉粥样硬化患者的TNF－α水平升高[178]。它通过促进血栓形成、血管重塑、炎症、内皮细胞凋亡、氧化应激和损害NO生物利用度来激活和加速动脉粥样硬化过程[179-180]。除此之外，TNF－α在黏附分子的分泌中沉淀，从而促进炎症细胞的募集[181]。TNF－α的过度表达与动脉壁受损和斑块不稳定有关[182]。健康受试者全血中的脂多糖刺激单核细胞可减少TNF－α的表达[183]。进一步研究运动和TNF－α，发现前者可防止循环中TNF－α升高[184]。其他研究也表明，运动可减少细胞因子尤其是TNF－α[185-186]，它是动脉粥样硬化发展和血管功能的关键风险因子，在血管炎症中起重要作用，参与氧化应激、细胞凋亡和血栓形成[187-188]。

IL－6在解释心血管疾病患者运动的抗炎作用方面受到越来越多的关注[189-190]。与TNF－α相比，IL－6能抑制内毒素诱导的TNF－α增加，诱导其他两种抗炎细胞因子(IL－1受体拮抗剂和IL－10)的浓度，并在运动诱导的白细胞运输中起中心作用[191]。此外，IL－6通过产生CRP对动脉粥样硬化有重要影响。CRP可增加ROS和NF－κB的水平，二者均可引起炎症[192]，而且CRP与心血管疾病的高风险相关[193]，最近的一篇研究报告总结了运动可以降低CRP在动脉粥样硬化炎症中的影响作用[194]。越来越多的证据表明，在心肌梗死动物模型中，运动可通过降低TNF－α、IL－1β和IL－6的水平来减少炎症的激活。此外，运动可激活MMP－9，从而减轻纤维化[195]。IL－18是另一种多效性促炎性细胞因子，2型糖尿病患者血清中IL－18明显升高，提示其是心血管疾病死亡率和未来心血管疾病风险的预测因子[196]。此外，IL－8还会加重斑块负荷并与左心室心肌功能障碍有关[197]。通过运动干预可以降低IL－18，但不会改变体重[198-199]。总之，运动是从分子水平降低TNF－α、CRP、IL－6、IL－18等关键促炎性细胞因子，抑制动脉粥样硬化的有效途径。

氧化应激是动脉粥样硬化的另一重要病理改变，运动对氧化应激有很强的负面影响[200-201]。氧化应激是指氧化剂合成过多，抗氧化防御系统不足，造成组织损伤，导致血管内皮功能障碍，加速动脉粥样硬化的发生。氧化低密度脂蛋白是在氧化应激刺激下形成的，可增强局部炎症反应，许多因素参与了氧化低密度脂蛋白的形成。糖尿病、慢性肾病等全身性疾病会诱发氧化低密度脂蛋白增加[202]。容易被忽视的空气污染也是全身氧化应激的强烈诱因[203]。运动已经被证明可以通过作用于NO来改善全身炎症和氧化负荷[204-205]。

研究表明，NO参与低密度脂蛋白胆固醇的氧化[206]，内皮细胞NO生物利用度降低可能是动脉粥样硬化的早期表现，内皮细胞NO生物利用度降低与血管收缩密切相关，血小板黏附聚集、白细胞黏附和平滑肌细胞增殖增加。eNOS表达减少、eNOS活性丧失及ROS加速NO降解与NO生物活性受到抑制有关[207-208]，运动可以调整NO生成和NO失活之间的平衡[209]。在许多能够产生ROS的酶系统中，NADPH氧化酶是最重要的酶系统[210-211]。缺乏运动会增加NADPH氧化酶的活性，随后增加ROS的产生，最终导致内皮功能障碍和动脉粥样硬化病变进展[212]。综上所述，运动调节氧化应激的机制如下：①增加eNOS表达和(或)eNOS Ser1177磷酸化[通过增加 Akt 表达和(或)磷酸化介导];②增加 SOD 表达;③降低 NADPH 氧化酶活性及其亚单位(gp91phox、p22phox 和 Nox4)的表达,使 ROS 生成减少[213-215]。

高同型半胱氨酸血症是动脉粥样硬化和氧化应激不可忽视的危险因素,也参与血管反应和内皮损伤。高同型半胱氨酸血症可促进斑块破裂,以及血管平滑肌细胞增殖[216-218]。研究发现,高同型半胱氨酸血症通过 NADPH 氧化酶 1 的活化诱导氧化应激,或在分子氧存在下通过自身活性巯基的氧化形成硫内酯[219]。运动可以有效地抑制高同型半胱氨酸血症引起的破坏。首先,运动可以减少高同型半胱氨酸血症介导的氧化应激和动脉粥样硬化形成。PON1 是一种钙依赖性酯酶,属于对氧磷酶(paraoxonase,PON)蛋白家族,与高密度脂蛋白(high density lipoprotein,HDL)水平密切相关,PON1 可降低细胞氧化应激和胆固醇合成速率[220-222]。其次,运动可以上调肾脏甜菜碱同型半胱氨酸 S-甲基转移酶水平,从而通过非经典的再甲基化途径去除同型半胱氨酸。反过来,高同型半胱氨酸血症也可以限制运动能力。因此,应在运动前充分纠正高同型半胱氨酸血症[223-224]。

内皮细胞的完整性是维持血管内稳态的关键。它可以持续调节血管张力和白细胞流量,维持血液流动性。内皮功能障碍是指内皮依赖性血管舒张功能损伤。易损斑块是炎症活跃和氧化应激的部位,它们最有可能位于内皮功能受损处。血管内皮功能障碍存在于动脉粥样硬化的各个阶段,受损的内皮细胞释放较低水平的 NO、血栓调节蛋白、前列环素和组织型纤溶酶原激活剂,但增加内皮素-1、血管紧张素Ⅱ、纤溶酶原激活物抑制物(plasminogen activator inhibitor,PAI)-1 的释放[225]。然而,临床实验结果清楚地表明,运动可以抵消这些破坏性影响[226-227]。研究人员发现,运动干预的主要目标似乎就是受损的内皮功能[228]。

炎症因子在内皮稳态中起着关键作用,NO 生物活性的丧失是动脉粥样硬化发病机制中的一个早期事件,其促动脉粥样硬化的作用是通过损伤内皮功能来实现的。研究人员还发现内皮损伤伴随着血压升高、胰岛素抵抗和血脂异常[229]。这表明这些危险因素的同时出现可能有一个共同的机制,运动通过调节血管紧张素Ⅱ受体(1 型)和增加骨骼肌内皮型一氧化氮合酶(eNOS)含量来控制血压,从而保护内皮功能[230]。通过控制一个因素,运动有助于降低所有其他慢性代谢疾病的风险。此外,另一项研究表明,急性动态阻力运动可以降低静息血压和对去氧肾上腺素的反应性,增强内皮依赖性血管舒张[231]。

在心血管疾病患者中,运动可逆转内皮功能障碍并增加脑血流量[232-233]。在 2 型糖尿病和肥胖症患者中,也观察到类似的结果[234-235],但传统的危险因素没有变化。所有研究结果都鼓励采取运动的方法治疗和预防以内皮功能为中心的疾病[236-237]。

内皮黏附性在动脉粥样硬化的发生发展中起着重要作用。在高胆固醇饮食开始后的 1 周内,单核细胞黏附在内皮细胞上并开始迁移,导致内膜病变的发展,包括内皮下巨噬细胞衍生泡沫细胞、少量非脂质填充巨噬细胞和 T 淋巴细胞[238]。在正常生理条件下,内皮细胞不分泌诱导黏附分子的因子,一旦被细胞因子、氧化低密度脂蛋白或 ROS 激活，内皮细胞就开始表达细胞黏附分子，如 ICAM-1、VCAM-1、E-选择素和 P-选择素，它们对于炎症细胞的募集都是必不可少的。而运动对循环中的钙调素有积极作用，在 2 周的运动训练后，P-选择素显著降低[239-240]；每周进行 5 次运动，持续 6～8 周，可降低循环中 P-选择素和 VCAM-1 的水平[241]。运动期间产生的剪切应力可能会引发这些影响[242]。此外，除了对细胞黏附分子表达的直接影响外，运动也可能在减少钙调素合成激动剂的整个过程中产生间接的有益影响[243]。

内皮素-1(ET-1)是由血管内皮细胞表达的，对平滑肌细胞具有较强的收缩和增殖活性，因此 ET-1 参与血管收缩调节和动脉粥样硬化的进展。它被发现在动脉粥样硬化的机体中升高[244-245]。研究发现，在健康成年人中，运动能够抑制其水平[246]。总之，通过减少可能代表活化的单核/巨噬细胞与内皮细胞相互作用的可溶性黏附分子和 ET-1 浓度，运动可以被认为是减少内皮黏附性的有效非药物干预。

大多数急性冠脉综合征(ACS)是由斑块破裂引起的，斑块破裂使血管内皮下暴露于多种血栓形成因子。暴露后立即形成血栓，导致急性心肌梗死或中风。脆弱的动脉粥样硬化斑块有薄的纤维帽和大的脂质核心(＞50％的总斑块表面)，炎症细胞负荷高，但平滑肌细胞体积小。

在动物实验中，运动已显示出其通过促进斑块稳定性和防止斑块破裂来减缓动脉粥样硬化进展的能力[247]。$ApoE^{-/-}$ 小鼠模型已广泛用于动脉粥样硬化研究。利用此模型，采取游泳训练研究其对斑块的影响，观察到斑块更稳定、纤维帽更厚、外膜炎症减少、介质变性减少，以及炎性巨噬细胞斑块含量减少。运动通过调节基质含量和基质调节因子来调节斑块的大小并决定破裂的可能性，TIMP-2(MMP-2 和 MMP-9 的抑制剂)也随着纤维帽厚度的变化而增加，在其他研究中，MMP 和 TIMP-1 也被发现受到运动的调节[248]。

除了修饰脂蛋白的能力外，巨噬细胞还可以通过产生 MMP 来恶化斑块状态，而 MMP 可以降解斑块中的胶原。胶原是维持动脉粥样硬化斑块形成的基本结构。如前所述，胶原蛋白的破坏会导致血栓形成。运动可以通过改变巨噬细胞的功能来防止这种情况的发生。

促炎酶脂蛋白相关磷脂酶 A2(proinflammatory enzyme lipoprotein associated phospholipase A2，Lp-PLA2)是斑块炎症和易破裂斑块的新标志物[249]。Lp-PLA2与含载脂蛋白 B 的脂蛋白结合并降解低密度脂蛋白胆固醇中的氧化磷脂。在易损斑块的坏死核心和巨噬细胞内可检测到 Lp-PLA2 水平升高，但在早期稳定斑块中检测不到。此外，Lp-PLA2 能预测心肌梗死和心肌梗死后患者的死亡率[250]。运动对这种新的生物标志物有负面影响，然而临床证据仍然不足[251]。在一项临床研究中，血脂异常患者在严格改变生活方式后，Lp-PLA2 的水平被抑制[252]。

高同型半胱氨酸血症与 2 型糖尿病患者动脉粥样硬化斑块破裂相关，被认为是心血管疾病的独立危险因素[253]。它通过激活平滑肌细胞和促进巨噬细胞分化来促进斑块的成熟，而体育锻炼可以潜在地减少高同型半胱氨酸血症对巨噬细胞的有害影响。值得注意的是，到目前为止，这种效应还没有在人体内测试过。

规律的运动有助于降低动脉粥样硬化的发生率，其机制可能包括：①减少促炎性细胞因子；②通过减少 ROS 的产生，降低同型半胱氨酸水平，对抗氧化应激，增加 NADPH 氧化酶活性和 NO 利用率；③改善内皮功能；④通过调节 ICAM－1、VCAM－1、E－选择集、P－选择集和 ET－1 的表达降低内皮黏附性；⑤降低低密度脂蛋白和甘油三酯水平；⑥保持动脉粥样硬化斑块的稳定性。运动的有益作用具有剂量效应，过量“服用”会产生“毒性”，如剧烈运动训练会对心功能产生不利影响，因此，需要更多的临床试验指导正确的运动训练，以建立较为成熟的运动治疗体系。

（赵云罡）

参考文献

[1] American College of Sports Medicineicine Position Stand. The recommended quantity and quality of exercise for developing and maintaining cardiorespiratory and muscular fitness, and flexibility in healthy adults[J]. Medicine and Science in Sports and Exercise, 1998, 30(6): 975－991.

[2] ARTINIAN N T, FLETCHER G F, MOZAFFARIAN D, et al. Interventions to promote physical activity and dietary lifestyle changes for cardiovascular risk factor reduction in adults: a scientific statement from the American Heart Association [J]. Circulation, 2010, 122(4): 406－441.

[3] KRAUS W E, BITTNER V, APPEL L, et al. The National physical activity plan: a call to action from the American Heart Association: a science advisory from the American Heart Association [J]. Circulation, 2015, 131(21): 1932－1940.

[4] BARKI-HARRINGTON L, PERRINO C, ROCKMAN H A. Network integration of the adrenergic system in cardiac hypertrophy [J]. Cardiovascular Research, 2004, 63(3): 391－402.

[5] ZAMORANO-LEÓN J J, MODREGO J, MATEOS-CÁCERES P J, et al. A proteomic approach to determine changes in proteins involved in the myocardial metabolism in left ventricles of spontaneously hypertensive rats [J]. Cellular Physiology and Biochemistry, 2010, 25(2－3): 347－358.

[6] PENNANEN C, PARRA V, LÓPEZ－CRISOSTO C, et al. Mitochondrial fission is required for cardiomyocyte hypertrophy mediated by a Ca^{2+}－calcineurin signaling pathway [J]. Journal of Cell Science, 2014, 127: 2659－2671.

[7] SANTEL A, FRANK S. Shaping mitochondria: the complex posttranslational regulation of the mitochondrial fission protein DRP1 [J]. IUBMB Life, 2008, 60(7): 448－455.

[8] LAKER R C, DRAKE J C, WILSON R J, et al. Ampk phosphorylation of Ulk1 is required for targeting of mitochondria to lysosomes in exercise-induced mitophagy [J]. Nature Communications, 2017, 8(1): 548.

[9] ASHRAFIAN H, DOCHERTY L, LEO V, et al. A mutation in the mitochondrial fission gene Dnm1l leads to cardiomyopathy [J]. Plos Geneticsics, 2010, 6(6): e1001000.

[10] BOLAND M L, CHOURASIA A H, MACLEOD K F. Mitochondrial dysfunction in cancer [J]. Frontiers in Oncology, 2013, 3: 292.

[11] ZHANG X, LI Z L, CRANE J A, et al. Valsartan regulates myocardial autophagy and mitochondrial turnover in experimental hypertension [J]. Hypertension, 2014, 64(1): 87 - 93.

[12] ADAMS V, LINKE A, KRANKEL N, et al. Impact of regular physical activity on the expression of angiotensin Ⅱ receptors and activity of NAD(P)H oxidase in the left mammary artery of patients with coronary artery disease[J]. Diabetes, 2008, 57(11): 2933 - 2942.

[13] DURAND M J, PHILLIPS S A, WIDLANSKY M E, et al. The vascular renin-angiotensin system contributes to blunted vasodilation induced by transient high pressure in human adipose microvessels [J]. American Journal of Physiology Heart and Circulatory Physiology, 2014, 307 (1): H25 - H32.

[14] MI C, QIN X, HOU Z, et al. Moderate-intensity exercise allows enhanced protection against oxidative stress-induced cardiac dysfunction in spontaneously hypertensive rats [J]. Brazilian Journal of Medical and Biological Research, 2019, 52(6): e8009.

[15] ONYANGO P, CELIC I, MCCAFFERY J M, et al. SIRT3, a human SIRT2 homologue, is an NAD-dependent deacetylase localized to mitochondria [J]. Proceedings of the National Academy of Sciences of the United States of America, 2002, 99(21): 13653 - 13658.

[16] LANZA I R, SHORT D K, SHORT K R, et al. Endurance exercise as a countermeasure for aging [J]. Diabetes, 2008, 57(11): 2933 - 2942.

[17] PETERS P G, ALESSIO H M, HAGERMAN A E, et al. Short-term isometric exercise reduces systolic blood pressure in hypertensive adults: possible role of reactive oxygen species [J]. International Journal of Cardiology, 2006, 110(2): 199 - 205.

[18] MATCHKOV V V, KRAVTSOVA V V, WIBORG O, et al. Chronic selective serotonin reuptake inhibition modulates endothelial dysfunction and oxidative state in rat chronic mild stress model of depression [J]. American Journal of Physiology Regulatory, Integrative and Comparative Physiology, 2015, 309(8): R814 - R823.

[19] FEAIRHELLER D L, BROWN M D, PARK J Y, et al. Exercise training, NADPH oxidase p22phox gene polymorphisms, and hypertension [J]. Medicine and Science in Sports and Exercise, 2009, 41(7): 1421 - 1428.

[20] ROQUE F R, BRIONES A M, GARCÍA-REDONDO A B, et al. Aerobic exercise reduces oxidative stress and improves vascular changes of small mesenteric and coronary arteries in hypertension [J]. British Journal of Pharmacology, 2013, 168(3): 686 - 703.

[21] RAFIQ A, ASLAM K, MALIK R, et al. C242T polymorphism of the NADPH oxidase p22PHOX gene and its association with endothelial dysfunction in asymptomatic individuals with essential systemic hypertension [J]. Molecular Medicine Reports, 2014, 9(5): 1857 - 1862.

[22] TOUYZ R M, YAO G, SCHIFFRIN E L. c-Src induces phosphorylation and translocation of p47phox: role in superoxide generation by angiotensin Ⅱ in human vascular smooth muscle cells [J]. Arteriosclerosis, Thrombosis, and Vascular Biology, 2003, 23(6): 981 - 987.

[23] TSUTSUI H, IDE T, HAYASHIDANI S, et al. Greater susceptibility of failing cardiac myocytes to oxygen free radical—mediated injury [J]. Cardiovascular Research, 2001, 49(1): 103 - 109.

[24] LAMBETH J D. NOX enzymes and the biology of reactive oxygen [J]. Nature Reviews Immunology, 2004, 4(3): 181 - 189.

[25] LI J M, SHAH A M. Mechanism of endothelial cell NADPH oxidase activation by angiotensin Ⅱ. Role

of the p47phox subunit [J]. The Journal of Biological Chemistry, 2003, 278(14): 12094 - 12100.

[26] KURODA J, AGO T, MATSUSHIMA S, et al. NADPH oxidase 4 (Nox4) is a major source of oxidative stress in the failing heart [J]. Proceedings of the National Academy of Sciences of the United States of America, 2010, 107(35): 15565 - 15570.

[27] CAPPOLA T P, KASS D A, NELSON G S, et al. Allopurinol improves myocardial efficiency in patients with idiopathic dilated cardiomyopathy [J]. Circulation, 2001, 104(20): 2407 - 2411.

[28] LANDMESSER U, DIKALOV S, PRICE S R, et al. Oxidation of tetrahydrobiopterin leads to uncoupling of endothelial cell nitric oxide synthase in hypertension [J]. The Journal of Clinical Investigation, 2003, 111(8): 1201 - 1209.

[29] TAKIMOTO E, CHAMPION H C, LI M, et al. Oxidant stress from nitric oxide synthase - 3 uncoupling stimulates cardiac pathologic remodeling from chronic pressure load [J]. The Journal of Clinical Investigation, 2005, 115(5): 1221 - 1231.

[30] CHEN Y, ZHANG J, LIN Y, et al. Tumour suppressor SIRT3 deacetylates and activates manganese superoxide dismutase to scavenge ROS [J]. EMBO reports, 2011, 12(6): 534 - 541.

[31] MARí M, MORALES A, COLELL A, et al. Mitochondrial glutathione, a key survival antioxidant [J]. Antioxidants & Redox Signaling, 2009, 11(11): 2685 - 2700.

[32] HU C, ZHANG H, QIAO Z, et al. Loss of thioredoxin 2 alters mitochondrial respiratory function and induces cardiomyocyte hypertrophy [J]. Experimental Cell Research, 2018, 372(1): 61 - 72.

[33] COUTO G K, PAULA S M, GOMES-SANTOS I L, et al. Exercise training induces eNOS coupling and restores relaxation in coronary arteries of heart failure rats [J]. American Journal of Physiology Heart and Circulatory Physiology, 2018, 314(4): H878 - H887.

[34] STASCH J P, SCHMIDT P M, NEDVETSKY P I, et al. Targeting the heme-oxidized nitric oxide receptor for selective vasodilatation of diseased blood vessels [J]. The Journal of Clinical Investigation, 2006, 116(9): 2552 - 2561.

[35] SINDLER A L, DELP M D, REYES R, et al. Effects of ageing and exercise training on eNOS uncoupling in skeletal muscle resistance arterioles [J]. The Journal of Physiology, 2009, 587: 3885 - 3897.

[36] COMBES A, DEKERLE J, WEBBORN N, et al. Exercise-induced metabolic fluctuations influence AMPK, p38 - MAPK and CaMKII phosphorylation in human skeletal muscle [J]. Physiological Reports, 2015, 3(9): e12462.

[37] PILEGAARD H, SALTIN B, NEUFER P D. Exercise induces transient transcriptional activation of the PGC - 1alpha gene in human skeletal muscle [J]. The Journal of Physiology, 2003, 546: 851 - 858.

[38] AOI W, NAITO Y, MIZUSHIMA K, et al. The microRNA miR - 696 regulates PGC - 1{alpha} in mouse skeletal muscle in response to physical activity [J]. American Journal of Physiology Endocrinology and Metabolism, 2010, 298(4): E799 - E806.

[39] FERNANDEZ-MARCOS P J, AUWERX J. Regulation of PGC1α, a nodal regulator of mitochondrial biogenesis [J]. The American Journal of Clinical Nutrition, 2011, 93(4): 884 - 890.

[40] EGASHIRA K, MAEJIMA Y, IKEDA Y, et al. Drp1 - dependent mitochondrial autophagy plays a protective role against pressure overload-induced mitochondrial dysfunction and heart failure [J]. J Circulation: An official Journal of the American Heart Association, 2016, 133

(13): 1249 - 1263.

[41] GOH K Y, QU J, HONG H, et al. Impaired mitochondrial network excitability in failing guinea-pig cardiomyocytes [J]. Cardiovascular Research, 2016, 109(1): 79 - 89.

[42] FEALY C E, MULYA A, LAI N, et al. Exercise training decreases activation of the mitochondrial fission protein dynamin-related protein - 1 in insulin - resistant human skeletal muscle [J]. Journal of Applied Physiology (1985), 2014, 117(3): 239 - 245.

[43] YELLON D M, HAUSENLOY D J. Myocardial reperfusion injury [J]. The New England Journal of Medicine, 2007, 357(11): 1121 - 1135.

[44] VINTEN-JOHANSEN J, JIANG R, REEVES J G, et al. Inflammation, proinflammatory mediators and myocardial ischemia-reperfusion Injury [J]. Hematology, 2007, 21(1): 123 - 145.

[45] SANTILLO E, MIGALE M, POSTACCHINI D, et al. Cardioprotection by Conditioning Mimetic Drugs [J]. Anti-Inflammatory & Anti-Allergy Agents in Medicinal Chemistry, 2016, 15 (1): 15 - 30.

[46] SIVARAMAN V, YELLON D M. Pharmacologic therapy that simulates conditioning for cardiac ischemic/reperfusion injury [J]. Journal of Cardiovascular Pharmacology and Therapeutics, 2014, 19(1): 83 - 96.

[47] SCHMIDT M R, PRYDS K, BØTKER H E. Novel adjunctive treatments of myocardial infarction [J]. World Journal of Cardiology, 2014, 6(6): 434 - 443.

[48] MURRY C E, JENNINGS R B, REIMER K A. Preconditioning with ischemia: a delay of lethal cell injury in ischemic myocardium [J]. Circulation, 1986, 74(5): 1124 - 1136.

[49] HEUSCH G. Molecular basis of cardioprotection: signal transduction in ischemic pre -, post -, and remote conditioning [J]. Circulation Research, 2015, 116(4): 674 - 699.

[50] PRZYKLENK K. Reduction of myocardial infarct size with ischemic "conditioning": physiologic and technical considerations [J]. Anesthesia and Analgesia, 2013, 117(4): 891 - 901.

[51] PRZYKLENK K, BAUER B, OVIZE M, et al. Regional ischemic 'preconditioning' protects remote virgin myocardium from subsequent sustained coronary occlusion [J]. Circulation, 1993, 87(3): 893 - 899.

[52] WHITTAKER P, PRZYKLENK K. Reduction of infarct size in vivo with ischemic preconditioning: mathematical evidence for protection via non-ischemic tissue [J]. Basic Research in Cardiology, 1994, 89(1): 6 - 15.

[53] GHO B C, SCHOEMAKER R G, VAN DEN DOEL M A, et al. Myocardial protection by brief ischemia in noncardiac tissue [J]. Circulation, 1996, 94(9): 2193 - 2200.

[54] KLEINBONGARD P, SKYSCHALLY A, HEUSCH G. Cardioprotection by remote ischemic conditioning and its signal transduction [J]. Pflugers Archiv-European Journal of Physiologyiv : European Journal of Physiology, 2017, 469(2): 159 - 181.

[55] HEUSCH G, BØTKER H E, PRZYKLENK K, et al. Remote ischemic conditioning [J]. Journal of the American College of Cardiology, 2015, 65(2): 177 - 195.

[56] STOKFISZ K, LEDAKOWICZ—POLAK A, ZAGORSKI M, et al. Ischaemic preconditioning-Current knowledge and potential future applications after 30 years of experience [J]. Advances in Medical Sciences, 2017, 62(2): 307 - 116.

[57] HEUSCH G, RASSAF T. Time to give up on cardioprotection. A critical appraisal of clinical Studies on ischemic pre -, post -, and remote conditioning [J]. Circulation Research, 2016, 119

(5): 676 - 695.
[58] JONES H, HOPKINS N, BAILEY T G, et al. Seven-day remote ischemic preconditioning improves local and systemic endothelial function and microcirculation in healthy humans [J]. American Journal of Hypertension, 2014, 27(7): 918 - 925.
[59] KONO Y, FUKUDA S, HANATANI A, et al. Remote ischemic conditioning improves coronary microcirculation in healthy subjects and patients with heart failure [J]. Drug Design, Development and Therapy, 2014, 8: 1175 - 1181.
[60] YAMAGUCHI T, IZUMI Y, NAKAMURA Y, et al. Repeated remote ischemic conditioning attenuates left ventricular remodeling via exosome-mediated intercellular communication on chronic heart failure after myocardial infarction [J]. International Journal of Cardiology, 2015, 178: 239 - 246.
[61] PRYDS K, NIELSEN R R, JORSAL A, et al. Effect of long-term remote ischemic conditioning in patients with chronic ischemic heart failure [J]. Basic Research in Cardiology, 2017, 112 (6): 67.
[62] PRYDS K, KRISTIANSEN J, NEERGAARD-PETERSEN S, et al. Effect of long-term remote ischaemic conditioning on platelet function and fibrinolysis in patients with chronic ischaemic heart failure [J]. Thrombosis Research, 2017, 153: 40 - 46.
[63] CHEN L, ZHOU Q, JIN H, et al. Effects of remote ischaemic conditioning on heart rate variability and cardiac function in patients with mild ischaemic heart failure [J]. Heart, Lung & Circulation, 2018, 27(4): 477 - 483.
[64] BASSUK S S, MANSON J E. Physical activity and the prevention of cardiovascular disease [J]. Current Atherosclerosis Reports, 2003, 5(4): 299 - 307.
[65] LAVIE C J, ARENA R, SWIFT D L, et al. Exercise and the cardiovascular system: clinical science and cardiovascular outcomes [J]. Circulation Research, 2015, 117(2): 207 - 219.
[66] MOGHETTI P, BACCHI E, BRANGANI C, et al. Metabolic effects of exercise [J]. Frontiers of Hormone Research, 2016, 47: 44 - 57.
[67] CALVERT J W, LEFER D J. Role of β - adrenergic receptors and nitric oxide signaling in exercise-mediated cardioprotection [J]. Physiology (Bethesda, Md), 2013, 28(4): 216 - 224.
[68] HEUSCH G, GERSH B J. The pathophysiology of acute myocardial infarction and strategies of protection beyond reperfusion: a continual challenge [J]. European Heart Journal, 2017, 38 (11): 774 - 784.
[69] POWERS S K, SMUDER A J, KAVAZIS A N, et al. Mechanisms of exercise-induced cardioprotection [J]. Physiology (Bethesda, Md), 2014, 29(1): 27 - 38.
[70] KAVAZIS A N, MCCLUNG J M, HOOD D A, et al. Exercise induces a cardiac mitochondrial phenotype that resists apoptotic stimuli [J]. American Journal of Physiology Heart and Circulatory Physiology, 2008, 294(2): H928 - H35.
[71] LEE Y, MIN K, TALBERT E E, et al. Exercise protects cardiac mitochondria against ischemia-reperfusion injury [J]. Medicine and Science in Sports and Exercise, 2012, 44(3): 397 - 405.
[72] KAVAZIS A N, ALVAREZ S, TALBERT E, et al. Exercise training induces a cardioprotective phenotype and alterations in cardiac subsarcolemmal and intermyofibrillar mitochondrial proteins [J]. American Journal of Physiology Heart and Circulatory Physiology, 2009, 297(1): H144 - H152.
[73] KWONG J Q, MOLKENTIN J D. Physiological and pathological roles of the mitochondrial

permeability transition pore in the heart [J]. Cell Metabolism, 2015, 21(2): 206 - 214.

[74] ONG S B, DONGWORTH R K, CABRERA-FUENTES H A, et al. Role of the MPTP in conditioning the heart-translatability and mechanism [J]. British Journal of Pharmacology, 2015, 172(8): 2074 - 2084.

[75] MAGALHãES J, GONçALVES I O, LUMINI-OLIVEIRA J, et al. Modulation of cardiac mitochondrial permeability transition and apoptotic signaling by endurance training and intermittent hypobaric hypoxia [J]. International Journal of Cardiology, 2014, 173(1): 40 - 45.

[76] MARCIL M, BOURDUAS K, ASCAH A, et al. Exercise training induces respiratory substrate-specific decrease in Ca2+-induced permeability transition pore opening in heart mitochondria [J]. American Journal of Physiology Heart and Circulatory Physiology, 2006, 290(4): H1549 - H1557.

[77] PONS S, MARTIN V, PORTAL L, et al. Regular treadmill exercise restores cardioprotective signaling pathways in obese mice independently from improvement in associated co-morbidities [J]. Journal of Molecular and Cellular Cardiology, 2013, 54: 82 - 89.

[78] CIMINELLI M, ASCAH A, BOURDUAS K, et al. Short term training attenuates opening of the mitochondrial permeability transition pore without affecting myocardial function following ischemia-reperfusion [J]. Molecular and Cellular Biochemistry, 2006, 291(1 - 2): 39 - 47.

[79] MUNTEAN D M, STURZA A, DĂNILĂ M D, et al. The role of mitochondrial reactive oxygen species in cardiovascular injury and protective strategies [J]. Oxidative Medicine and Cellular Longevity, 2016, 2016: 8254942.

[80] ALLEMAN R J, STEWART L M, TSANG A M, et al. Why does exercise "trigger" adaptive rrotective responses in the heart. [J]. Dose-Response : A Publication of International Hormesis Society, 2015, 13(1): 1275.

[81] FRASIER C R, MOORE R L, BROWN D A. Exercise-induced cardiac preconditioning: how exercise protects your achy-breaky heart [J]. Journal of Applied Physiology (Bethesda, Md : 1985), 2011, 111(3): 905 - 915.

[82] GOLBIDI S, LAHER I. Molecular mechanisms in exercise-induced cardioprotection [J]. Cardiology Research and Practice, 2011, 2011: 972807.

[83] YAMASHITA N, HOSHIDA S, OTSU K, et al. Exercise provides direct biphasic cardioprotection via manganese superoxide dismutase activation [J]. The Journal of Experimental Medicine, 1999, 189(11): 1699 - 1706.

[84] FRENCH J P, HAMILTON K L, QUINDRY J C, et al. Exercise-induced protection against myocardial apoptosis and necrosis: MnSOD, calcium-handling proteins, and calpain [J]. FASEB Journal, 2008, 22(8): 2862 - 2871.

[85] HAMILTON K L, QUINDRY J C, FRENCH J P, et al. MnSOD antisense treatment and exercise-induced protection against arrhythmias [J]. Free radical biology & medicine, 2004, 37(9): 1360 - 1368.

[86] LENNON S L, QUINDRY J C, HAMILTON K L, et al. Elevated MnSOD is not required for exercise-induced cardioprotection against myocardial stunning [J]. American Journal of Physiology Heart and Circulatory Physiology, 2004, 287(2): H975 - H980.

[87] TAYLOR R P, CICCOLO J T, STARNES J W. Effect of exercise training on the ability of the rat heart to tolerate hydrogen peroxide [J]. Cardiovascular Research, 2003, 58(3): 575 - 581.

[88] INOUE I, NAGASE H, KISHI K, et al. ATP-sensitive K^+ channel in the mitochondrial inner membrane [J]. Nature, 1991, 352(6332): 244 - 247.
[89] NOMA A. ATP-regulated K^+ channels in cardiac muscle [J]. Nature, 1983, 305(5930): 147 - 148.
[90] ARDEHALI H. Role of the mitochondrial ATP-sensitive K^+ channels in cardioprotection [J]. Acta Biochimica Polonica, 2004, 51(2): 379 - 390.
[91] GROSS G J, PEART J N. KATP channels and myocardial preconditioning: an update [J]. American Journal of Physiology Heart and Circulatory Physiology, 2003, 285(3): H921 - H930.
[92] BROWN D A, CHICCO A J, JEW K N, et al. Cardioprotection afforded by chronic exercise is mediated by the sarcolemmal, and not the mitochondrial, isoform of the KATP channel in the rat [J]. The Journal of Physiology, 2005, 569: 913 - 924.
[93] DOMENECH R, MACHO P, SCHWARZE H, et al. Exercise induces early and late myocardial preconditioning in dogs [J]. Cardiovascular Research, 2002, 55(3): 561 - 566.
[94] PARRA V M, MACHO P, DOMENECH R J. Late cardiac preconditioning by exercise in dogs is mediated by mitochondrial potassium channels [J]. Journal of Cardiovascular Pharmacology, 2010, 56(3): 268 - 274.
[95] JANG Y H, KIM J H, LEE Y C. Mitochondrial ATP-sensitive potassium channels play a role in reducing both myocardial infarction and reperfusion arrhythmia in remote ischemic preconditioned hearts [J]. Anesthesiology and Pain Medicine, 2017, 7(1): e42505.
[96] HUTTER J J, MESTRIL R, TAM E K, et al. Overexpression of heat shock protein 72 in transgenic mice decreases infarct size in vivo [J]. Circulation, 1996, 94(6): 1408 - 1411.
[97] TAYLOR R P, HARRIS M B, STARNES J W. Acute exercise can improve cardioprotection without increasing heat shock protein content [J]. The American Journal of Physiology, 1999, 276(3): H1098 - H1102.
[98] DEMIREL H A, HAMILTON K L, SHANELY R A, et al. Age and attenuation of exercise-induced myocardial Hsp72 accumulation [J]. American Journal of Physiology Heart and Circulatory Physiology, 2003, 285(4): H1609 - H1615.
[99] QUINDRY J C, HAMILTON K L, FRENCH J P, et al. Exercise-induced HSP - 72 elevation and cardioprotection against infarct and apoptosis [J]. Journal of Applied Physiology (Bethesda, Md : 1985), 2007, 103(3): 1056 - 1062.
[100] TOTZECK M, HENDGEN-COTTA U B, RASSAF T. Nitrite-nitric oxide signaling and cardioprotection [J]. Advances in Experimental Medicine and Biology, 2017, 982: 335 - 46.
[101] AKITA Y, OTANI H, MATSUHISA S, et al. Exercise-induced activation of cardiac sympathetic nerve triggers cardioprotection via redox-sensitive activation of eNOS and upregulation of iNOS [J]. American Journal of Physiology Heart and Circulatory Physiology, 2007, 292(5): H2051 - H2059.
[102] CALVERT J W, CONDIT M E, ARAGóN J P, et al. Exercise protects against myocardial ischemia-reperfusion injury via stimulation of β(3)-adrenergic receptors and increased nitric oxide signaling: role of nitrite and nitrosothiols [J]. Circulation Research, 2011, 108(12): 1448 - 1458.
[103] LEFER D J. Nitrite therapy for protection against ischemia-reperfusion injury [J]. American journal of physiology Renal physiology, 2006, 290(4): F777 - F778.
[104] BABAI L, SZIGETI Z, PARRATT J R, et al. Delayed cardioprotective effects of exercise in dogs are aminoguanidine sensitive: possible involvement of nitric oxide [J]. Clinical Science,

2002, 102(4): 435 - 445.

[105] HAJNAL A, NAGY O, LITVAI A, et al. Nitric oxide involvement in the delayed antiarrhythmic effect of treadmill exercise in dogs [J]. Life Sciences, 2005, 77(16): 1960 - 1971.

[106] TAYLOR R P, OLSEN M E, STARNES J W. Improved postischemic function following acute exercise is not mediated by nitric oxide synthase in the rat heart [J]. American Journal of Physiology Heart and Circulatory Physiology, 2007, 292(1): H601 - H607.

[107] FARAH C, NASCIMENTO A, BOLEA G, et al. Key role of endothelium in the eNOS-dependent cardioprotection with exercise training [J]. Journal of Molecular and Cellular Cardiology, 2017, 102: 26 - 30.

[108] GANGOITI P, CAMACHO L, ARANA L, et al. Control of metabolism and signaling of simple bioactive sphingolipids: Implications in disease [J]. Progress in Lipid Research, 2010, 49(4): 316 - 334.

[109] HUWILER A, KOLTER T, PFEILSCHIFTER J, et al. Physiology and pathophysiology of sphingolipid metabolism and signaling [J]. Biochimica et Biophysica Acta, 2000, 1485(2 - 3): 63 - 99.

[110] BERESEWICZ A, DOBRZY ŃA, GÓRSKI J. Accumulation of specific ceramides in ischemic/reperfused rat heart; effect of ischemic preconditioning [J]. Journal of Physiology and Pharmacology, 2002, 53(3): 371 - 382.

[111] DOBRZYŃA, KNAPP M, GóRSKI J. Effect of acute exercise and training on metabolism of ceramide in the heart muscle of the rat [J]. Acta Physiologica Scandinavica, 2004, 181(3): 313 - 319.

[112] BIELAWSKA A E, SHAPIRO J P, JIANG L, et al. Ceramide is involved in triggering of cardiomyocyte apoptosis induced by ischemia and reperfusion [J]. The American Journal of Pathology, 1997, 151(5): 1257 - 1263.

[113] BORODZICZ S, CZARZASTA K, KUCH M, et al. Sphingolipids in cardiovascular diseases and metabolic disorders [J]. Lipids in health and disease, 2015, 14: 55.

[114] KNAPP M. Cardioprotective role of sphingosine - 1 - phosphate [J]. Journal of Physiology and Pharmacology, 2011, 62(6): 601 - 607.

[115] LI N, ZHANG F. Implication of sphingosin - 1 - phosphate in cardiovascular regulation [J]. Frontiers in Bioscience (Landmark edition), 2016, 21: 1296 - 1313.

[116] ALVAREZ S E, MILSTIEN S, SPIEGEL S. Autocrine and paracrine roles of sphingosine - 1 - phosphate [J]. Trends in Endocrinology and Metabolism, 2007, 18(8): 300 - 307.

[117] TAKABE K, PAUGH S W, MILSTIEN S, et al. "Inside-out" signaling of sphingosine - 1 - phosphate: therapeutic targets [J]. Pharmacological reviews, 2008, 60(2): 181 - 195.

[118] BARANOWSKI M, CHARMAS M, DŁUGOŁ Ę CKA B, et al. Exercise increases plasma levels of sphingoid base - 1 phosphates in humans [J]. Acta Physiologica (Oxford, England), 2011, 203(3): 373 - 380.

[119] KNAPP M, BARANOWSKI M, CZARNOWSKI D, et al. Plasma sphingosine - 1 - phosphate concentration is reduced in patients with myocardial infarction [J]. Medical Science Monitor : International Medical Journal of Experimental and Clinical Research, 2009, 15(9): Cr490 - Cr493.

[120] KNAPP M, LISOWSKA A, ZABIELSKI P, et al. Sustained decrease in plasma sphingosine - 1 - phosphate concentration and its accumulation in blood cells in acute myocardial infarction [J]. Prostaglandins & Other Lipid Mediators, 2013, 106: 53 - 61.

[121] KNAPP M, ZENDZIAN-PIOTROWSKA M, BŁACHNIO-ZABIELSKA A, et al. Myocardial infarction differentially alters sphingolipid levels in plasma, erythrocytes and platelets of the rat [J]. Basic Research in Cardiology, 2012, 107(6): 294.

[122] SATTLER K, LEVKAU B. Sphingosine - 1 - phosphate as a mediator of high-density lipoprotein effects in cardiovascular protection [J]. Cardiovascular Research, 2009, 82(2): 201 - 211.

[123] EGOM E E, MOHAMED T M, MAMAS M A, et al. Activation of Pak1/Akt/eNOS signaling following sphingosine - 1 - phosphate release as part of a mechanism protecting cardiomyocytes against ischemic cell injury [J]. American Journal of Physiology Heart and Circulatory Physiology, 2011, 301(4): H1487 - H1495.

[124] LIBBY P, THEROUX P. Pathophysiology of coronary artery disease [J]. Circulation, 2005, 111(25): 3481 - 3488.

[125] SUTTON M G, SHARPE N. Left ventricular remodeling after myocardial infarction: pathophysiology and therapy [J]. Circulation, 2000, 101(25): 2981 - 2988.

[126] ZORNOFF L A, PAIVA S A, DUARTE D R, et al. Ventricular remodeling after myocardial infarction: concepts and clinical implications [J]. Arquivos Brasileiros de Cardiologia, 2009, 92(2): 150 - 164.

[127] PFEFFER M A, BRAUNWALD E. Ventricular remodeling after myocardial infarction. Experimental observations and clinical implications [J]. Circulation, 1990, 81(4): 1161 - 1172.

[128] MOSTARDA C, RODRIGUES B, VANE M, et al. Autonomic impairment after myocardial infarction: role in cardiac remodelling and mortality [J]. Clinical and Experimental Pharmacology & Physiology, 2010, 37(4): 447 - 452.

[129] MOSTARDA C, RODRIGUES B, MEDEIROS A, et al. Baroreflex deficiency induces additional impairment of vagal tone, diastolic function and calcium handling proteins after myocardial infarction [J]. American Journal of Translational Research, 2014, 6(3): 320 - 328.

[130] WESTMAN P C, LIPINSKI M J, LUGER D, et al. Inflammation as a driver of adverse left ventricular remodeling after acute myocardial infarction [J]. Journal of the American College of Cardiology, 2016, 67(17): 2050 - 2060.

[131] NAKAMURA K, FUSHIMI K, KOUCHI H, et al. Inhibitory effects of antioxidants on neonatal rat cardiac myocyte hypertrophy induced by tumor necrosis factor-alpha and angiotensin Ⅱ [J]. Circulation, 1998, 98(8): 794 - 799.

[132] FREDERICO M J, JUSTO S L, DA LUZ G, et al. Exercise training provides cardioprotection via a reduction in reactive oxygen species in rats submitted to myocardial infarction induced by isoproterenol [J]. Free Radical Research, 2009, 43(10): 957 - 964.

[133] HORI M, NISHIDA K. Oxidative stress and left ventricular remodelling after myocardial infarction [J]. Cardiovascular Research, 2009, 81(3): 457 - 464.

[134] CHEN Z, SIU B, HO Y S, et al. Overexpression of MnSOD protects against myocardial ischemia/reperfusion injury in transgenic mice [J]. Journal of Molecular and Cellular Cardiology, 1998, 30(11): 2281 - 2289.

[135] WANG P, CHEN H, QIN H, et al. Overexpression of human copper, zinc-superoxide dismutase (SOD1) prevents postischemic injury [J]. Proceedings of the National Academy of Sciences of the United States of America, 1998, 95(8): 4556 - 4560.

[136] TALMAN V, RUSKOAHO H. Cardiac fibrosis in myocardial infarction-from repair and

remodeling to regeneration [J]. Cell and Tissue Research, 2016, 365(3): 563 - 581.

[137] BOZI L H, MALDONADO I R, BALDO M P, et al. Exercise training prior to myocardial infarction attenuates cardiac deterioration and cardiomyocyte dysfunction in rats [J]. Clinics (Sao Paulo, Brazil), 2013, 68(4): 549 - 556.

[138] XU X, WAN W, POWERS A S, et al. Effects of exercise training on cardiac function and myocardial remodeling in post myocardial infarction rats [J]. Journal of Molecular and Cellular Cardiology, 2008, 44(1): 114 - 122.

[139] YENGO C M, ZIMMERMAN S D, MCCORMICK R J, et al. Exercise training post-MI favorably modifies heart extracellular matrix in the rat [J]. Medicine and Science in Sports and Exercise, 2012, 44(6): 1005 - 1012.

[140] RODRIGUES B, LIRA F S, CONSOLIM-COLOMBO F M, et al. Role of exercise training on autonomic changes and inflammatory profile induced by myocardial infarction [J]. Mediators of Inflammation, 2014, 2014: 702473.

[141] MELO S F, FERNANDES T, BARA ÚNA V G, et al. Expression of MicroRNA - 29 and Collagen in Cardiac Muscle after Swimming Training in Myocardial-Infarcted Rats [J]. Cellular Physiology and Biochemistry : International Journal of Experimental Cellular Physiology, Biochemistry, and Pharmacology, 2014, 33(3): 657 - 669.

[142] BARBOZA C A, ROCHA L Y, MOSTARDA C T, et al. Ventricular and autonomic benefits of exercise training persist after detraining in infarcted rats [J]. European Journal of Applied Physiology, 2013, 113(5): 1137 - 1146.

[143] RODRIGUES B, SANTANA A A, SANTAMARINA A B, et al. Role of training and detraining on inflammatory and metabolic profile in infarcted rats: influences of cardiovascular autonomic nervous system [J]. Mediators of Inflammation, 2014, 2014: 207131.

[144] FREIMANN S, SCHEINOWITZ M, YEKUTIELI D, et al. Prior exercise training improves the outcome of acute myocardial infarction in the rat. Heart structure, function, and gene expression [J]. Journal of the American College of Cardiology, 2005, 45(6): 931 - 938.

[145] DAYAN A, FEINBERG M S, HOLBOVA R, et al. Swimming exercise training prior to acute myocardial infarction attenuates left ventricular remodeling and improves left ventricular function in rats [J]. Annals of Clinical and Laboratory Science, 2005, 35(1): 73 - 78.

[146] RODRIGUES F, FERIANI D J, BARBOZA C A, et al. Cardioprotection afforded by exercise training prior to myocardial infarction is associated with autonomic function improvement [J]. BMC Cardiovascular Disorders, 2014, 14: 84.

[147] ROVERE M T, BIGGER J J T, MARCUS F I, et al. For the ATRAMI Investigators. Baroreflex sensitivity and heart-rate-variability in prediction of total cardiac mortality after myocardial infarction [J]. 1998, 351: 458 - 462.

[148] LA ROVERE M T, BERSANO C, GNEMMI M, et al. Exercise-induced increase in baroreflex sensitivity predicts improved prognosis after myocardial infarction [J]. Circulation, 2002, 106 (8): 945 - 949.

[149] JORGE L, RODRIGUES B, ROSA K T, et al. Cardiac and peripheral adjustments induced by early exercise training intervention were associated with autonomic improvement in infarcted rats: role in functional capacity and mortality [J]. European Heart Journal, 2011, 32(7): 904 - 912.

[150] CHEN T, CAI M X, LI Y Y, et al. Aerobic exercise inhibits sympathetic nerve sprouting and restores β-adrenergic receptor balance in rats with myocardial infarction [J]. PloS One, 2014, 9(5): e97810.
[151] PUHL S L, MÜLLER A, WAGNER M, et al. Exercise attenuates inflammation and limits scar thinning after myocardial infarction in mice [J]. American Journal of Physiology Heart and Circulatory Physiology, 2015, 309(2): H345 - H359.
[152] GRANS C F, FERIANI D J, ABSSAMRA M E, et al. Resistance training after myocardial infarction in rats: its role on cardiac and autonomic function [J]. Arquivos Brasileiros de Cardiologia, 2014, 103(1): 60 - 68.
[153] CORNELISSEN V A, SMART N A. Exercise training for blood pressure: a systematic review and meta-analysis [J]. Journal of the American Heart Association, 2013, 2(1): e004473.
[154] ANAND S S, ISLAM S, ROSENGREN A, et al. Risk factors for myocardial infarction in women and men: insights from the INTERHEART study [J]. European Heart Journal, 2008, 29(7): 932 - 940.
[155] LUSIS A J. Genetics of atherosclerosis [J]. Trends in Genetics : TIG, 2012, 28(6): 267 - 275.
[156] HERZBERG G R. Aerobic exercise, lipoproteins, and cardiovascular disease: benefits and possible risks [J]. Canadian Journal of Applied Physiology, 2004, 29(6): 800 - 807.
[157] BOOTH F W, LAYE M J, LEES S J, et al. Reduced physical activity and risk of chronic disease: the biology behind the consequences [J]. European Journal of Applied Physiology, 2008, 102(4): 381 - 390.
[158] SAFDAR A, HAMADEH M J, KACZOR J J, et al. Aberrant mitochondrial homeostasis in the skeletal muscle of sedentary older adults [J]. PloS One, 2010, 5(5): e10778.
[159] FROELICHER V F, OBERMAN A. Analysis of epidemiologic studies of physical inactivity as risk factor for coronary artery disease [J]. Progress in Cardiovascular Diseases, 1972, 15(1): 41 - 65.
[160] JOYNER M J, GREEN D J. Exercise protects the cardiovascular system: effects beyond traditional risk factors [J]. The Journal of Physiology, 2009, 587: 5551 - 5558.
[161] THOMPSON P D. Exercise and physical activity in the prevention and treatment of atherosclerotic cardiovascular disease [J]. Arteriosclerosis, Thrombosis, and Vascular Biology, 2003, 23(8): 1319 - 1321.
[162] SWIRSKI F K, NAHRENDORF M. Leukocyte behavior in atherosclerosis, myocardial infarction, and heart failure [J]. Science (New York, NY), 2013, 339(6116): 161 - 166.
[163] STEFFENS S, MACH F. Inflammation and atherosclerosis [J]. Herz, 2004, 29(8): 741 - 748.
[164] HANSSON G K, LIBBY P. The immune response in atherosclerosis: a double—edged sword [J]. Nature Reviews Immunology, 2006, 6(7): 508 - 519.
[165] DANIEL J M, SEDDING D G. Circulating smooth muscle progenitor cells in arterial remodeling [J]. Journal of Molecular and Cellular Cardiology, 2011, 50(2): 273 - 279.
[166] CHERNYAVSKIY I, VEERANKI S, SEN U, et al. Atherogenesis: hyperhomocysteinemia interactions with LDL, macrophage function, paraoxonase 1, and exercise [J]. Annals of the New York Academy of Sciences, 2016, 1363(1): 138 - 154.
[167] TOUATI S, MEZIRI F, DEVAUX S, et al. Exercise reverses metabolic syndrome in high-fat diet-induced obese rats [J]. Medicine and Science in Sports and Exercise, 2011, 43(3): 398 - 407.

[168] SZOSTAK J, LAURANT P. The forgotten face of regular physical exercise: a natural anti-atherogenic activity [J]. Clinical Science (London, England : 1979), 2011, 121(3): 91 - 106.

[169] HAMBRECHT R, WALTHER C, MÖBIUS - WINKLER S, et al. Percutaneous coronary angioplasty compared with exercise training in patients with stable coronary artery disease: a randomized trial [J]. Circulation, 2004, 109(11): 1371 - 1378.

[170] O'CONNOR G T, BURING J E, YUSUF S, et al. An overview of randomized trials of rehabilitation with exercise after myocardial infarction [J]. Circulation, 1989, 80(2): 234 - 244.

[171] CHUNG H Y, LEE E K, CHOI Y J, et al. Molecular inflammation as an underlying mechanism of the aging process and age-related diseases [J]. Journal of Dental Research, 2011, 90(7): 830 - 840.

[172] LESNIEWSKI L A, DURRANT J R, CONNELL M L, et al. Aerobic exercise reverses arterial inflammation with aging in mice [J]. American Journal of Physiology Heart and Circulatory Physiology, 2011, 301(3): H1025 - H1032.

[173] LEE J, CHO J Y, KIM W K. Anti-inflammation effect of Exercise and Korean red ginseng in aging model rats with diet-induced atherosclerosis [J]. Nutrition Research and Practice, 2014, 8 (3): 284 - 291.

[174] BALAN M, LOCKE M. Acute exercise activates myocardial nuclear factor kappa B [J]. Cell Stress & Chaperones, 2011, 16(1): 105 - 111.

[175] PARKER L, STEPTO N K, SHAW C S, et al. Acute high-intensity interval exercise-induced redox signaling is associated with enhanced insulin sensitivity in obese middle-aged men [J]. Frontiers in Physiology, 2016, 7: 411.

[176] FUJII H, LI S H, SZMITKO P E, et al. C-reactive protein alters antioxidant defenses and promotes apoptosis in endothelial progenitor cells [J]. Arteriosclerosis, Thrombosis, and Vascular Biology, 2006, 26(11): 2476 - 2482.

[177] OLSON T P, DENGEL D R, LEON A S, et al. Changes in inflammatory biomarkers following one-year of moderate resistance training in overweight women [J]. International Journal of Obesity (2005), 2007, 31(6): 996 - 1003.

[178] HOTAMISLIGIL G S, SHARGILL N S, SPIEGELMAN B M. Adipose expression of tumor necrosis factor-alpha: direct role in obesity-linked insulin resistance [J]. Science (New York, NY), 1993, 259(5091): 87 - 91.

[179] OLSON N C, CALLAS P W, HANLEY A J, et al. Circulating levels of TNF-α are associated with impaired glucose tolerance, increased insulin resistance, and ethnicity: the insulin resistance atherosclerosis Study [J]. The Journal of Clinical Endocrinology and Metabolism, 2012, 97(3): 1032 - 1040.

[180] ROĬTENBERG G E, SHARKHUN O O, USHAKOVA T I, et al. Impact of TNF-alpha gene polymorphism, development of atherogenic dyslipidemia and risk of atherosclerosis [J]. Vestnik Rossiiskoi Akademii Meditsinskikh Nauk, 2010, 3: 3 - 6.

[181] HADDY N, SASS C, DROESCH S, et al. IL - 6, TNF-alpha and atherosclerosis risk indicators in a healthy family population: the STANISLAS cohort [J]. Atherosclerosis, 2003, 170(2): 277 - 283.

[182] UZUI H, HARPF A, LIU M, et al. Increased expression of membrane type 3 - matrix metalloproteinase in human atherosclerotic plaque: role of activated macrophages and

inflammatory cytokines [J]. Circulation, 2002, 106(24): 3024 - 3030.
[183] SLOAN R P, SHAPIRO P A, DEMEERSMAN R E, et al. Aerobic exercise attenuates inducible TNF production in humans [J]. Journal of Applied Physiology (Bethesda, Md : 1985), 2007, 103(3): 1007 - 1011.
[184] STARKIE R, OSTROWSKI S R, JAUFFRED S, et al. Exercise and IL - 6 infusion inhibit endotoxin-induced TNF-alpha production in humans [J]. FASEB Journal, 2003, 17(8): 884 - 886.
[185] SCHUMACHER A, PEERSEN K, SOMMERVOLL L, et al. Physical performance is associated with markers of vascular inflammation in patients with coronary heart disease [J]. European Journal of Cardiovascular Prevention and Rehabilitation, 2006, 13(3): 356 - 362.
[186] GOLDHAMMER E, TANCHILEVITCH A, MAOR I, et al. Exercise training modulates cytokines activity in coronary heart disease patients [J]. International Journal of Cardiology, 2005, 100(1): 93 - 99.
[187] HALLE M, BERG A, NORTHOFF H, et al. Importance of TNF-alpha and leptin in obesity and insulin resistance: a hypothesis on the impact of physical exercise [J]. Exercise Immunology Review, 1998, 4: 77 - 94.
[188] CAPRIA A, DE NARDO D, BAFFETTI F R, et al. Long-term anti-TNF-alpha treatments reverse the endothelial dysfunction in rheumatoid arthritis: the biological coherence between synovial and endothelial inflammation [J]. International Journal of Immunopathology and Pharmacology, 2010, 23(1): 255 - 262.
[189] FEBBRAIO M A, PEDERSEN B K. Muscle-derived interleukin - 6: mechanisms for activation and possible biological roles [J]. FASEB Journal, 2002, 16(11): 1335 - 1347.
[190] DANESH J, KAPTOGE S, MANN A G, et al. Long-term interleukin - 6 levels and subsequent risk of coronary heart disease: two new prospective studies and a systematic review [J]. PLoS Medicine, 2008, 5(4): e78.
[191] STEENSBERG A, FISCHER C P, KELLER C, et al. IL - 6 enhances plasma IL - 1ra, IL - 10, and cortisol in humans [J]. American Journal of Physiology Endocrinology and Metabolism, 2003, 285(2): E433 - E437.
[192] RAHMANI M, CRUZ R P, GRANVILLE D J, et al. Allograft vasculopathy versus atherosclerosis [J]. Circulation Research, 2006, 99(8): 801 - 815.
[193] YOKOE T, MINOGUCHI K, MATSUO H, et al. Elevated levels of C-reactive protein and interleukin - 6 in patients with obstructive sleep apnea syndrome are decreased by nasal continuous positive airway pressure [J]. Circulation, 2003, 107(8): 1129 - 1134.
[194] PALMEFORS H, DUTTAROY S, RUNDQVIST B, et al. The effect of physical activity or exercise on key biomarkers in atherosclerosis: a systematic review [J]. Atherosclerosis, 2014, 235(1): 150 - 161.
[195] NOVAES R D, GONçALVES R V, PENITENTE A R, et al. Modulation of inflammatory and oxidative status by exercise attenuates cardiac morphofunctional remodeling in experimental Chagas cardiomyopathy [J]. Life Sciences, 2016, 152: 210 - 219.
[196] BLANKENBERG S, LUC G, DUCIMETIÈRE P, et al. Interleukin - 18 and the risk of coronary heart disease in European men: the Prospective Epidemiological Study of Myocardial Infarction (PRIME) [J]. Circulation, 2003, 108(20): 2453 - 2459.
[197] TENGER C, SUNDBORGER A, JAWIEN J, et al. IL - 18 accelerates atherosclerosis

accompanied by elevation of IFN-gamma and CXCL16 expression independently of T cells [J]. Arteriosclerosis, Thrombosis, and Vascular Biology, 2005, 25(4): 791 - 796.

[198] KOHUT M L, MCCANN D A, RUSSELL D W, et al. Aerobic exercise, but not flexibility/resistance exercise, reduces serum IL - 18, CRP, and IL-6 independent of beta-blockers, BMI, and psychosocial factors in older adults [J]. Brain, Behavior, and Immunity, 2006, 20(3): 201 - 209.

[199] PINTO A, DI RAIMONDO D, TUTTOLOMONDO A, et al. Effects of physical exercise on inflammatory markers of atherosclerosis [J]. Current Pharmaceutical Design, 2012, 18(28): 4326 - 4349.

[200] NOJIMA H, WATANABE H, YAMANE K, et al. Effect of aerobic exercise training on oxidative stress in patients with type 2 diabetes mellitus [J]. Metabolism: Clinical and Experimental, 2008, 57(2): 170 - 176.

[201] GORDON L, MCGROWDER D A, PENA Y T, et al. Effect of yoga exercise therapy on oxidative stress indicators with end-stage renal disease on hemodialysis [J]. International Journal of Yoga, 2013, 6(1): 31 - 38.

[202] YOSHIDA H, KISUGI R. Mechanisms of LDL oxidation [J]. Clinica Chimica Acta; International Journal of Clinical Chemistry, 2010, 411(23 - 24): 1875 - 1882.

[203] ARAUJO J A. Particulate air pollution, systemic oxidative stress, inflammation, and atherosclerosis [J]. Air Quality, Atmosphere, & Health, 2010, 4(1): 79 - 93.

[204] RECTOR R S, WARNER S O, LIU Y, et al. Exercise and diet induced weight loss improves measures of oxidative stress and insulin sensitivity in adults with characteristics of the metabolic syndrome [J]. American Journal of Physiology Endocrinology and Metabolism, 2007, 293(2): E500 - E506.

[205] JORDE U P, COLOMBO P C, AHUJA K, et al. Exercise-induced increases in oxidized low-density lipoprotein are associated with adverse outcomes in chronic heart failure [J]. Journal of Cardiac Failure, 2007, 13(9): 759 - 764.

[206] IGNARRO L J, BUGA G M, WOOD K S, et al. Endothelium-derived relaxing factor produced and released from artery and vein is nitric oxide [J]. Proceedings of the National Academy of Sciences of the United States of America, 1987, 84(24): 9265 - 9269.

[207] CAI H, HARRISON D G. Endothelial dysfunction in cardiovascular diseases: the role of oxidant stress [J]. Circulation Research, 2000, 87(10): 840 - 844.

[208] HARRISON D, GRIENDLING K K, LANDMESSER U, et al. Role of oxidative stress in atherosclerosis [J]. The American Journal of Cardiology, 2003, 91(3a): 7a - 11a.

[209] LINKE A, ERBS S, HAMBRECHT R. Exercise and the coronary circulation-alterations and adaptations in coronary artery disease [J]. Progress in Cardiovascular Diseases, 2006, 48(4): 270 - 284.

[210] SILVER A E, BESKE S D, CHRISTOU D D, et al. Overweight and obese humans demonstrate increased vascular endothelial NAD(P)H oxidase - p47(phox) expression and evidence of endothelial oxidative stress [J]. Circulation, 2007, 115(5): 627 - 637.

[211] WARNHOLTZ A, NICKENIG G, SCHULZ E, et al. Increased NADH-oxidase-mediated superoxide production in the early stages of atherosclerosis: evidence for involvement of the renin-angiotensin system [J]. Circulation, 1999, 99(15): 2027 - 2033.

[212] LAUFS U, WASSMANN S, CZECH T, et al. Physical inactivity increases oxidative stress,

endothelial dysfunction, and atherosclerosis [J]. Arteriosclerosis, Thrombosis, and Vascular Biology, 2005, 25(4): 809 - 814.

[213] DE MORAES C, DAVEL A P, ROSSONI L V, et al. Exercise training improves relaxation response and SOD - 1 expression in aortic and mesenteric rings from high caloric diet-fed rats [J]. BMC Physiology, 2008, 8: 12.

[214] HAMBRECHT R, ADAMS V, ERBS S, et al. Regular physical activity improves endothelial function in patients with coronary artery disease by increasing phosphorylation of endothelial nitric oxide synthase [J]. Circulation, 2003, 107(25): 3152 - 3158.

[215] GUIZONI D M, DORIGHELLO G G, OLIVEIRA H C, et al. Aerobic exercise training protects against endothelial dysfunction by increasing nitric oxide and hydrogen peroxide production in LDL receptor-deficient mice [J]. Journal of Translational Medicine, 2016, 14(1): 213.

[216] TEHLIVETS O. Homocysteine as a risk factor for atherosclerosis: is its conversion to s-adenosyl-L-homocysteine the key to deregulated lipid metabolism. [J]. Journal of Lipids, 2011, 2011: 702853.

[217] NAESS H, NYLAND H, IDICULA T, et al. C-reactive protein and homocysteine predict long-term mortality in young ischemic stroke patients [J]. Journal of Stroke and Cerebrovascular Disease, 2013, 22(8): e435 - e440.

[218] TSAI J C, PERRELLA M A, YOSHIZUMI M, et al. Promotion of vascular smooth muscle cell growth by homocysteine: a link to atherosclerosis [J]. Proceedings of the National Academy of Sciences of the United States of America, 1994, 91(14): 6369 - 6373.

[219] TYAGI N, SEDORIS K C, STEED M, et al. Mechanisms of homocysteine-induced oxidative stress [J]. American Journal of Physiology Heart and Circulatory Physiology, 2005, 289(6): H2649 - H2656.

[220] ROZENBERG O, ROSENBLAT M, COLEMAN R, et al. Paraoxonase (PON1) deficiency is associated with increased macrophage oxidative stress: studies in PON1 - knockout mice [J]. Free Radical Biology & Medicine, 2003, 34(6): 774 - 784.

[221] ROZENBERG O, SHIH D M, AVIRAM M. Paraoxonase 1 (PON1) attenuates macrophage oxidative status: studies in PON1 transfected cells and in PON1 transgenic mice [J]. Atherosclerosis, 2005, 181(1): 9 - 18.

[222] ROZENBERG O, SHIH D M, AVIRAM M. Human serum paraoxonase 1 decreases macrophage cholesterol biosynthesis: possible role for its phospholipase - A2 - like activity and lysophosphatidylcholine formation [J]. Arteriosclerosis, Thrombosis, and Vascular Biology, 2003, 23(3): 461 - 447.

[223] VEERANKI S, LOMINADZE D, TYAGI S C. Hyperhomocysteinemia inhibits satellite cell regenerative capacity through p38 alpha/beta MAPK signaling [J]. American Journal of Physiology Heart and Circulatory Physiology, 2015, 309(2): H325 - H334.

[224] VEERANKI S, WINCHESTER L J, TYAGI S C. Hyperhomocysteinemia associated skeletal muscle weakness involves mitochondrial dysfunction and epigenetic modifications [J]. Biochimica et Biophysica Acta, 2015, 1852(5): 732 - 741.

[225] DOD H S, BHARDWAJ R, SAJJA V, et al. Effect of intensive lifestyle changes on endothelial function and on inflammatory markers of atherosclerosis [J]. The American Journal of

Cardiology, 2010, 105(3): 362 - 367.

[226] GALETTA F, FRANZONI F, PLANTINGA Y, et al. Ambulatory blood pressure monitoring and endothelium-dependent vasodilation in the elderly athletes [J]. Biomedicine & Pharmacotherapy, 2006, 60(8): 443 - 447.

[227] LUK T H, DAI Y L, SIU C W, et al. Habitual physical activity is associated with endothelial function and endothelial progenitor cells in patients with stable coronary artery disease [J]. European journal of cardiovascular prevention and rehabilitation : official journal of the European Society of Cardiology, Working Groups on Epidemiology & Prevention and Cardiac Rehabilitation and Exercise Physiology, 2009, 16(4): 464 - 471.

[228] RIBEIRO F, ALVES A J, DUARTE J A, et al. Is exercise training an effective therapy targeting endothelial dysfunction and vascular wall inflammation. [J]. International Journal of Cardiology, 2010, 141(3): 214 - 221.

[229] HAMBURG N M, MCMACKIN C J, HUANG A L, et al. Physical inactivity rapidly induces insulin resistance and microvascular dysfunction in healthy volunteers [J]. Arteriosclerosis, Thrombosis, and Vascular Biology, 2007, 27(12): 2650 - 2656.

[230] PELLEGRIN M, ALONSO F, AUBERT J F, et al. Swimming prevents vulnerable atherosclerotic plaque development in hypertensive 2 - kidney, 1 - clip mice by modulating angiotensin II type 1 receptor expression independently from hemodynamic changes [J]. Hypertension (Dallas, Tex: 1979), 2009, 53(5): 782 - 789.

[231] FARIA TDE O, TARGUETA G P, ANGELI J K, et al. Acute resistance exercise reduces blood pressure and vascular reactivity, and increases endothelium-dependent relaxation in spontaneously hypertensive rats [J]. European Journal of Applied Physiology, 2010, 110(2): 359 - 366.

[232] LUK T H, DAI Y L, SIU C W, et al. Effect of exercise training on vascular endothelial function in patients with stable coronary artery disease: a randomized controlled trial [J]. European Journal of Preventive Cardiology, 2012, 19(4): 830 - 839.

[233] SIXT S, BEER S, BLüHER M, et al. Long-but not short-term multifactorial intervention with focus on exercise training improves coronary endothelial dysfunction in diabetes mellitus type 2 and coronary artery disease [J]. European Heart Journal, 2010, 31(1): 112 - 119.

[234] MAIORANA A, O'DRISCOLL G, CHEETHAM C, et al. The effect of combined aerobic and resistance exercise training on vascular function in type 2 diabetes [J]. Journal of the American College of Cardiology, 2001, 38(3): 860 - 866.

[235] SCHJERVE I E, TYLDUM G A, TJØNNA A E, et al. Both aerobic endurance and strength training programmes improve cardiovascular health in obese adults [J]. Clinical Science (London, England : 1979), 2008, 115(9): 283 - 293.

[236] GREEN D J, WALSH J H, MAIORANA A, et al. Exercise-induced improvement in endothelial dysfunction is not mediated by changes in CV risk factors: pooled analysis of diverse patient populations [J]. American Journal of Physiology Heart and Circulatory Physiology, 2003, 285(6): H2679 - H2687.

[237] LEWIS T V, DART A M, CHIN-DUSTING J P, et al. Exercise training increases basal nitric oxide production from the forearm in hypercholesterolemic patients [J]. Arteriosclerosis, Thrombosis, and Vascular Biology, 1999, 19(11): 2782 - 2787.

[238] FAGGIOTTO A, ROSS R, HARKER L. Studies of hypercholesterolemia in the nonhuman primate. I. Changes that lead to fatty streak formation [J]. Arteriosclerosis (Dallas, Tex), 1984, 4(4): 323 - 340.

[239] WEGGE J K, ROBERTS C K, NGO T H, et al. Effect of diet and exercise intervention on inflammatory and adhesion molecules in postmenopausal women on hormone replacement therapy and at risk for coronary artery disease [J]. Metabolism: Clinical and Experimental, 2004, 53 (3): 377 - 381.

[240] BJØRNSTAD H H, BRUVIK J, BJøRNSTAD A B, et al. Exercise training decreases plasma levels of soluble CD40 ligand and P-selectin in patients with chronic heart failure [J]. European Journal of Cardiovascular Prevention and Rehabilitation, 2008, 15(1): 43 - 48.

[241] YANG A L, CHEN H I. Chronic exercise reduces adhesion molecules/iNOS expression and partially reverses vascular responsiveness in hypercholesterolemic rabbit aortae [J]. Atherosclerosis, 2003, 169(1): 11 - 17.

[242] ANDO J, TSUBOI H, KORENAGA R, et al. Shear stress inhibits adhesion of cultured mouse endothelial cells to lymphocytes by downregulating VCAM - 1 expression [J]. The American Journal of Physiology, 1994, 267: C679 - C687.

[243] INOUE N, RAMASAMY S, FUKAI T, et al. Shear stress modulates expression of Cu/Zn superoxide dismutase in human aortic endothelial cells [J]. Circulation Research, 1996, 79(1): 32 - 37.

[244] WINKLES J A, ALBERTS G F, BROGI E, et al. Endothelin - 1 and endothelin receptor mRNA expression in normal and atherosclerotic human arteries [J]. Biochemical and Biophysical Research Communications, 1993, 191(3): 1081 - 1088.

[245] ZEIHER A M, GOEBEL H, SCHÄCHINGER V, et al. Tissue endothelin - 1 immunoreactivity in the active coronary atherosclerotic plaque. A clue to the mechanism of increased vasoreactivity of the culprit lesion in unstable angina [J]. Circulation, 1995, 91(4): 941 - 947.

[246] MAEDA S, MIYAUCHI T, IEMITSU M, et al. Resistance exercise training reduces plasma endothelin - 1 concentration in healthy young humans [J]. Journal of Cardiovascular Pharmacology, 2004, 44: S443 - S446.

[247] NAPOLI C, WILLIAMS-IGNARRO S, DE NIGRIS F, et al. Physical training and metabolic supplementation reduce spontaneous atherosclerotic plaque rupture and prolong survival in hypercholesterolemic mice [J]. Proceedings of the National Academy of Sciences of the United States of America, 2006, 103(27): 10479 - 10484.

[248] MOUSTARDAS P, KADOGLOU N P, KATSIMPOULAS M, et al. The complementary effects of atorvastatin and exercise treatment on the composition and stability of the atherosclerotic plaques in ApoE knockout mice [J]. PloS One, 2014, 9(9): e108240.

[249] KOLODGIE F D, BURKE A P, SKORIJA K S, et al. Lipoprotein-associated phospholipase A2 protein expression in the natural progression of human coronary atherosclerosis [J]. Arteriosclerosis, Thrombosis, and Vascular Biology, 2006, 26(11): 2523 - 2529.

[250] LIND L, SIMON T, JOHANSSON L, et al. Circulating levels of secretory-and lipoprotein-associated phospholipase A2 activities: relation to atherosclerotic plaques and future all-cause mortality [J]. European Heart Journal, 2012, 33(23): 2946 - 2954.

[251] WOOTEN J S, NAMBI P, GILLARD B K, et al. Intensive lifestyle modification reduces Lp-

PLA2 in dyslipidemic HIV/HAART patients [J]. Medicine and Science in Sports and Exercise, 2013, 45(6): 1043 - 1050.

[252] REDDY K J, SINGH M, BATSELL R R, et al. Lipoprotein-associated phospholipase A2 mass is significantly reduced in dyslipidemic patients treated with lifestyle modification and combination lipid-modifying drug therapy [J]. Preventive Cardiology, 2010, 13(3): 130 - 134.

[253] WU X Q, DING J, GE A Y, et al. Acute phase homocysteine related to severity and outcome of atherothrombotic stroke-reply [J]. European Journal of Internal Medicine, 2014, 25(1): e15.

第 8 章

运动改善神经退行性疾病的线粒体生物学基础

随着寿命的延长，与年龄相关的神经退行性疾病变得越来越普遍。大多数神经退行性疾病，如阿尔茨海默病(Alzheimer's disease，AD)和帕金森病(Parkinson's disease，PD)的病因极其复杂，且这些疾病的发生发展与遗传、外界环境和多种内源性因素高度相关。肥胖、糖尿病和慢性炎症均可显著影响神经退行性疾病的进展[1]。

线粒体对哺乳动物系统的稳态至关重要。线粒体功能的下降与衰老和一些神经退行性疾病的发展相关[2]。线粒体活性氧(ROS)的过度产生可能是导致大脑衰老和神经变性的关键因素。氧化产物的逐渐积累可对脑细胞结构和成分造成损害，并触发神经元死亡的细胞凋亡途径[3]。线粒体损伤可导致脑细胞功能障碍甚至死亡，因此，许多神经保护干预措施都针对线粒体这一细胞器。

运动被认为是改善与年龄相关的神经退行性疾病的有效手段。规律的耐力训练可改善脑组织线粒体的生物发生和线粒体功能，降低自由基的产生，增强抗氧化能力[4]。因此，规律的运动可通过线粒体介导的机制起到神经保护作用。

本章我们将针对神经退行性疾病，围绕线粒体这一适应性反应的关键细胞器，探讨运动在预防和(或)减轻神经退行性疾病方面的潜在作用。

8.1 衰老、神经退行性疾病与线粒体

8.1.1 衰老和神经退行性疾病中的线粒体功能障碍

线粒体是真核生物的重要细胞器，不仅通过氧化磷酸化为细胞各种生理活动提供能量，还参与细胞凋亡、氧化还原信号通路以及维持细胞内离子平衡等重要生命活动。线粒体的形态和代谢与线粒体的功能紧密相连，最终又与细胞的功能关联。尽管线粒体在细胞生物能学和氧化还原稳态方面具有重要作用，但最近的研究显示，线粒体相关机制可促进大脑的生理和病理过程，其中包括神经可塑性、神经发育和神经退化[5]。

神经的发育和生存在很大程度上依赖于线粒体的生物发生、完整性和功能。在神经元结构和功能的可塑性过程中，树突形态和神经传递对线粒体含量非常敏感。树突线粒体含量减少可导致突触的缺失，而线粒体数量和活性升高则会增加突触的

数量和可塑性。此外，功能正常的线粒体在 ATP 产生、细胞内 Ca^{2+} 调节、氧化还原以及凋亡信号转导方面至关重要。线粒体通过氧化磷酸化为神经元提供大部分能量，并且其缓冲细胞胞质 Ca^{2+} 的能力在突触维持中发挥重要作用[6]。相反，线粒体质量控制失调、线粒体能量输出缺陷、线粒体动力学异常均可导致神经元的丢失，最终诱导神经的病理发展[7]。因此，探究线粒体在神经可塑性以及神经发生中的生物学作用，将为预防及治疗神经退行性疾病和衰老相关疾病提供更多的信息。

关于衰老和神经退行性疾病之间的机制区别很难界定。在大脑衰老过程中，记忆能力、认知能力及运动能力会逐渐发生变化，许多理论试图从分子水平到系统水平解释衰老过程。D. Harman 首次提出了"衰老的自由基理论"，该理论认为细胞成分不断受到自由基的攻击，导致细胞的结构发生损伤，功能发生改变[8]。几年后，D. Harman 基于哺乳动物细胞和系统对健康线粒体的依赖，以及线粒体是自由基产生的主要场所等理论，将自己的理论修改为"线粒体衰老理论"[9]。

到目前为止，尚不清楚衰老如何影响大脑线粒体抗氧化防御系统。在某些条件下，ROS 产生增加可导致抗氧化酶活性的补偿性调节。然而，在大多数研究中，氧化损伤的增加与抗氧化系统能力的下降同时发生[10]。在 D-半乳糖诱导的衰老小鼠神经元以及星形胶质细胞中，线粒体发生肿胀、扭曲、嵴断裂和空泡样变。星形胶质细胞是脑内谷胱甘肽(GSH)产生的主要场所，GSH 作为脑中抗 ROS 的主要物质，能有效阻止 ROS 的产生，但是星形胶质细胞内线粒体形态结构损伤将扰乱 GSH 的正常代谢。因此，星形胶质细胞线粒体变性可降低星形胶质细胞的抗氧化能力，加重衰老及衰老相关疾病的病程进展[11]。另外，线粒体 ATP 的产生能力及大脑中的氧化损伤与年龄具有一定的相关性。随着年龄的增长，线粒体 ATP 的产生能力逐渐下降，大脑中的氧化损伤逐渐加重。因此，保持线粒体功能正常对于延缓衰老具有重要作用。

同样，维持线粒体的正常功能对于预防、治疗神经退行性疾病也具有重要意义。神经退行性疾病是以中枢神经系统或外周神经系统的神经元结构和功能逐渐丧失为特征的无法治愈的神经系统疾病。线粒体是存在于大多数真核细胞中的细胞器，参与神经元的许多功能，对于神经元的生存至关重要。由于大脑对氧化磷酸化的高度依赖，因此其极易受氧化应激的影响，而线粒体是细胞 ROS 产生的主要场所。虽然正常情况下线粒体内的多种抗氧化系统，如超氧化物歧化酶(SOD)、谷胱甘肽过氧化物酶(GSH-Px)等可维持线粒体内 ROS 的稳态，但是在氧化应激状态下线粒体也是 ROS 损伤的敏感靶标，过多的 ROS 会攻击线粒体呼吸链复合物，导致大量电子渗漏，脂质、蛋白质、核酸的氧化损伤以及 mtDNA 的突变，促进多种神经退行性疾病的发生发展[12]。因此，线粒体功能的异常可促进神经退行性疾病的发展，而维持线粒体正常功能的方法对于延缓神经退行性疾病的发展具有重要意义。

在功能障碍的线粒体中常存在 mtDNA 的损伤，并且在人类和啮齿动物的中枢神经系统中，mtDNA 损伤、突变和缺失均随着年龄的增加而增加。因此，有人认为可以将突变 mtDNA 作为衰老的生物标志物。突变 mtDNA 的水平通常在患者同一组织不同区域之间存在显著差异。有报道显示，在成人大脑的不同区域，缺失或突变 mtDNA 的水平是不同的，其中黑质、壳核和大脑皮质的水平最高[13]。

此外，mtDNA 的异常也与神经退行性疾病的发生发展密切相关。在线粒体中，mtDNA 极易受到高水平氧化应激的影响，当 mtDNA 受到氧化损伤后，可导致线粒体氧化磷酸化功能失调[14]。线粒体氧化应激和 mtDNA 损伤可增加线粒体通透性转换孔(mPTP)的开放。mPTP 的开放可导致细胞色素 c 和凋亡诱导因子(apoptosis inducing factor，AIF)及其他促凋亡因子释放到细胞质中，导致神经元死亡，促进神经退行性疾病的发展。mtDNA 损伤还可以通过 P53 蛋白和 B 淋巴细胞瘤-2(Bcl-2)家族的促凋亡成员触发细胞凋亡[15]。另外，mtDNA 的修复机制可能会在衰老过程中受到损害，导致神经退行性疾病[16]。在老年大鼠的黑质中发现了相对较高水平的 mtDNA 缺失，并且这些高水平的 mtDNA 缺失与神经元细胞色素 c 氧化酶(COX)缺失有关[17]。我们有理由认为，大脑中的 mtDNA 氧化损伤与神经退行性疾病的发生发展及哺乳动物的衰老密切相关。因此，如何清除这些有缺陷的 mtDNA 显得尤为重要，其中就涉及线粒体动力学。

线粒体是高度动态的细胞器，在相关蛋白的作用下可以不断融合和分裂。在哺乳动物细胞中，调控线粒体融合过程的蛋白主要包括 Mfn1、Mfn2 和 OPA1，而线粒体分裂过程主要由 Fis1 和 Drp1 调控。线粒体融合和分裂不仅有利于维持线粒体的完整性和数量，还具有重要的线粒体功能，如 ATP 生成、Ca^{2+} 稳态、细胞死亡和活性氧生成[18]。此外，通过线粒体分裂和融合机制可产生更小或细长的细胞器和管状结构，重新分布到不同的细胞中，这对于线粒体的生物发生、mtDNA 混合、修复有缺陷的 mtDNA 至关重要。但线粒体分裂、融合损伤会导致线粒体数量和形态的改变，扰乱 mtDNA 的混合，严重影响线粒体的正常功能[19]。

随着年龄的增长，线粒体动力学会逐渐发生变化。对线虫[20]和小鼠[21]的研究发现，老龄动物的线粒体网络往往更不均匀、支离破碎，并且以肿大的线粒体居多，这些线粒体不能通过线粒体自噬进行消除。近年来，许多研究试图通过干扰线粒体融合和分裂过程，或测试其在延长寿命中的作用来解释线粒体融合和分裂在衰老中的相对重要性。对秀丽隐杆线虫的研究发现，同时剔除融合和分裂因子可以延长其寿命[22]。但其他研究报道，干预融合和分裂过程并不能延长寿命，有时还会对健康和寿命产生负面影响。敲除酵母细胞的线粒体融合和分裂基因，可导致其寿命缩短[23]。以上结果强调，两种过程可能不是简单的促衰老或抗衰老过程，线粒体融合和分裂的需求可能因细胞类型的不同而不同。

线粒体融合、分裂的异常不仅与衰老相关，还与神经退行性疾病的发生发展紧密相连。研究发现，在 AD 患者中，神经元线粒体形态发生改变，线粒体发生碎片化，内膜结构受损，并且线粒体融合和分裂调节因子(如 Drp1、OPA1、Mfn1、

Mfn2 和 Fis1)的表达也发生改变[24]。除了线粒体融合及分裂，线粒体自噬功能受损也与相关神经退行性疾病的发生发展相关。线粒体自噬由 J. J. Lemasters 提出，用于描述功能受损的线粒体的清除过程[25]。在神经退行性疾病中观察到的分裂上调及线粒体断裂可能是神经元细胞试图通过线粒体自噬分离受损或无活性的线粒体，而线粒体自噬的受损可能推动神经退行性疾病的发展。相关研究发现，在 AD 患者的大脑中存在不成熟的自噬空泡，而自噬空泡的积聚可阻碍自噬体的融合，促进 AD 的发展[26]。因此，线粒体动力学改变很可能是线粒体功能障碍导致神经元变性甚至神经退行性疾病的常见途径。

线粒体整体或局部氧化应激、mtDNA 突变和线粒体动力学改变与衰老和神经退行性疾病的发展密切相关。为了降低衰老或神经退行性疾病对大脑的有害影响，研究人员已经研发了几种药理学和非药理学的预防及治疗策略，这其中就包括运动。

8.1.2 运动介导的脑线粒体功能保护作用

运动可以提高生活质量，预防及治疗多种慢性疾病，其中就包括与年龄相关的神经退行性疾病，如 AD 和 PD。有证据表明，在 AD 小鼠模型中，自愿运动可降低 AD 小鼠皮质和海马 β-淀粉样蛋白(amyloid β-protein，Aβ)的水平[27]。在 PD 小鼠模型中，运动可显著减少 PD 小鼠黑质致密部(compact part of substantia nigra，SNc)的病变，表明运动在预防或延缓神经疾病方面发挥着积极作用[28]。

虽然大脑是非收缩组织，但能量代谢的增加会间接影响神经元功能。脑-骨骼肌串扰可以解释运动如何调节大脑功能[29]。运动引起骨骼肌氧化酶含量和活性的变化可以对脑代谢产生间接影响。此外，高强度的运动训练可使骨骼肌中的乳酸增加，而骨骼肌产生的乳酸很可能参与大脑代谢，表明肌肉和大脑之间存在乳酸穿梭[30]。另外，运动也可以通过调节大脑线粒体的代谢来改善大脑的代谢水平。Q. Ding 等人[31]报告，自由转轮运动增加了分解谷氨酸的酶含量，同时 ATP 合酶含量也有所增加。A. M. Stranahan 等人[32]观察到，与运动缺乏的小鼠相比，长期跑步的小鼠海马内与氧化应激和脂代谢相关的基因显著下调。规律的运动也可增加脑内皮细胞的增殖并上调与糖酵解和氧化代谢相关的多种蛋白质，提高代谢能力[33]。此外，不同的运动类型对大脑的代谢影响不同。与自愿运动相比，强迫大鼠运动可使其大脑糖酵解增加，表明运动类型在更广泛的代谢背景下可重塑线粒体功能。总的来说，规律的运动可以改善脑的代谢水平，满足机体对代谢的需求。除此之外，运动还可刺激新生脑细胞的生长和发育，调节神经发生[34]。因此，在衰老和神经退行性疾病等神经元丢失的情况下，运动可能有助于增加细胞数量和改善细胞功能。

为了揭示运动诱导大脑可塑性的新的线粒体机制，M. O. Dietrich 等人[35]报道称，成年雄性和雌性小鼠自由转轮 4 周后线粒体密度增加、功能改善。这表明运动会诱导海马神经元线粒体的适应，从而满足机体的代谢需求。有趣的是，解偶联蛋白(UCP)与线粒体的功能相关，在海马中解偶联蛋白2(UCP2)基因表达的增加与线粒体生物能量适应有关，运动引起的UCP增加可能有助于线粒体调节突触的释放[35]。

除了大脑代谢的改善，适度运动还可减少与年龄相关的线粒体功能损伤[36]。24周的适度运动可增加线粒体呼吸链复合物Ⅰ、Ⅲ和Ⅳ的活性，改善脑线粒体呼吸链的电子转移。同样，在老年动物中发现脑线粒体呼吸链复合物Ⅰ和Ⅳ酶活性逐渐降低，但是适度运动可明显改善这种现象[37]。AD和PD的病程发展分别与线粒体呼吸链复合物Ⅳ和Ⅰ的损伤相关[38]，而运动可调节老年啮齿动物的线粒体呼吸链成分，表明运动可能是一种非常有价值的神经保护策略。

运动还可以通过增加脑源性神经营养因子(brain-derived neurotrophic factor，BDNF)的表达，延缓衰老和神经退行性疾病的进展。研究发现，BDNF以浓度依赖的方式增加脑线粒体功能，并且这种影响主要集中于线粒体呼吸链复合物Ⅰ[39]。由于衰老[40]和神经退行性疾病[41]发展过程中伴随着BDNF水平的下降，而运动引起的BDNF水平升高可能会改变线粒体氧化效率和凋亡信号的表达，表明运动对这些病理生理状况具有重要的预防和(或)治疗意义。

线粒体生物发生在维持线粒体正常功能中具有重要作用。线粒体生物发生是在nDNA与mtDNA的综合作用下生成新的线粒体的过程[42]。与线粒体生物发生相关的基因表达谱包括PGC1α、TFAM、NFR-1、NRF-2及TFB1。线粒体生物发生是保持线粒体稳态并满足真核细胞生理需求的关键环节，它可以增加细胞内mtDNA的数量和线粒体的数量，上调电子传递链和相关酶的活性，提高线粒体能量合成水平，因此对维持线粒体质量及补充被清除的异常线粒体起重要作用。线粒体生物发生的异常改变可能影响线粒体的正常功能并导致衰老和神经变性，而运动在改善线粒体生物发生中具有重要作用。

长期以来，大量研究表明运动能够刺激线粒体合成，增加线粒体数量。早期关于线粒体生物发生的研究主要集中于骨骼肌和心肌，而对神经元线粒体生物发生的研究相对较少。后来，有研究发现运动可促进脑缺血大鼠脑内线粒体生物发生相关蛋白的表达[43]。长期的运动训练可诱导成年小鼠大脑线粒体的生物发生，并且这一效应与PGC1家族成员水平的增加有关[44]，PGC1α也被公认为线粒体生物发生的有效刺激因子[45]。啮齿动物大脑中PGC1α含量的升高与运动量增加有关。J. L. Steiner等人[46]报道，8周的耐力训练可使脑内PGC1α和沉默信息调节因子1(SIRT1)的mRNA增多，mtDNA含量亦增加，提示线粒体生物发生增加。同样，S. Bayod等人[47]也发现低强度耐力训练后啮齿动物的PGC1和SIRT1上调，AMPK活化，p53乙酰化。此外，mtDNA拷贝数也可用于评估线粒体的生物发生，即使在年老小鼠中，运动至少也会使线粒体生物发生部分增加。在21月龄的C57BL/6小鼠中，经过8周的运动干预，小鼠大脑内PGC1α蛋白、mTOR、柠檬酸合酶mRNA和mtDNA拷贝数增加[48]。这些适应性变化表明，运动可能会通过诱导线粒体生物发生，预防与衰老和神经退行性疾病相关的线粒体功能缺陷。

在衰老和神经退行性疾病过程中不仅存在线粒体生物发生损伤，还存在氧化应激增加的现象，在不同的生物模型中均发现运动与大脑抗氧化能力普遍改善和氧化应激相关损伤减少有关。因此，有理由认为运动可以预防与衰老和神经退行性疾病相关的氧化损伤。相关研究报道，在年轻时适度运动可以防止与年龄相关的蛋白质羰基含量增加和 COX 活性降低[49]。抗氧化酶上调、氧化应激标志物减少和线粒体酶活性增加均受运动的影响。此外，不同强度、持续时间及负荷的运动会对大脑生理、生化和功能产生不同影响[50]。例如，有人发现耐力训练似乎可以减少脂质过氧化，而急性运动则不会引起脑线粒体的任何显著改变[51]，表明线粒体的适应性变化可能受到运动类型的影响。

适度的体育运动也可改善神经退行性疾病患者大脑的氧化应激水平。在 AD[52] 和 PD[53] 的小鼠模型中，小鼠大脑内氧化应激水平升高，而适度运动在维持氧化还原稳态方面显示出有益效果。在由链脲佐菌素诱导的散发性 AD 模型中，6 周的游泳运动可明显抑制 AD 大鼠海马 CA1 区丙二醛（MDA）和蛋白质羰基水平。通过抗氧化检测发现，游泳可明显提高 AD 大鼠的总抗氧化能力[54]。在 PD 小鼠模型中，6 周的跑步运动可明显提高细胞内抗氧化酶铜锌超氧化物歧化酶（Cu，Zn - SOD）、谷胱甘肽过氧化物酶 1/2（GSH - Px1/2）和血红素氧合酶 - 1（heme oxygenase - 1，HO - 1）的水平，改善 PD 小鼠黑质的抗氧化能力[55]。研究发现，不同的运动方式对氧化能力的影响不同。在 AD 大鼠模型中，8 周的力量训练降低了大鼠海马的脂质过氧化，而 8 周的跑步训练不仅降低了大鼠海马的脂质过氧化，还阻止了自由基的增加，提高了总抗氧化能力[56]。运动引起的线粒体和组织抗氧化能力的改善不仅限于大脑。在对大鼠的研究中发现，经过 8 周的高强度间歇训练，大鼠小脑内 SOD 水平升高，表明运动可以增加小脑组织的抗氧化能力[57]。另外，大鼠纹状体内缺血再灌注可增加其 ROS 水平，而 8 周的跑步运动可明显降低大鼠纹状体内的 ROS 水平[58]。在 SD 大鼠的研究中发现，相较于安静大鼠而言，进行跑步运动以及自由转轮运动的大鼠其小脑线粒体 MDA 含量均显著降低，大脑皮质锰超氧化物歧化酶（Mn - SOD）的活性显著增加[59]。因此，运动在调节脑内氧化还原水平中发挥重要作用，是预防及治疗神经退行性疾病的有效手段。

不仅是氧化应激，凋亡信号的转导在神经退行性疾病的发展中也占有重要地位。研究发现，细胞凋亡是一种程序性细胞死亡，多细胞生物可通过这种方式去除受损细胞而不影响邻近细胞。凋亡的细胞表现出细胞收缩，染色质凝结、碎裂，细胞膜起泡，形成凋亡小体等特殊特征[60]。正常细胞也可能发生细胞凋亡的现象，以确保组织和器官的正常功能。然而，过度或不适当的细胞凋亡反应可严重影响机体的功能，甚至与几种神经退行性疾病有关。caspase 在 AD 和 PD 的发生发展中起着至关重要的作用。牛艳丽等人[61]的研究也表明，细胞凋亡的变化规律与 AD 的发生发展及临床表现过程极为吻合，其认为 AD 的发生发展与神经细胞凋亡之间存在一定的关系。

有证据表明，耐力训练可刺激多种与神经元可塑性和存活相关的细胞内信号通路，减弱有害/衰老的细胞凋亡信号，为机体提供有效的保护[62]。研究发现，8 周的耐力训练可显著降低衰老小鼠脑组织促凋亡基因 *Bax* 和 *p53* 的表达，增加抑凋亡基因 *Bcl-2* 的表达，提高衰老小鼠脑组织内 IL-15 的含量，而 IL-15 可以通过诱导 PGC1α 的表达抑制线粒体凋亡通路[63]。运动训练还可降低 caspase 3 和 caspase 9 的表达，抑制凋亡信号的转导[64]。有研究报道，在脑缺血再灌注的大鼠脑内可发现 caspase 3 的含量增加，Bcl-2 的表达降低，而运动训练可明显降低大鼠脑内 caspase 3 的含量，增加 Bcl-2 的表达，表明运动训练可减少神经元的凋亡。此外，耐力训练还可增加伴侣蛋白的表达，包括脑组织中的 Hsp[64-65]，促进蛋白质的输入、折叠和组装，从而维护细胞和线粒体的正常功能。Hsp60 单独过度表达或与 Hsp70、Hsp90 结合，可降低细胞内 Aβ 的水平，保护神经元免受细胞毒性损伤[66]。以上研究均显示运动可以通过调控凋亡相关信号通路改善脑组织的功能，维持机体的健康。

总之，运动可以通过调节相关的生理机制，促进大脑对衰老和神经变性的抵抗（图 8.1）。运动诱导的氧化应激和细胞凋亡信号的有益适应，以及线粒体生物发生和氧化磷酸化活性的增加，强调了线粒体在运动过程中发生适应性变化的重要作用。了解线粒体在衰老和神经变性过程中发生紊乱的机制，将为开发针对线粒体功能的神经变性治疗策略提供新的、更有效的信息。

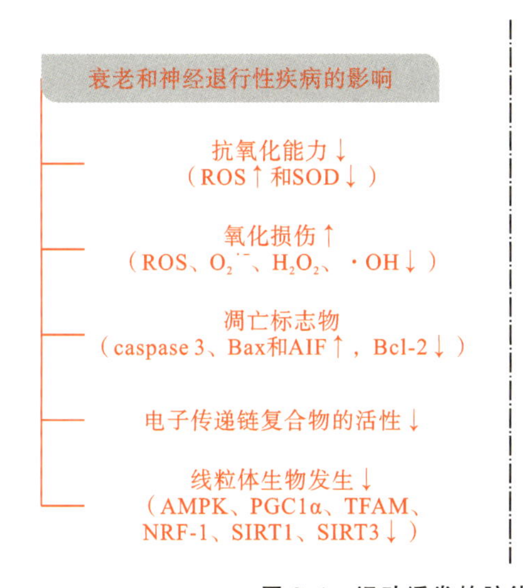

图 8.1　运动诱发的脑线粒体改善和神经保护

8.2　运动改善阿尔茨海默病的线粒体生物学基础

8.2.1　线粒体功能障碍在阿尔茨海默病发病中的作用

AD 是最常见的与年龄相关的神经退行性疾病，占全球痴呆症的 60% 至 80%，且随着人口老龄化，AD的患病率预计将会上升。AD通常被认为是一种影响记忆力和协调性的疾病，它对大脑皮质和海马的影响最为显著。AD患者的临床特征是渐进性认知能力下降，包括思维混乱、定向障碍、渐进性记忆和语言功能下降。AD的发生发展与脑内各种细胞变化有关，如线粒体损伤及其功能障碍、Aβ的形成和积累、高磷酸化Tau蛋白的产生和积聚、突触损伤及功能障碍、神经元丢失、神经炎症、miRNA失调等，其中线粒体损伤及功能障碍是AD发病的重要事件。此外，AD的发病机制还与自由基和脂质过氧化增加、COX活性降低以及钙稳态失调等有关[67]。

线粒体是给细胞提供能量的关键细胞器，为高能量需求过程(如突触传递、囊泡释放、离子通道和受体激活等)以及神经递质的循环和再摄取提供大部分能量。同时线粒体在与细胞存活和死亡相关的机制中发挥关键作用，如参与维持细胞氧化还原电位、调控凋亡通路和调节突触可塑性等。此外，线粒体还与细胞内Ca^{2+}稳态相关，例如，突触末端线粒体可通过积累或释放细胞内Ca^{2+}来维持稳态。

线粒体的生物能量稳态(包括整个大脑的代谢)可影响AD相关的Aβ沉积、突触变性和神经纤维缠结形成[68]。特别是线粒体来源的ROS，其在体外和体内均可触发淀粉样前体蛋白(amyloid precursor protein，APP)[69]。有研究结果表明，Aβ不仅可以在细胞外聚集，还可进入线粒体，从而导致线粒体功能障碍[70]。在线粒体功能障碍的情况下，线粒体Aβ沉积可导致ROS过度积累[71]，使线粒体产生的自由基(H_2O_2、·OH)增加，激活β-位点淀粉样前体蛋白裂解酶1(beta-site amyloid precursor protein cleaving enzyme1，BACE1)，促进APP的裂解，从而增加Aβ的产生和聚集，进一步促使Aβ进入线粒体，诱导自由基的产生，导致氧化损伤，继而形成恶性循环，促进AD发病[69]。对AD动物模型的研究表明，Aβ在细胞外沉积前3个月，Aβ依赖性线粒体功能障碍就已经存在，并且随着年龄的增长，其进展明显加快[72]。而脑内线粒体损伤累积可诱导神经元凋亡，破坏线粒体运动，并通过减少线粒体长度引起突触变性[73]。另外，有研究表明，Aβ高表达的3xTg-AD小鼠表现出海马线粒体功能下降，海马线粒体Ca^{2+}保留减少以及ROS标志物H_2O_2产生增加等线粒体功能障碍[74]，并且许多与代谢有关的线粒体酶(如COX)在AD病程中也发生了改变[75]。

正常情况下，线粒体通过自我修复机制(如分裂、融合)和线粒体自噬维持其正常功能[76]。线粒体分裂与融合的平衡可以维持线粒体形态，保证线粒体池的数量和质量。但在AD的发生发展过程中，APP可通过产生Aβ引起线粒体分裂、融合的紊乱[77]，而线粒体分裂、融合紊乱将导致线粒体断裂和异常分布，线粒体片段在神经元内堆积可导致过度氧化应激，从而造成线粒体和神经元功能障碍。研究表明，AD脑中线粒体分裂相关的蛋白，如Drp1、Fis1和线粒体分裂因子(MFF)表达上调；Mfn1、Mfn2和OPA1表达下调[78-79]。另外，自噬也在AD相关蛋白应激中起基础性作用，线粒体的功能异常与对功能失调线粒体的自噬清除不足有关[79]。在对死亡 AD 患者脑组织的检查中发现自噬体空泡内线粒体成分出现异常积累[80]。

神经炎症是指由大胶质细胞、小胶质细胞、神经元和星形胶质细胞组成的中枢神经系统对各种信号的免疫反应[81]。现有的研究结果表明，神经炎症或大脑慢性免疫反应和 AD 的病变组织反应之间存在显著相关性。一项研究表明，小胶质细胞最初可能吞噬 Aβ 肽以保护大脑，避免斑块沉积[82]。此后，小胶质细胞的功能可能会发生变化，从促进 Aβ 的形成到降解形成的斑块[83]。Y. Huang 等人[84]的研究表明，小胶质细胞可能会诱导斑块形成经典的致密核的形状，这是一种保护机制，可将 Aβ 对神经元的影响降至最低。在病理性 Tau 蛋白积聚和神经元损伤后，小胶质细胞可能加速 Tau 蛋白的聚集，募集反应性星形胶质细胞分泌神经毒性因子，进一步驱动神经变性[83]。另外，神经炎症可能通过异常的小胶质细胞和星形胶质细胞激活，生成促炎介质和神经毒性因子驱动神经退行性变[83,85]。在 AD 受试者的脑组织和患者血清中都观察到了促炎性细胞因子升高，许多炎症通路被激活[81,86]，促炎性细胞因子 IL-1β 和 TNF-α 等的表达增多，加重海马功能的损害。

此外，AD 中 mtDNA 的缺失和突变与线粒体功能下降密切相关。D. Brégeon 等人[87]的研究表明，8-氧鸟嘌呤 DNA 糖基化酶 1(8-oxoguanine DNA glycosylase 1，OGG1)可引起 RNA 聚合酶滑移，使单个 mRNA 碱基缺失，导致转录物的移码突变，改变体内的转录保真度。在 AD 晚期患者中，轻度认知障碍者的颞叶中线粒体 OGG1 活性降低，损害了 mtDNA 氧化损伤碱基的去除[88]。

8.2.2 运动改善阿尔茨海默病的线粒体机制

运动是保持身心健康最有效的策略之一。许多研究表明，运动对 AD 具有积极的调节作用。在 AD 动物模型的研究中，运动已被证明具有减轻认知功能下降、降低炎症因子、改善突触功能障碍和线粒体功能障碍、增强生存因子和神经发生等作用。有研究表明，AD 患者的认知功能(如反应时间)和功能抑制(表情呆滞)可通过运动得到改善[89]。20 周的跑台运动可以改善高脂饮食诱导的 3xTg-AD 小鼠神经炎症、神经元功能障碍和凋亡，增强突触稳定性和可塑性[90]。D. Kim 等人[91]的研究表明，连续 12 周的跑台运动可增强 3xTg-AD 小鼠线粒体功能，增加海马和大脑皮质神经发生，降低神经炎症水平。对患有 AD 表型的 NSE/APPsw 转基因小鼠的研究发现，16 周的跑台运动可减轻小鼠的神经炎症、氧化应激和神经元丢失，改善线粒体功能并增强认知能力[92]。在 40 Hz 光闪烁环境中，运动也可增强线粒体功能和神经可塑性，改善 3xTg-AD 小鼠模型的认知功能[74]。同样，C. Tapia-Rojas 等人[93]在转基因动物模型中发现，10 周自主跑台运动增加了海马的神经元和未成熟神经元蛋白双皮质素阳性细胞数量，提高了其空间记忆能力。这些结果表明，运动可通过多种机制改善 AD 相关的认知缺陷，如降低神经炎症和氧化应激、提高线粒体功能和突触功能、增强神经可塑性、促进神经元生成等。

Aβ是具有42或43个残基的较长亚型(较小亚型有40个残基)，与AD病理发展直接相关。Aβ的累积来源于神经元和胶质细胞中的APP，它可诱导神经元损伤、炎症和氧化应激等，导致大脑受影响区域进行性神经元损害。大量研究表明，运动在AD的治疗中发挥重要作用，它可以通过调节Aβ的生成来预防或延缓AD的进展。有研究发现，脑内Aβ的含量与个体的运动量呈负相关，表明体育运动可促进脑内Aβ的清除，减少Aβ的沉积[94]。此外，孕期运动对后代大脑的发育及健康也具有长期积极的潜在作用。雌性大鼠运动可以防止Aβ输注引起的学习和记忆缺陷，以及后代中年轻成年雄性大鼠前额叶皮质和海马的代谢改变[95]。

对啮齿动物AD模型的研究发现，有氧运动训练可以降低两种水平的可溶性Aβ和Aβ斑块负荷。B. Li等人[96]研究表明，12周的运动改善了APP/PS1转基因小鼠海马淀粉样斑块沉积并使BACE1减少。长期跑台运动减轻了APP/PS1转基因AD小鼠的Aβ负荷。在长期跑台运动后，APP/PS1转基因小鼠海马和皮质区的BACE1及Aβ沉积显著降低[97-98]。T. W. Lin等人[99]的研究报道，运动可通过提高APP/PS1转基因小鼠海马低密度脂蛋白受体相关蛋白-1(low density lipoprotein receptor associated protein-1，LRP-1)的表达，促进Aβ转运出大脑，抑制海马Aβ的积聚。这些结果表明，运动对认知功能有积极影响，并且这一过程的分子机制可以归因于Aβ积累的减少。但也有研究发现，运动虽提高了APP转基因小鼠空间学习和记忆能力，但并未有效抑制Aβ沉积[100]。这可能与运动强度、运动时间和运动方式等的差异有关。

然而，在对人类的研究中尚未发现运动可以减轻淀粉样病变。两项针对AD患者的研究发现，16周的中高强度运动干预对脑脊液Aβ水平[101]或大脑皮质Aβ水平[102]没有影响。这可能是干预的持续时间还不够长，不足以显示运动对Aβ的调节作用。另外，对健忘、轻度认知障碍患者和认知功能未受损但脑Aβ水平升高或阈下升高的老年人的研究发现，1年的有氧运动训练对大脑Aβ没有影响[103-104]。总的来说，尽管在啮齿动物AD模型的介入研究中发现了积极的结果，表明运动可以减少大脑Aβ的积累，但目前在人类身上的研究证据还不足以得出运动对人类大脑Aβ沉积存在有益影响的结论。

除了Aβ沉积，Tau蛋白的聚集也通过多种机制表现出对神经元健康的有害影响，如神经元丢失和灰质萎缩等，从而加剧AD的进展[105]。因此，运动也可能通过调节Tau蛋白水平，发挥延缓或预防AD进展的作用。然而，在现有的研究中，关于运动对AD中Tau蛋白磷酸化影响的结果并不一致。据报道，在AD模型小鼠中，神经纤维缠结形成之前的Tau蛋白过度磷酸化会随着运动而减少[106]。有研究表明，3个月的慢性耐力运动可使NSE/htau23转基因小鼠海马CA3区Tau蛋白磷酸化水平下降[107]。H. S. Um等人[108]的研究也表明，12周跑台运动可以抑制NSE/hPS2m转基因小鼠海马区Ser404、Ser202和Thr231位点的Tau蛋白磷酸化水平。但也有研究结果表明，12周的跑台运动后，3xTg-AD小鼠大脑皮质和海马中的去磷酸化 Tau 蛋白和磷酸化 Tau 蛋白没有显著变化[91]。这可能是实验中所用的运动干预方案及动物模型不同所致。

有规律的运动被发现能有效地预防和减少氧化应激因子和 ROS 的产生。研究表明，6 周高强度间歇训练(HIIT)可增加成年雄性 Wistar 大鼠的 SOD 活性，降低脂质过氧化水平，增强其抗氧化防御功能，进而减轻海马氧化应激损伤[109]。有氧运动诱导的神经营养因子和抗凋亡特性可保护海马神经元免受氧化应激的影响，并改善 AD 模型动物的空间学习和记忆能力[110]。跑台运动可减轻 AD 小鼠海马区的氧化应激，降低海马中甲烷二羧酸醛水平，增强 SOD 和 Mn-SOD 活性[111]。B. Li 等人[96]的研究发现，对 APP/PS1 转基因小鼠进行 12 周的 HIIT 和中等强度连续训练(medium intensity continuous training，MICT)运动后，其海马中的 ROS、MDA 和 H_2O_2水平下调，SOD 和过氧化氢酶的活性提高，这表明为清除 ROS，减少氧化应激，机体的抗氧化防御系统可能被激活。一项研究表明，20 周的跑台运动可以减轻 APP/PS1 转基因 AD 小鼠体内的氧化应激，减少 ROS 的产生，降低 Mn-SOD 的乙酰化水平，提高 SIRT3 的表达，增加线粒体呼吸链复合物Ⅰ、Ⅳ和 ATP 合酶活性，改善线粒体呼吸功能[112]。有研究发现，6 周的 HIIT 上调了动物脑中的 H_2O_2水平[113]。慢性耐力运动可增加 NSE/htau23 转基因小鼠脑组织中 SOD 和过氧化氢酶的表达及活性[107]。这些研究结果表明，长期运动可增强 AD 模型动物脑中神经元的抗氧化酶活性，增强氧化磷酸化相关的复合酶，减少线粒体 ROS 的释放，改善脂质、蛋白质及 DNA 的过度氧化和线粒体呼吸功能，继而降低 AD 模型动物脑中的氧化应激水平，对 AD 的治疗有积极作用。

线粒体功能异常与 AD 发病机制密切相关，因此，维持机体线粒体功能在 AD 的防治过程中发挥重要作用。据报道，一次 60 分钟的有氧运动可改善心肌和骨骼肌线粒体功能[114]，运动还可以抵消年龄及 AD 相关的线粒体功能下降。在耐力运动后，机体对各种应激的抵抗性增加，如缺氧、缺血再灌注和神经毒素等，并且神经元线粒体功能、呼吸特性和抗氧化防御能力也增加[115]。跑台运动后，APP/PS1 转基因 AD 小鼠 Aβ 斑块面积减少，线粒体 Aβ 肽水平降低，突触标志物突触蛋白(synapsin，Syn)和生长相关蛋白-43(growth associated protein-43，GAP-43)增加；线粒体超微结构缺陷以及 PGC1α 降低，TFAM、ATP 水平均有所改善[116]。线粒体功能异常与突触的丧失、轴突运输缺陷和认知能力下降有关。研究表明，8 周有氧运动可通过上调 APP/PS1 转基因小鼠皮质、海马 CA3 区线粒体顺向转运驱动蛋白重链、驱动蛋白轻链 1、驱动蛋白轻链 2 的蛋白表达，改善突触的结构和功能，减轻线粒体顺向轴浆转运障碍，增加线粒体在突触的分布，改善线粒体功能异常[117]。在对妊娠动物的研究中，C. P. Klein 等人[95]发现，雌鼠可以通过游泳提高 Syn 和 BDNF 水平，提升线粒体质量和膜电位，以及加强 α-酮戊二酸脱氢酶和 COX 的活性来增强 2 月龄后代仔鼠前额叶皮质和海马的线粒体功能。在怀孕期间，仔鼠小脑线粒体对运动的反应也表现出明显的代谢适应[118]。

线粒体质量控制受损导致功能失调的线粒体积累，促进细胞内 Ca^{2+} 失衡和氧化损伤，加速 Aβ 沉积和 Tau 蛋白聚集，导致突触功能障碍和神经元死亡，从而损害认知功能[119]。研究报告显示，运动可诱导 AD 模型小鼠海马的线粒体生物发生，以及线粒体动力学和线粒体吞噬的标志物上调，增强线粒体质量控制[120]。D. Kim 等人[91]的研究发现，12 周跑台运动可提高海马区和大脑皮质中磷酸化腺苷酸活化蛋白激酶（phosph-AMP-activated protein kinase，pAMPK）、PGC1α、Parkin、NRF－1 和 TFAM 蛋白水平，改善 Aβ 斑块负荷，增强线粒体生物发生。J. W. Park 等人[121]报道，在对妊娠动物的研究中发现，怀孕雌鼠进行为期 3 周，速度为 12 m/min的跑台运动可提高仔鼠 PGC1α、TFAM、NRF－1 和 mtDNA 的表达水平，改善海马线粒体的生物发生，提高线粒体质量和功能。

AD 模型动物的脑中出现了线粒体高分裂低融合现象，导致大量线粒体受损。因此，促进脑线粒体的融合与分裂平衡在改善线粒体质量控制上发挥重要作用。X. Kou 等人[122]的研究显示，6 周中等强度游泳运动可以促进 D－半乳糖诱导的 AD 大鼠 Mfn2 表达，改善线粒体动力学异常，从而提高线粒体质量。B. Li 等人[96]的研究显示，12 周的 HIIT 和 MICT 可下调 Drp1 和 Fis1 的表达，上调 Mfn1、Mfn2 和 OPA1 的表达，显著减轻海马 Aβ 负荷和线粒体分裂。这表明 HIIT 和 MICT 均可通过改善线粒体形态和动力学减轻 APP/PS1 转基因小鼠的认知功能下降，并减轻海马的 Aβ 负荷。Q. W. Yan 等人[123]的研究发现，12 周跑台运动可以显著降低 APP/PS1 转基因小鼠海马中 Drp1 和 MFF 水平，提高 Mfn1、Mfn2 和 OPA1 水平，减少肿胀的线粒体和空泡，促进线粒体融合与分裂平衡。这些研究结果表明，运动训练在 AD 早期可能通过促进健康线粒体的选择性融合诱导受损线粒体与健康线粒体分离，从而产生更稳定的表型。

自噬功能受损在 AD 的发生发展中起至关重要的作用。线粒体自噬活性降低导致大量的受损线粒体片段聚集在神经元内，进而加速 AD 的病理进程。有研究发现，NAD^+ 前体（如烟酰胺单核苷酸和烟酰胺核苷），可通过增强 PINK1/Parkin 依赖的线粒体自噬活动，抑制 Aβ 沉积和磷酸化 Tau 蛋白聚集，改善线粒体质量和功能障碍，逆转 GMC101 蠕虫和 APP/PS1 转基因 AD 模型小鼠的认知功能障碍[124-125]。N. Zhao 等人[116]的研究发现，12 周跑台运动后，APP/PS1 转基因小鼠海马线粒体 P62 和 PINK1 蛋白水平降低，LC3－Ⅱ 和 Parkin 蛋白水平增加，PINK1/Parkin 依赖性线粒体自噬活动增强，Aβ 诱导的认知衰退减弱。这表明跑台运动可以增强海马的有丝分裂吞噬活性，从而有效地改善 AD 病理表型。此外，还有研究发现游泳可以减轻 miRNA34a 介导的自噬损伤[122]。12 周的 HIIT 可通过上调 AMPK－PINK1/Parkin 介导的线粒体自噬，改善线粒体功能，限制 APP/PS1 转基因小鼠脑海马 Aβ 积聚和线粒体 ROS 的产生速率，提高记忆和学习能力[126]。因此，运动可以促进 AD 脑内线粒体分裂与融合平衡，提高线粒体自噬活性，从而预防、改善 AD 脑内的线粒体质量。

线粒体功能障碍损害脑 ATP 的生成，最终增加凋亡信号，促进细胞凋亡和神经元死亡，加快 AD 进程。研究表明，运动可抑制 AD 小鼠海马神经元凋亡。在以 NSE/hPS2m 转基因 AD 小鼠为实验对象的研究中，12 周跑台运动降低了小鼠海马中 Aβ－42、JNK、p38MAPK、COX－2、caspase 3、Cyt c 和 Bax 的表达及海马末端脱氧核苷酸转移酶介导的 dUTP 缺口末端标记(TdT mediated dUDP nick end labeling，TUNEL)阳性细胞数量；增加了胞外信号调节激酶(ERK)、PI3K、Akt、糖原合成酶激酶(glycogen synthase kinase，GSK)3α 和 GSK3β 的磷酸化水平，上调了海马 Bcl－2 的表达以及 SOD1、SOD2 和 Hsp70 的表达[108]。在以 APP/PS1 转基因 AD 小鼠为模型的研究中，8 周跑台运动通过激活小鼠大脑皮质和海马组织中 PI3K/Akt 信号通路活性，提高了促凋亡因子 Bcl－2 的含量，同时降低 Bcl－2 基因相关启动子、Bax、Cyt c、caspase 9、caspase 7 和剪切形式 caspase 3 的含量，从而有效抑制神经细胞凋亡[127]。此外，还有研究表明，HIIT 上调了脑中蛋白激酶 C(PKC)、Akt 和 PI3K 的磷酸化水平，下调了 PKA、JNK 和 ERK 的磷酸化水平，减少了神经元的凋亡[107]。

运动也可以通过减少大脑中的神经元炎症抑制 AD 的发展，并且在神经退行性变的动物模型中，许多研究结果表明运动训练可以降低脑中的炎症因子，抑制 AD 小鼠中的神经炎症。例如，有研究表明跑台运动可以抑制 HFD 诱导的 3xTg－AD 小鼠的神经炎症和神经元细胞死亡[128]。慢性耐力运动可上调 NSE/htau23 转基因小鼠脑内细胞溶质和细胞核连环蛋白水平，以及 T 细胞因子－4(T-cell factor－4，Tcf－4)和细胞周期蛋白 D1 的表达[107]。3 周的自主转轮运动可抑制 Tg2576 小鼠脑内 IL－1β 和 TNF－α 水平的升高，促进脑部 IL－6 的释放[129]。IL－6 的释放可抑制前期 TNF－α 的释放，且 IL－6 可诱导 IL－1α 和 IL－10 等细胞因子的释放。因此，运动可通过调节 IL－6 等细胞因子的水平进而抑制前期炎症因子的应答反应。这些研究结果表明，运动可以通过减少 AD 脑内神经炎症因子而减轻神经炎症对大脑的不良影响。对啮齿动物 AD 模型的几项研究表明，运动可以降低炎症介质和神经元死亡标志物的水平，这可能是由于小胶质细胞激活的调节[130]。J. Rodriguez 等人[131]报道，自主转轮运动显著增加了 3xTg－AD 小鼠海马 CA1 亚区小胶质细胞的体积，导致小胶质细胞肥大，阻止小胶质细胞数量和密度的增加。此外，在 AD 进展的早期阶段，12 周跑台运动后，APP/PS1 转基因小鼠海马中促炎性细胞因子的表达显著减少，抗炎介质的表达增加，活化小胶质细胞从 M1 表型转变为 M2 表型，神经炎症减弱，Aβ 沉积减少[111]。这表明跑台运动可通过降低促炎性细胞因子的表达，增加抗炎细胞因子的表达，调节小胶质细胞介导的神经炎症，有效地预防 AD 早期海马依赖性认知功能障碍和 Aβ 沉积。另外，有研究证明 4 周的自主运动可以降低下丘脑中的炎症和凋亡相关的细胞因子表达，6 周的自主运动改善了葡萄糖代谢，8 周的自主运动减弱了细胞凋亡，增强了前阿黑皮素原和神经肽 Y 在下丘脑神经元的表达[132]。这表明在 3xTg－AD 模型中，通过自主运动的早期干预，AD 小鼠脑中的炎症和神经退行性变以及葡萄糖代谢恢复正常，提示运动延缓了 AD 的进展。

在 AD 的进程中，机体特定大脑区域的神经细胞增殖、生存和分化减少，特别是在海马区，其神经元和突触的数量逐渐减少，随之而来的是皮质、皮质下结构和功能的改变[133-134]。研究表明，经常进行体育活动的老年人脑内侧颞叶体积显著增大，不常运动的老年人脑内侧颞叶则出现显著的衰老性萎缩[135]。有氧运动可增加脑血流量，提高氧利用率，上调促进突触可塑性和神经发生的生长因子的表达[136]。适量的运动可促进老年人海马体积增大、诱导相关脑区结构和功能的可塑性改变，对脑功能产生直接的有益作用[137]。这些研究表明，运动对神经元生长及功能、突触可塑性、突触数量等产生积极作用。

BDNF 介导了许多脑效应，包括海马神经发生的增加。运动似乎可以通过调节 BDNF 等神经介质来改善不同神经元亚型的生存和生长。一些研究表明，运动可增强 BDNF 和其他促进神经发生、血管生成和生长的因子表达来恢复海马功能[138]。对人类大脑的尸检研究表明，与健康个体相比，AD 患者海马、颞叶和顶叶皮质中的 BDNF 水平较低[139]。此外，与认知功能未受损的对照组相比，AD 患者的脑脊液和血液 BDNF 水平也可能显著降低。然而，研究表明，有氧运动能显著上调轻度认知障碍和 AD 患者的 BDNF 表达[140]。C. Wrann 等人[141]发现耐力运动可以通过 PGC1α/Ⅲ型纤连蛋白组件包含蛋白 5(fibronectin type Ⅲ domain-containing5，FNDC5)通路诱导海马 BDNF 的表达，改善小鼠认知功能。有研究表明，运动训练可上调 BDNF 和胶质细胞源性神经营养因子(glial cell-derived neurotrophic factor，GDNF)，从而促进脑突触的可塑性和稳定性[142]。S. E. Kim 等人[143]的研究表明，跑台运动和车轮运动均可增强 BDNF 及其受体酪氨酸激酶 B(tyrosine kinase B，TrkB)与磷酸化 cAMP 反应元件结合蛋白质(p-CREB)的表达，并且海马中增强的 BDNF 可以改善短期和长期记忆功能，有助于神经元的存活和分化。H. Bashiri 等人[144]的一项研究表明，游泳运动可以显著增加经链脲佐菌素治疗的 AD 小鼠海马 BDNF 水平，改善其认知功能和行为障碍。在对 AD 动物模型的研究中，跑台运动还可通过上调 AD 小鼠神经营养因子 BDNF 和 p-CREB 的表达，抑制海马中的 Aβ 依赖性神经元细胞死亡，改善小鼠认知功能[108]。运动诱导的 GLUT1 和 BDNF 可通过诱导相关蛋白质表达发挥作用，如诱导 SOD1 的表达来抑制氧化应激引起的神经元损伤[92]。

有临床研究发现，6 或 12 个月的运动可促进老年人海马体积增加 2%，运动后老年人的记忆能力显著提高[145]。这表明运动改善脑认知功能的原因可能是运动促进脑的结构与功能可塑性改变的结果。其机制可能与学习和记忆相关的分子靶点基因表达上调、突触可塑性增强和神经元存活增加相关。在以 3xTg－AD 小鼠为模型的研究中，经过 6 个月自主运动后，小鼠大脑皮质中氟硝西泮与 γ－氨基丁酸 A 型受体结合参数以及与 N－甲基－D－天冬氨酸(N-methyl-D-aspartate，NMDA)受体结合参数恢复正常，NMDA 受体 NR2B 亚单位的表达水平降低，海马中 Syn 和突触后致密蛋白－95(postsynaptic density protein－95，PSD－95)及神经保护蛋白 GDNF 和 SIRT1 表达恢复正常，这表明运动可以抑制生存因子的丢失，增强突触可塑性[146]。另外，对 6 月龄 3xTg－AD 小鼠的研究发现，跑台运动干预可以防止 3xTg－AD 小鼠空间学习和记忆功能下降[147]。跑台运动干预后，3xTg－AD小鼠突触数量、突触结构参数、Syn表达、轴突长度、树突复杂性和树突棘数量增加，海马和前额叶皮质突触结构的可塑性恢复。这表明运动可以作为一种有效的干预措施，在早期阶段延缓AD的进展。同样，7月龄3xTg－AD小鼠大脑皮质中的Syn和PSD－95下调，经过6个月的自主运动治疗后恢复[148]。还有研究发现，跑台运动导致3xTg－AD小鼠海马BrdU/NeuN细胞数量显著增加，海马和大脑皮质中TrkB及突触前和突触后蛋白标志物Syn和PSD－95的表达上调，神经发生增强[91]。

此外，不同的跑台运动方案可增加不同区域的神经可塑性相关蛋白表达，间歇跑台运动方案诱导突触前蛋白的高表达，而持续跑台运动方案可增加突触后α-氨基-3-羟基-5-甲基-4-异唑受体亚基GluA1和GluA2/3蛋白表达[149]。J. H. So等人[150]的研究也表明，中等强度的跑台运动可以导致C57BL/6雌性小鼠的细胞增殖、存活、神经元分化和迁移增加，而高强度跑台运动只促进神经元的分化和迁移，同时伴有血管内皮生长因子(vascular endothelial growth factor，VEGF)、BDNF、IGF－1和促红细胞生成素的低表达。这表明不同强度的运动对神经元生成的影响程度不同，且中等强度的运动对神经元数量的增加作用优于高强度运动。

缺乏组蛋白的mtDNA定位于ROS产生位点附近，易引起ROS造成的损伤，导致修复能力有限的mtDNA发生突变和缺失。有研究表明，体细胞mtDNA控制区的突变随着年龄的增长而累积，在AD患者的大脑中mtDNA突变水平显著升高，这与mtDNA拷贝数和mtDNA L链转录水平降低有关[151]。另外，mtDNA拷贝数的减少会降低大脑的氧化磷酸化水平，造成线粒体缺陷[152]。有大量研究表明，运动可通过提高mtDNA修复酶的活性减少mtDNA受损，增加mtDNA数量。此外，R. Zsolt等人[153]发现，8周游泳运动可以提高细胞核中DNA损伤修复酶OGG1的活性和线粒体隔室中OGG1的特异性活性，改善OGG1导入线粒体基质的水平，从而增加OGG1介导的氧化鸟嘌呤碱基修复。这提示运动训练可以通过提高线粒体OGG1的水平和活性，修复受损的mtDNA。一项针对APP/PS1转基因AD小鼠的研究表明，进行20周的跑台运动可以显著改善线粒体OGG1水平，进而提高小鼠海马mtDNA的修复能力，保护海马免受AD相关的线粒体功能障碍和表型恶化的影响[112]。

随着人类寿命的延长，AD在老年人中越来越普遍。因此，如何治疗、预防或延缓AD是当前背景下急需解决的关键问题。尽管对该疾病的机制及其病理生理学进行了大量的研究，但目前还没有治愈AD的方法，其治疗仍侧重于缓解症状。而运动作为潜在的干预手段，可以通过调节与大脑健康相关的多种机制，在一定程度上起到预防或干预AD进程的积极作用(图8.2)[154]。运动通过改变机体基因表达，产生许多与营养效应、能量代谢、抗氧化、抗炎等有关因子来激活神经可塑性、提高代谢效率、增强抗氧化能力、改善线粒体功能，进而减轻脑功能障碍，改善认知功能，延缓AD进程。

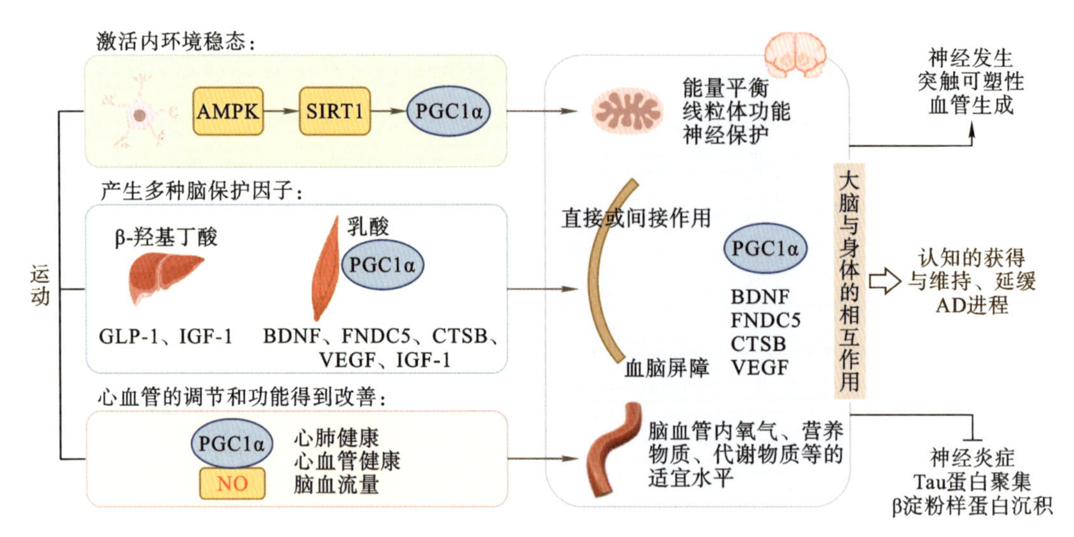

图 8.2　运动诱导多种机制对 AD 产生积极作用

8.3　运动改善帕金森病的线粒体生物学基础

8.3.1　线粒体功能障碍在帕金森病发病中的作用

PD 是仅次于 AD 的第二大神经退行性疾病，患者表现为一系列运动和非运动症状[155]。中脑 SNc 的多巴胺能神经元进行性坏死，更准确地说是基底神经节的多巴胺能神经元死亡，导致多巴胺的水平显著降低，从而使执行运动的神经回路功能受损[156]。此外，其他神经递质系统(胆碱能、血清素能和肾上腺素能)受到损伤也可引发 PD。PD 患者通常有静息性震颤、塑性肌肉僵硬、肌肉运动迟缓(运动障碍或运动机能减退)和姿势不稳等运动症状。这些症状在患有该疾病的患者中形成了特征性的临床体征，例如步态平衡失调、面具样面容和构音障碍。除了这些症状之外，在疾病过程中可能还会出现一系列感觉、自主神经和认知行为症状[157]。

遗传和环境因素对 PD 的发生发展有很大影响。从遗传学角度来看，PD 的发病风险涉及许多基因位点，包括目前影响未知的区域及与线粒体功能障碍相关的家族性 PD 基因，例如 *Parkin*、*PINK1*、*ATP13A2*、*CHCHD2*、*LRRK2* 和 *GBA*[158-159]。从环境因素看，多种内源性和外源性线粒体功能抑制剂可以诱导与 PD 一致的表型，如 1-甲基-4-苯基-1，2，3，6-四氢吡啶(1-methyl-4-phenyl-1，2，3，6-tetrahydropyridine，MPTP)、鱼藤酮、百草枯、一氧化氮和多巴胺代谢物氨基铬等[160]。因此，在农村人群中，暴露于杀虫剂和除草剂的人群发展为 PD 的风险增加[161]。

α 突触核蛋白(α-synuclein)的积聚是 PD 患者黑质多巴胺能神经元变性的重要病理特征[162]。α 突触核蛋白是一种突触前蛋白，也是 PD 中神经元变性的标志物路易小体的主要组成部分[163]，定位于大多数神经元的细胞器中。Y. Chu 等人[164]的研究表明，散发性 PD 患者的黑质神经元中，电压依赖性阴离子选择性通道 1 (voltage dependent anion-selective channel 1，VDAC1) 水平下降，这与 α 突触核蛋白聚集有关。α 突触核蛋白通过与线粒体外膜蛋白结合，介导线粒体功能障碍，例如 VDAC1、线粒体外膜转位酶(translocase of outer mitochondrial membrane 40，TOM)40 和线粒体外膜转位酶 20(TOM20)。事实上，α 突触核蛋白的致病性与其聚集有关。聚集的 α 突触核蛋白通过损害内质网、高尔基体和自噬溶酶体系统之间的运输和功能，影响线粒体功能，进而影响蛋白稳定[165]。

在 PD 中，α 突触核蛋白、氧化应激和线粒体功能障碍构成了一个恶性的、相互依赖的反馈循环。线粒体中，α 突触核蛋白的积累可抑制线粒体呼吸链复合物 Ⅰ 的活性并通过随后的呼吸链功能障碍驱动 ROS 的产生[166]。线粒体呼吸链复合物 Ⅰ 的功能障碍在 PD 的发病机制中也占有重要地位。单个神经元呼吸链酶学研究表明，在特发性 PD 患者中，复合物 Ⅰ 和复合物 Ⅱ 通常受到影响[167]。对 PD 患者进行尸检，发现黑质和小脑中均可发现复合物 Ⅰ 的减少。铁硫簇是复合物 Ⅰ 和复合物 Ⅱ 的组成部分，对氧化应激敏感。研究表明，在 PD 患者脑部 SNc 中，铁积累导致 ROS 产生增加和 α 突触核蛋白聚集增加[168-169]。鱼藤酮，MPTP 和百草枯中毒对复合物 Ⅰ 的抑制作用与 PD 患者脑部的铁蓄积有关[170]。泛素-蛋白酶体系统的抑制也会引起细胞铁动态失衡，进一步增加 ROS 生成和 α 突触核蛋白聚集的正反馈[171]。

在 PD 患者脑内，mtDNA 突变增加，mtDNA 发生变异，导致 α 突触核蛋白表达异常，Cyt c 从线粒体膜间隙流出，超氧化物增加[172]。有研究表明，mtDNA 拷贝数减少是 PD 的生物标志物之一[173]。神经元 mtDNA 拷贝数随着年龄增长而增加，但是在 PD 患者中并没有发现这种现象[167]。W. D. Parker 等人[174]发现，mtDNA 缺陷会引起 mtDNA 编码的蛋白质合成障碍，导致能量产生不足，无法满足受影响器官的需要，导致器官功能障碍。因此，mtDNA 缺陷、mtDNA 突变的积累和呼吸链活性的降低，最终导致细胞生物能量减少和 α 突触核蛋白聚集增加。此外，mtDNA 和基于呼吸链的线粒体功能障碍可通过降低对其他遗传和环境损伤的易感性阈值来引发 PD。

在生理条件下，线粒体质量控制涉及线粒体生物发生、线粒体动力学(融合、分裂)和线粒体自噬之间的平衡[175]。线粒体生物发生可产生新的线粒体，并与线粒体融合互相协调，维持健康、稳定的线粒体网络。与此同时，线粒体分裂过程中，受损的线粒体可通过线粒体自噬而消除，防止功能失调的线粒体在脑内积累。

在帕金森病病程中，线粒体的生物发生调节因子减少，导致线粒体生物发生受到抑制[176]。PGC1α 介导的线粒体生物发生可发挥神经保护作用，但在 PD 者脑中 PGC1α 的表达受损。J. Eschbach 等人[177]的研究表明，PGC1α 的表达在散发性 PD 者脑中降低，并且在氧化应激的条件下，积累的 α 突触核蛋白可以与 PGC1α 启动子直接结合[178]或通过 PGC1α 启动子的甲基化[179]来减少其表达。相反，PGC1α 的表达可以减轻 α 突触核蛋白聚化[177]，并保护多巴胺能神经元[180]。

此外，在 PD 患者中发现神经线粒体动力学失衡的现象[181]。D. Santos 等人[182]的研究发现，在散发性 PD 患者血小板产生的细胞质杂交细胞中，OPA1 的蛋白水解和 Drp1 磷酸化增加，导致线粒体分裂增加及融合损伤。对 PD 模型的研究发现，NO 水平升高导致 Parkin 的亚硝化作用增加，从而削弱泛素连接酶的活性，并诱导磷酸化 Drp1 募集至线粒体，从而导致线粒体超碎片化[183]。这项研究证明了 Drp1 在线粒体断裂和功能障碍中的作用，并且该作用可导致神经元细胞的死亡。

PINK1 和 Parkin 可调控线粒体质量，线粒体通过自噬将蛋白识别功能失调的线粒体清除。一些研究表明，在神经毒素诱导的 PD 模型中，PINK1 的积累及 Parkin 的溶解度降低可导致线粒体自噬过程受损，溶酶体活性降低[184]。研究发现，脂质在线粒体吞噬起始阶段影响了 PINK1 的稳定[185]。在固醇调节元件结合转录因子 1（sterol regulatory element binding transcription factor 1，SREBF1）siRNA 中复制了帕金森病蛋白 2（recombinant Parkinson disease protein 2，PARK2）易位的阻断。通过添加外源性脂质（包括脂肪酸和胆固醇）可以部分挽救 SREBF1 依赖的 PARK2 易位阻断。这表明脂质合成在 PINK1 - PARK2 介导的线粒体自噬中发挥作用。总之，帕金森病的发病与线粒体质量控制失衡密切相关（图 8.3）[186]。

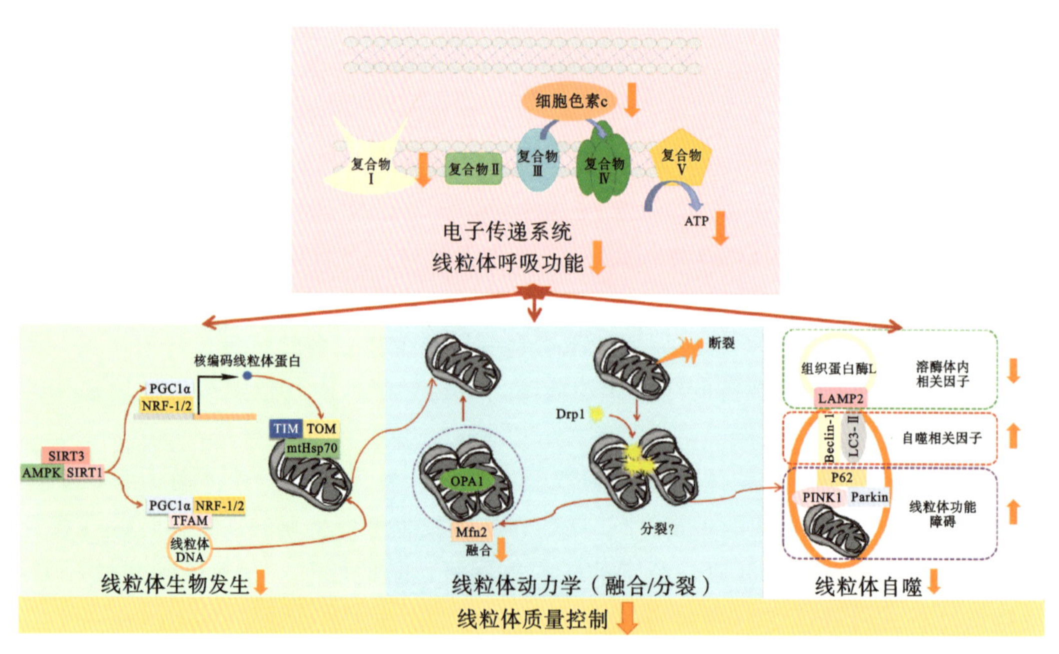

图 8.3　PD 与线粒体质量控制

神经炎症在 PD 发病机制中也占有重要地位，特别是 NF-κB 相关信号通路在其中发挥着重要作用[187-188]。NF-κB 位于神经元和胶质细胞的细胞核内。对 PD 动物模型的研究表明，NF-κB 能够通过调节涉及自由基产生和线粒体功能的基因发挥神经保护作用。SIRT1 是一种依赖 NAD^+ 的蛋白去乙酰化酶，可调节不同组织的代谢过程，且与神经保护有关[189-190]。SIRT1 参与 NAD^+ 依赖的蛋白去乙酰化，如

Hsf 1[191]、NF-κB[188]、PGC1α[192]等调节过程，改变脑的氧化还原环境，减少α突触核蛋白的聚集[191]，并且可通过NF-κB的p65亚基去乙酰化抑制NF-κB信号通路，从而抑制与炎症反应相关的白细胞介素[188]。促炎细胞因子水平的升高与PD的发生发展相关，一些炎症因子如IFN-γ、TNF-α、IL-1β可通过多种机制诱导神经元损伤[193]。促炎性细胞因子及多巴胺能神经元释放因子会放大和维持神经炎症和免疫反应，导致神经系统中的神经元遭到不可逆的破坏[194]。在正常生理条件下，这些细胞因子在海马和纹状体中的表达水平较低，但是它们可被神经退行性刺激诱导至高水平[193]，进而影响神经系统的正常功能。另外的研究发现，PD动物模型海马和纹状体促炎性细胞因子水平的升高可能与NO的产生增加有关。在高水平的IFN-γ刺激下，胶质细胞可以产生神经毒性水平的NO[195-196]，而高水平的NO可促进促炎性细胞因子的表达，损伤神经系统的正常功能。此外，小胶质细胞可通过释放CD23[197-198]，诱导NOS和硝酸盐的产生，介导细胞因子的合成[199]。

8.3.2 运动改善帕金森病的线粒体机制

鉴于PD对人体机能的严重危害，寻找延缓及治疗PD临床症状的治疗策略成为亟待解决的问题。许多研究都集中于非药物干预方法，如物理治疗和运动[200-201]。通过对相关非药物干预方法的评估，发现运动是治疗PD的一种有效方法。通过体育锻炼进行的康复有各种目标和方法，通常可以促进PD患者运动、姿势和平衡的改善。针对PD患者的康复治疗有不同的运动方式，可以让PD患者进行行走、跑步、力量训练、全身活动和功能锻炼等运动。通过这些运动可减少PD患者的运动症状、改善平衡能力和步态，提高生活质量和行动功能[202]。

运动对PD有良好的影响，尤其是有氧运动。B. D. Cakit等人[203]调查了8周的有氧训练和负荷30分钟的跑台运动对PD的影响，评价指标包括平衡性、速度、在跑台上行走的距离，结果表明，与对照组相比接受运动干预组所有变量的评估均表现出积极结果。Y. Kurtais等人[204]调查了为期6周、每周3次、每次40分钟的跑台运动对轻中度PD患者的影响，发现PD患者的下肢功能参数(如步行时的平衡和敏捷性)及相关方面均发生显著改善，并且有氧运动促进的适应性改变随着METs热量消耗的增加而增加。另有研究发现，强迫有氧运动(另一名参与者引导患者在特定强度下进行训练)比自愿运动有更多益处[205-206]。A. L. Ridgel等人[206]比较了两组PD患者接受为期8周、每周3次、每次1小时的有氧训练后症状的改善情况。其中一组以最大心率60%～80%的强度骑自行车(自愿运动)；另一组骑双人自行车，在教练协助下心率提高30%。结果表明，接受强迫运动组PD运动症状改善了35%，而在自愿运动组中则没有发现这样的结果。同样，J. L. Alberts等人[205]在使用相同方法的研究中证实了A. L. Ridgel等人的发现。这表明患者在接受强迫运动后，其僵硬度改善了41%，震颤改善了38%，运动迟缓改善了28%。在同一项研究中，J. L. Alberts等人还通过磁共振证明，有氧运动能够促进皮层和皮层下区域活动的增加，其反应与在抗 PD 药物作用下观察到的反应相似。

相较于有氧运动，对 PD 患者进行力量训练的研究起步较晚，最近 10 余年内才有学者对这一类型的干预进行探索[207]。一般来说，力量训练产生的健康益处(增加肌肉力量和肌肉质量、骨密度)与 PD 患者的需求更为贴合，特别是在与日常生活相关的功能和独立性方面。例如，T. A. Scandalis 等人[208]研究了 14 名中度 PD 患者为期 8 周、每周 2 次的下肢强化力量训练效果，结果发现 PD 患者的步态得到改善，生活质量有所提高。L. E. Dibble 等人[209]证明 PD 患者接受 12 周的高强度训练后，其肌肉力量和体积有所增加，并且 PD 患者的活动能力有所提高。虽然在临床实践中，力量训练可能与 PD 症状的恶化有关，但在相关文献中并没有发现这种关联的证据[207]。

关于运动对 PD 患者非运动症状的研究相对较少。K. Tanaka 等人[210]研究了联合运动训练(力量、平衡和协调)对 10 名轻中度 PD 患者执行功能的影响，发现其在集中注意力和抑制控制方面有所改善。根据 A 步道测试和 B 步道测试的评估，A. L. Ridgel 等人[211]发现两组 PD 患者在自愿或强迫踏板运动 40 分钟后，执行功能有所改善。另外，通过丰富的电子游戏进行体育活动是神经康复领域的一个潜在干预工具，能够改善 PD 患者的运动和认知能力[212]。

α 突触核蛋白是在中枢神经系统突触前及核周表达的可溶性蛋白质，与 PD 的发病机制和相关功能障碍密切相关。G. Minakaki 等人[213]研究了跑台运动对成年 7～8 月龄野生型小鼠的步态和动态姿势控制的影响，并与敲除内源性 α 突触核蛋白(KO Syn)或在敲除背景下专门表达人 α 突触核蛋白(huWT Syn)的小鼠进行了比较，发现为期 4 周的中等强度(30 分钟，12 m/min)跑台运动干预显著改善了 KO Syn 和 huWT Syn 小鼠的步态活动和动态姿势控制。在细胞水平上，进行运动的 huWT Syn 小鼠具有更高的纹状体酪氨酸羟化酶(tyrosine hydroxylase，TH)免疫反应性，并且其大脑皮质中高分子量 α 突触核蛋白种类的水平明显降低。在 NL 5901 - pkls 2386 PD 蠕虫模型中，游泳运动降低了 PD 蠕虫体内的 α 突触核蛋白水平[214]，表明运动对 α 突触核蛋白的表达具有一定的抑制作用。

运动不仅可以抑制 α 突触核蛋白的表达，还可以改善线粒体呼吸链的功能。有研究报道，PD 患者神经线粒体电子传递系统受损，主要表现为线粒体复合物 Ⅰ 缺失、Cyt c 释放和 ATP 缺失[215]。大脑线粒体呼吸受损可增加氧化应激和神经元的丢失，促进 PD 进展[181]。在 6 -羟多巴胺(6 - hydroxydopamine，6 - OHDA)实验模型[216]中已经证实复合物 Ⅰ 的改变使 ATP 依赖的细胞更容易凋亡，并促进活性氧的产生，导致 PD 发展过程中细胞功能障碍和死亡[217]。而运动可能通过调节线粒体功能相关的蛋白质影响大脑呼吸链复合物，特别是复合物 Ⅰ。在 6 - OHDA 小鼠的海马和纹状体中，复合物 Ⅰ 活性和 SIRT1 水平降低，在运动训练后，其水平都得到了显著的恢复[218]。与正常小鼠相比，6 - OHDA 小鼠黑质和纹状体中 ATP 生成减少，而 18 周跑台训练增强了 PD 小鼠 ATP 生成[219]。在腹腔注射 MPTP 制作 PD 模型前，对小鼠进行了 6 周跑台训练，发现与未训练的 PD 小鼠相比，运动的 PD

小鼠线粒体呼吸功能改善，ATP 酶合成活力增加，ROS 生成减少，同时观察到 PD 小鼠的黑质 TH 细胞数目增多，行为障碍恢复加快。这表明运动训练可使线粒体能量转换效率提高，线粒体呼吸增强，ATP 生成速率提高。另外，有研究表明 MPTP 诱导的 PD 小鼠纹状体中线粒体 Cyt c 水平较正常小鼠降低，而跑台训练增加了 PD 小鼠神经线粒体 Cyt c 蛋白水平[220-221]。

除了线粒体呼吸链，运动还可通过改善线粒体的氧化应激来抑制 PD 的发展。越来越多的证据表明，氧化应激和线粒体功能障碍是导致多巴胺能神经元变性的重要因素[222]。有规律的运动可以上调细胞的抗氧化能力，降低 ROS 的产生，改善大脑氧化代谢和抗氧化酶的表达。R. J. Bloomer 等人[223]报道，与对照组相比，接受 8 周力量训练的 PD 患者血液中 H_2O_2 水平显著降低。对动物模型的研究也指出，长期运动可通过减少 ROS 的产生降低衰老大鼠海马中的氧化应激[224]。在对患有 PD 的 Wistar 大鼠的研究中，为期 8 周的有氧训练可以增加抗氧化酶的水平，减少脂质和蛋白质的氧化损伤[225]。T. Tuon 等[225]研究了运动对 PD 大鼠纹状体神经化学和氧化应激标志物的影响。运动干预后，PD 大鼠 BDNF、SOD、H_2O_2 水平升高，脂质和蛋白质氧化应激标志物水平下降。这说明运动可调节大鼠纹状体的神经化学状态，改善氧化应激参数。在 nDNA 和 mtDNA 中，8-羟基脱氧鸟苷(8-OHdG)是自由基诱导的氧化损伤的主要标志，研究表明，跑台运动可减少 PD 大鼠黑质中 8-OHdG 的表达[226]。这一结果表明，在 PD 动物模型中，跑台训练可以抑制 6-OHDA 诱导的氧化应激。

PD 常伴有线粒体生物发生障碍，而运动可以增加线粒体的数量和功能，诱导线粒体的生物发生。研究显示，与正常大鼠比较，6-OHDA 大鼠纹状体 AMPK、PGC1α mRNA 表达及蛋白水平均降低，SIRT1、TFAM mRNA 和蛋白水平均升高，表明在 PD 大鼠纹状体内存在线粒体生物发生障碍，而经过 16 周跑台训练可明显提高这些因子的 mRNA 表达及蛋白水平[227]。A. F. F. Ferreira 等人[228]的研究也表明，4 周运动训练可显著增加 6-OHDA 小鼠黑质和纹状体中 PGC1α、NRF-1、TFAM 的水平，提高线粒体生物发生。6 周跑台运动提高了 MPTP-PD 小鼠黑质 TFAM、NRF-1、SIRT3 蛋白水平[229]。E. Lezi 等人[230]的研究表明，8 周的跑台运动可以增加健康老年小鼠(21 月龄)海马中的神经线粒体生物生成调节因子(如 PGC1α)的表达。同样，J. H. Koo 等人[220]研究发现，8 周跑台运动提高了 MPTP-PD 小鼠黑质和纹状体 SIRT1、PGC1α、NRF-1、TFAM 蛋白水平。长期跑台训练(36 周)可提高 42 周龄健康大鼠海马神经线粒体电子传递链(复合物Ⅰ、Ⅲ、Ⅳ)蛋白表达和神经线粒体生物发生(SIRT1、PGC1α、AMPK)[231]。这些研究结果表明，运动训练可通过调控线粒体生物发生延缓 PD 患者病程的进展。

近年来的研究表明，线粒体动力学异常引起的线粒体功能障碍在散发性和家族性 PD 的发病机制中都发挥着重要作用。有研究表明，运动训练对 PD 产生的益处可能与维持线粒体融合和分裂过程有关。在腹腔注射 MPTP 制作 PD 模型前先对小鼠进行为期 6 周的跑台耐力训练，可使小鼠 Mfn2、Drp1、Fis1 表达显著增加。这表明运动训练使线粒体融合与分裂处于高水平的动态平衡[232]。此外，相关研究[233]指出，在MPTP诱导的PD小鼠SNc中存在线粒体生物发生减少和线粒体融合分裂的异常现象，而这种现象可导致多巴胺能神经元丢失和运动功能障碍。而定期耐力训练可逆转线粒体动力学异常，表现为线粒体Mfn1和OPA1表达增加，MPTP诱导的SNc中线粒体分裂(如Drp1 Ser637位点磷酸化的增加)减少。跑台训练也可通过调节神经线粒体动力学来改善步态功能[226]。在内侧前脑束单侧6-OHDA大鼠PD模型进行4周的跑台训练后，与无运动组相比，运动组黑质和纹状体中OPA1、Mfn2和Drp1的表达增加，步态有所改善。这些结果表明，通过耐力运动加强线粒体融合可能是对抗PD的关键步骤。

与线粒体融合分裂相似，运动也可以通过调控线粒体自噬延缓PD的进展。姜宁等人[232]报道，在腹腔注射MPTP制作PD模型之前，对小鼠进行为期6周的跑台耐力训练，可使小鼠中脑和纹状体内的线粒体自噬活性增强，表现为Beclin-1和LC3-Ⅱ的表达显著升高。这表明当MPTP损害发生时，耐力运动可初步启动线粒体自噬，及时调控线粒体分裂，促进自噬水平上调，进而改善中脑和纹状体线粒体功能，防治PD进程中神经损伤的发生。D. J. Hwang等人[234]研究发现，与正常组小鼠相比，MPTP小鼠黑质中PINK1、Parkin、LC3-Ⅰ选择性自噬接头蛋白(p62/sequestosome 1，p62/SQSTM1)表达水平和LC3-Ⅱ/Ⅰ的比值升高。经过8周跑台训练后，MPTP小鼠黑质内PINK1、Parkin和p62的表达水平降低，自噬功能增强。J. H. Koo等人[220]研究发现，8周跑台训练可降低MPTP小鼠黑质和纹状体p62水平，诱导线粒体自噬。这些研究结果表明，在PD的病程中，运动可以通过调控线粒体自噬，减少功能失调的线粒体积累，防止PD的发生发展。此外，运动还可以上调溶酶体关联膜蛋白2(LAMP2)和组织蛋白酶L(CTSL)水平，这意味着运动可以增加溶酶体的活性，而溶酶体可以与自噬体融合，清除神经细胞中功能失调的线粒体[234]。

在PD模型中，运动诱导的神经元功能改善和内源性神经发生的激活，是神经保护的主要机制[235]。研究表明，注射了6-OHDA的小鼠其纹状体和海马中缺乏TH，然而当小鼠进行跑台或力量训练后，这种情况得到了有效改善[218]。在以往使用不同训练重量和相似强度的研究中也观察到类似的结果。此外，还有研究表明，运动训练会增加PD小鼠的转轮次数，对旋转测试产生明确且稳定的行为效应，并且也观察到运动后TH水平增加[236-237]。这些结果反映了运动对多巴胺能神经元的保护作用，且无论是哪种运动方式都有助于PD的预防和治疗。

运动可影响大脑的可塑性，有利于神经再生、神经适应性和由神经营养因子GDNF释放介导的神经保护反应。GDNF属于转化生长因子(transforming growth factor-β，TGF-β)超家族的成员，是具有多效能的神经营养因子[238]，对中枢和外周神经系统均有营养活性。GDNF能特异性地促进胚胎大鼠中脑黑质多巴胺能神经元的存活。猴脑黑质纹状体的组化分析表明，经GDNF处理的纹状体，多巴胺能神经元TH活性升高，多巴胺含量增加、代谢加强，多巴胺能神经元胞体增大[239]。有研究发现运动和认知促进也能增加 GDNF 的表达，诱导神经元的可塑性及存活[240]。由于 GDNF 不能通过血脑屏障，外周血中的 GDNF 主要来自外周组织，其与中枢 GDNF 含量的关系尚不明确。有研究报道，2 周的运动训练可显著提高大鼠膈肌和胸肌 GDNF 的含量，而拇长伸肌中 GDNF 的含量需要 6 周的运动训练才能显著提高[241]。可见 GDNF 分泌受多种因素影响，与运动强度、运动方式、采样部位和采样时间均有一定的相关性。此外，还有研究表明，跑台训练可通过增加黑质中的细胞增殖标志物 Ki67 抗原的表达，提高神经元的活力[226]。A. Anastasia 等人[242]的研究也得到了类似的结果。他们发现，自愿运动可增加 6 - OHDA 诱导的 PD 大鼠黑质中胶质纤维酸性蛋白的表达，从而防止神经死亡。

资料显示，营养因子的表达与某些生物分子信号级联的激活密切相关，BDNF 在海马中的表达通常与有氧运动促进的 CaMKⅡβ 激活增加有关。研究发现，一次性运动后，小鼠及人的脑组织和血液中 BDNF 增多，中脑组织释放的 BDNF 可占到循环中 BDNF 的 70%～80%[243]。Y. S. Lau 等人[244]研究了跑步运动对大鼠的影响，评估了运动后 PD 大鼠的平衡与协调、多巴胺能神经元生物标记的变化、线粒体功能及神经营养因子(如 BDNF)的活性，结果表明，运动产生的神经元和行为恢复与线粒体功能的改善和大脑黑质纹状体区域 BDNF 的增加有关。

与 BDNF 类似，IGF - 1 在运动促进神经保护中也发挥作用。E. Carro 等人[245]的研究表明，运动后脑和外周的 IGF - 1 水平都有增加。S. Bayod 等人[246]的研究报道，9 周中等强度的跑台训练可提高大鼠皮质和海马的 IGF - 1，PGC1α 和 SIRT1 表达，并激活 AMPK。薛宏斌等人[247]研究发现，早期运动训练可使 PD 小鼠肝脏和脑中的 IGF - 1mRNA 表达增加。M. Martín 等人[248]的研究表明，运动可提高促进脑部 IGF 水平的提升，抑制多巴胺能神经元死亡，减缓神经退行性病变进程。此外，有研究表明，力量训练可激活 Akt，使中枢 IGF - 1 表达增加[249]。IGF - 1 可能通过突触蛋白Ⅰ调节囊泡释放，激活 CaMKⅡ和 MAPK 级联反应。而阻断 IGF - 1 表达会显著降低运动诱导的 BDNF 表达，增加神经元死亡[250]。这些研究表明，IGF - 1 的部分作用可能是通过调节 BDNF 的表达来实现的。综上所述，运动训练可能通过调控神经营养因子的释放来保护多巴胺能神经元，增强神经适应性。

神经炎症在 PD 发生发展中发挥重要作用。有研究认为，运动可以通过降低小胶质细胞的活性来降低 PD 实验模型中纹状体和海马中的促炎症蛋白质水平。4 周跑台运动可通过下调 MAPK 抑制 PD 小鼠诱导型 NOS 和小胶质细胞的激活，进而防止黑质纹状体多巴胺能神经元的丢失，以改善 PD 小鼠的运动平衡和协调功能[251]。还有研究表明，运动有助于减少 PD 小鼠大脑中促炎症蛋白质的产生。注射 6 - OHDA 的小鼠其海马和纹状体中 NF-κB p65 蛋白水平升高，炎症水平增加，而当小鼠在注射前先接受跑台或力量训练，则可明显减弱 NF-κB p65 蛋白的升高。这暗示可能存在一种由 NF-κB 介导的神经保护机制[218]。此外，8 周跑台运动可通过降低小胶质细胞的活性，抑制纹状体和海马中促炎性细胞因子和诱导型 NOS 的水平。这表明，运动对神经炎症的影响可能与 NO 合成的调节及 NF-κB 水平相关。

凋亡是细胞死亡的一种形式，用于消除增殖或分化细胞群中的死亡细胞。TUNEL 染色可以检测 DNA 片段化，这是凋亡细胞死亡的特征之一。研究表明，运动干预可以通过调节凋亡相关因子的表达来减缓或降低 PD 小鼠脑内多巴胺能神经元凋亡。跑台运动通过抑制 Bax 的表达和增强 Bcl-2 的表达来减少 TUNEL 阳性细胞数，抑制 PD 大鼠小脑细胞凋亡的进展[252]。3 周转轮运动可减少凋亡相关因子 Bcl-2 基因家族 mRNA 的表达[253]。定期有氧运动可减轻 CaMKⅡα 的羰基化修饰，并调节 CaMK 信号通路，从而影响和调节纹状体内细胞凋亡，减轻 PD 的损伤过程[254]。耐力运动可通过上调抗凋亡蛋白 Bcl-2 和髓样细胞白血病-1(myeloid cell leukemia-1，Mcl-1)的表达，抑制凋亡诱导因子 AIF 的表达来减少细胞凋亡，并改善 PD 小鼠的运动功能[229]。抗阻运动抑制 NF-κB 表达和核因子 κB 抑制蛋白 α (inhibitory subunit of NF-κB α，IκB α)磷酸化，降低裂解的 caspase 3 和 Bax 表达，增加 Bcl-2 表达，进而减少神经元凋亡[255]。此外，还有研究报道，耐力运动在正常情况下既不调节抗凋亡蛋白也不调节促凋亡蛋白，但在 PD 发病后进行的耐力运动可防止抗凋亡蛋白 Mcl-1 的丢失，减少细胞死亡，并使 SNc 中多巴胺能神经元有更高的保留率[233]。

PD 是一种常见的运动障碍性神经系统疾病，主要由多巴胺能神经元缺失导致的神经递质缺陷引起。PD 的病程长且容易复发，患者主要表现为肌肉僵硬、震颤、言语障碍、平衡障碍和运动缓慢等症状，严重影响个人及家庭的生活质量。由于 PD 的确切病因尚不清楚，因此尚无有效的药物治疗方法。运动作为一种安全的非药物治疗方法，可以缓解 PD 的症状，例如改善运动功能障碍、认知缺陷和抑郁。在人类和动物研究中，有规律的运动可通过多种机制对 PD 产生积极影响(图 8.4)，包括维持线粒体生物发生、线粒体动力学和凋亡的平衡，增加线粒体自噬，促进神经发生和多巴胺能神经元功能的恢复，减少氧化应激和神经炎症等。

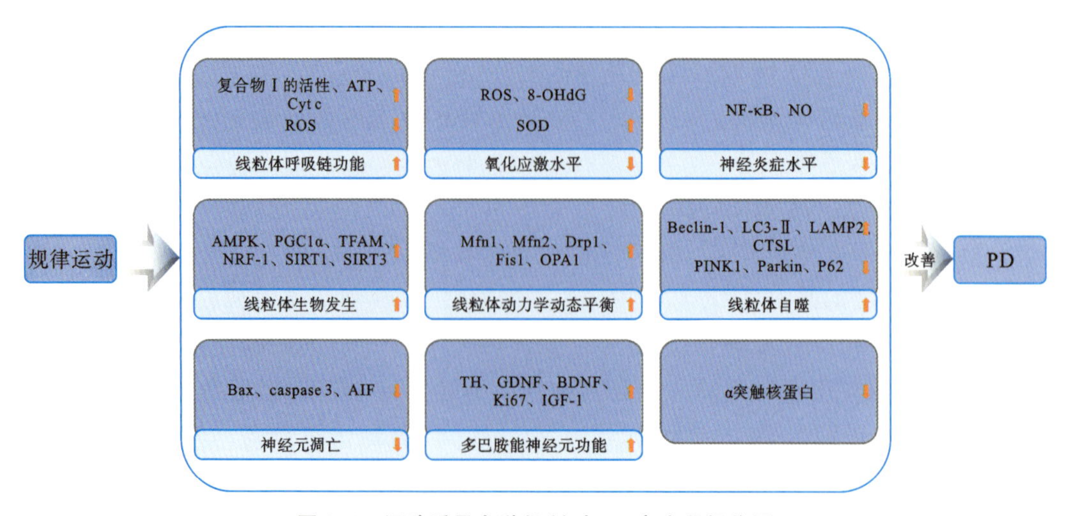

图 8.4　运动诱导多种机制对 PD 产生积极作用

8.4 运动干预对其他神经退行性疾病的影响

随着全球老龄化水平的提升，神经退行性疾病成为老年人身体健康的隐藏"杀手"。神经退行性疾病以特异性神经元大量丢失为主要特征，可导致渐进性残疾。常见的神经退行性疾病除 AD 和 PD 外，还有肌萎缩性侧索硬化症、多发性硬化症和亨廷顿病等。关于诱导神经退行性疾病的相关机制尚不明确，但是越来越多的研究突出线粒体功能障碍在神经退行性疾病中的作用，尤其是线粒体动力学和线粒体自噬障碍。线粒体融合与分裂异常可导致线粒体功能障碍，进而导致神经元能量代谢异常；线粒体自噬障碍使受损的线粒体过度积累，损害神经元的正常功能[256]。

众所周知，运动对全身有益。它不仅可以促进骨骼、肌肉的生长，提高心、肺功能，还在维持大脑的正常功能中发挥着重要作用。研究发现，运动可通过抑制促炎性细胞因子和神经炎症的激活防止大脑损伤[257]。运动还可以上调线粒体生物发生关键因子 PGC1α mRNA 和蛋白质的表达，改善线粒体质量控制和自噬功能[258]，这对于改善神经退行性疾病过程中的神经元损伤具有重要意义。由此可见，运动在治疗神经退行性疾病中发挥着重要作用。在这里我们主要讨论运动对肌萎缩性侧索硬化症、多发性硬化症及亨廷顿病的影响，以及线粒体相关机制在其中的作用。

8.4.1 运动与肌萎缩性侧索硬化症

肌萎缩性侧索硬化症(amyotrophic lateral sclerosis，ALS)是一种不可治愈的慢性神经退行性疾病。其特征是快速发展的肌肉麻痹，表现为运动皮质、脑干和脊髓的上、下神经元选择性死亡。ALS 的病理特征主要包括蛋白质聚集、蛋白酶体抑制、轴突运输受损、氧化应激和谷氨酸诱导的兴奋性神经毒性等[259]。根据上、下运动神经元主要退化的区域及患者的症状，可将 ALS 分为两种类型：球部起病和脊髓起病。球部起病者(25%)首先影响嘴唇、舌和喉咙部肌肉，进而导致进行性构音障碍和吞咽困难。脊髓起病(75%)者首先影响四肢和躯干肌肉，表现为肌肉萎缩、无力、痉挛和筋膜炎[260]。

ALS 的发病机制尚不明确，主要有以下几种学说：神经系统内蛋白质稳态失衡、谷氨酸介导的兴奋性神经毒性、异常蛋白质的朊病毒样增殖传播、线粒体功能障碍等[261]。其中，线粒体功能障碍在 ALS 的发生发展中越来越受到人们的关注。在 ALS 患者的骨骼肌和脊髓中均检测到线粒体形态和功能异常、线粒体能量代谢受损、ATP 合成能力下降，以及 ETC 复合物 Ⅰ、Ⅲ、Ⅳ 的活性降低[262-263]。通过对 ALS 患者的成纤维细胞、运动皮层及 ALS 动物模型的研究发现，ALS 可导致葡萄糖摄取、糖酵解、三羧酸循环及 ETC 的蛋白质和酶编码基因表达发生改变，进而导致 ATP 合成、β 氧化和三羧酸循环的异常，促进 ALS 的发展[264-266]。在 ALS

的发展过程中，编码 SOD1 的基因突变与 ALS 的关系最为密切。异常的 SOD1 蛋白定位于线粒体内膜和外膜间隙，降低线粒体清除 ROS 的能力，损害线粒体的正常功能，诱导神经元凋亡[267]。关于突变的 *SOD1* 诱导线粒体功能障碍的机制尚不清楚，但是突变的 *SOD1* 可损伤线粒体氧化脂质和蛋白质的能力，并且在 ALS 患者的尿液、血浆和脑脊液中均发现 mtDNA 损伤增加，且 mtDNA 的损伤情况与疾病的严重程度相关。

关于运动对 ALS 的影响一直存在争议，根据以往的流行病学研究发现，高强度运动可提高 ALS 的发病率。长时间、高强度运动可导致氧化应激、谷氨酸兴奋性毒性和 Ca^{2+} 负荷增加，使运动神经元选择性退化[268]。与此相一致的是，运动员与普通人相比，其罹患 ALS 的风险明显增加[269-270]。

虽然一些研究表明，运动对 ALS 的发展具有消极作用，但是另一些研究则表示运动可改善 ALS 患者的健康状况。有研究报道，32 名 ALS 患者经过 12 周、每周 2 次的有氧运动和力量联合训练后，与对照组相比，运动组 ALS 患者的呼吸功能、活动能力、疲劳情况和生活质量方面均有明显改善[271]。此外，有研究指出，运动可通过调节神经营养途径延缓 ALS 的发展。中等强度运动(包括游泳和跑步)可激活 ALS 动物模型 BDNF/TrkB 信号通路及其下游信号，减少运动神经元的死亡，延缓 ALS 的发展[272]。另有研究显示，适度的游泳训练可改善 ALS 小鼠骨骼肌能量代谢，并通过 Cav－1 相关机制改善线粒体功能，延长 ALS 小鼠的寿命[273]。D. Flis 等人[274]为评估运动对线粒体功能和氧化应激的影响，在 ALS 动物模型中进行了为期 15 周的游泳训练，结果显示，ALS 动物的线粒体功能得到改善，氧化应激降低，ALS 病情得到缓解。由此可见，运动可调控线粒体的功能，延缓 ALS 的发展，改善 ALS 患者的健康水平。

8.4.2 运动与多发性硬化症

多发性硬化症(multiple sclerosis，MS)是一种中枢神经系统脱髓鞘性炎症性自身免疫病。外周激活的免疫细胞侵入中枢神经系统攻击髓鞘并导致髓鞘脱落，裸露的轴突容易受到自身免疫细胞、促炎性细胞因子和趋化因子的攻击，进一步加重疾病的进展[275]。MS 的症状主要包括视觉和感觉障碍、运动障碍、疼痛和认知障碍。其临床分型主要包括复发缓解型 MS、继发进展型 MS 和原发进展型 MS，其中最常见的发病形式为复发缓解型 MS[276]，另外有 10%～15%的患者表现为原发进展型 MS。一般在患者确诊 10～20 年后，10%～20%的复发缓解型 MS 可发展为继发进展型 MS，此时患者的典型特征为进行性神经功能衰退伴神经系统萎缩[277]。

关于 MS 发病机制的研究很多，其中研究最多的是免疫相关的发病机制。多数学者认为，$CD4^+$ T 细胞介导的自身免疫病在 MS 的发生发展中具有重要作用[278]，而线粒体功能障碍在 MS 的发生发展中也起着关键作用[279]。线粒体功能失调可导致轴突和神经元损伤，并且线粒体功能障碍可通过以下 3 个相互关联的机制诱导神经变性：①在急性炎症 MS 病变中，轴突内线粒体被炎症产生的 ROS 和 NO 破坏，导致线粒体功能障碍和轴突损伤。②在慢性脱髓鞘轴突中，线粒体能量需求较正常轴突增加几倍，功能障碍的线粒体不断累积导致轴突变性。③线粒体中较多的 mtDNA 突变，可使神经元内 PGC1α 的表达降低，增加 NO 和 ROS 的生成，导致神经元内线粒体功能障碍，推动神经退行性病变的发展[280]。G. Campbell 等[281]发现，MS 患者脉络从上皮细胞 ETC 复合物Ⅱ和复合物Ⅳ的活性降低，COX 缺乏，进而导致轴突能量衰竭，诱导 MS 的发生发展。此外，K. Su 等[282]研究发现，由 ROS 介导的 mPTP 的开放、Ca^{2+} 失调以及细胞凋亡是 MS 患者神经退行性病变的关键。由此可见，线粒体功能障碍在 MS 的发生发展中起关键作用，但是具体机制尚不明确，需要进一步研究。

关于运动对 MS 患者的影响存在不同的观点。一些研究者认为运动会增加 MS 患者的疲劳及受伤率。但是，亦有研究证明运动对 MS 患者具有积极作用[283]。运动可提高 MS 患者的肌肉力量和耐力，缓解患者的全身疲劳和抑郁情绪[284]。MS 患者常伴有膀胱功能障碍，经过 12 周的盆底肌抗阻训练可以改善患者的储尿及排尿功能，提高患者的生活质量[285]。此外，有氧运动可以提高 MS 患者的心肺功能；负重运动可以充分刺激肌肉和骨骼，减缓 MS 患者的肌肉萎缩以及骨质丢失；柔韧性练习有助于伸展、松弛肌肉，防止肌肉挛缩及肌肉痉挛；渐进阻力训练可提高 MS 患者的肌肉力量，促进患者的心理健康[286]。为期 10 周、每周 2 次的平衡运动训练可提高 MS 患者的腿部力量、步态能力并缓解疲劳[287]。M. Asano 和 M. L. Finlayson[288]指出，与药物治疗相比，有氧运动更能降低 MS 患者的疲劳水平。同样，在 M. Heine[289]的研究中也报道了与对照组相比，运动组 MS 患者的疲劳率平均减少 53%。此外，MS 患者血浆中神经退行性变的生物标志物，在急性运动后表达降低，也表明运动对缓解 MS 的进展具有一定的积极作用[290]。

研究报道，先天性免疫功能障碍和神经变性可能是推动 MS 发展的重要因素[291]。由于免疫系统受到组织代谢状态的严格调控，因此代谢功能受损将严重影响免疫系统的正常功能，而运动对代谢反应具有一定的调控作用，因此，运动可能是改善 MS 发生发展的有效方法。MS 患者的血清和脑脊液中均存在瘦素增加的现象，且瘦素水平升高与炎症因子分泌增加有关，而运动可降低 MS 患者瘦素和 TNF 的水平，提高抗炎细胞因子 IL-10 以及脂联素水平。规律运动还可降低 MS 患者 IL-6 以及 IFN-γ 水平[292]。一项研究强调，MS 患者常伴有白质病变及脑萎缩，而 12 周的有氧运动可增加海马旁回的体积，表明运动对大脑某些亚结构的体积具有积极影响，且可以通过运动减缓这些区域的神经退行性病变过程[293]。另外，在 MS 患者的灰质中发现 ETC 亚基基因表达减少和氧化损伤增加，而运动可通过影响 ETC 的功能进而恢复线粒体的正常功能。MS 患者灰质内 PGC1α 的表达显著下降，而运动可以增加 PGC1α 的表达，这不仅可以提高机体的抗氧化能力，还可以增加线粒体的生物发生。因此，运动在预防及治疗 MS 的发生发展中发挥着重要作用[294]。

虽然运动对MS患者具有一定的积极作用，但是MS患者在进行运动训练时应注意以下几点：①MS患者在运动前应咨询医生，医生在制订运动方案时应根据患者的运动评估数据、症状及患者身体的局限性谨慎安排训练计划。②运动方案应根据特定的患者综合考虑，并根据物理治疗师和运动生理学专家的经验适时进行调整。③考虑到某些患者存在认知功能障碍[295]，建议医生在训练过程中将运动方案书写下来，开始前向患者简单介绍运动任务，在运动期间实时监督，以保证患者的安全。

8.4.3 运动与亨廷顿病

亨廷顿病(Huntington disease，HD)是一种发病率较高的遗传性神经退行性疾病，主要由突变亨廷顿蛋白(mutant Huntingtin，mHtt)引起。患者的临床症状主要表现为慢性进行性加重的运动障碍、精神障碍和认知障碍[296]。随着对HD致病基因研究的深入，发现*IT15*基因内CAG三核苷酸异常重复是HD发病的分子基础，CAG的重复数与HD患者的发病年龄有关。正常人的CAG重复数为15～21次，而大多数HD患者CAG重复数可达到40次，甚至更多。当CAG重复数在40～50次时，成年后就可能引起HD发作；当CAG的重复数大于60次时，在青少年阶段就会发作[297]。正常的亨廷顿蛋白(Huntingtin，Htt)具有多种生理功能。研究发现，Htt可存在于细胞的不同位置，并且可能作为一种支架蛋白在不同时间或空间组装特定的分子伴侣和通路[298]。此外，Htt还具有抗凋亡的特性，并可控制BDNF的产生、囊泡转运、神经元基因转录和突触传递[299]。但是，mHtt可在纹状体聚集，诱导神经元的变性，随着病程的进展mHtt的聚集亦相应增加，最终诱导HD的发生发展[300]。

虽然HD可使脑部多个区域变性和萎缩，但纹状体皮质和尾状核的变化尤为明显，导致这两个区域损伤严重的具体原因尚不明确。有证据显示，纹状体易受氧化磷酸化损伤的影响，而线粒体在神经元中具有ATP生成、Ca^{2+}缓冲、ROS生成和抗氧化活性的重要功能，因此线粒体功能障碍在HD神经变性的发生发展中具有重要作用[301]。相关研究报道，线粒体功能障碍与mHtt蛋白具有一定的相关性。mHtt蛋白可直接作用于线粒体，损害线粒体的正常功能[302]。通过对HD患者大脑皮质线粒体含量以及线粒体功能的分析发现，HD患者大脑皮质ETC复合物Ⅱ和Ⅲ的表达降低，复合物Ⅱ、Ⅲ和Ⅳ的活性下降，线粒体丰度降低，线粒体基因组受到破坏，进而导致线粒体功能障碍，促使HD的发生发展[303]。此外，BDNF作为神经中枢中高表达的神经营养蛋白，不仅可以调节神经元的生存、发育和突触可塑性，还可以通过改善脑中线粒体的功能[304]延缓HD的进展。正常Htt的同位表达可增加神经元中BDNF mRNA和蛋白水平，而mHtt可降低BDNF的水平，诱导线粒体功能障碍，加重HD的进展[305]。骨骼肌中*Scn4a*基因(编码骨骼肌特异性电压门控通道)的突变也是诱导HD小鼠症状发展的强力推动剂，*Scn4a*和mHtt的突变遗传是诱导HD小鼠高代谢状态的关键因素。

目前，关于运动对HD的影响存在一定的分歧。虽然运动可诱导海马区BDNF

mRNA 和蛋白质的表达，改善海马功能，提高认知水平，但是在 R6/2 转基因 HD 小鼠模型中，运动并没有刺激新生神经元的增殖与存活，研究人员推测 mHtt 改变了海马的微环境，进而导致神经受损[306]。对 HD 小鼠使用药物 5 -氨基咪唑- 4 -甲酰胺- 1 - β - D -呋喃核糖苷(5 - aminoimidazole - 4 - carboxamide - 1 - β - D - ribofuranoside，AICAR)，模拟耐力训练，结果发现虽然皮下注射 AICAR 增加了 HD 小鼠骨骼肌 PGC1α 的表达并诱导骨骼肌向氧化表型转变，但是长期使用 AICAR 并未缓解 HD 小鼠的神经缺陷、mHtt 的聚集密度及肌肉萎缩的情况[307]，表明运动对缓解 HD 的发展无明显作用。

虽然有研究显示运动对 HD 的发展没有影响，但仍有部分研究发现运动对 HD 具有一定的积极作用。研究显示，运动可防止 R6/1HD 小鼠纹状体线粒体 ETC 复合物Ⅰ和复合物Ⅲ的丢失，逆转 R6/1HD 小鼠复合物Ⅰ的减少，恢复 R6/1HD 小鼠的线粒体功能，延缓 HD 的进展[308]。另有研究指出，耐力训练后 HD 患者骨骼肌中柠檬酸合酶、ETC 复合物Ⅲ和复合物Ⅴ、琥珀酸细胞色素 c 还原酶的活性增加，并且在耐力训练期间，HD 患者的线粒体特异性呼吸能力增强，表明运动可提高 HD 患者骨骼肌的能量代谢，延缓肌肉功能障碍的发展[309]。此外，对 HD 动物模型的研究发现，NO 的减少是 HD 相关细胞死亡的促成因素。神经元 NOS 的活性及 NOS 蛋白的表达降低可加剧疾病的发展[310]，而运动可提高肌肉及神经系统内 NO 的水平[311-312]，表明运动可能在延缓 HD 的病情进展中发挥着一定作用。通过对 HD 患者的大脑样本研究发现，HD 患者大脑内谷氨酰胺转氨酶的活性升高[313]，而谷氨酰胺转氨酶活性的升高可促进蛋白质聚集，增强细胞的毒性，促进细胞死亡。但是对 HD 小鼠模型的研究发现，12 周的运动可降低谷氨酰胺转氨酶的表达，提高乌头酸酶以及线粒体复合物Ⅰ、Ⅱ和Ⅳ的活性，改善线粒体的功能，减少神经元的死亡，延缓 HD 的发展[314]。此外，运动还可促进 Akt 磷酸化，改善葡萄糖转运体的表达和胰岛素信号转导[315]，而胰岛素信号转导参与中枢神经系统中神经元存活、突触可塑性、记忆和学习[316-317]。由此可见，运动对 HD 的治疗具有一定的积极作用，但是关于运动对 HD 的影响存在分歧的原因，还需进一步研究。

总之，随着人类平均年龄的升高，神经退行性疾病的患病率也随之升高，如何有效控制及治疗这些疾病已成为亟待解决的问题。线粒体作为细胞的“能量工厂”，不仅负责整个生命体的能量供给，还参与细胞内的多种信号通路，对机体的重要性不言而喻，越来越多的研究者也开始重视线粒体功能障碍在神经退行性疾病发生发展中的重要作用。运动一直以来都被认为是维持机体健康的有效手段，众多研究也显示运动在改善线粒体功能、延缓神经退行性疾病进展中具有重要作用。探究运动对神经退行性疾病中线粒体功能的影响，将为未来神经退行性疾病的研究和治疗提供新的方向和思路。

（姜　宁）

参考文献

[1] MIGLIORE L, COPPEDÈ F. Genetics, environmental factors and the emerging role of epigenetics in neurodegenerative diseases [J]. Mutation Research, 2009, 667: 82 - 97.

[2] ALIEV G, PALACIOS H H, WALRAFEN B, et al. Brain mitochondria as a primary target in the development of treatment strategies for Alzheimer disease [J]. The International Journal of Biochemistry & Cell Biology, 2009, 41(10): 1989 - 2004.

[3] GILMER L, ANSARI M, ROBERTS K, et al. Age-related changes in mitochondrial respiration and oxidative damage in the cerebral cortex of the Fischer 344 rat [J]. Mechanisms of Ageing and Development, 2010, 131(2): 133 - 43.

[4] RADAK Z, HART N, SARGA L, et al. Exercise plays a preventive role against Alzheimer's disease [J]. Journal of Alzheimer's Disease, 2010, 20(3): 777 - 83.

[5] Liang Y. Mitochondrial support and local translation of mitochondrial proteins in synaptic plasticity and function [J]. Histology and Histopathology, 2021, 36(10): 1007 - 19.

[6] KNOTT A B, BOSSY-WETZEL E. Impairing the mitochondrial fission and fusion balance: a new mechanism of neurodegeneration [J]. Annals of the New York Academy of Sciences, 2008, 1147: 283 - 292.

[7] CHENG A, HOU Y, MATTSON M. Mitochondria and neuroplasticity [J]. ASN neuro, 2010, 2 (5): e00045.

[8] HARMAN D. Aging: a theory based on free radical and radiation chemistry [J]. Journal of Gerontology, 1956, 11(3): 298 - 300.

[9] HARMAN D. The biologic clock: the mitochondria. [J]. Journal of the American Geriatrics Society, 1972, 20(4): 145 - 147.

[10] FINKEL T, HOLBROOK N. Oxidants, oxidative stress and the biology of ageing [J]. Nature, 2000, 408(6809): 239 - 247.

[11] 雷鸣，朱祖健．脑线粒体形态和呼吸链参与 D-半乳糖诱导脑衰老的研究 [J]．实用临床医药杂志，2014，18(13)：4 - 6.

[12] OLGUÍN-ALBUERNE M, MORÁN J. Redox signaling mechanisms in nervous system development [J]. Antioxidants & Redox Signaling, 2018, 28(18): 1603 - 1625.

[13] MEISSNER C, BRUSE P, MOHAMED S, et al. The 4977 bp deletion of mitochondrial DNA in human skeletal muscle, heart and different areas of the brain: a useful biomarker or more. [J]. Experimental Gerontology, 2008, 43(7): 645 - 652.

[14] OCHOA J, PAMPLONA R, RAMIREZ-TORTOSA M, et al. Age-related changes in brain mitochondrial DNA deletion and oxidative stress are differentially modulated by dietary fat type and coenzyme Q10[J]. Free Radical Biology & Medicine, 2011, 50(9): 1053 - 1064.

[15] TOMAN J, FISKUM G. Influence of aging on membrane permeability transition in brain mitochondria [J]. Journal of Bioenergetics and Biomembranes, 2011, 43(1): 3 - 10.

[16] WEISSMAN L, DE SOUZA-PINTO N, STEVNSNER T, et al. DNA repair, mitochondria, and neurodegeneration [J]. Neuroscience, 2007, 145(4): 1318 - 1329.

[17] PARKINSON G, DAYAS C, SMITH D. Increased mitochondrial DNA deletions in substantia

nigra dopamine neurons of the aged rat [J]. Current Aging Science, 2014, 7(3): 155 - 160.

[18] 徐颖琼，周科成，赵亚铮，等．线粒体融合与分裂在中枢神经系统疾病中的研究进展 [J]. 现代生物医学进展，2018，18(7)：1392 - 1396.

[19] CHO D, NAKAMURA T, LIPTON S. Mitochondrial dynamics in cell death and neurodegeneration [J]. Cellular and Molecular Life Sciences : CMLS, 2010, 67(20): 3435 - 3447.

[20] YASUDA K, ISHII T, SUDA H, et al. Age-related changes of mitochondrial structure and function in Caenorhabditis elegans [J]. Mechanisms of Ageing and Development, 2006, 127(10): 763 - 770.

[21] LEDUC-GAUDET J, PICARD M, ST-JEAN PELLETIER F, et al. Mitochondrial morphology is altered in atrophied skeletal muscle of aged mice [J]. Oncotarget, 2015, 6(20): 17923 - 17937.

[22] WEIR H, YAO P, HUYNH F, et al. Dietary restriction and AMPK increase lifespan via mitochondrial network and peroxisome remodeling [J]. Cell Metabolism, 2017, 26(6): 884 - 96.

[23] BERNHARDT D, MÜLLER M, REICHERT A, et al. Simultaneous impairment of mitochondrial fission and fusion reduces mitophagy and shortens replicative lifespan [J]. Scientific Reports, 2015, 5: 7885.

[24] WANG X, SU B, LEE H, et al. Impaired balance of mitochondrial fission and fusion in Alzheimer's disease [J]. The Journal of neuroscience: the official Journal of the Society for Neuroscience, 2009, 29(28): 9090 - 9103.

[25] LEMASTERS J J. Selective mitochondrial autophagy, or mitophagy, as a targeted defense against oxidative stress, mitochondrial dysfunction, and aging [J]. Rejuvenation Research, 2005, 8(1): 3 - 5.

[26] NIXON R, WEGIEL J, KUMAR A, et al. Extensive involvement of autophagy in Alzheimer disease: an immuno-electron microscopy study [J]. Journal of Neuropathology and Experimental Neurology, 2005, 64(2): 113 - 122.

[27] ADLARD P, PERREAU V, POP V, et al. Voluntary exercise decreases amyloid load in a transgenic model of Alzheimer's disease [J]. The Journal of Neuroscience: the official Journal of the Society for Neuroscience, 2005, 25(17): 4217 - 4221.

[28] KELLY N, WOOD K, ALLENDORFER J, et al. High-intensity exercise acutely increases substantia nigra and prefrontal brain activity in Parkinson's disease [J]. Medical Science Monitor: International Medical Journal of Experimental and Clinical Research, 2017, 23: 6064 - 6071.

[29] DISHMAN R K, BERTHOUD H R, BOOTH F W, et al. Neurobiology of exercise [J]. Obesity, 2006, 14(3): 345 - 356.

[30] DALSGAARD M K, QUISTORFF B, DANIELSEN E R, et al. A reduced cerebral metabolic ratio in exercise reflects metabolism and not accumulation of lactate within the human brain [J]. The Journal of Physiology, 2004, 554(2): 571 - 578.

[31] DING Q, VAYNMAN S, SOUDA P, et al. Exercise affects energy metabolism and neural plasticity-related proteins in the hippocampus as revealed by proteomic analysis [J]. European Journal of Neuroscience, 2006, 24(5): 1265 - 1276.

[32] STRANAHAN A M, LEE K, BECKER K G, et al. Hippocampal gene expression patterns underlying the enhancement of memory by running in aged mice [J]. Neurobiology of Aging, 2010, 31(11): 1937 - 1949.

[33] COTMAN C, BERCHTOLD N. Exercise: a behavioral intervention to enhance brain health and

plasticity [J]. Trends in Neurosciences, 2002, 25(6): 295 - 301.

[34] KIM J, LIU Q, URNUHSAIKHAN E, et al. Moderate-intensity exercise induces neurogenesis and improves cognition in old mice by upregulating hippocampal hippocalcin, Otub1, and spectrin-α [J]. Molecular Neurobiology, 2019, 56(5): 3069 - 3078.

[35] DIETRICH M O, ANDREW Z B, HORVATH T L. Exercise-induced synaptogenesis in the hippocampus is dependent on UCP2 - regulated mitochondrial adaptation [J]. Journal of Neuroscience, 2008, 28(42): 10766 - 10771.

[36] BOVERIS A, NAVARRO A. Systemic and mitochondrial adaptive responses to moderate exercise in rodents [J]. Free Radical Biology & Medicine, 2008, 44(2): 224 - 229.

[37] NAVARRO A, BOVERIS A. Brain mitochondrial dysfunction in aging: conditions that improve survival, neurological performance and mitochondrial function [J]. Frontiers in Bioscience A Journal & Virtual Library, 2007, 12(4): 1154 - 1163.

[38] NAVARRO A, BOVERIS A. Brain mitochondrial dysfunction in aging, neurodegeneration, and Parkinson's disease [J]. Frontiers in Aging Neuroscience, 2010, 2: 34.

[39] ADLARD P, PERREAU V, COTMAN C. The exercise-induced expression of BDNF within the hippocampus varies across life-span [J]. Neurobiology of Aging, 2005, 26(4): 511 - 520.

[40] HAYASHI M, MISTUNAGA F, OHIRA K, et al. Changes in BDNF-immunoreactive structures in the hippocampal formation of the aged macaque monkey [J]. Brain Research, 2001, 918(1 - 2): 191 - 196.

[41] MURER M G, YAN Q, RAISMAN-VOZARI R. Brain-derived neurotrophic factor in the control human brain, and in Alzheimer's disease and Parkinson's disease [J]. Progress in Neurobiology, 2001, 63(1): 71 - 124.

[42] SCARPULLA R. Transcriptional paradigms in mammalian mitochondrial biogenesis and function [J]. Physiological Reviews, 2008, 88(2): 611 - 638.

[43] ZHANG Q, WU Y, ZHANG P, et al. Exercise induces mitochondrial biogenesis after brain ischemia in rats [J]. Neuroscience, 2012, 205: 10 - 17.

[44] E L, LU J, BURNS J, et al. Effect of exercise on mouse liver and brain bioenergetic infrastructures [J]. Experimental Physiology, 2013, 98(1): 207 - 219.

[45] JI L L, DICKMAN J R, KANG C, et al. Exercise-induced hormesis may help healthy aging [J]. Dose-Response, 2010, 8(1): 73 - 79.

[46] STEINER J L, MURPHY E A, MCCLELLAN J L, et al. Exercise training increases mitochondrial biogenesis in the brain [J]. Journal of Applied Physiology, 2011, 111(4): 1066 - 1071.

[47] BAYOD S, VALLE J D, CANUDAS A M, et al. Long-term treadmill exercise induces neuroprotective molecular changes in rat brain [J]. Journal of Applied Physiology, 2011, 111(5): 1380 - 1390.

[48] E L, L H J, BURNS J, et al. Effect of high-intensity exercise on aged mouse brain mitochondria, neurogenesis, and inflammation [J]. Neurobiology of Aging, 2014, 35(11): 2574 - 2583.

[49] NAVARRO A, GOMEZ C, LOPEZ-CEPERO J M, et al. Beneficial effects of moderate exercise on mice aging: survival, behavior, oxidative stress, and mitochondrial electron transfer [J]. The American Journal of Physiology, 2003, 286(3): 505 - 511.

[50] OGONOVSZKY H, BERKES I, KUMAGAI S, et al. The effects of moderate, strenuous-and over-training on oxidative stress markers, DNA repair, and memory, in rat brain [J].

Neurochemistry International, 2005, 46(8): 635 - 640.

[51] LIU J, YEO H C, ÖVERVIKDOUKI E, et al. Chronically and acutely exercised rats: biomarkers of oxidative stress and endogenous antioxidants [J]. Journal of Applied Physiology, 2000, 89(1): 21 - 28.

[52] GARCÍA-MESA Y, L ÓPEZ-RAMOS J, GIMÉNEZ-LLORT L, et al. Physical exercise protects against Alzheimer's disease in 3xTg - AD mice [J]. Journal of Alzheimer's disease: JAD, 2011, 24(3): 421 - 454.

[53] LAU Y, PATKI G, DAS-PANJA K, et al. Neuroprotective effects and mechanisms of exercise in a chronic mouse model of Parkinson's disease with moderate neurodegeneration [J]. European Journal of Neuroscience, 2011, 33(7): 1264 - 1274.

[54] WU C, YANG L, TUCKER D, et al. Beneficial effects of exercise pretreatment in a sporadic Alzheimer's rat model [J]. Medicine and Science in Sports and Exercise, 2018, 50(5): 945 - 956.

[55] JANG Y, KWON I, SONG W, et al. Endurance exercise mediates neuroprotection against MPTP-mediated Parkinson's disease via enhanced neurogenesis, antioxidant capacity, and autophagy [J]. Neuroscience, 2018, 379: 292 - 301.

[56] SCHIMIDT H, GARCIA A, IZQUIERDO I, et al. Strength training and running elicit different neuroprotective outcomes in a β-amyloid peptide-mediated Alzheimer's disease model [J]. Physiology & Behavior, 2019, 206: 206 - 212.

[57] FREITAS D, ROCHA-VIEIRA E, DE SOUSA R, et al. High-intensity interval training improves cerebellar antioxidant capacity without affecting cognitive functions in rats [J]. Behavioural Brain Research, 2019, 376: 112181.

[58] SOSA P, SCHIMIDT H, ALTERMANN C, et al. Physical exercise prevents motor disorders and striatal oxidative imbalance after cerebral ischemia-reperfusion [J]. Brazilian Journal of Medical and Biological Research=Revista Brasileira de Pesquisas Medicas e Biologicas, 2015, 48(9): 798 - 804.

[59] MARQUES-ALEIXO I, SANTOS-ALVES E, BALçA M, et al. Physical exercise improves brain cortex and cerebellum mitochondrial bioenergetics and alters apoptotic, dynamic and auto(mito)phagy markers [J]. Neuroscience, 2015, 301: 480 - 495.

[60] TAYLOR R, CULLEN S, MARTIN S. Apoptosis: controlled demolition at the cellular level [J]. Nature Reviews. Molecular Cell Biology, 2008, 9(3): 231 - 241.

[61] 牛艳丽，张维娟，于东明，等. Caspase - 3 和核转录因子- κB 在 APPSWE 转基因小鼠海马内的表达 [J]. 解剖学报，2009，40(03)：385 - 389.

[62] PLOUGHMAN M. Exercise is brain food: the effects of physical activity on cognitive function [J]. Developmental Neurorehabilitation, 2008, 11(3): 236 - 240.

[63] 薛晶晶，胥振，姜宁，等. 耐力运动训练上调小鼠脑组织 IL - 15 介导衰老伴随的凋亡相关途径的神经保护作用 [J]. 天津体育学院学报，2017，32(01)：16 - 21.

[64] UM H S, KANG E B, CHO I H, et al. The combination of exercise training and α-lipoic acid treatment has therapeutic effects on the pathogenic phenotypes of Alzheimer's disease in NSE/APPsw-transgenic mice [J]. International Journal of Molecular Medicine, 2010, 25(3): 337 - 346.

[65] CHEN W-Q, DIAO W-F, VIIDIK A, et al. Modulation of the hippocampal protein machinery in voluntary and treadmill exercising rats [J]. Biochimica et Biophysica Acta-Proteins and Proteomics, 2008, 1784(3): 555 - 562.

[66] VEERESHWARAYYA V, KUMAR P, ROSEN K M, et al. Differential effects of mitochondrial heat shock protein 60 and related molecular chaperones to prevent intracellular β-amyloid-induced inhibition of complex IV and limit apoptosis [J]. Journal of Biological Chemistry, 2006, 281(40): 29468 - 29478.

[67] REDDY P H, OLIVER D. Amyloid beta and phosphorylated Tau-induced defective autophagy and mitophagy in Alzheimer's Disease [J]. Cells, 2019, 8(5): 488.

[68] SWERDLOW R H, BURNS J M, KHAN S M. The Alzheimer's disease mitochondrial cascade hypothesis: Progress and perspectives [J]. Biochim Biophys Acta, 2014, 1842(8): 1219 - 1231.

[69] LEUNER K, SCHUTT T, KURZ C, et al. Mitochondrion-derived reactive oxygen species lead to enhanced amyloid beta formation [J]. Antioxidants & Redox Signaling, 2012, 16(12): 1421.

[70] BARTOLOME F, MACARENA D, PASCUAL C, et al. Amyloid β-induced impairments on mitochondrial dynamics, hippocampal neurogenesis, and memory are restored by phosphodiesterase 7 inhibition [J]. Alzheimer's Research & Therapy, 2018, 10(1): 24.

[71] ALIEV G, PRIYADARSHINI M, REDDY V P, et al. Oxidative stress mediated mitochondrial and vascular lesions as markers in the pathogenesis of Alzheimer disease [J]. Current Medicinal Chemistry, 2014, 21(19): 2208 - 2217.

[72] HAUPTMANN S, SCHERPING I, DRÖSE S, et al. Mitochondrial dysfunction: an early event in Alzheimer pathology accumulates with age in AD transgenic mice [J]. Neurobiology of Aging, 2009, 30(10): 1574 - 1586.

[73] LUSTBADER J W, CIRILLI M, CHANG L, et al. ABAD directly links A to mitochondrial toxicity in Alzheimer's disease. [J]. Science, 2004, 304(5669): 448 - 452.

[74] PARK S S, PARK H S, KIM C J, et al. Physical exercise during exposure to 40 - Hz light flicker improves cognitive functions in the 3xTg mouse model of Alzheimer's disease [J]. Alzheimer's Research and Therapy, 2020, 12(1): 62.

[75] MAURER I, ZIERZ S, MÖLLER H. A selective defect of cytochrome c oxidase is present in brain of Alzheimer disease patients [J]. Neurobiology of Aging, 2000, 21(3): 455 - 462.

[76] SORRENTINO V, MENZIES K J, AUWERX J. Repairing Mitochondrial Dysfunction in Disease [J]. Annu Rev Pharmacol Toxicol, 2017, 58(1): 104908.

[77] WANG X, BO S, SIEDLAK S L, et al. Amyloid-β overproduction causes abnormal mitochondrial dynamics via differential modulation of mitochondrial fission/fusion proteins [J]. Proceedings of the National Academy of Sciences of The United States of America, 2008, 105 (49): 19318 - 19323.

[78] CARDOSO S, SEI. A R M, MOREIRA P I. Mitochondria as a target for neuroprotection: implications for Alzheimers disease [J]. Expert Review of Neurotherapeutics, 2017, 17: 1 - 15.

[79] VEGA G E, PATRICIA M M, GEORGE P, et al. Deconstructing mitochondrial dysfunction in Alzheimer disease [J]. Oxidative Medicine and Cellular Longevity, 2013, 2013: 162152.

[80] NIXON R A. The role of autophagy in neurodegenerative disease [J]. Nature Medicine, 2013, 19(suppl. 2): 983 - 997.

[81] AKIYAMA, HARUHIKO. Inflammatory response in Alzheimer's disease [J]. Tohoku Journal of Experimental Medicine, 1994, 174(3): 295.

[82] KEREN-SHAUL H, SPINRAD A, WEINER A, et al. A unique microglia type associated with restricting development of Alzheimer's disease [J]. Cell, 2017, 169(7): 1276 - 1290.

[83] SHI Y, HOLTZMAN D. Interplay between innate immunity and Alzheimer disease: APOE and TREM2 in the spotlight [J]. Nature Reviews Immunology, 2018, 18(12): 1.

[84] HUANG Y, HAPPONEN K, BURROLA P, et al. Microglia use TAM receptors to detect and engulf amyloid β plaques [J]. Nature Immunology, 2021, 22: 586 - 594.

[85] ARRANZ A M, DE STROOPER B. The role of astroglia in Alzheimer's disease: pathophysiology and clinical implications [J]. Lancet Neurol, 2019, 18(4): 406 - 414.

[86] SWARDFAGER W, LANCT. T K, ROTHENBURG L, et al. A Meta-analysis of cytokines in Alzheimer's disease [J]. Biological Psychiatry, 2010, 68(10): 930 - 941.

[87] BRÉGEON D, DODDRIDGE Z A, YOU H J, et al. Transcriptional mutagenesis induced by uracil and 8 - oxoguanine in escherichia coli [J]. Molecular Cell, 2003, 12(4): 279

[88] SHAO C, XIONG S, LI G M, et al. Altered 8 - oxoguanine glycosylase in mild cognitive impairment and late-stage Alzheimer's disease brain [J]. Free Radical Biology and Medicine, 2008, 45(6): 813 - 819.

[89] DAMIANO D L, ZAMPIERI C, GE J, et al. Effects of a rapid-resisted elliptical training program on motor, cognitive and neurobehavioral functioning in adults with chronic traumatic brain injury [J]. Experimental Brain Research, 2016, 234(8): 2245 - 2252.

[90] KIM D, CHO J, LEE I, et al. Exercise attenuates high-fat diet-induced disease progression in 3xTg-AD Mice [J]. Medicine & Science in Sports & Exercise, 2016, 49(4): 676 - 686.

[91] KIM D, CHO J, KANG H. Protective effect of exercise training against the progression of Alzheimer's disease in 3xTg-AD mice [J]. Behavioural Brain Research, 2019, 374: 112105.

[92] UM H S, KANG E B, LEEM Y H, et al. Exercise training acts as a therapeutic strategy for reduction of the pathogenic phenotypes for Alzheimer's disease in an NSE/APPsw-transgenic model [J]. International Journal of Molecular Medicine, 2008, 22(4): 529 - 539.

[93] TAPIA-ROJAS C, ARANGUIZ F, VARELA-NALLAR L, et al. Voluntary running attenuates memory loss, decreases neuropathological changes and induces neurogenesis in a mouse model of Alzheimer's disease [J]. Brain Pathology, 2016, 26: 62 - 74.

[94] LIANG K Y, MINTUN M A, FAGAN A M, et al. Exercise and Alzheimer's disease biomarkers in cognitively normal older adults [J]. Annals of Neurology, 2010, 68(3): 311 - 318.

[95] KLEIN C P, HOPPE J B, SACCOMORI A B, et al. Physical exercise during pregnancy prevents cognitive impairment induced by amyloid-beta in adult offspring rats [J]. Mol Neurobiol, 2019, 56(3): 2022 - 2038.

[96] LI B, LIANG F, DING X, et al. Interval and continuous exercise overcome memory deficits related to β-Amyloid accumulation through modulating mitochondrial dynamics [J]. Behavioural Brain Research, 2019, 376: 112171.

[97] ZHANG X L, ZHAO N, XU B, et al. Treadmill exercise inhibits amyloid-β generation in the hippocampus of APP/PS1 transgenic mice by reducing cholesterol-mediated lipid raft formation [J]. Neuroreport, 2019, 30(7): 498 - 503.

[98] XIA J, LI B, YIN L, et al. Treadmill exercise decreases beta-amyloid burden in APP/PS1 transgenic mice involving regulation of the unfolded protein response [J]. Neuroscience Letters, 2019, 703: 125 - 131.

[99] LIN T W, SHIH Y H, CHEN S J, et al. Running exercise delays neurodegeneration in amygdala and hippocampus of Alzheimer's disease (APP/PS1) transgenic mice [J]. Neurobiology of

Learning & Memory, 2015, 118: 189 - 197.

[100] ARENDASH G W, GARCIA M F, COSTA D A, et al. Environmental enrichment improves cognition in aged Alzheimer's transgenic mice despite stable beta-amyloid deposition [J]. Neuroreport, 2004, 15(11): 1751 - 1754.

[101] STEEN JENSEN C, PORTELIUS E, SIERSMA V, et al. Cerebrospinal fluid amyloid beta and tau concentrations are not modulated by 16 weeks of moderate-to high-intensity physical exercise in patients with Alzheimer disease [J]. Dement Geriatr Cogn Disord, 2016, 42: 146 - 158.

[102] KSF A, KMB C, BBA A, et al. Moderate-to high-intensity exercise does not modify cortical β-amyloid in Alzheimer's disease [J]. Alzheimer's & Dementia: Translational Research & Clinical Interventions, 2019, 5: 208 - 215.

[103] TARUMI T, ROSSETTI H, THOMAS B P, et al. Exercise training in amnestic mild cognitive impairment: a one-year randomized controlled trial [J]. Journal of Alzheimer's Disease: JAD, 2019, 71(2): 1 - 13.

[104] VIDONI E D, MORRIS J K, WATTS A, et al. Effect of aerobic exercise on amyloid accumulation in preclinical Alzheimer's: a 1 - year randomized controlled trial [J]. PloS One, 2020, 16: e0244893.

[105] HARDY, JOHN, SELKOE, et al. The amyloid hypothesis of Alzheimer's disease: progress and problems on the road to therapeutics [J]. Science, 2002, 297: 353 - 356.

[106] LIU H L, ZHAO G, ZHANG H, et al. Long-term treadmill exercise inhibits the progression of Alzheimer's disease-like neuropathology in the hippocampus of APP/PS1 transgenic mice [J]. Behavioural Brain Research, 2013, 256: 261 - 272.

[107] LEEM Y H, LIM H J, SHIM S B, et al. Repression of tau hyperphosphorylation by chronic endurance exercise in aged transgenic mouse model of tauopathies [J]. Journal of Neuroscience Research, 2010, 87(11): 2561-2570.

[108] UM H S, KANG E B, KOO J H, et al. Treadmill exercise represses neuronal cell death in an aged transgenic mouse model of Alzheimer's disease [J]. Neuroscience Research, 2011, 69(2): 161 - 173.

[109] FREITAS D A, ROCHA-VIEIRAE, SOARES B A, et al. High intensity interval training modulates hippocampal oxidative stress, BDNF and inflammatory mediators in rats [J]. Physiology & Behavior, 2018, 184: 6 - 11.

[110] SHARMA A, KUMAR Y. Nature's derivative (s) as alternative anti-Alzheimer's disease treatments [J]. Journal of Alzheimer s Disease Reports, 2019, 3(1): 1 - 19.

[111] ZHANG X, HE Q, HUANG T, et al. Treadmill exercise decreases abeta deposition and counteracts cognitive decline in APP/PS1 mice, possibly via hippocampal microglia modifications [J]. Front Aging Neurosci, 2019, 11: 78.

[112] BO H, KANG W, JIANG N, et al. Exercise-induced neuroprotection of hippocampus in APP/PS1 transgenic mice via upregulation of mitochondrial 8 - oxoguanine DNA glycosylase [J]. Oxidative Medicine and Cellular Longevity, 2014, 2014: 834502.

[113] AFZALPOUR M E, CHADORNESHIN H T, FOADODDINI M, et al. Comparing interval and continuous exercise training regimens on neurotrophic factors in rat brain [J]. Physiology & Behavior, 2015, 147: 78 - 83.

[114] YOO S Z, NO M H, HEO J W, et al. Effects of Acute exercise on mitochondrial function,

dynamics, and mitophagy in rat cardiac and skeletal muscles [J]. International Neurourology Journal, 2019, 23(Suppl 1): S22 - S31.

[115] MARQUES-ALEIXO I, OLIVEIRA P J, MOREIRA P I, et al. Physical exercise as a possible strategy for brain protection: evidence from mitochondrial-mediated mechanisms [J]. Progress in Neurobiology, 2012, 99(2): 149 - 162.

[116] ZHAO N, YAN Q W, XIA J, et al. Treadmill exercise attenuates abeta-induced mitochondrial dysfunction and enhances mitophagy activity in APP/PS1 transgenic mice [J]. Neurochemical Research, 2020, 45(5): 1202 - 1214.

[117] 于晓伟．运动干预对AD模型线粒体驱动蛋白依赖的轴突转运的影响 [D]; 北京体育大学, 2015.

[118] KLEIN C P, HOPPE J B, SACCOMORI A B, et al. Protective effect of maternal exercise against amyloid-β neurotoxicity in the male rat offspring's cerebellum [J]. Journal of Developmental Origins of Health and Disease, 2020, 11(5): 521 - 532.

[119] CHAKRAVORTY A, JETTO C T, MANJITHAYA R. Dysfunctional mitochondria and mitophagy as drivers of Alzheimer's disease pathogenesis [J]. Frontiers in Aging Neuroscience, 2019, 11: 311.

[120] LI B, LIANG F, DING X, et al. Interval and continuous exercise overcome memory deficits related to β-Amyloid accumulation through modulating mitochondrial dynamics [J]. Behavioural brain research, 2019, 376: 112171.

[121] PARK J W, KIM M H, EO S J, et al. Maternal exercise during pregnancy affects mitochondrial enzymatic activity and biogenesis in offspring brain [J]. International Journal of Neuroscience, 2013, 123(4): 253 - 264.

[122] KOU X, LI J, LIU X, et al. Swimming attenuates D-galactose-induced brain aging via suppressing miR - 34a - mediated autophagy impairment and abnormal mitochondrial dynamics [J]. Journal of Applied Physiology, 2017, 122: 1462 - 1469.

[123] YAN Q W, ZHAO N, XIA J, et al. Effects of treadmill exercise on mitochondrial fusion and fission in the hippocampus of APP/PS1 mice [J]. Neuroscience Letters, 2019, 701: 84 - 91.

[124] FANG E F, HOU Y, PALIKARAS K, et al. Mitophagy inhibits amyloid-β and tau pathology and reverses cognitive deficits in models of Alzheimer's disease [J]. Nature Neuroence, 2019, 22: 401 - 412.

[125] SORRENTINO V, OMANI M R, OUCHIROUD L M, et al. Enhancing mitochondrial proteostasis reduces amyloid-β proteotoxicity [J]. Nature, 2017, 552(7684): 187.

[126] 张子怡，康伟民，张晟，等．高强度间歇运动训练上调APP/PS1转基因阿尔兹海默病小鼠海马线粒体自噬的研究 [J]. 中国康复医学杂志，2020, 35(6): 670 - 675.

[127] 房国梁，赵杰修，张漓，等．有氧运动通过激活APP/PS1小鼠大脑皮质和海马组织PI3K/Akt信号通路抑制神经细胞凋亡 [J]. 中国运动医学杂志，2019, 38(10): 874 - 881.

[128] KIM D, CHO J, LEE I, et al. Exercise attenuates high-fat diet-induced disease progression in 3xTg-AD Mice [J]. Medicine and Science in Sports and Exercise, 2017, 49: 676 - 686.

[129] NICHOL K E, POON W W, PARACHIKOVA A I, et al. Exercise alters the immune profile in Tg2576 Alzheimer mice toward a response coincident with improved cognitive performance and decreased amyloid [J]. Journal of Neuroinflammation, 2008, 5(1): 1 - 15.

[130] DONG, YAN, ZHANG, et al. Treadmill exercise exerts neuroprotection and regulates

microglial polarization and oxidative stress in a streptozotocin-induced rat model of sporadic Alzheimer's disease [J]. Journal of Alzheimers Disease Jad, 2017, 56: 1469 - 1484.

[131] RODRÍGUEZ J, NORISTANI H N, VERKHRATSKY A. Microglial response to Alzheimer's disease is differentially modulated by voluntary wheel running and enriched environments [J]. Brain Structure & Function, 2015, 220(2): 941 - 953.

[132] DO K, LAING B T, LANDRY T, et al. The effects of exercise on hypothalamic neurodegeneration of Alzheimer's disease mouse model [J]. Plos One, 2018, 13(1): e0190205.

[133] HAMILTON L K, AUMONT A, JULIEN C, et al. Widespread deficits in adult neurogenesis precede plaque and tangle formation in the 3xTg mouse model of Alzheimer's disease [J]. European Journal of Neuroscience, 2010, 32(6): 905 - 920.

[134] COTEL M C, JAWHAR S, CHRISTENSEN D Z, et al. Environmental enrichment fails to rescue working memory deficits, neuron loss, and neurogenesis in APP/PS1KI mice [J]. Neurobiology of Aging, 2012, 33(1): 96 - 107.

[135] BUGG J M, HEAD D. Exercise moderates age-related atrophy of the medial temporal lobe [J]. Neurobiology of Aging, 2011, 32(3): 506 - 514.

[136] YAN L, LI Z, BOYA G, et al. Aerobic exercise regulates Rho/cofilin pathways to rescue synaptic loss in aged rats [J]. PloS One, 2017, 12(2): e0171491.

[137] ERICKSON K I, PRAKASH R S, VOSS M W, et al. Aerobic fitness is associated with hippocampal volume in elderly humans [J]. Hippocampus, 2009, 19(10): 1030 - 1039.

[138] INTLEKOFER K A, COTMAN C W. Exercise counteracts declining hippocampal function in aging and Alzheimer's disease [J]. Neurobiology of Disease, 2013, 57: 47 - 55.

[139] DU Y, WU H T, QIN X Y, et al. Postmortem brain, cerebrospinal fluid, and blood neurotrophic factor levels in Alzheimer's disease: a systematic review and meta-analysis [J]. European Journal of Neuroscience, 2018, 65(3): 289 - 300.

[140] DEVENNEY K E, GUINAN E M, KELLY I M, et al. Acute high-intensity aerobic exercise affects brain-derived neurotrophic factor in mild cognitive impairment: a randomised controlled study [J]. BMJ Open Sport & Exercise Medicine, 2019, 5(1): e000499.

[141] WRANN C, WHITE J, SALOGIANNNIS J, et al. Exercise induces hippocampal BDNF through a PGC1α/FNDC5 pathway [J]. Cell Metabolism, 2013, 18(5): 649 - 659.

[142] CHO J, SHIN M K, KIM D, et al. Treadmill running reverses cognitive declines due to Alzheimer disease [J]. Medicine & Science in Sports & Exercise, 2015, 47(9): 1814 - 1824.

[143] KIM S E, KO I G, SHIN M S, et al. Treadmill exercise and wheel exercise enhance expressions of neutrophic factors in the hippocampus of lipopolysaccharide-injected rats [J]. Neuroscience Letters, 2013, 538: 54 - 59.

[144] BASHIRI H, EN AYATI M, BASHIRI A, et al. Swimming exercise improves cognitive and behavioral disorders in male NMRI mice with sporadic Alzheimer-like disease [J]. Physiology & Behavior, 2020, 223: 113003.

[145] ERICKSON K I, VOSS M W, PRAKASH R S, et al. Exercise training increases size of hippocampus and improves memory [J]. Proceedings of the National Academy of Sciences, 2011, 108(7): 3017 - 3022.

[146] REVILLA S, SUNOL C, GARCIA-MESA Y, et al. Physical exercise improves synaptic dysfunction and recovers the loss of survival factors in 3xTg-AD mouse brain [J].

Neuropharmacology, 2014, 81: 55 - 63.

[147] MU L, CAI J, GU B, et al. Treadmill exercise prevents decline in spatial learning and memory in 3xTg-AD mice through enhancement of structural synaptic plasticity of the hippocampus and prefrontal cortex [J]. Cells, 2022, 11(2): 244.

[148] REVILLA S, SUÑOL C, GARCÍA-MESA Y, et al. Physical exercise improves synaptic dysfunction and recovers the loss of survival factors in 3xTg-AD mouse brain [J]. Neuropharmacology, 2014, 81: 55 - 63.

[149] REAL C C, GARCIA P C, BRITTO L R G, et al. Different protocols of treadmill exercise induce distinct neuroplastic effects in rat brain motor areas [J]. Brain Research, 2015, 1624: 188 - 198.

[150] SO J H, CHAO H, GE M, et al. Intense exercise promotes adult hippocampal neurogenesis but not spatial discrimination [J]. Frontiers in Cellular Neuroscience, 2017, 11: 13.

[151] COSKUN P E, WYREMBAK J, DERBEREVA O, et al. Systemic mitochondrial dysfunction and the etiology of Alzheimer's disease and down syndrome dementia [J]. Journal of Alzheimers Disease Jad, 2010, 20 (2): S293.

[152] COSKUN P E, BEAL M F, WALLACE D C. Alzheimer's brains harbor somatic mtDNA control-region mutations that suppress mitochondrial transcription and replication [J]. Proceedings of the National Academy of Sciences of the United States of America, 2004, 101 (29): 10726 - 10731.

[153] ZSOLT R, MUSTAFA A, JUDIT J, et al. Exercise improves import of 8 - oxoguanine DNA glycosylase into the mitochondrial matrix of skeletal muscle and enhances the relative activity [J]. Free Radical Biology & Medicine, 2009, 46(2): 238 - 243.

[154] HUUHA A M, NOREVIK C S, MOREIRA J B N, et al. Can exercise training teach us how to treat Alzheimer's disease. [J]. Ageing Research Reviews, 2022, 75: 101559.

[155] SCHAPIRA A H. Neurobiology and treatment of Parkinson's disease [J]. Trends in Pharmacological Sciences, 2009, 30(1): 41 - 47.

[156] OBESO J A, MARIN C, RODRIGUEZ-OROZ C, et al. The basal ganglia in Parkinson's disease: current concepts and unexplained observations [J]. Annals of Neurology, 2008, 64 (S2): S30 - S46.

[157] PANDYA M, KUBU C S, GIROUX M L. Parkinson disease: not just a movement disorder [J]. Cleveland Clinic Journal of Medicine, 2008, 75(12): 856 - 864.

[158] International Parkinsoh's Disease Genomics Consortium(IPDGC), Wellcome Trust case Control Consortium 2(WTCCC2). A two-stage meta-analysis identifies several new loci for Parkinson's disease [J]. Plos Genetics, 2011, 7(6): e1002142.

[159] LESAGE S, BRICE A. Role of Mendelian genes in sporadic Parkinson's disease [J]. Parkinsonism & Related Disorders, 2012, 18: S66 - S70.

[160] POLITO L, GRECO A, SERIPA D. Genetic profile, environmental exposure, and their interaction in Parkinson's disease [J]. Parkinson's Disease, 2016, 2016: 6465793.

[161] PEZZOLI G, CEREDA E. Exposure to pesticides or solvents and risk of Parkinson disease [J]. Neurology, 2013, 80(22): 2035 - 2041.

[162] SCHAPIRA A, OLANOW C W, GREENAMYRE J T, et al. Slowing of neurodegeneration in Parkinson's disease and Huntington's disease: future therapeutic perspectives [J]. Lancet,

2014, 384(9942): 545 - 555.

[163] YASUDA T, NAKATA Y, MOCHIZUKI H. α-Synuclein and neuronal cell death [J]. Molecular Neurobiology, 2013, 47(2): 466 - 483.

[164] CHU Y, GOLDMAN J G, KELLY L, et al. Abnormal alpha-synuclein reduces nigral voltage-dependent anion channel 1 in sporadic and experimental Parkinson's disease [J]. Neurobiology of Disease, 2014, 69: 1 - 14.

[165] DEVOTO V M P, FALZONE T L. Mitochondrial dynamics in Parkinson's disease: a role for α-synuclein. [J]. Disease Models & Mechanisms, 2017, 10(9): 1075 - 1087.

[166] GANGULY G, CHAKRABARTI S, CHATTERJEE U, et al. Proteinopathy, oxidative stress and mitochondrial dysfunction: cross talk in Alzheimer's disease and Parkinson's disease [J]. Drug Design, Development and Therapy, 2017, 11: 797.

[167] GRÜNEWALD A, RYGIEL K A, HEPPLEWHITE P D, et al. Mitochondrial DNA depletion in respiratory chain-deficient Parkinson disease neurons [J]. Annals of Neurology, 2016, 79 (3): 366 - 378.

[168] CARBONI E, LINGOR P. Insights on the interaction of alpha-synuclein and metals in the pathophysiology of Parkinson's disease [J]. Metallomics, 2015, 7(3): 395 - 404.

[169] FEBBRARO F, GIORGI M, CALDAROLA S, et al. α-Synuclein expression is modulated at the translational level by iron [J]. Neuroreport, 2012, 23(9): 576 - 580.

[170] MUÑOZ Y, CARRASCO C M, CAMPOS J D, et al. Parkinson's disease: the mitochondria-iron link [J]. Parkinson's Disease, 2016, 2016: 7049108.

[171] LE W. Role of iron in UPS impairment model of Parkinson's disease [J]. Parkinsonism & Related Disorders, 2014, 20: S158 - S61.

[172] DEVI L, RAGHAVENDRAN V, PRABHU B M, et al. Mitochondrial import and accumulation of α-synuclein impair complex Ⅰ in human dopaminergic neuronal cultures and Parkinson disease brain [J]. Journal of Biological Chemistry, 2008, 283(14): 9089.

[173] PYLE A, ANUGRHA H, KURZAWA-AKANBI M, et al. Reduced mitochondrial DNA copy number is a biomarker of Parkinson's disease [J]. Neurobiology of Aging, 2016, 38: 216.

[174] PARKER W D, PARKS J K. Mitochondrial ND5 mutations in idiopathic Parkinson's disease [J]. Biochemical and Biophysical Research Communications, 2005, 326(3): 667 - 669.

[175] PICKRELL A M, YOULE R J. The roles of PINK1, Parkin, and mitochondrial fidelity in Parkinson's disease [J]. Neuron, 2015, 85(2): 257 - 273.

[176] PERIER C, VILA M. Mitochondrial biology and Parkinson's disease [J]. Cold Spring Harbor Perspectives in Medicine, 2012, 2(2): a009332.

[177] ESCHBACH J, VON EINEM B, MÜLLER K, et al. Mutual exacerbation of PGC1α deregulation and α-synuclein oligomerization [J]. Annals of Neurology, 2015, 77(1): 15.

[178] SIDDIQUI A, CHINTA S J, MALLAJOSYULA J K, et al. Selective binding of nuclear alpha-synuclein to the PGC1alpha promoter under conditions of oxidative stress may contribute to losses in mitochondrial function: implications for Parkinson's disease [J]. Free Radical Biology and Medicine, 2012, 53(4): 993 - 1003.

[179] SU X, CHU Y, KORDOWER J H, et al. PGC-1α promoter methylation in Parkinson's disease [J]. Plos One, 2015, 10(8): e0134087.

[180] CIRON C, ZHENG L, BOBELA W, et al. PGC-1α activity in nigral dopamine neurons

determines vulnerability to α-synuclein [J]. Acta Neuropathologica Communications, 2015, 3 (1): 1 - 20.

[181] CHEN C, TURNBULL D M, REEVE A K. Mitochondrial dysfunction in Parkinson's disease-cause or consequence. [J]. Biology, 2019, 8(2): 38.

[182] SANTOS D, ESTEVES A R, SILVA D F, et al. The impact of mitochondrial fusion and fission modulation in sporadic Parkinson's disease [J]. Molecular Neurobiology, 2015, 52(1): 573 - 586.

[183] ZHANG Z, LIU L, JIANG X, et al. The essential role of Drp1 and its regulation by snitrosylation of parkin in dopaminergic neurodegeneration: implications for Parkinson's disease [J]. Antioxidants & Redox Signaling, 2016, 25(11): 609 - 622.

[184] LIU J, LIU W, LI R, et al. Mitophagy in Parkinson's disease: from pathogenesis to treatment [J]. Cells, 2019, 8(7): 712.

[185] IVATT R M, SANCHEZ-MARTINEZ A, GODENA V K, et al. Genome-wide RNAi screen identifies the Parkinson disease GWAS risk locus SREBF1 as a regulator of mitophagy [J]. Proceedings of the National Academy of Sciences, 2014, 111(23): 8494 - 8499.

[186] NGU N, CHENG Y, LEE S. Effects of treadmill exercise on neural mitochondrial functions in Parkinson's disease: a systematic review of animal studies [J]. Biomedicines, 2021, 9(8):

[187] HIRSCH E C, VYAS S, HUNOT S. Neuroinflammation in Parkinson's disease [J]. Parkinsonism & Related Disorders, 2012, 18(Suppl 1): S210 - S212.

[188] YANG H, WEI Z, PAN H, et al. SIRT1 Activators suppress inflammatory responses through promotion of p65 deacetylation and inhibition of NF-κB activity [J]. Plos One, 2012, 7 (9): e46364.

[189] RAMADORI G, LEE C E, BOOKOUT A L, et al. Brain SIRT1: Anatomical distribution and regulation by energy availability [J]. Journal of Neuroscience, 2008, 28(40): 9989 - 9996.

[190] QIN, W. Neuronal SIRT1 activation as a novel mechanism underlying the prevention of Alzheimer disease amyloid neuropathology by calorie restriction [J]. Journal of Biological Chemistry, 2006, 2(31): S100 - S101.

[191] ARUN, ANIRUDH, DONMEZ, et al. SIRT1 protects against alpha-synuclein aggregation by activating molecular chaperones [J]. Journal of Neuroscience 2012, 32(1): 124 - 132.

[192] SACK M N, FINKEL T. Mitochondrial metabolism, sirtuins, and aging [J]. Cold Spring Harbor Perspectives in Biology, 2012, 4(12): 653 - 660.

[193] KOPRICH J B, RESKE-NIELSEN C, MITHAL P, et al. Neuroinflammation mediated by IL - 1β increases susceptibility of dopamine neurons to degeneration in an animal model of Parkinson's disease [J]. Journal of Neuroinflammation, 2008, 5(1): 8.

[194] ORR C F, ROWE D B, HALLIDAY G M. An inflammatory review of Parkinson's disease [J]. Progress in Neurobiology, 2002, 68(5): 325 - 340.

[195] CHAO C C, HU S X, MOLITOR T W, et al. Activated microglia mediate neuronal cell injury via a nitric oxide mechanism [J]. Journal of Immunology, 1992, 149(8): 2736 - 2741.

[196] BARCIA C, ROS C M, ANNESE V, et al. IFN-γ signaling, with the synergistic contribution of TNF-α, mediates cell specific microglial and astroglial activation in experimental models of Parkinson's disease [J]. Cell Death & Disease, 2011, 2(4): e142.

[197] HUNOT S, DUGAS N, FAUCHEUX B, et al. FcepsilonRII/CD23 is expressed in Parkinson's disease and induces, in vitro, production of nitric oxide and tumor necrosis factor-alpha in glial

cells [J]. Journal of Neuroscience, 1999, 19(9): 3440 - 3447.

[198] CZONKOWSKA A, KURKOWSKA-JASTRZEBSKA I, CZONKOWSKI A, et al. Immune processes in the pathogenesis of Parkinson's disease a potential role for microglia and nitric oxide [J]. Medical Science Monitor, 2002, 8(8): RA165.

[199] DUGAS N, LACROIX C, KILCHHERR E, et al. Role of CD23 in astrocytes inflammatory reaction during HIV - 1 related encephalitis [J]. Cytokine, 2001, 15(2): 96 - 107.

[200] SUCHOWERSKY O, GRONSETH G, PERLMUTTER J, et al. Practice parameter: neuroprotective strategies and alternative therapies for Parkinson disease (an evidence-based review): report of the quality standards subcommittee of the American academy of neurology [J]. Neurology, 2006, 66(7): 976 - 982.

[201] KONDO T. Levodopa therapy from the neuroprotection viewpoint [J]. Journal of Neurology, 2005, 252(4): iv32 - iv6.

[202] CARVALHO A, BARBIRATO D, ARAUJO N, et al. Comparison of strength training, aerobic training, and additional physical therapy as supplementary treatments for Parkinson's disease: pilot study [J]. Clinical Interventions in Aging, 2015, 10: 183.

[203] CAKIT B D, SARACOGLU M, GENC H, et al. The effects of incremental speed-dependent treadmill training on postural instability and fear of falling in Parkinson's disease [J]. Clinical Rehabilitation, 2007, 21(8): 698 - 705.

[204] KURTAIS Y, KUTLAY S, TUR B S, et al. Does treadmill training improve lower-extremity tasks in Parkinson disease. A randomized controlled trial [J]. Clinical Journal of Sport Medicine, 2008, 18(3): 289 - 291.

[205] ALBERTS J L, LINDER S M, PENKO A L, et al. It is not about the bike, it is about the pedaling: forced exercise and Parkinson's disease [J]. Exercise and Sport Sciences Reviews, 2011, 39(4): 177 - 186.

[206] RIDGEL A L, VITEK J L, ALBERTS J L. Forced, not voluntary, exercise improves motor function in Parkinson's disease patients [J]. Neurorehabilitation and Neural Repair, 2009, 23 (6): 600 - 608.

[207] FALVO M J, SCHILLING B K, EARHART G M. Parkinson's disease and resistive exercise: rationale, review, and recommendations [J]. Movement Disorders, 2008, 23(1): 1 - 11.

[208] SCANDALIS T A, BOSAK A, BERLINER J C, et al. Resistance training and gait function in patients with Parkinson's disease [J]. American Journal of Physical Medicine & Rehabilitation, 2001, 80(1): 38 - 43.

[209] DIBBLE L E, HALE T F, MARCUS R L, et al. High-intensity resistance training amplifies muscle hypertrophy and functional gains in persons with Parkinson's disease [J]. Movement Disorders, 2006, 21(9): 1444 - 1452.

[210] TANAKA K, DE QUADROS JR A C, SANTOS R F, et al. Benefits of physical exercise on executive functions in older people with Parkinson's disease [J]. Brain and Cognition, 2009, 69 (2): 435 - 441.

[211] RIDGEL A L, KIM C H, FICKES E J, et al. Changes in executive function after acute bouts of passive cycling in Parkinson's disease [J]. Journal of Aging and Physical Activity, 2011, 19 (2): 87 - 98.

[212] MURA G, CARTA M G, SANCASSIANI F, et al. Active exergames to improve cognitive

functioning in neurological disabilities: a systematic review and meta-analysis [J]. European Journal of Physical and Rehabilitation Medicine, 2017, 54(3): 450 - 462.

[213] MINAKAKI G, CANNEVA F, CHEVESSIER F, et al. Treadmill exercise intervention improves gait and postural control in alpha-synuclein mouse models without inducing cerebral autophagy [J]. Behavioural Brain Research, 2018, 363: 199 - 215.

[214] SCHMIDT M Y, CHAMOLI M, LITHGOW G J, et al. Swimming exercise reduces native-synuclein protein species in a transgenic C. elegans model of Parkinson's disease [J]. MicroPublication Biology, 2021, 2021: 2291.

[215] MOON H E, PAEK S H. Mitochondrial dysfunction in Parkinson's disease [J]. Exp Neurobiol, 2015, 24(2): 103 - 116.

[216] BLANDINI F, ARMENTERO M T. Animal models of Parkinson's disease [J]. FEBS Journal, 2012, 279(7): 1156 - 1166.

[217] HENCHCLIFFE C, BEAL M F. Mitochondrial biology and oxidative stress in Parkinson disease pathogenesis [J]. Nature Reviews Neurology, 2008, 4(11): 600 - 608.

[218] TUON T, SOUZA P S, SANTOS M F, et al. Physical training regulates mitochondrial parameters and neuroinflammatory mechanisms in an experimental model of Parkinson's disease [J]. Oxidative Medicine and Cellular Longevity, 2015, 2015: 297.

[219] LAU Y S, PATKI G, DAS-PANJA K, et al. Neuroprotective effects and mechanisms of exercise in a chronic mouse model of Parkinson's disease with moderate neurodegeneration [J]. European Journal of Neuroscience, 2011, 33(7): 220.

[220] KOO J H, CHO J Y. Treadmill exercise attenuates α-synuclein levels by promoting mitochondrial function and autophagy possibly via SIRT1 in the chronic MPTP/P-induced mouse model of Parkinson's disease [J]. Neurotoxicity Research, 2017, 32(3): 532 - 533.

[221] PATKI G, LAU Y S. Impact of exercise on mitochondrial transcription factor expression and damage in the striatum of a chronic mouse model of Parkinson's disease [J]. Neuroscience Letters, 2011, 505(3): 268 - 272.

[222] KIM D W, LEE K T, KWON J, et al. Neuroprotection against 6 - OHDA-induced oxidative stress and apoptosis in SH-SY5Y cells by 5, 7 - Dihydroxychromone: Activation of the Nrf2/ARE pathway [J]. Life Sciences, 2015, 130: 25 - 30.

[223] BLOOMER R J, SCHILLING B K, KARLAGE R E, et al. Effect of resistance training on blood oxidative stress in Parkinson disease [J]. Medicine and Science in Sports and Exercise, 2008, 40(8): 1385 - 1389.

[224] MAROSI K, BORI Z, HART N, et al. Long-term exercise treatment reduces oxidative stress in the hippocampus of aging rats [J]. Neuroscience, 2012, 226: 21 - 28.

[225] TUON T, VALVASSORI S, LOPES-BORGES J, et al. Physical training exerts neuroprotective effects in the regulation of neurochemical factors in an animal model of Parkinson's disease [J]. Neuroscience, 2012, 227: 305 - 312.

[226] CHUANG C S, CHANG J C, CHENG F C, et al. Modulation of mitochondrial dynamics by treadmill training to improve gait and mitochondrial deficiency in a rat model of Parkinson's disease [J]. Life Sciences, 2017, 191: 236 - 244.

[227] REZAEE Z, MARANDI S M, ALAEI H, et al. Effects of preventive treadmill exercise on the recovery of metabolic and mitochondrial factors in the 6 - hydroxydopamine rat model of

Parkinson's disease [J]. Neurotox Research, 2019, 35(4): 908 - 917.

[228] FERREIRA A F F, BINDA K H, SINGULANI M P, et al. Physical exercise protects against mitochondria alterations in the 6 - hidroxydopamine rat model of Parkinson's disease [J]. Behav Brain Res, 2020, 387: 112607.

[229] JANG Y, KWON I, SONG W, et al. Modulation of mitochondrial phenotypes by endurance exercise contributes to neuroprotection against a MPTP-induced animal model of PD-sciencedirect [J]. Life Sciences, 2018, 209: 455 - 465.

[230] LEZI E, BURNS J M, SWERDLOW R H. Effect of high-intensity exercise on aged mouse brain mitochondria, neurogenesis, and inflammation [J]. Neurobiology of Aging, 2014, 35: 2574 - 2583.

[231] BAYOD S, DEL VALLE J, CANUDAS A M, et al. Long-term treadmill exercise induces neuroprotective molecular changes in rat brain [J]. Journal of Applied Physiology, 2011, 111 (5): 1380 - 90.

[232] 姜宁，曹玮，宋超，等．早期运动训练对帕金森小鼠中脑和纹状体的影响：自噬与线粒体动力学关系的研究 [J]. 中国运动医学杂志，2012，31(2)：134 - 139.

[233] JANG Y, KWON I, SONG W, et al. Modulation of mitochondrial phenotypes by endurance exercise contributes to neuroprotection against a MPTP-induced animal model of PD [J]. Life Sciences, 2018, 209: 455 - 465.

[234] HWANG D J, KOO J H, KWON K C, et al. Neuroprotective effect of treadmill exercise possibly via regulation of lysosomal degradation molecules in mice with pharmacologically induced Parkinson's disease[J]. Journal of Physiological Sciences, 2018, 68(5): 707 - 716.

[235] CIUCCI M R, MA S T, KANE J R, et al. Limb use and complex ultrasonic vocalization in a rat model of Parkinson's disease: Deficit-targeted training [J]. Parkinsonism & Related Disorders, 2008, 14(supp - S2): S172 - S175.

[236] TROM C B, SILVA L A, QUEVEDO J, et al. Physical training exerts neuroprotective effects in the regulation of neurochemical factors in an animal model of Parkinson's disease [J]. Neuroscience-Oxford, 2012, 227: 305 - 312.

[237] TUON T, VALVASSORI S S, PONT G D, et al. Physical training prevents depressive symptoms and a decrease in brain-derived neurotrophic factor in Parkinson's disease [J]. Brain Research Bulletin, 2014, 108: 106 - 112.

[238] ZHANG W, SATO K, IWAI M, et al. Therapeutic time window of adenovirus-mediated GDNF gene transfer after transient middle cerebral artery occlusion in rat [J]. Brain Research, 2002, 947(1): 140 - 145.

[239] GASH D M, ZHANG Z, OVADIA A, et al. Functional recovery in parkinsonian monkeys treated with GDNF [J]. Nature, 1996, 380(6571): 252 - 255.

[240] SAAVEDRA A, BALTAZAR G, DUARTE E P. Driving GDNF expression: the green and the red traffic lights [J]. Progress in Neurobiology, 2008, 86(3): 186 - 215.

[241] CZARNOPYS M J, KINNELL K R, SMITH J S, et al. Increased duration of involuntary exercise has a greater effect on GDNF protein expression in skeletal muscle [M]. Wiley Online Library, 2008.

[242] ANASTASÍA A, TORRE L, DE ERAUSQUIN G A, et al. Enriched environment protects the nigrostriatal dopaminergic system and induces astroglial reaction in the 6 - OHDA rat model of Parkinson's disease [J]. Journal of Neurochemistry, 2009, 109(3): 755 - 765.

[243] RASMUSSEN P, BRASSARD P, ADSER H, et al. Evidence for a release of brain-derived neurotrophic factor from the brain during exercise [J]. Experimental Physiology, 2009, 94 (10): 1062 - 1069.
[244] LAU Y S, PATKI G, DAS-PANJA K, et al. Neuroprotective effects and mechanisms of exercise in a chronic mouse model of Parkinson's disease with moderate neurodegeneration [J]. European Journal of Neuroscience, 2011, 33(7): 1264 - 1274.
[245] CARRO E, SPUCH C, TREJO J L, et al. Choroid plexus megalin is involved in neuroprotection by serum insulin-like growth factor I [J]. Journal of Neuroscience, 2005, 25 (47): 10884 - 10893.
[246] BAYOD S, DEL VALLE J, CANUDAS A M, et al. Long-term treadmill exercise induces neuroprotective molecular changes in rat brain [J]. Journal of Applied Physiology, 2011, 111 (5): 1380 - 1390.
[247] 薛宏斌，张勇，刘洪涛，等．预运动训练对帕金森病模型小鼠胰岛素样生长因子表达和运动能力的影响 [J]. 中国运动医学杂志，2008，4：438 - 442.
[248] LLORENS-MARTÍN M, TORRES-ALEMÁN I, TREJO J L. Exercise modulates insulin-like growth factor 1 - dependent and-independent effects on adult hippocampal neurogenesis and behaviour [J]. Molecular & Cellular Neuroscience, 2010, 44(2): 109 - 117.
[249] CASSILHAS R, LEE K, FERNANDES J, et al. Spatial memory is improved by aerobic and resistance exercise through divergent molecular mechanisms [J]. Neuroscience, 2012, 202: 309 - 317.
[250] DING Q, VAYNMAN S, AKHAVAN M M, et al. Insulin-like growth factor I interfaces with brain-derived neurotrophic factor-mediated synaptic plasticity to modulate aspects of exercise-induced cognitive function [J]. Neuroscience, 2006, 140(3): 823 - 833.
[251] SUNG Y H, KIM S C, HONG H P, et al. Treadmill exercise ameliorates dopaminergic neuronal loss through suppressing microglial activation in Parkinson's disease mice [J]. Life Sciences, 2012, 91(25 - 26): 1309 - 1316.
[252] LEE J M, KIM T W, PARK S S, et al. Treadmill exercise improves motor function by suppressing purkinje cell loss in Parkinson disease rats [J]. International Neurourology Journal, 2018, 22(Suppl 3): S147 - S155.
[253] TONG L, HONG S, PERREAU V M, et al. Effects of exercise on gene-expression profile in the rat hippocampus [J]. Neurobiology of Disease, 2001, 8(6): 1046 - 1056.
[254] LIU W, FU R, WANG Z, et al. Regular aerobic exercise-alleviated dysregulation of CAMK Ⅱ alpha carbonylation to mitigate Parkinsonism via homeostasis of apoptosis with autophagy [J]. Journal of Neuropathology and Experimental Neurology, 2020, 79(1): 46 - 61.
[255] KIM S H, KO Y J, BAEK S S. Resistance exercise improves short-term memory through inactivation of NF-κB pathway in mice with Parkinson disease [J]. Journal of Exercise Rehabilitation, 2021, 17(2): 81 - 87.
[256] 刘慧，张自弘，鲍秀琦，等．线粒体动力学和线粒体自噬的分子机制及其在神经退行性疾病中的作用 [J]. 中国药学杂志，2020，55(5)：337 - 341.
[257] SEO D, HEO J, KO J, et al. Exercise and neuroinflammation in health and disease [J]. International Neurourology Journal, 2019, 23: S82 - S92.
[258] 罗丽，秦正红．线粒体质量控制与神经元衰老及运动的干预作用 [J]. 老年医学与保健，2017，23(6)：451 - 454.

[259] BOGAERT E, D'YDEWALLE C, VAN DEN BOSCH L. Amyotrophic lateral sclerosis and excitotoxicity: from pathological mechanism to therapeutic target [J]. CNS & Neurological Disorders Drug Targets, 2010, 9(3): 297-304.

[260] JANKOVSKA N, MATEJ R. Molecular pathology of ALS: what we currently know and what important information is still missing [J]. Diagnostics, 2021, 11(8): 1365.

[261] 王雁，易航，廖巧，等．肌萎缩侧索硬化症发病机制的遗传学研究进展 [J]. 中南大学学报(医学版), 2020, 45(12): 1483-1489.

[262] DELIC V, KURIEN C, CRUZ J, et al. Discrete mitochondrial aberrations in the spinal cord of sporadic ALS patients [J]. Journal of Neuroscience Research, 2018, 96(8): 1353-1366.

[263] ECHANIZ-LAGUNA A, ZOLL J, PONSOT E, et al. Muscular mitochondrial function in amyotrophic lateral sclerosis is progressively altered as the disease develops: a temporal study in man [J]. Experimental Neurology, 2006, 198(1): 25-30.

[264] LEDERER C W, TORRISI A, PANTELIDOU M, et al. Pathways and genes differentially expressed in the motor cortex of patients with sporadic amyotrophic lateral sclerosis [J]. Bmc Genomics, 2007, 8(1): 26.

[265] RAMAN R, ALLEN S, GOODALL E, et al. Gene expression signatures in motor neurone disease fibroblasts reveal dysregulation of metabolism, hypoxia-response and RNA processing functions [J]. Neuropathology and Applied Neurobiology, 2015, 41(2): 201-226.

[266] MATTIAZZI M, D'AURELIO M, GAJEWSKI C, et al. Mutated human SOD1 causes dysfunction of oxidative phosphorylation in mitochondria of transgenic mice [J]. The Journal of Biological Chemistry, 2002, 277(33): 29626-29633.

[267] VEHVILAINEN P, KOISTINAHO J, GUNDARS G. Mechanisms of mutant SOD1 induced mitochondrial toxicity in amyotrophic lateral sclerosis [J]. Frontiers in Cellular Neuroscience, 2014, 8: 126.

[268] SIMON N, HUYNH W, VUCIC S, et al. Motor neuron disease: current management and future prospects [J]. Internal Medicine Journal, 2015, 45(10): 1005-1013.

[269] CHIò A, BENZI G, DOSSENA M, et al. Severely increased risk of amyotrophic lateral sclerosis among Italian professional football players [J]. Brain : a Journal of Neurology, 2005, 128: 472-476.

[270] LEHMAN E, HEIN M, BARON S, et al. Neurodegenerative causes of death among retired national football league players [J]. Neurology, 2012, 79(19): 1970-1974.

[271] KALRON A, MAHAMEED I, WEISS I, et al. Effects of a 12 week combined aerobic and strength training program in ambulatory patients with amyotrophic lateral sclerosis: a randomized controlled trial [J]. Journal of Neurology, 2021, 268(5): 1857-1866.

[272] JUST-BORRÀS L, HURTADO E, CILLEROS-MAÑÉ V, et al. Running and swimming prevent the deregulation of the BDNF/TrkB neurotrophic signalling at the neuromuscular junction in mice with amyotrophic lateral sclerosis [J]. Cellular and Molecular Life Sciences : CMLS, 2020, 77(15): 3027-3040.

[273] FLIS D, DZIK K, KACZOR J, et al. Swim training modulates skeletal muscle energy metabolism, oxidative stress, and mitochondrial cholesterol content in amyotrophic lateral sclerosis mice [J]. Oxidative Medicine and Cellular Longevity, 2018, 2018: 5940748.

[274] FLIS D, DZIK K, KACZOR J, et al. Swim training modulates mouse skeletal muscle energy

metabolism and ameliorates reduction in grip strength in a Mouse model of amyotrophic lateral sclerosis [J]. International Journal of Molecular Sciences, 2019, 20(2): 2812.

[275] PASHAEI S, MOHAMMADI P, YARANI R, et al. Carbohydrate and lipid metabolism in multiple sclerosis: Clinical implications for etiology, pathogenesis, diagnosis, prognosis, and therapy [J]. Archives of Biochemistry and Biophysics, 2021, 712: 109030.

[276] KOTELNIKOVA E, KIANI N, ABAD E, et al. Dynamics and heterogeneity of brain damage in multiple sclerosis [J]. PLoS Computational Biology, 2017, 13(10): e1005757.

[277] TAVAZZI E, ZIVADINOV R, DWYER M G, et al. MRI biomarkers of disease progression and conversion to secondary-progressive multiple sclerosis [J]. Expert Review of Neurotherapeutics, 2020, 20(8): 821-834.

[278] KANWAR J. Anti-inflammatory immunotherapy for multiple sclerosis/experimental autoimmune encephalomyelitis (EAE) disease [J]. Current Medicinal Chemistry, 2005, 12 (25): 2947 - 2962.

[279] CAMPBELL G, MAHAD D. Clonal expansion of mitochondrial DNA deletions and the progression of multiple sclerosis [J]. CNS & Neurological Disorders Drug Targets, 2012, 11 (5): 589 - 597.

[280] WITTE M, MAHAD D, LASSMANN H, et al. Mitochondrial dysfunction contributes to neurodegeneration in multiple sclerosis [J]. Trends in Molecular Medicine, 2014, 20(3): 179 - 187.

[281] CAMPBELL G, KRAYTSBERG Y, KRISHNAN K, et al. Clonally expanded mitochondrial DNA deletions within the choroid plexus in multiple sclerosis [J]. Acta Neuropathologica, 2012, 124(2): 209 - 220.

[282] SU K, BOURDETTE D, FORTE M. Mitochondrial dysfunction and neurodegeneration in multiple sclerosis [J]. Frontiers in Physiology, 2013, 4: 169.

[283] REYNOLDS E, ASHBAUGH A, HOCKENBERRY B, et al. Multiple sclerosis and exercise: a literature review [J]. Current Sports Medicine Reports, 2018, 17(1): 31 - 35.

[284] KEYTSMAN C, VAN NOTEN P, VERBOVEN K, et al. Periodized versus classic exercise therapy in multiple sclerosis: a randomized controlled trial [J]. Mult Scler Relat Disord, 2021, 49(13): 102782.

[285] LÚCIO A C, PERSSINOTO M C, NATALIN R A, et al. A comparative study of pelvic floor muscle training in women with multiple sclerosis: its impact on lower urinary tract symptoms and quality of life [J]. Clinics (Sao Paulo, Brazil), 2011, 66(9): 1563 - 1568.

[286] HALABCHI F, ALIZADEH Z, SAHRAIAN M A, et al. Exercise prescription for patients with multiple sclerosis; potential benefits and practical recommendations [J]. BMC Neurology, 2017, 17(1): 185.

[287] CALLESEN J, CATTANEO D, BRINCKS J, et al. How does strength training and balance training affect gait and fatigue in patients with Multiple Sclerosis. A study protocol of a randomized controlled trial [J]. NeuroRehabilitation, 2018, 42(2): 131 - 142.

[288] ASANO M, FINLAYSON M L. Meta—analysis of three different types of fatigue management interventions for people with multiple sclerosis: exercise, education, and medication [J]. Multiple Sclerosis International, 2014, 2014: 798285.

[289] HEINE M, VAN DE PORT I, RIETBERG M, et al. Exercise therapy for fatigue in multiple

sclerosis [J]. The Cochrane Database of Systematic Reviews, 2015, 9): CD009956.

[290] JOISTEN N, RADEMACHER A, WARNKE C, et al. Exercise diminishes plasma neurofilament light chain and reroutes the kynurenine pathway in multiple sclerosis [J]. Neurology-Neuroimmunology Neuroinflammation, 2021, 8(3): 281.

[291] MUKHERJEE S. Immune gene network of neurological diseases: multiple sclerosis (MS), Alzheimer's disease (AD), Parkinson's disease (PD) and Huntington's disease (HD) [J]. Heliyon, 2021, 7(12): e08518.

[292] KJØLHEDE T, DALGAS U, GADE A, et al. Acute and chronic cytokine responses to resistance exercise and training in people with multiple sclerosis [J]. Scandinavian Journal of Medicine & Science in Sports, 2016, 26(7): 824 - 834.

[293] SAVSEK L, STERGAR T, STROJNIK V, et al. Impact of aerobic exercise on clinical and magnetic resonance imaging biomarkers in persons with multiple sclerosis: an exploratory randomized controlled trial [J]. Journal of Rehabilitation Medicine, 2021, 53(4): jrm00178.

[294] AFZAL R, DOWLING J K, MCCOY C E. Impact of exercise on immunometabolism in multiple sclerosis [J]. Journal of Clinical Medicine, 2020, 9(9): 3038.

[295] LANGESKOV-CHRISTENSEN M, HVID L, JENSEN H, et al. Efficacy of high-intensity aerobic exercise on cognitive performance in people with multiple sclerosis: a randomized controlled trial [J]. Multiple Sclerosis (Houndmills, Basingstoke, England), 2020, 13: 524.

[296] 姜兵兵．microRNA 在亨廷顿病中的研究进展 [J]. 中国临床药理学与治疗学，2020，25(6): 677 - 685.

[297] PODVIN S, REARDON H, YIN K, et al. Multiple clinical features of Huntington's disease correlate with mutant HTT gene CAG repeat lengths and neurodegeneration [J]. Journal of Neurology, 2019, 266(3): 551 - 564.

[298] MACDONALD M. Huntingtin: alive and well and working in middle management [J]. Science's STKE : Signal Transduction Knowledge Environment, 2003, 2003(207): pe48.

[299] CATTANEO E, ZUCCATO C, TARTARI M. Normal huntingtin function: an alternative approach to Huntington's disease [J]. Nature Reviews. Neuroscience, 2005, 6(12): 919 - 930.

[300] 严雅萍，张宝荣．亨廷顿病的发病机制和治疗进展 [J]. 中国现代神经疾病杂志，2011，11(1): 30 - 35.

[301] CHERUBINI M, LOPEZ-MOLINA L, GINES S. Mitochondrial fission in Huntington's disease mouse striatum disrupts ER-mitochondria contacts leading to disturbances in Ca efflux and reactive oxygen species (ROS) homeostasis [J]. Neurobiology of Disease, 2020, 136: 104741.

[302] YABLONSKA S, GANESAN V, FERRANDO L, et al. Mutant huntingtin disrupts mitochondrial proteostasis by interacting with TIM23 [J]. Proceedings of the National Academy of Sciences of the United States of America, 2019, 116(33): 16593 - 16602.

[303] HORTON T, GRAHAM B, CORRAL-DEBRINSKI M, et al. Marked increase in mitochondrial DNA deletion levels in the cerebral cortex of Huntington's disease patients [J]. Neurology, 1995, 45(10): 1879 - 1883.

[304] GREENBERG M, XU B, LU B, et al. New insights in the biology of BDNF synthesis and release: implications in CNS function [J]. The Journal of Neuroscience : the official Journal of the Society for Neuroscience, 2009, 29(41): 12764 - 12767.

[305] ZUCCATO C, CIAMMOLA A, RIGAMONTI D, et al. Loss of huntingtin-mediated BDNF

gene transcription in Huntington's disease [J]. Science, 2001, 293(5529): 493 - 498.

[306] KOHL Z, KANDASAMY M, WINNER B, et al. Physical activity fails to rescue hippocampal neurogenesis deficits in the R6/2 mouse model of Huntington's disease [J]. Brain Research, 2007, 1155: 24 - 33.

[307] MARIE-FRANCE P, JASMIN B J. Chronic 5 - aminoimidazole - 4 - carboxamide - 1 - β - d - ribofuranoside treatment induces phenotypic changes in skeletal muscle, but does not improve disease outcomes in the R6/2 mouse model of Huntington's Disease [J]. Frontiers in Neurology, 2017, 8: 516.

[308] HERBST E, HOLLOWAY G. Exercise training normalizes mitochondrial respiratory capacity within the striatum of the R6/1 model of Huntington's disease [J]. Neuroscience, 2015, 303: 515 - 523.

[309] MUELLER S, GEHRIG S, PETERSEN J, et al. Effects of endurance training on skeletal muscle mitochondrial function in Huntington disease patients [J]. Orphanet Journal of Rare Diseases, 2017, 12(1): 184.

[310] PADOVAN-NETO F, JURKOWSKI L, MURRAY C, et al. Ageand sex-related changes in cortical and striatal nitric oxide synthase in the Q175 mouse model of Huntington's disease [J]. Nitric Oxide : Biology and Chemistry, 2019, 83: 40 - 50.

[311] KINGWELL B. Nitric oxide as a metabolic regulator during exercise: effects of training in health and disease [J]. Clinical and Experimental Pharmacology & Physiology, 2000, 27(4): 239 - 250.

[312] CHEN M, IVY A, RUSSO—NEUSTADT A. Nitric oxide synthesis is required for exercise-induced increases in hippocampal BDNF and phosphatidylinositol 3′ kinase expression [J]. Brain Research Bulletin, 2006, 68(4): 257 - 268.

[313] LESORT M, CHUN W, JOHNSON G, et al. Tissue transglutaminase is increased in Huntington's disease brain [J]. Journal of Neurochemistry, 1999, 73(5): 2018 - 2027.

[314] CALDWELL C C, PETZINGER G M, JAKOWEC M W, et al. Treadmill exercise rescues mitochondrial function and motor behavior in the CAG140 knock-in mouse model of Huntington's disease [J]. Chemico-Biological Interactions, 2020, 315: 108907.

[315] RAHMATI M, KESHVARI M, MIRNASOURI R, et al. Exercise and Urtica dioica extract ameliorate hippocampal insulin signaling, oxidative stress, neuroinflammation, and cognitive function in STZ-induced diabetic rats [J]. Biomedicine Pharmacotherapy, 2021, 139: 111577.

[316] CRAFT S, WATSON G. Insulin and neurodegenerative disease: shared and specific mechanisms [J]. The Lancet. Neurology, 2004, 3(3): 169 - 178.

[317] VAN DER HEIDE L, RAMAKERS G, SMIDT M. Insulin signaling in the central nervous system: learning to survive [J]. Progress in Neurobiology, 2006, 79(4): 205 - 221.

第 9 章 运动改善代谢性疾病的线粒体生物学基础

无论是在发达国家还是发展中国家，2 型糖尿病（type 2 diabetes mellitus，T2DM）、肥胖等代谢性疾病的患病率逐年提高，已成为备受全球关注的健康问题。胰岛素抵抗（insulin resistance，IR）是 T2DM 的主要特征，也是肥胖等代谢性疾病的共同发病基础。IR 是指机体对胰岛素的反应性降低，致使胰岛素不能正常发挥刺激组织细胞对葡萄糖摄取和利用的功能，发生单位胰岛素功能下降的现象。机体代偿性分泌过多胰岛素产生高胰岛素血症，以维持血糖的稳定。具体表现为各组织如骨骼肌、脂肪、肝脏、血管等，对胰岛素生理作用的敏感性和（或）反应性明显降低。

越来越多的研究表明，线粒体功能障碍与 IR 之间存在密切关系：一方面，线粒体功能障碍可诱导 IR 的发生发展；另一方面，IR 又会加剧线粒体的功能障碍，形成恶性循环。

运动在预防、改善 T2DM 和肥胖方面的作用已有大量研究证实[1-5]，但具体的机制尚未完全清楚。

9.1 运动改善骨骼肌胰岛素抵抗的线粒体生物学基础

骨骼肌既是糖摄取、代谢和利用重要器官，也是 IR 发生发展的重要器官。骨骼肌是胰岛素介导的体内葡萄糖摄取、代谢和利用的主要靶器官，血液中 60%～70%的葡萄糖在骨骼肌代谢。作为胰岛素敏感组织，骨骼肌在胰岛素作用下，通过增加对胰岛素敏感的葡萄糖转运蛋白 4（GLUT4）的转位，实现肌细胞对葡萄糖的摄取，葡萄糖进而在肌细胞内被分解和利用。

骨骼肌的 IR 主要表现为胰岛素敏感性下降，胰岛素依赖的葡萄糖摄取速率下降。导致骨骼肌 IR 的主要原因为脂代谢产物堆积、氧化应激和线粒体功能障碍等损害了胰岛素的信号通路。

其中，脂肪堆积学说认为，脂肪酸氧化能力下降导致脂代谢物在肝脏和骨骼肌内堆积，包括脂酰肉碱、长链脂酰辅酶 A、甘油二酯（diacylglycerol，DAG）、脂基鞘氨醇等。这些有毒性的脂质可以激活丝氨酸激酶，在胰岛素受体底物-1（insulin receptor substrate-1，IRS-1）抑制胰岛素信号，从而破坏葡萄糖的转运[6]。具体过程如下：机体脂质氧化能力下降，血浆中游离脂肪酸因此而增加，导致如心、肝、骨骼肌、胰岛β细胞等非脂肪组织中甘油三酯(triglyceride，TG)和脂肪酸堆积。堆积的脂质被活性氧(ROS)过氧化修饰后，通过以下途径最终导致 IR。①激活 PKC，通过磷酸化抑制胰岛素受体的酪氨酸激酶活性，抑制 IRS-1 的酪氨酸磷酸化，直接影响胰岛素信号转导系统。②PKC 也可激活 IKK-t3/ NF-κB 途径参与脂肪酸的上述作用。

由此可见，脂肪酸氧化能力下降是 IR 发生的根本原因，而脂肪酸氧化主要在线粒体内完成，也就是说线粒体氧化脂肪酸的能力下降是 IR 发生发展的主要原因，而 ROS 生成过多也在其中发挥重要作用。

9.1.1 运动减轻氧化应激损伤

越来越多的证据表明，氧化应激可诱导线粒体功能障碍和胰岛β细胞功能障碍，最终导致糖尿病。在糖尿病的发生发展过程中，高血糖状态下氧化应激产生的确切机制尚不清楚。多数学者认为与葡萄糖自身氧化作用增加，蛋白质的非酶促糖基化过程等导致 ROS 生成增多，以及抗氧化系统清除能力减弱等有关，即自由基产生增多和抗氧化能力减弱共同导致了氧化应激。

研究已发现，肥胖者骨骼肌氧化应激、ROS 过度生成[7]和游离脂肪酸水平升高，诱导了线粒体氧化磷酸化脱偶联，导致 ROS 释放。大量 ROS 所致的氧化应激可损害肝脏和骨骼肌细胞线粒体功能，致使脂质堆积，引发 IR，损害胰岛β细胞功能，减少运动时胰岛素的生成。

糖尿病患者的高血糖导致 ROS 生成增多，氧化应激增加，抗氧化剂水平降低。氧自由基生成过多，打破了细胞内原有的氧化与抗氧化间的平衡。虽然 T2DM 的发生机制仍有待阐明，但已确定多种来源的 ROS 与 IR 和β细胞功能障碍存在因果关系，ROS 促进 T2DM 的发展和进展。氧化应激既损害胰岛β细胞功能又降低外周组织对胰岛素的敏感性，在糖尿病的发生发展过程中发挥重要作用，也与糖尿病的慢性并发症关系密切。

尽管过量的 ROS 可能引发 IR，但 ROS 在β细胞的正常胰岛素信号转导和葡萄糖刺激胰岛素分泌中也起着重要作用，我们应从生理和病理两方面认识 ROS 的作用。

线粒体本身就是 ROS 的主要来源之一。在 ATP 的生成过程中，线粒体电子传递链(ETC)复合物Ⅰ和Ⅲ可产生 ROS，ROS 可被 Mn-SOD 转化为 H_2O_2。ROS 和 H_2O_2 可氧化损害 DNA、脂质和蛋白质等大分子[8]。然而，一些研究报道线粒体释放的 H_2O_2 水平是生理性的，是线粒体功能和细胞氧化还原状态的标志[9]，并已证实适当地释放 H_2O_2 在细胞增殖和分化以及适应性应答中发挥重要作用[10]。但是，过度氧化应激可能诱导细胞和线粒体损伤，导致细胞色素 c 释放。最终通过促进促凋亡蛋白(如 Bax)和抑制抗凋亡蛋白(如 Bcl-2)引起凋亡[11]。而且，由于比核 DNA 更加靠近 ETC 及防御能力较差，mtDNA 对氧化应激更加敏感[12]。发生突变的 mtDNA 合成的有缺陷的 ETC 组分更易出现氧化磷酸化受损、ATP 生成减少，并产生过量 ROS。因此，ROS 对细胞器发挥积极作用还是消极作用取决于 ROS 的产生量。

氧化应激不仅损害线粒体功能，还会破坏线粒体的结构、影响线粒体的融合、分裂。氧化损伤与线粒体功能损害之间是相互促进的。一方面，氧自由基攻击线粒体的结构和代谢酶甚至 mtDNA，损害线粒体的功能；另一方面，功能受损的线粒体释放更多的氧自由基，从而形成恶性循环。此外，ROS 还会氧化糖和脂质，引起脂质过氧化，脂质过氧化产物可导致 IR。因此，导致 IR 的三个主要因素中线粒体功能障碍非常重要，它可以导致脂代谢产物堆积、氧化应激，并形成恶性循环。

氧化损伤是导致线粒体氧化损伤的重要原因，而减少 ROS 过量生成、提高抗氧化能力可能是运动改善线粒体功能的可能机制之一。研究发现，有氧运动可以减少骨骼肌线粒体 ROS 的释放及 DNA 氧化损伤，改善骨骼肌的胰岛素敏感性，促进线粒体生物合成[13]。A. J. Trewin 等[14]采用肌肉活检技术发现，一次有氧运动就可以显著改变久坐肥胖老年男性的骨骼肌线粒体呼吸功能、过氧化氢释放，以及骨骼肌对胰岛素刺激的反应。

虽然运动过程中自由基生成会增加，但长期运动可以提高机体的抗氧化能力。例如，耐力运动可通过上调 GSH－Px 和谷胱甘肽还原酶等活性，增强骨骼肌抗氧化能力[15]。提高抗氧化能力和减少自由基的生成都是防治 IR 和(或)T2DM 的可行机制，对于控制血糖和预防糖尿病并发症具有重要意义。

9.1.2 运动提升机体对脂肪酸和葡萄糖的氧化分解能力

运动可以显著改善 IR，其中运动对骨骼肌的影响或者说骨骼肌对运动的适应是运动改善 IR 主要作用机制之一。骨骼肌是糖摄取和利用的主要外周器官，在人体糖稳态和糖代谢中发挥重要作用。始于骨骼肌的外周 IR 本身就是 T2DM 发生和发展的主要驱动因素。

运动可以增强骨骼肌胰岛素依赖和非胰岛素依赖两条糖摄取途径，规律运动可持续提高胰岛素敏感性和葡萄糖代谢[16]。运动还可通过激活骨骼肌细胞 GLUT4 的转位，增强骨骼肌对葡萄糖的摄取[17]。另外，一次性运动即可通过促进胰岛素依赖的糖摄取使骨骼肌糖摄取率暂时提高 5 倍[18]。随着这种暂时性作用的消失，胰岛素敏感性升高。长期运动训练通过反复的运动适应使胰岛素的反应性和骨骼肌对胰岛素的敏感性提高[19]。

运动(特别是有氧运动)改善 IR 的另一个机制是由于运动增加能量消耗，机体加快对了脂质的氧化和转换，从而减少脂质及其代谢产物的堆积。

由于摄入过多脂类易导致 IR 和 T2DM，如高脂饮食可诱导鼠类等实验动物发生 IR，越来越多的研究将骨骼肌中的脂质积累与不同受试者的胰岛素敏感性降低联系起来。通常 T2DM 患者肌内脂质(intramuscular lipid，IMCL)含量增多，且与 IR 相关[20-22]。对人类[23]和啮齿动物[24]的研究表明，在 IR 的情况下，肌肉摄取脂肪酸的增强加剧了脂质的积累。有研究认为，是脂肪酸摄取与氧化之间的不匹配导致了 IR 和 T2DM 患者 IMCL 含量增多[25]。然而，进行大量耐力训练的运动员 IMCL 含量也升高，而且其 IMCL 含量与其胰岛素敏感性的改变是平行的[26-27]。该现象称为“运动员悖论”，它质疑了 IMCL 含量升高是骨骼肌 IR 的重要决定因素的理论。由此提示，骨骼肌脂质含量升高对 IR 的影响很可能与脂质的亚细胞分布也有关系。研究表明，IMCL 含量升高不直接导致 IR，可能存在脂肪酸供应与氧化之间的不匹配，即脂肪酸供应过多而脂肪酸氧化能力不足[28]。这种不匹配可能在 IR 的发展中发挥了作用，脂代谢产物的堆积则可能是 IR 时线粒体脂肪酸氧化下降或脂肪酸不完全氧化增加的结果。对于脂肪酸摄取、线粒体脂肪酸氧化、IMCL 含量和脂代谢在 IR 发展中的作用还需深入研究。

脂代谢产物堆积是导致骨骼肌 IR 的主要因素。尽管耐力运动员与 IR 和 T2DM 患者的 IMCL 含量都表现为升高。但不同的是，因为线粒体功能障碍等原因，IR 和 T2DM 患者的骨骼肌脂肪酸氧化能力是受损的。此时 IMCL 含量升高是脂肪酸氧化能力不足的结果，并因此加剧了脂代谢产物的堆积，损害了胰岛素信号转导。而耐力运动员的骨骼肌线粒体功能和脂肪酸氧化能力的适应性是增强的，此时 IMCL 含量增多则是运动适应中能源物质储备增加和脂肪酸供能能力提高的体现，其骨骼肌和机体胰岛素敏感性适应性也是增强的。这正是耐力运动通过提升脂质氧化能力、加快脂质转换速率，实现预防、改善 IR 的最好佐证。

9.1.3 运动增强骨骼肌线粒体呼吸功能

线粒体是细胞内糖、脂肪酸、氨基酸生物氧化和生成能量的场所，线粒体功能受损导致脂肪酸氧化障碍，进而导致细胞内脂质堆积，引发 IR。IR 与线粒体功能障碍、线粒体含量减少相关。有多项研究显示，IR 和 T2DM 患者骨骼肌线粒体功能异常[29]、含量降低[30]，并且肥胖和糖尿病患者的骨骼肌线粒体氧化功能障碍与 IR 相关[31-32]。这种功能障碍与线粒体数量减少、体积减小[33]及氧化酶活性下降[34]相关，也可观察到肥胖者氧化磷酸化基因的表达和氧耗减少[35-36]。

许多 T2DM 患者都存在久坐或缺乏运动的问题，这对他们的身体功能有负面影响，且与他们的疾病状态密切相关。许多研究已证实，运动可以提高健康人、IR 和(或)T2DM 患者的线粒体呼吸功能，能够提高线粒体呼吸功能的运动也能改善 IR。反之，长期卧床则会导致 IR 及线粒体呼吸功能下降。单腿制动者的骨骼肌线粒体呼吸功能在其呼吸链组分表达改变之前已经降低[37]。活检结果显示，线粒体含量改变可能需要更长时间[38]。这些研究结果提示线粒体呼吸功能的改变可能出现在其含量改变之前。

虽然关于线粒体功能缺陷是 IR 发生的原因还是结果尚存在分歧[39-40]，但可以肯定的是线粒体功能的改变在 IR 的发生过程中发挥了重要作用。无论是否处于 IR 状态，骨骼肌线粒体呼吸功能和 ATP 合成能力的降低都会削弱对脂肪酸和葡萄糖的氧化能力，加剧脂质在骨骼肌的堆积，抑制胰岛素刺激下的葡萄糖摄取，进而引发或加重 IR。

已有充分的证据表明，通过运动训练可以改善 IR 和线粒体功能，从而改善 IR 和(或)T2DM 患者骨骼肌线粒体含量减少和呼吸功能降低[34,41-42]。然而，还没有足够的证据表明骨骼肌线粒体的含量和呼吸功能直接影响胰岛素敏感性。有很强的证据表明，IR 也可能是由于脂代谢增多(脂肪酸供应增多，而肌细胞内脂质合成和脂肪酸氧化增加不匹配)导致的。因此，需要对线粒体的含量、线粒体呼吸功能、IMCL 含量、脂代谢和脂肪酸氧化对 IR 的影响进行进一步研究，以理清线粒体与 IR 之间复杂的关系。

9.1.4 运动促进骨骼肌线粒体生物合成

研究显示 IR、肥胖和 T2DM 动物与人的骨骼肌线粒体数量减少、体积减小，呼吸功能减弱[33]。通过促进线粒体生物合成，增加线粒体数量和体积，改善线粒体功能的措施能有效防治 IR 和 T2DM。

耐力运动可以提高骨骼肌细胞的呼吸能力及抗疲劳能力，这种适应性改变包括线粒体蛋白质和自身组分(各种代谢酶及 mtDNA)的增加，其结果导致骨骼肌线粒体的数量和质量提高，这种现象称为线粒体生物合成[43]。耐力运动引起线粒体生物合成增加时，可以观察到线粒体密度增加、线粒体标志物 COX－4 的表达增多，以及线粒体酶活性增强、氧耗增加等。线粒体的生物合成是一个复杂的过程，需要协同调节核编码的基因和线粒体编码的基因表达，运动引起线粒体生物合成增加的机制尚不完全清楚。

哺乳动物的线粒体生物合成主要通过 PGC1α 进行调控。PGC1α 是许多转录因子的共激活物，包括 PPAR 家族转录因子、核呼吸因子 (NRF)、线粒体转录因子 (TFAM) 等。PGC1α 能共同激活核编码和线粒体编码的线粒体生物合成基因，被认为是线粒体生物合成的主要调节因子。骨骼肌特异性过表达 PGC1α 的转基因小鼠，其线粒体基因表达增多、抗疲劳能力增强，肌纤维类型向氧化型转化[44]，提示增强 PGC1α 的活性足以促进线粒体生物合成、肌纤维类型转化和血管增生，然而 PGC1α 的活性只对引起线粒体生物合成和血管增生是必要的。

PGC1α 的表达和活性主要受上游信号通路中蛋白激酶的调节。在骨骼肌中 PGC1α 主要受 AMPK[45] 和 p38γ MAPK 的调节[46]。已证实 PGC1α 至少有两个 AMPK 磷酸化位点[45]。AMPK 不仅能激活 PGC1α，也能启动 PGC1α 基因的转录[47]，控制 PGC1α 的表达和活性。事实上，AMPK 被认为是能量代谢调节和运动适应的“主要开关”。急性运动通过 Thr172 位点的磷酸化激活 PGC1α[48]。一次性运动可使骨骼肌 AMPK 活性增高，长期运动可使 AMPK 蛋白含量增多[49]。然而，急性运动和长期运动均不能使 PGC1α 缺陷小鼠骨骼肌 AMPKα 蛋白含量增多[48]。这提示不仅 PGC1α 依赖 AMPK，AMPK 的 α 亚基也依赖 PGC1α。

PGC1α 也受到磷酸化和去乙酰化的转录后调节。例如，PGC1α 可被去乙酰化酶 SIRT1 去乙酰化。尽管 SIRT1 和 PGC1α 的总含量与线粒体生物合成之间没有关系，但 SIRT1 激活伴随着 PGC1α 靶基因表达的增高，与 SIRT1 乙酰化酶激活 PGC1α 是一致的[50]。SIRT1 介导的 PGC1α 激活需要 AMPK 对 PGC1α 进行磷酸化[51]。

肥胖症、IR 和(或)T2DM 患者骨骼肌 PGC1α 表达水平下降。骨骼肌选择性过表达 PGC1α 的转基因小鼠对衰老相关的肥胖和糖尿病有明显的抵抗作用[52]，而运动可以提高人体和动物的线粒体生物合成，并改善线粒体的功能。

PGC1α 过表达可以促进耐力运动引起的骨骼肌线粒体生物合成，而 PGC1α 缺陷则削弱耐力运动的作用。特异性敲除 PGC1α 基因的小鼠[53]，尽管运动引起的肌纤维转变是正常的，但运动引起的线粒体生物合成和血管增生明显被削弱[54]。这些结果表明 PGC1α 对于正常运动引起的线粒体生物合成增加等骨骼肌代谢适应是必要的。

耐力运动和抗阻训练可通过转录调节促进 PGC1α 的表达[55-56]。运动引起的线粒体生物合成可以通过 PGC1α 靶向激活来控制，并以其向核的转位来显示[49]。A. Safdar等[57]的研究显示，一次运动可使核和线粒体 PGC1α 水平均升高。而且 PGC1α 水平升高伴随着 PGC1α 和 TFAM 在线粒体 D 环的相互作用增强，以及 PGC1α 在细胞核与 NRF-1 启动子的结合增多。因此，运动不仅能诱导 PGC1α 蛋白表达，也能使 PGC1α 转位到相应的细胞器，实现刺激核和线粒体编码的线粒体基因的转录，以及线粒体 DNA 的复制。

运动可能通过两条途径使 PGC1α 的表达增加[58-59]：①运动时肌肉收缩，释放 Ca^{2+} 增加，通过 CaMKⅣ[60]、MAPK、MEF2 途径使 PGC1α 表达增加；②增加能量消耗，细胞内 AMP/ATP 比值改变影响 AMPK 及 PGC1α 等表达，进而通过改变线粒体的合成、降解、融合与分裂、移动等调节线粒体的数量和功能，使线粒体发生适应性变化[43]。同时，骨骼肌等组织细胞内 GLUT4 的表达增加，使细胞对糖、脂的摄取和利用能力增强[61]。

运动对骨骼肌 PGC1α 表达的调控具有精细化的特点。研究发现，一次运动可引起骨骼肌 PGC1α mRNA 和蛋白表达的改变，而线粒体生物合成标志物的升高则需在第 3 次运动后才能观察到[62]。PGC1α mRNA 水平在两次运动之间回到基线水平，每次运动诱导的 PGC1α 是逐渐减少的。这些发现提示 PGC1α 基因的信号转录机制可以准确地感知运动功能需求的改变，从而诱导骨骼肌发生相应的适应，使运动应激最小化。PGC1α 活性同时受转录和转录后水平的调节，提示运动引起的骨骼肌适应存在精细调节系统，能更精确地整合肌肉收缩活动和代谢信号。

运动能引起骨骼肌结构和功能的重构，引发机体一系列应激反应。这一过程的主要调节因子之一是 NAD^+，NAD^+ 水平在运动时会显著升高[63]。SIRT 是 NAD^+ 依赖的去乙酰化酶，激活后调节柠檬酸循环和线粒体呼吸等代谢过程[64]。因此，SIRT 有可能是骨骼肌改变的主要调控因子之一，激活 SIRT1 可促进线粒体生物合成。

Sirtuin 家族是一个 NAD^+ 依赖的家族，在哺乳动物细胞中广泛表达。目前该家族共有 7 个成员，即 SIRT1～SIRT7。SIRT2 存在于细胞质，SIRT3、SIRT4 和 SIRT5 位于线粒体，SIRT6、SIRT7 位于细胞核。其中关于 SIRT1 和 SIRT3 的研究最多。它们主要在糖代谢中发挥主要作用的组织(如肝脏、胰腺、骨骼肌和脂肪等)中表达[65]。SIRT1 和 SIRT3 分别位于细胞核和线粒体，激活 SIRT1 和 SIRT3 都能加强胰岛 β 细胞分泌胰岛素，减轻胰岛的氧化损伤和提高糖稳态。因此，很多研究者认为 SIRT1 和 SIRT3 的激活剂可用于预防 T2DM 等代谢性疾病。

SIRT1 基因位于 10 号染色体，共编码了 747 个氨基酸，其蛋白质相对分子量约为 120000，主要分布于细胞核。SIRT1 是 Sirtuin 家族中被研究得最多的[66]，它参与调节多个代谢过程。其中比较重要的是 SIRT1 对胰岛 β 细胞功能的调节，特别是调节胰岛素的分泌[67]。特异性过表达 SIRT1 的 3 月龄小鼠，糖耐量和给予葡萄糖后的胰岛素分泌量增加，并出现 UCP2 显著下降和 ATP 生成增加[68]。SIRT1 可能通过调节胰岛素信号、炎症、线粒体功能和昼夜节律来调节胰岛素分泌，改善 IR，以发挥抗糖尿病作用。因此，SIRT1 被认为是一种新的治疗 T2DM 的靶点。

SIRT3 则是一种主要发挥抗炎作用的线粒体蛋白[69]。P. W. Caton 等[70]研究了激活 SIRT3 在保护糖尿病患者 β 细胞功能中的潜在作用。与对照组相比，糖尿病受试者胰岛 SIRT3 mRNA 表达下降，而 TNF－α 和 IL－1β 显著升高。TNF－α 和 IL－1β 等可使大鼠胰岛素瘤细胞系(INS－1)中 SIRT3 mRNA 和蛋白的表达均显著降低。INS－1 中 SIRT3 的下调会损害胰岛素分泌，降低参与胰岛素合成的因子 MafA 和 PDX1 的 mRNA 水平。抑制 SIRT3 显著增加了 INS－1 细胞的凋亡，提示 SIRT3 在维持 β 细胞功能中的相关作用。以上表明，SIRT3 可以作为一种新的改善糖尿病患者 β 细胞功能和质量的潜在治疗靶点。

运动能够提高 SIRT1 和 SIRT3 的表达水平。B. Guerra 等[71]的研究显示，15 名健康男性志愿者在进行 30 秒的 Wingate 测试 2 小时后，股外侧肌活检样本中 SIRT1 显著升高。8 周的运动使衰老大鼠已下降的 SIRT1 升高，并降低了氧化应激。提示 SIRT1 在介导长期运动的有益影响中发挥关键作用[72]。B. J. Gurd 等[73]报道了 9 名志愿者在 HIIT 6 周后，骨骼肌 SIRT1 活性增高并伴随下游 PGC1α 蛋白表达水平升高。提示运动中 SIRT1 的激活促进了线粒体生物合成，提高了肌肉氧化能力。

SIRT3 的表达受肌肉收缩活动的调节，当小鼠后肢制动时，SIRT3 水平显著降低[74]。雄性 Wistar 大鼠完成连续 3 周、每次 60 分钟(速度为 20 m/min)的跑步运动后，比目鱼肌和跖肌 SIRT3 表达增多[74]。在一项对健康的年轻志愿者和老年志愿者进行的研究[75]中，对照组老年人的 SIRT3 水平低于年轻人。年轻和老年受试者经过 8 周、每周 3～5 次、每次 60 分钟的耐力训练(蹬车)后，肌肉中的 SIRT3 水平均显著升高。此外，有研究[76]表明 SIRT3 促进了线粒体蛋白异柠檬酸脱氢酶 2(isocitrate dehydrogenase mitochondrial，IDH2)去乙酰化，其乙酰化会增加线粒体氧化应激。这些发现表明运动可提高 SIRT3 水平，在对抗老年人线粒体氧化应激中有关键作用。12 周的中等强度有氧训练后，19 名肥胖青少年男性的 SIRT3 水平升高，并与 PGC1α 呈正相关[77]。

综上所述，运动通过提高衰老和糖尿病患者 SIRT1 和 SIRT3 的表达提高机体调节糖稳态的能力以改善 IR，可能是运动防治糖尿病的机制之一。

9.1.5 运动促进线粒体质量控制，维护线粒体健康

运动促进线粒体生物合成，使线粒体数量和体积增加固然很重要，但保持健康的线粒体数量同样重要，甚至更为重要。ROS 导致的线粒体损伤[78]可引起代谢中间产物的堆积[25]，堆积的代谢中间产物会进一步损害线粒体功能，引发恶性循环，最终严重妨碍线粒体的正常功能。伴随着久坐和(或)高脂饮食，受损线粒体的累积可能损害骨骼肌的收缩和代谢功能。例如，线粒体功能受损与胰岛素抵抗的发生有关[79]，可能是 ROS 生成过多和代谢中间产物堆积的结果。因此，识别和选择性去除受损的线粒体对于保持骨骼肌等组织、器官细胞中线粒体的整体功能是很重要的。

哺乳动物细胞中的线粒体形态呈管网状，在胞质中延伸，靠近其他重要细胞器和结构，如细胞核、内质网和细胞骨架，发挥供能等许多重要功能。线粒体的结构是动态的，其在细胞内不断移动、融合、分裂，使健康、有代谢活性的细胞形成大的相互连接的线粒体网络。线粒体通过与网络连接和分离可以互换蛋白质、底物、mtDNA 等组分，并移除功能缺陷的部分。

骨骼肌细胞内有两群线粒体，即肌膜下线粒体和肌原纤维间线粒体。肌原纤维间线粒体呼吸机功能相对较高，肌膜下线粒体更容易产生运动适应[80]。然而，由于受骨骼肌细胞内密布的收缩成分的限制，不同的线粒体群之间不大可能发生结构互动。调节这些过程之间的平衡和与调节这些过程有关的信号对于维护线粒体网络健康尤为重要。

线粒体是具有动态结构和移动能力的细胞器，线粒体之间不断发生碰撞、分裂和融合，呈现动态变化[81]。线粒体既可以管网状存在，又可以散点状存在，并借助细胞骨架在细胞内移动。在细胞的不同生命时相、生理过程和环境条件下，为适应各种生理功能和细胞内不同部位的能量需要，不断进行分裂、融合和移动。在细胞核和线粒体两个遗传体系共同控制下，线粒体不断进行生物发生，因而其形态和数量都在不断变化。在细胞内，线粒体不断地降解和生物合成，这两者的动态平衡使得细胞内能维持相对恒定的线粒体数量“阈值”，以保障生理功能对能量的需求。线粒体这种结构和数量的动态平衡状态不仅对生物体的生长、发育、代谢、遗传都有十分重要的生理意义，也与线粒体功能缺陷、机体衰老以及包括肿瘤、糖尿病、心脑血管疾病等多种疾病的发生密切相关。

骨骼肌是代谢活跃的组织，其线粒体融合与分裂的不平衡可导致糖脂代谢障碍。细胞内线粒体的网络化程度取决于线粒体融合与分裂速度的相对平衡，高水平动态平衡的线粒体比相对静态的线粒体更能适应代谢的需求，也能加强对线粒体的质量控制。能量需求旺盛的组织(如骨骼肌、心肌)线粒体的网络化程度非常高。线粒体过度分裂将损害线粒体的能量代谢，融合与分裂的动态平衡能力下降将导致细胞能量代谢紊乱，引发 IR 等代谢综合征。

线粒体的融合与分裂之间的平衡对于保持骨骼肌线粒体的健康非常重要。肥胖

和IR损害线粒体稳态，改变了线粒体融合与分裂之间的平衡，进而导致线粒体数量减少和功能异常[82-84]。一系列研究证实了人和鼠类IR状态下线粒体的融合与分裂的改变，表现为线粒体形态发生改变，网络化下降[42,83,85]。肥胖和T2DM个体的股外侧肌明显小于正常人，线粒体的氧化能力也明显低于正常人[86]。

线粒体的融合与分裂是由其内、外膜上的一些保守蛋白介导的，介导线粒体融合的蛋白质主要有Mfn1/2、OPA1和Ugo1等，介导线粒体分裂的蛋白质主要有Drp1、Fis1和Mdv1等。

研究报道肥胖状态下底物氧化、细胞代谢减少、ETC复合物膜电位降低与抑制Mfn2有关。此外，R. Liu等[87]报道40周高脂膳食骨骼肌Mfn1和Mfn2蛋白水平降低20%，而Fis1和Drp1水平升高50%。H. F. Jheng等[82]则报道与瘦的小鼠相比，ob/ob肥胖小鼠和高脂饮食诱导肥胖小鼠的线粒体融合蛋白(Mfn1、Mfn2和OPA1)水平未改变，而分裂蛋白(Fis1和Drp1)则显著升高，证实了肥胖情况下线粒体融合与分裂之间的不平衡。

运动训练可以调节线粒体融合与分裂的动态平衡。急性运动降低大鼠骨骼肌Mfn1/2的表达而增加Fis1的表达[88]。例如，高强度间歇训练可以逐步提高Mfn1和Fis1的蛋白含量[62]。甚至一次跑台运动后24小时，大鼠骨骼肌Mfn1和Mfn2 mRNA升高，而蛋白质仍处于基线水平[88]。R. Cartoni等[89]则证实一次蹬车运动后24小时，Mfn1和Mfn2 mRNA和COX-4 mRNA含量升高。值得注意的是蹬车运动后2小时，雌激素相关受体α(ERRα) mRNA的升高要早于Mfn1，Mfn2和COX-4的改变。

经过长期有氧运动训练的健康个体，骨骼肌线粒体的氧化磷酸化能力、调控线粒体形态的Mfn2及Drp1基因的表达水平明显增加[90]。长期有氧运动可使正常或IR小鼠骨骼肌线粒体融合基因(Mfn2和OPA1)、分裂基因(Drp1和Fis1)表达均增加[91]。

离体研究显示Mfn1和Mfn2的转录由PGC1α通过ERRα调节[89]。总之，这些发现提示PGC1α至少在调节运动条件下的骨骼肌线粒体融合过程中发挥重要作用。因此，PGC1α不仅调节线粒体生物合成，也调节线粒体的融合与分裂。另外，PGC1α还参与调节线粒体自噬。

线粒体自噬是在氧化应激、细胞衰老及营养缺乏等外界条件刺激下，细胞内的线粒体发生去极化损伤，受损线粒体被特异性包裹进自噬体中与溶酶体融合，从而完成受损线粒体的降解，维持细胞内环境稳态[92]。线粒体融合、分裂和自噬形成线粒体质量控制机制，通过融合与分裂使线粒体组分重组，将受损的线粒体选择性地清除出线粒体网络，并通过自噬而消除。线粒体自噬在维持细胞内线粒体的正常功能和mtDNA基因组稳定性方面起重要作用[92-93]。

细胞实验[94]显示敲除线粒体自噬关键基因*Parkin*的肌管出现了IR，但具体机制并不清楚。当线粒体功能异常时，ROS通过PINK1/Parkin信号激活线粒体自噬[95-96]，清除受损的线粒体，保障线粒体功能。

大量研究表明急性运动和长期运动可以通过激活线粒体自噬改善骨骼肌线粒体

质量[97-98]。关于耐力运动对骨骼肌自噬调节和影响的研究出现相对较晚。S. E. Wohlgemuth 等[99]的研究显示，长期轻度(8%)限食或结合运动可防止衰老导致的大鼠基础自噬减少。A. J. Smuder 等[100]的研究显示，5 天的跑台训练削弱了阿霉素对大鼠比目鱼肌自噬标志物的诱导作用，但运动也使得非阿霉素干预大鼠的 Atg6 mRNA 和蛋白质表达水平及 Atg7 mRNA 表达中等程度升高。总之，这些结果提示运动训练有助于在衰老过程中维护自噬基因的表达，甚至可能促进骨骼肌中自噬蛋白的表达。一些研究证实了急性运动在骨骼肌[101]和其他外周组织[98]可诱导自噬。更重要的是，C. He 等[98]报道了在 Bcl-2(Bcl-2 AAA 小鼠)三个保守的磷酸化残基缺陷使诱导自噬所需的 Atg6 无法从 Bcl-2 蛋白上解离，削弱了小鼠急性运动诱导的自噬通量升高。他们还进一步观察到，运动训练对高脂饮食小鼠糖耐量、血中 TG 和胆固醇的改善作用也被削弱了。这表明自噬也参与了运动改善糖脂代谢的作用。

此外，通过运动激活自噬也防止了 AMPK 下游的靶点乙酰辅酶 A 羧化酶(ACC)正常磷酸化激活，以及骨骼肌 GLUT4 在细胞膜的转位，后者是 Bcl-2 AAA 小鼠缺乏代谢适应的潜在机制。对于骨骼肌，急性运动诱导自噬的调节机制以及长期运动训练是否影响自噬目前尚未确定。

综上所述，线粒体质量控制通过调控其自噬、融合与分裂动态变化、移动与分布、生物合成与降解而影响其形态、数量和质量(功能)，保持其健康“阈值”，在疾病防控中具有重要作用。线粒体质量控制在运动防治肥胖和糖尿病等代谢性疾病的机制中发挥重要作用(图 9.1)。

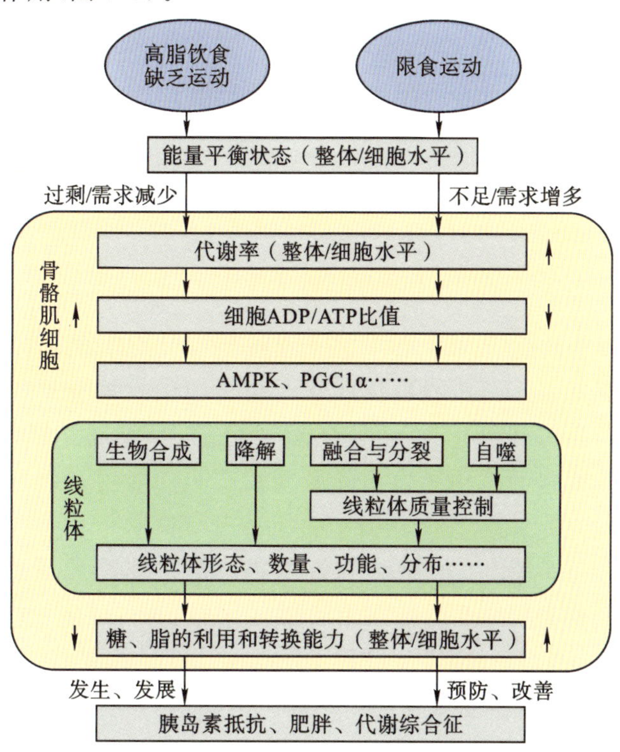

图 9.1　不同营养和运动状态下骨骼肌线粒体在代谢性疾病发病与防治中可能的作用机制

9.2 运动防治肥胖的线粒体生物学基础

肥胖是一个复杂的多因素疾病，其显著特点就是腹部脂肪增加。能量过剩导致体脂增加使许多生理紊乱和心血管疾病的发病率和死亡率升高。目前公认运动是控制和预防肥胖的基本方法，且已证明运动具有许多有益健康的作用，然而具体的机制并不完全清楚。运动的效果也因运动方案不同存在明显的个体差异。

9.2.1 运动促进脂肪分解代谢，减少脂肪堆积

单纯性肥胖的根本原因是能量摄入与消耗的失衡，当能量摄入大于消耗时，多余的能量以 TG 的形式储存于脂肪细胞。脂肪的过度堆积是肥胖的显著特征，促进脂肪的分解，减少脂肪的合成则可以减少脂肪堆积。

脂肪组织是一种结缔组织，主要由成熟的脂肪细胞组成，占其体积的 65%～90%[102]，脂肪细胞的特征是细胞内部积聚的脂滴[103]。脂肪组织可以粗略地分为两种类型，白色脂肪组织（white adipose tissue，WAT）和棕色脂肪组织（brown adipose tissue，BAT）。在寒冷、交感神经激活[104]、运动[105]等刺激下 WAT 内可以产生第三种类型的脂肪细胞——米色脂肪细胞。三种脂肪细胞形态特点见图 9.2。

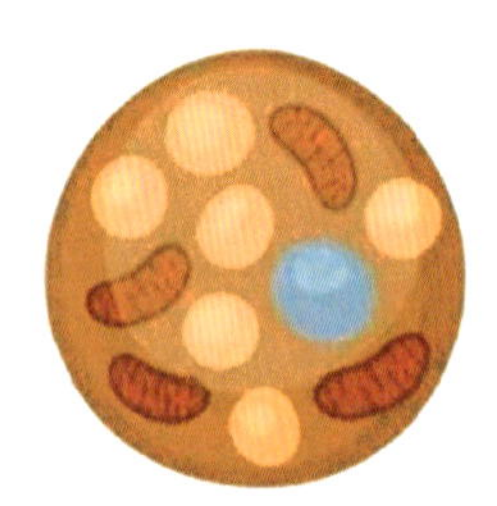
棕色脂肪细胞

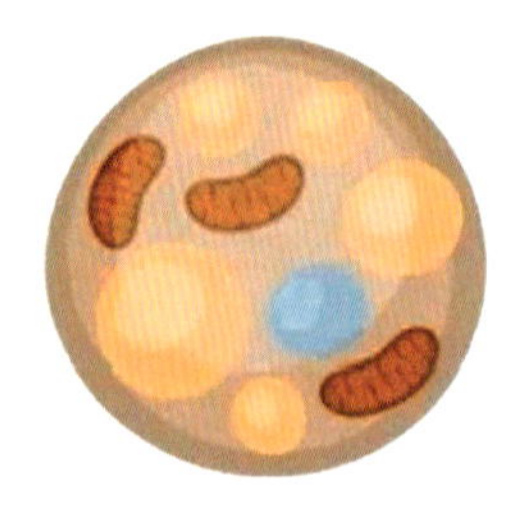
米色脂肪细胞

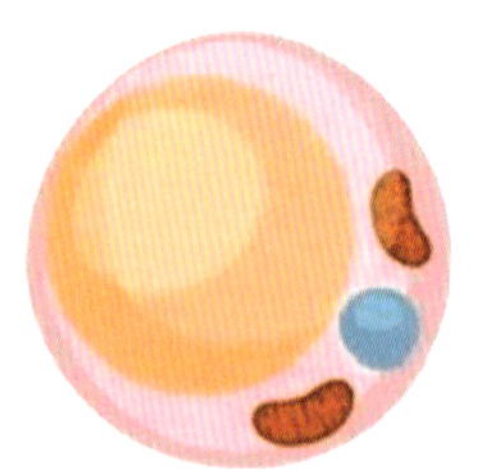
白色脂肪细胞

图 9.2　三种脂肪细胞

线粒体参与脂肪的生成和分解，以及脂肪酸的合成与酯化。线粒体是细胞内脂肪酸氧化的主要部位，一些线粒体的酶在脂代谢中发挥重要作用。脂肪细胞的线粒体功能异常与脂肪酸氧化[106]、脂肪因子分泌[107]缺陷，以及糖代谢失调[108]等有关。棕色脂肪细胞的氧化能力下降可导致产热功能受损，且与饮食导致的肥胖有关[109]。

能量负平衡会使 BAT 中的脂肪分解增强，提供非酯化脂肪酸（nonesterified fatty acid，NEFA）作为肝脏和骨骼肌脂肪酸氧化的底物，这一过程对胰岛素敏感。相反，长期营养过剩将导致 NEFA 堆积、线粒体功能异常和 IR[110]。线粒体的异常也会影响体脂储存，导致多发对称性脂肪瘤[111]。研究显示抑制 3T3L1 前脂肪细胞的线粒体呼吸[112]会增加 TG 的堆积，降低脂肪酸氧化和糖的摄取；而线粒体温和解偶联降低与脂肪细胞分化有关转录因子的表达，可减少 TG 堆积[113]，提示不同

线粒体活性水平对脂肪细胞脂代谢的影响也不同。

脂肪组织的线粒体在脂肪的生成、代谢和产热等方面发挥重要作用。规律的运动不仅使脂肪含量减少，还可使脂肪细胞中的线粒体发生适应性改变[114]。

9.2.1.1 运动对棕色脂肪组织活性及其线粒体的影响

以往研究观察到伴随能量过剩出现线粒体片段化，提示线粒体动态变化在营养物质的利用和能量消耗中的潜在作用[115]。J. D. Wikstrom 等[116]证实线粒体片段化是棕色脂肪细胞增强线粒体解偶联和能量消耗的生理性应答。

BAT 在脂肪组织的占比较小，但其代谢比 WAT 活跃[117]，可分解糖类和脂类产热[118]。棕色脂肪细胞的特征是具有多房脂滴，其核位于中心且含有大量线粒体[119]。棕色脂肪细胞最显著的特征是解偶联蛋白 1(UCP1)的高表达[120]。

UCP1 位于线粒体内膜，UCP1 激活后使 H^+ 回流到线粒体基质，造成氧化与磷酸化解偶联，从而使能量以热的形式释放。在啮齿动物中，BAT 存在于肩胛间、纵隔、肾周、腋窝和颈部等部位[121]。在人体，过去一直认为 BAT 只存在于婴儿体内。2009 年，多项研究表明成人体内也有 BAT，存在于颈部、锁骨上、腋窝和椎旁区域[122-123]，以及婴儿的肾周区域[124]。BAT 质量与 BMI 和年龄呈负相关[122]。考虑到 BAT 的功能，将 BAT 作为对抗肥胖和代谢紊乱的治疗靶点已经备受关注。

运动增加能量消耗，直接引起产热增多[125]。BAT 和 WAT 的功能不同，运动引起的适应也不同。运动对鼠类 BAT 产热影响的研究相对比较全面，但结果并不一致。为期 11 周、每周 6 天、每天 2 小时的游泳运动使实验动物对去甲肾上腺素(NE)注射的应答表现出血流和氧耗增加[126]，提示运动可以提高 BAT 对肾上腺素能刺激的敏感性。但由于游泳环境(水温)会形成冷刺激，因此对上述结果的解读需要考虑这一因素。一项研究[126]通过对水温的比较，发现水温分别在 32 ℃、36 ℃或 38 ℃时，注射 NE 引起的血流和氧耗的提升水平是一样的，但只有水温在 32 ℃时的训练能使 BAT 质量增加。另一项研究[127]调查了 6 周跑台训练对 BAT 的影响，显示跑台训练对注射 NE 引起的血流和氧耗改变没有影响[127-128]。而且 6 周跑台训练后 BAT 质量和蛋白质含量降低，且与周围温度无关(室温或 4 ℃)[125]。另一项研究中，雌性大鼠经过 6 周跑台训练，BAT 质量和蛋白质含量增加[129]，但 9 周跑台训练后，BAT 质量和 UCP1 表达降低[130]。造成这些研究结果差异的原因尚不清楚，可能的原因之一是选用的鼠种不同，前者选择的是 SD 大鼠，后者选择的是 F-344NNia鼠。这些研究表明不同的运动环境(如温度)和不同的鼠种可能导致 BAT 对运动训练的适应不同。

一些研究指出，运动可能不影响或甚至降低 BAT 的活性[131-132]，12 天的自主跑台训练未改变小鼠 BAT 的质量[133]，6 周跑台训练未影响大鼠 BAT 的质量、棕色脂肪细胞的大小或 UCP1 的表达[131-132]。6 周跑台训练后，离体 BAT 的棕榈酸氧化下降，表明运动降低了 BAT 的脂肪酸氧化[131]。运动在热中性条件下也可减少 BAT 质量且不改变产热标志物[134]。这些数据表明，在缺少冷刺激(如游泳)的条件下，运动可能不增加鼠类 BAT 的产热活性。

人体存在棕色脂肪细胞的证据表明，BAT 代谢可能作为增加能量消耗、减重、改善糖耐量等的潜在机制[122]。但关于运动对人体 BAT 产热影响的研究较少。与久坐的研究对象相比，耐力训练运动员冷暴露时的 BAT 糖摄取降低[135-136]。对人体的研究只能通过葡萄糖摄取量来测定 BAT 质量和活性，^{18}FDG-PET/CT 是测量人体 BAT 活性方法的金标准[137]。但通过 ^{18}FDG-PET/CT 检测需要频繁进行冷刺激，从而激活 BAT。其他方法如红外热成像[138]和 T2 mapping[139]虽也用于评估 BAT，但尚未用于分析运动对 BAT 活性的影响。另一种方法"脂肪的 T2 弛豫时间定位图"是基于 BAT 比 WAT 含水量高的原理，采用这一技术测量 BAT 的活性不需要进行冷暴露[139]，因此比较适合在体研究运动对 BAT 的影响。

导致鼠类和人体 BAT 的产热适应不同的原因尚不清楚，可能是冷刺激的结果。因为鼠类体型小，有更大的表面积/体积比值，使其对冷刺激更敏感。运动减少了 BAT 的积聚，增加了冷刺激，使产热适应增强以应对这种影响。这与人体的情况不同，BAT 的丢失可能不会引起同样的产热应答。然而，大多数调查运动对 BAT 影响的人体研究是在环境受控的室内进行的。人体在冷环境中运动(如在冰雪环境或开放水域游泳)可能会引起人体 BAT 的产热应答。

已有一些研究调查了运动对 BAT 线粒体活性的影响。对鼠类的研究显示，2～8 周的运动训练后，线粒体基因表达未改变或下降[140-141]。11 天自主跑轮训练后，雄性小鼠 BAT 细胞基础氧耗下降，但和不运动小鼠的 BAT 细胞对药物刺激的应答程度是相似的。相比安静对照组，11 周自主跑轮训练后 NADH 自发荧光(间接代谢标志物)降低了[140]。相反，经过 6～8 周跑台训练的大鼠线粒体生物合成相关蛋白(如 PGC1α、NRF-1 或 TFAM)的表达显著增加[132,142]。除了持续时间、环境、动物种属可能会导致对运动应答不同之外，这些研究结果不一致的原因尚不清楚。

运动对人体 BAT 线粒体活性影响的研究很少。其中一项研究[135]发现，耐力运动员和久坐男性 BAT PGC1α 的表达影响无差异。总之，运动能降低小鼠 BAT 线粒体的活性，但运动对人 BAT 线粒体活性的影响还需进一步研究。

9.2.1.2 运动对白色脂肪组织的影响

WAT 由白色脂肪细胞组成，其主要功能是储存能量。能量在成熟的脂肪细胞以甘油三酯的形式储存，以一个单房脂滴的形态占据细胞体积的大部分，其大小也有不同[143]。脂肪组织的体积是动态变化的，它可以通过脂肪细胞的增生或肥大[144]扩大体积。

根据解剖位置不同，WAT 可以分为皮下 WAT(scWAT)和内脏 WAT(vWAT)，它们具有不同的功能。在小鼠中，scWAT 位于腹股沟、腋窝前和肩胛间区域。在人类中，scWAT 的位置主要分布在臀部、腿部和前腹壁[145]。这些不同位置的 scWAT 对相同的刺激产生不同的适应[146-147]。在肥胖条件下，臀部和腿部的脂肪细胞倾向于增生扩张，这与改善代谢适应有关[146]，而前腹壁的脂肪细胞则通过肥大而扩张[147]。前腹壁 scWAT 的增加与胰岛素敏感性降低和糖耐量受损有关[146]。

在小鼠中，vWAT 见于性腺周围、肠系膜、肾周、腹膜后、心脏和三头肌相关区域[145]。在人类中，vWAT 位于腹腔(网膜和肠系膜)以及心脏区域[145]。scWAT 和 vWAT 之间存在着明显差异，适应不同的刺激[145,147]。

与 vWAT 的脂肪细胞相比，scWAT 的脂肪细胞更小，更易摄取游离脂肪酸和甘油三酯，对胰岛素更敏感[148]。scWAT 参与糖脂代谢和胰岛素信号转导的基因表达较高[149]。vWAT 的增加与糖耐量受损和胰岛素抵抗加重有关[146]，而 scWAT 的增加则与代谢改善有关[150]。

运动是预防和治疗包括肥胖和 T2DM 等代谢性疾病的重要方法。运动引起的适应几乎涉及全身所有组织，包括脂肪组织。运动增加全身的能量消耗(将化学能转变为机械能)。在急性运动中，WAT 的作用就是以成熟脂肪细胞中储存的 TG 来供应运动的能量需求[151]。除了急性运动中的作用，长期运动还能引起 WAT 的一些代谢性适应，包括产热、线粒体适应、糖脂代谢和内分泌等。

白色脂肪细胞和棕色脂肪细胞不同。白色脂肪细胞线粒体含量少，脂肪酸氧化相关酶的表达较少；棕色脂肪细胞则有更多、更大的线粒体，且因含有较多的线粒体细胞色素氧化酶(含血红素亚基)而呈现棕色。除了形态，二者 UCP1 的表达也不同。UCP1 在棕色脂肪细胞中高表达，在白色脂肪细胞中几乎不表达。UCP1 具有线粒体氧化磷酸化解偶联的作用，从而产热，因此棕色脂肪细胞具有产热的能力。

运动可增加鼠类 scWAT 和 vWAT 线粒体密度和活性[131,140,152]。11 天自主跑轮增加了 scWAT 的氧耗[153]、上调了 scWAT[153]和 vWAT[140]线粒体基因表达。重要的是，运动在热中性条件下也引起 ETC 蛋白的上调[141]，提示运动后线粒体活性的提高独立于 WAT 棕色化。离体研究表明，运动提高小鼠的脂肪细胞基础氧耗率在 scWAT(腹股沟)和 vWAT(性腺周围)的基质血管成分不同[140]。然而，最大呼吸能力仅在来自 scWAT 的脂肪细胞内增高[140]。这些数据表明，鼠类 scWAT 和 vWAT 都出现线粒体对运动的适应，独立于 WAT 棕色化。

在人类，运动引起消瘦男性[154-155]或肥胖年轻女性[156] scWAT 的线粒体适应。6 周HIIT 使 scWAT 线粒体呼吸功能增强[157]。10～18 周中等强度有氧运动训练和 HIIT 未改变氧化磷酸化如 PGC1α 或 COX-4 基因的表达[154,158]，但长期有氧运动训练促进了氧化磷酸化[159]和线粒体生物合成[154]相关基因的表达。目前，尚无关于人体 vWAT 对运动适应的研究。这些研究结果表明，运动或增加体力活动提高了人和鼠类 WAT 线粒体活性。

运动引起 WAT 的各种改变可能是运动改善机体代谢健康的机制之一。包括 WAT 线粒体生物合成相关基因表达增多、线粒体活性增高、scWAT 棕色化和脂肪因子谱的改变。

9.2.1.3 运动促进白色脂肪组织棕色化

米色脂肪细胞的发现为肥胖的防治提供了新的思路。米色脂肪细胞是介于白色脂肪细胞和棕色脂肪细胞之间一种脂肪细胞。米色脂肪细胞位于皮下脂肪组织，可在寒冷刺激下产热。白色脂肪细胞可转化为米色脂肪细胞，即白色脂肪细胞棕色化。除了药物和一些营养物质之外，一些生理因素也能引起白色脂肪细胞棕色化，包括去甲肾上腺素(NE)、甲状腺素、前列腺素、利钠肽、胆汁、鸢尾素(irisin)刺激及冷刺激等。受到冷刺激或长时间去甲肾上腺素刺激时，白色脂肪细胞中脂滴由单室变为多室，UCP1 表达升高。

在啮齿动物中，运动引起的 scWAT 的重要的适应是 scWAT 的棕色化。运动引起腹股沟 scWAT 产热基因(如 *PRDM16* 和 *UCP1*)的上调[153, 160]和脂肪细胞的脂滴多室化[153]。不同部位脂肪细胞出现的棕色化并不一致，腹股沟某些区域的 scWAT 较其他区域更容易出现棕色化[131, 161]。这种运动引起的棕色化具有 scWAT 特异性，特别是腹股沟 scWAT[140]，而 vWAT 并不出现棕色化[162]。scWAT 棕色化是运动中 WAT 产热增加的分子机制，因为米色脂肪细胞增加的是非战栗性产热。

尽管 scWAT 的棕色化是对运动一种重要适应，但运动为什么引起 scWAT 的棕色化目前尚不清楚。scWAT 棕色化的非运动刺激包括冷刺激、环境因素或药物因素等，一般认为是通过热补偿机制引起的，即肾上腺素能刺激补偿通过上调 UCP1 补偿热丢失[163]。这种解释不适用于运动引起的棕色化，因为运动本身会增加产热[164]。对此学者们提出了一些假说，如运动中交感神经兴奋[165]。另一假设则认为这是对运动中释放的肌肉因子[如鸢尾素[162]、肌肉抑制素[166]、神经胶质细胞分化调节因子样因子(meteorin like，Metrnl)[167]、乳酸[168]和 β-氨基异丁酸[169]]或在运动中释放的脑源性神经生长因子(BDNF)[170]等因子的应答。但完全理解这一复杂的机制还需要进行更多的研究。尽管这些假设都很重要且合理，但对 scWAT 棕色化更有可能的解释是运动减小了 scWAT 脂肪细胞的体积和脂质含量，降低了身体保温和产热的必要性[171-172]。对饲养在人类适应的室内温度(20～22 ℃)的小鼠接受长期冷刺激的研究[173]进一步支持了上述假设。

为了验证 WAT 棕色化是对冷环境下丢失脂肪的应答，多项研究调查了热中性条件(30 ℃)下运动对 WAT 的影响[134,141]。有趣的是，生活在热中性条件下的小鼠，由运动引起产热基因表达和出现多室化脂肪细胞的这些改变被削弱了，并且温度的影响独立于身体质量、脂肪质量或跑动距离。这些研究结果提示，运动引起的脂肪细胞棕色化并不是运动的直接后果，而是通过其他刺激间接引起的。

也有证据表明在体的成熟人白色脂肪细胞具有转化成米色脂肪细胞的能力[174-175]。人体的米色脂肪细胞有可能只存在于特定解剖位置(如锁骨上区域等)。一些人体研究确定了运动不会引起 scWAT 棕色化[157, 176]。F. Norheim 等[176]报道，持续 12 周、每周 2 次、每次 60 分钟有氧运动和每周 2 次、每次 60 分钟力量练习对糖尿病前期和正常对照组腹部皮下脂肪 *UCP1* 基因的表达无显著影响。T. Ronn 等[159]的研究显示，6 个月、每周 3 次、每次 60 分钟有氧运动未引起大腿皮下脂肪棕色化。对肥胖和消瘦人群的研究显示，16 周耐力运动没有改变男性或女性产热基因(如 *UCP1* 和 *PRDM16*)的表达[157, 177]。对训练量大和生活方式较活跃人群的研究也未观察到 scWAT 的 *UCP1* 表达与久坐对照人群存在差异[135, 154]。以上研究结果表明，人类运动不会引起皮下脂肪细胞的棕色化。目前没有运动引起腹部皮下脂肪棕色化的切实证据，对运动干预人体脂肪细胞棕色化分布的差异还需进一步研究。

运动引起 WAT 棕色化的原因尚不清楚，可能的解释之一是长期运动，特别是有氧运动后体脂减少，故对冷刺激更敏感。但运动使棕色脂肪细胞产热活动减少，对 NE 的反应性下降，可能是对运动产热过多的代偿。

已有研究表明，运动引起的鼠类腹股沟皮下脂肪棕色化是由鸢尾素介导的[105]。M. V. Wu 等[131]发现运动和高脂饮食都能导致比目鱼肌和趾长伸肌 PGC1α 含量和棕榈酸氧化显著增加，但肌肉中 FNDC5 未见显著改变。安静状态(运动后 24 小时)和运动后 6 小时，循环中鸢尾素水平不受运动训练或高脂饮食的影响。一些人体研究也有类似发现[176,178-179]。但也有研究报道了运动使人或鼠类循环中鸢尾素水平升高[105,180-181]。这些不同有可能是方法学上的差异造成的，如鼠种、运动方式、强度、持续时间和采血时间等。M. V. Wu 等[131]还发现长期运动引起腹股沟皮下脂肪组织 FNDC5 显著升高(与 PGC1α 和 UCP1 相似)，而高脂饮食则使其显著降低。表明长期运动引起腹股沟皮下脂肪组织棕色化可能是由脂肪细胞本身生成的 FNDC5 介导的，而非循环中的鸢尾素。运动产热大部分是肌肉收缩的结果。因此，长期耐力运动会出现 BAT 活性下降。早期有研究报道，经过长期耐力训练的小鼠，其腹股沟 BAT(iBAT)的质量和 UCP1 mRNA 水平明显降低[182]。其他研究也证实长期耐力训练使 iBAT 产热活性降低[183]。为什么肌肉收缩已经使产热增多，长期耐力训练还会引起腹股沟皮下脂肪组织棕色化？有人认为这与颤栗相关的肌肉收缩有关[184]。

长期耐力运动引起小鼠腹股沟皮下脂肪组织棕色化，而非增强 BAT 产热。当饮食诱导产热和冷刺激诱导产热受损时，长期耐力运动引起的产热应答提供了另一种通过腹股沟皮下脂肪组织棕色化提高机体能量消耗的代偿机制[131]。与饮食诱导产热通常依靠提高核心区的 BAT 活性不同，长期耐力运动可提高更浅表区域的 BAT 活性，是以 scWAT 棕色化来代偿下降的经典的 BAT 产热能力[131]。

线粒体的生物合成、自噬、融合、分裂(质量控制、更新、动态变化)与米色脂肪细胞的生成及其产热功能有密切关系。在 WAT 棕色化的过程中，线粒体生成增加。抑制 PGC1α 使 UCP1 表达减少，米色脂肪细胞产热减少[185]。线粒体自噬使米色脂肪细胞向 WAT 转变，通过抑制剂[186]或敲除 *Parkin* 基因[187]抑制线粒体自噬维持米色脂肪细胞，对抗高脂饮食诱导的肥胖。但抑制线粒体自噬并不一定是对抗肥胖的完美方案，长期抑制线粒体自噬可能导致线粒体功能紊乱。

由此可见，脂肪细胞线粒体通过生物合成、自噬、融合、分裂等维持稳态，实现线粒体的质量控制，同时也影响了米色脂肪细胞的生成与功能。

肥胖可以导致脂肪组织线粒体功能障碍，包括抑制脂肪组织线粒体生物合成、ROS 生成及线粒体自噬增加等。这些改变在肥胖以及在肥胖基础上发生的 IR 和 T2DM 等代谢性疾病的发展中都有可能发挥了作用。运动则促进脂肪细胞线粒体生物合成，并影响氧化应激和线粒体的自噬。研究显示，运动可以显著增加小鼠 vWAT 和 scWAT 线粒体的生物合成，上调 PGC1α、NRF－1、TFAM、COX－4 等的表达[188]。

如何选择适宜的运动方式使其完美地调整自噬水平，实现高水平的线粒体稳态，提升线粒体的质量和功能，有效减脂促进健康还需进一步研究。

9.2.2 线粒体相关的细胞因子在运动防治胰岛素抵抗及肥胖中的作用

一些细胞因子(cytokine)也参与了机体的糖脂代谢调节，可能在肥胖、IR 的发生发展中发挥了作用。细胞因子是由多种组织细胞(主要为免疫细胞)合成和分泌的小分子多肽或糖蛋白。细胞因子能介导细胞间的相互作用，具有多种生物学功能，如调节细胞生长、分化成熟、功能维持、免疫应答，以及参与炎症反应等。在运动防治 IR、肥胖中受关注较多的细胞因子主要是脂肪因子、肌肉因子和炎症因子。

9.2.2.1 脂肪因子

脂肪细胞分泌的细胞因子及其他分子称为“脂肪因子”，如脂联素(adiponectin，ADPN)、瘦素、IL－6、TNF－α 及抵抗素等，这些因子可以通过多种信号通路调节糖脂代谢、炎症、血压和动脉粥样硬化[189]。研究表明，运动可以通过降低炎症性脂肪因子的水平，有效地改善和预防代谢综合征。

脂联素影响糖脂代谢、摄食和胰岛素敏感性，刺激骨骼肌脂肪酸氧化和葡萄糖摄取[190]。脂联素可以通过激活 AMPK，使肌细胞 PGC1α 表达、线粒体生物合成和脂肪酸氧化增强[191]，敲除脂联素基因的小鼠则出现 IR。

噻唑烷二酮(thiazolidinedione)可使人骨骼肌脂联素表达增多，线粒体功能也增强[192]。脂联素在调节线粒体能量消耗方面具有重要作用，从而可能在运动防治肥胖的机制中发挥作用。

以人体和鼠类为研究对象的运动实验显示，运动训练可以改变循环中的脂肪因子浓度和其在脂肪组织中的表达。F. Sirico 等[193]对 7 项研究进行了 Meta 分析，发现即使不改变饮食和生活方式，运动也能使肥胖儿童的脂联素增加，血浆瘦素和 IL－6的水平降低，从而减轻肥胖相关的全身炎症。研究显示，超重男性经过 10 周 55％～70％最大摄氧量的训练，血清脂联素水平增高 60％。M. Moghadasi 等[194]则发现抗阻运动可以明显提高脂联素水平并增加胰岛素敏感性。

目前，对抵抗素的研究不是很多，一般认为抵抗素能对抗胰岛素的作用，使血糖升高，有可能在 IR 发生中发挥作用。K. Azuma 等[195]的研究显示肥胖者血液中抵抗素显著高于消瘦者，进行运动结合节食后，不仅体重明显下降，抵抗素也显著下降。

9.2.2.2 肌肉因子

骨骼肌既是运动器官，也是重要的内分泌器官。肌肉因子(myokine)是肌肉分泌的一组广泛的具有内分泌活性的蛋白质、肽和代谢物，其中大多数是在对骨骼肌收缩、身体活动和其他内分泌信号的应答中分泌的。肌肉因子主要包括 IL－6、IL－8、IL－15、肌肉抑制剂(myostatin)和 BDNF 等[196]。其中，鸢尾素是2012 年发现的一种肌肉因子[105]，是 FNDC5 的裂解产物，可由肌细胞分泌并进入循环。鸢尾素的序列在所有哺乳动物中高度保守，小鼠和人的鸢尾素 100％同源(胰岛素 85％，胰高血糖素 90％，瘦素 83％)。这提示这种细胞表面受体介导的是高度保守的功能。鸢尾素对离体培养和在体的特定白色脂肪细胞棕色化有明显的作用。加入纳摩尔水平的鸢尾素就可使培养的原代白色脂肪细胞 UCP1 升高50 倍以上，并增强细胞的呼吸作用。通过病毒载入的方式，只需使循环中鸢尾素水平升高约 3 倍，即可刺激 UCP1 升高 10～20 倍，并增加高脂饮食小鼠的能量消耗和糖耐量水平[105]。

已有关于鸢尾素使小鼠和人 scWAT 棕色化的报道[105, 176]。鸢尾素可通过增加 UCP1 诱导皮下脂肪细胞的棕色化，这一作用可能是通过 ERK 和 p38MAPK 信号通路介导的[197]。由于这一作用可增加适应性产热，因此鸢尾素可能具有对抗肥胖和糖尿病的作用。与皮下脂肪不同，人 vWAT 的 UCP1 表达对鸢尾素并不敏感。肾周棕色脂肪的 UCP1 基础水平升高，其调节似乎不依赖鸢尾素。外源性应用鸢尾素可引起 scWAT 棕色化和产热。作为拥有 112 个氨基酸的多肽，鸢尾素易于制备和运输，其治疗潜能显而易见。目前，全世界范围内肥胖和糖尿病的流行情况也强烈支持研究探索鸢尾素在相关疾病中的临床应用。

除了促进产热和 WAT 棕色化，鸢尾素还通过抑制磷酸化激活 NF-κB，减轻脂肪细胞炎症反应[198]。鸢尾素也能诱导脂肪组织巨噬细胞的表型从 M1 样(促炎作用)转向 M2 样(抗炎作用)[198-199]。在皮下和腹腔脂肪组织中，鸢尾素可降低许多促炎性细胞因子(如 TNF－α、IL－6、MCP－1 和 MIP－1α)基因的表达，并提高抗炎细胞因子(IL－10)基因表达[200]。

以小鼠和人为对象的研究发现，鸢尾素与 WAT 棕色化和能量消耗增加等运动的有益作用有关。长期规律运动可以诱导 PGC1α 依赖的肌肉因子鸢尾素表达，鸢尾素可诱导 WAT 棕色化[105]。其过程为运动通过激活肌肉 PGC1α 及下游的 FNDC5，继而分泌肌肉因子鸢尾素，鸢尾素经循环到达 WAT，促进 UCP1 的表达，发挥对抗肥胖和代谢综合征的有益作用，如 WAT 的棕色化、增加机体能量消耗等[201]。

检测循环中鸢尾素水平的 ELISA 试剂盒中的抗体为多克隆抗体，与许多蛋白有交叉反应，其检测的蛋白质分子量为 22～1196 ng/mL。因此有研究者提出，运动通过鸢尾素对人体代谢的上述有益作用无法证实[202]，他们认为循环中鸢尾素的水平需要建立更准确的检测方法。

9.2.2.3 炎症因子

肥胖常伴随着一种的持续的、低强度的炎症状态。在肥胖者的脂肪组织中，巨噬细胞数量增多和活性增强，分泌的 TNF－α、IL－1β 等炎症因子破坏了脂肪组织、骨骼肌、肝脏的胰岛素信号通路，促进胰岛素抵抗，损害了正常代谢功能[203]。

在骨骼肌中，参与脂质氧化的脂肪酸转运蛋白及酶的表达和(或)功能降低，循环中游离脂肪酸增加及其分解代谢受损，导致脂质的异位积累。DAG 诱导的 PKC 激活和 IRS 蛋白[203]中丝氨酸残基磷酸化[204]进一步损害胰岛素受体下游信号。IR 使 GLUT4 转位减少，损害葡萄糖摄取和糖原储存。运动可以上调参与脂肪酸氧化的蛋白质和酶，提高骨骼肌[204]的胰岛素敏感性和葡萄糖摄取率，促进广泛的抗炎状态[205]。

在肝脏中，IR 导致糖异生、脂肪生成和合成极低密度脂蛋白(very low density lipoprotein，VLDL)，VLDL 携带胆固醇和甘油三酯在外周组织中的堆积；如果减少其堆积的调控能力下降，则可能导致动脉粥样硬化的脂质谱、脂肪量增加和脂肪毒性。此外，如果底物过量，超过肝脏合成和输出脂质的能力，最终将造成肝内脂质堆积和脂肪变性，这不仅会加剧局部 IR，还会加剧全身 IR。有趣的是，运动可以减少肝脏脂肪变性[206]。

肥胖与能量消耗和食欲的中枢调节改变有关，人们普遍认为运动可以对机体的能量平衡产生长期的积极影响[207]。由于运动具有多重有益代谢效应，因此运动减少脂肪质量和促进代谢健康的机制一直是人们关注的焦点。其中，运动诱导的新的循环分子(如肌肉因子、肝因子、骨因子、免疫细胞因子和脂肪因子)，可通过自分泌、旁分泌和内分泌效应[208]调节代谢途径和组织间串扰，至少能部分实现预防、甚至消除肥胖和靶器官肥胖导致的相关代谢功能障碍。

有研究指出，12 周耐力运动后，股外侧肌肌肉活检标本中 M2 型巨噬细胞表达增加[209]；6 周训练降低了高脂饮食诱导的 IR 小鼠骨骼肌 IL-6 和 TNF-α 的表达[210]。肥胖时，骨骼肌脂质堆积、线粒体功能障碍、氧化应激等促进骨骼肌炎症的发生。炎症介质通过 IKK/NF-κB、JNK 和 PKC/STAT 等途径诱发骨骼肌 IR。运动可调节炎症因子的表达和免疫细胞功能，抑制骨骼肌炎症反应，改善骨骼肌 IR。

一次急性运动可以刺激免疫系统的反应并增加细胞因子的水平，但是长期运动训练可以减少促炎性细胞因子的循环水平。运动训练可能通过上调 SIRT3、PGC1α 等蛋白表达，改善骨骼肌抗氧化酶的活性，减少骨骼肌内脂质的积累，发挥抗炎和抗氧化作用，对衰老导致的免疫系统和骨骼肌系统(通过刺激线粒体生物发生、上调抗氧化酶的活性、抑制转录因子 NF-κB 的易位、减少促炎性细胞因子)改变也有一定作用。总之，运动可通过抑制炎症介导的骨骼肌蛋白降解，维持骨骼肌的质量和功能，从而在一定程度上削弱肥胖对骨骼肌组织造成的不利影响。

综上所述，运动使骨骼肌释放的细胞因子可提高自身氧化能力并使肌肉肥大，促进胰岛素分泌和肝脏的糖脂代谢。另外，运动可促进棕色脂肪组织产热和白色脂肪组织分解，并可能使其棕色化。运动不仅使骨骼肌产生运动适应，还能使肝脏、胰岛、脂肪组织等重要的代谢器官或代谢调节器官产生良好的适应，并以此在预防和治疗代谢性疾病中发挥重要作用(图 9.3)。

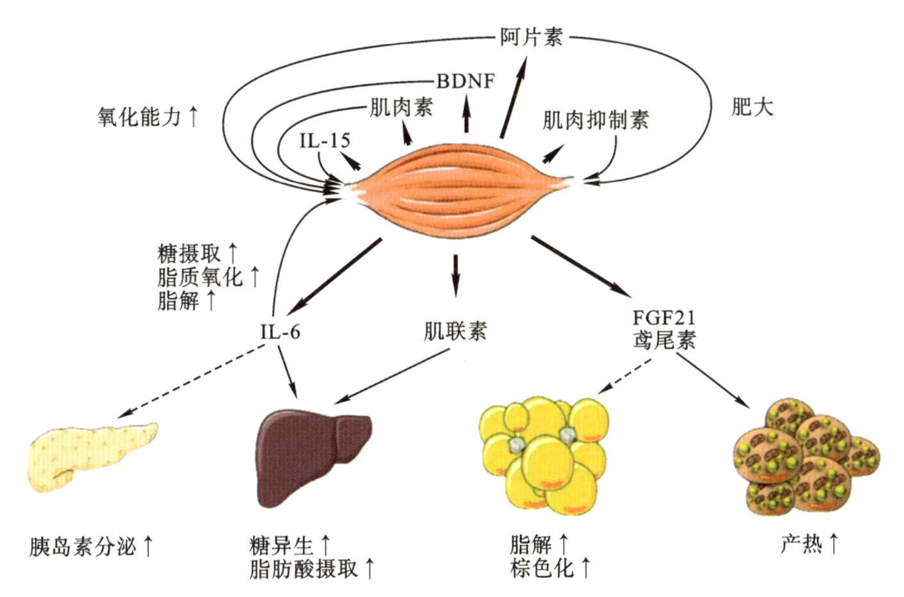

图 9.3 运动诱导释放的肌肉因子在物质、能量代谢中的作用[211]

9.3 防治肥胖和 2 型糖尿病的运动

2016 年，美国糖尿病学会有关体力活动/运动与糖尿病的立场声明[212]中推荐了多种改善糖尿病的运动方式，如耐力训练、抗阻训练、高强度间歇训练等。已有很多研究显示糖化血红蛋白(HbA1c)的下降与运动强度[213]、运动量[214]、频率等有关，然而关于采用哪种运动方案效果更好并未达成共识。

9.3.1 运动方式

由于 T2DM 患者往往具有较高的心血管疾病患病风险，为 T2DM 患者推荐运动最重要的考量是要优化运动强度和运动量，使其达到最大代谢受益的同时还要降低心血管疾病风险和损伤。因此，有氧耐力运动是最常推荐给肥胖和 T2DM 患者的运动形式。

有氧耐力运动可以提高骨骼肌的胰岛素敏感性。一方面，其能促进骨骼肌线粒体生物合成和促进线粒体质量控制(融合、分裂、自噬)，通过提高线粒体的数量和质量来增强线粒体的功能，促进骨骼肌对葡萄糖的利用。另一方面，有氧耐力运动能促进胰岛素依赖和非胰岛素依赖的糖摄取。此外，长期有氧耐力运动可促进脂肪代谢，减少脂肪堆积，提升机体的抗氧化能力，从而有利于提高胰岛素敏感性，改善 IR 和 T2DM。

除了常规推荐的有氧运动，T2DM 患者也可以进行抗阻训练。抗阻训练，也称为力量训练，包括自由负重(free weights)训练、器械训练、自重训练(body weight exercises)和弹力带抗阻训练等。抗阻训练能提高骨骼肌胰岛素敏感性。相比有氧耐力运动，抗阻运动促进肌肉增长的效果更明显。其主要通过 IGF－1/PI3K/Akt/mTOR 信号通路促进骨骼肌的蛋白质合成，使骨骼肌质量增加，从而提高骨骼肌摄取和利用糖的能力。此外，抗阻训练后肌糖原合成增强，同时骨骼肌因其质量增大而储存了更多的肌糖原，因此抗阻训练也增强了机体控制血糖的能力。由此，抗阻训练可以为在衰老进程中常伴随肌肉质量下降的 T2DM 患者提供额外的益处[215]。随着抗阻运动在血糖控制方面作用的证据日渐增多，美国糖尿病学会和美国运动医学会也更新了防治 T2DM 的运动指南，将抗阻运动纳入其中[216]。

T2DM 患者还可以选择有氧运动与抗阻训练相结合的运动方案。B. Pan 等[217]比较了分别采用有氧运动或抗阻训练，以及将二者结合的 37 项研究的结果，研究对象包括 2208 名 T2DM 患者。结果显示，与单独进行有氧运动或抗阻训练相比，虽然组合练习的减重效果没有差异，但其改善 HbA1c 水平的效果更为显著，对于某些心血管风险因素的改善则较小。

HIIT 是近年热门的运动方案之一。HIIT 一般由 4～6 个重复周期构成，短时间(30 秒)大负荷，中间有短暂的(30～60 秒)的间歇(休息或活动性)恢复期，一次练习大约持续 10 分钟。

A. E. Tjonna 等人[218]的研究发现 HIIT 可以显著提高糖尿病患者的胰岛素敏感性，并且能降低空腹血糖。一项 Meta 分析显示，HIIT 在这方面的效果优于有氧训练，特别是持续 2 周以上的 HIIT[219]。R. B. Vuana 等[220]的研究显示，HIIT 可以显著降低体脂率，并且高强度的间歇训练比中等强度的持续性训练的减脂效果更好。

9.3.2 运动的时间段

除了运动方式，运动的时间段也是需要考虑的因素。当今人们的生活方式呈现日益多样性的特点，人们可能会选择在一天中不同时段进行运动。例如，在工作日早上或下午锻炼的人相对较少，而晚上运动的人数相对更多。

选择不同时间段进行运动的效果是否存在差别呢？如果希望通过增加脂肪分解达到减肥(减脂)的目的，早餐前进行锻炼也许效果更明显。有研究[221]发现，在能量平衡的条件下，餐后进行运动对 24 小时的脂肪氧化几乎没有影响，而只有在早餐前进行运动，24 小时的脂肪氧化才会增加。表明空腹晨练后，短暂的糖原耗尽所引起的糖缺乏可能是导致 24 小时脂肪氧化增加的原因。但应指出的是，这种锻炼方式并不一定适合患 T2DM 的肥胖者，因为这样会增加低血糖的风险。

9.3.3 运动强度

运动强度是影响运动效果的重要因素，例如，已知无氧阈强度是提高有氧耐力的最佳强度。有氧运动作为减脂期最常被推荐的运动方式，其强度范围内减脂效果最佳的强度一般认为是最大脂肪氧化强度(FATmax)，即脂肪氧化率出现最大值的运动强度。

糖和脂肪是运动中的主要供能物质，在不同强度的运动中，糖与脂肪的供能比例不同。运动强度越小、时间越长，脂肪的供能比越高。但强度越小，单位时间的运动能量消耗也越低。在中低强度范围，机体脂肪氧化率随着运动强度的增加而增加，超过一定运动强度，机体脂肪氧化率随着运动强度的增加逐渐下降。

FATmax 的测定多采用一次递增负荷运动的方法。不同研究得到的 FATmax 相差较大，多为 40％～75％ VO_{2max}[222-224]。研究的差异可能与研究对象的性别、年龄、体能和训练/锻炼史的差异，以及采用的运动方式等有关，有时也会受饮食影响。

不同运动方法的效果不同，在制订运动方案时应充分考虑个体的疾病或健康状况、工作及生活安排、运动条件等因素。运动还应与合理的饮食相结合，控制好能量消耗与摄入的平衡，改变不良生活方式，并且持之以恒，方能达到最佳的效果。

（赵　斐）

参考文献

[1] COKER R H，WILLIAMS R H，YEO S E，et al. The impact of exercise training compared to caloric restriction on hepatic and peripheral insulin resistance in obesity [J]. Journal of Clinical Endocrinology and Metabolism，2009，94(11)：4258 - 4266.

[2] SOLOMON T P，SISTRUN S N，KRISHNAN R K，et al. Exercise and diet enhance fat oxidation and reduce insulin resistance in older obese adults [J]. Journal of Applied Physiology，2008，104(5)：1313 - 1319.

[3] BLOEM C J，CHANG A M. Short-term exercise improves beta-cell function and insulin resistance in older people with impaired glucose tolerance [J]. Journal of Clinical Endocrinology and Metabolism，2008，93(2)：387 - 392.

[4] HAWLEY J A. Exercise as a therapeutic intervention for the prevention and treatment of insulin resistance [J]. Diabetes/Metabolism Research and Reviews，2004，20(5)：383 - 393.

[5] IVY J L. Role of exercise training in the prevention and treatment of insulin resistance and non-insulin-dependent diabetes mellitus [J]. Sports Medicine，1997，24(5)：321 - 336.

[6] CIVITARESE A E，RAVUSSIN E. Mitochondrial energetics and insulin resistance [J]. Endocrinology，2008，149(3)：950 - 954.

[7] MEIGS J B，LARSON M G，FOX C S，et al. Association of oxidative stress，insulin resistance，and diabetes risk phenotypes：the framingham offspring study [J]. Diabetes Care，2007，30(10)：2529 - 2535.

[8] BISBAL C，LAMBERT K，AVIGNON A. Antioxidants and glucose metabolism disorders [J]. Current Opinion in Clinical Nutrition and Metabolic Care，2010，13(4)：439 - 446.

[9] JONES D P. Disruption of mitochondrial redox circuitry in oxidative stress [J]. Chemico-Biological Interactions，2006，163(1 - 2)：38 - 53.

[10] SHADEL G S，HORVATH T L. Mitochondrial ROS signaling in organismal homeostasis [J]. Cell，2015，163(3)：560 - 569.

[11] MARTINDALE J L，HOLBROOK N J. Cellular response to oxidative stress：signaling for suicide and survival [J]. Journal of Cellular Physiology，2002，192(1)：1 - 15.

[12] YAKES F M, VAN HOUTEN B. Mitochondrial DNA damage is more extensive and persists longer than nuclear DNA damage in human cells following oxidative stress [J]. Proceedings of the National Academy of Sciences of the United States of America, 1997, 94(2): 514 - 519.

[13] KONOPKA A R, ASANTE A, LANZA I R, et al. Defects in mitochondrial efficiency and H_2O_2 emissions in obese women are restored to a lean phenotype with aerobic exercise training [J]. Diabetes, 2015, 64(6): 2104 - 2115.

[14] TREWIN A J, LEVINGER I, PARKER L, et al. Acute exercise alters skeletal muscle mitochondrial respiration and H_2O_2 emission in response to hyperinsulinemic-euglycemic clamp in middle-aged obese men [J]. Plos One, 2017, 12(11): e0188421.

[15] VENDITTI P, NAPOLITANO G, BARONE D, et al. Vitamin E supplementation modifies adaptive responses to training in rat skeletal muscle [J]. Free Radical Research, 2014, 48(10): 1179 - 1189.

[16] HAWLEY J A, LESSARD S J. Exercise training-induced improvements in insulin action [J]. Acta Physiologica (Oxford, England), 2008, 192(1): 127 - 135.

[17] BRADLEY H, SHAW C S, BENDTSEN C, et al. Visualization and quantitation of GLUT4 translocation in human skeletal muscle following glucose ingestion and exercise [J]. Physiological Reports, 2015, 3(5): 172.

[18] MAGKOS F, TSEKOURAS Y, KAVOURAS S A, et al. Improved insulin sensitivity after a single bout of exercise is curvilinearly related to exercise energy expenditure [J]. Clinical Science (London, England: 1979), 2008, 114(1): 59 - 64.

[19] HOLLOSZY J O. Exercise-induced increase in muscle insulin sensitivity [J]. Journal of Applied Physiology (Bethesda, Md. : 1985), 2005, 99(1): 338 - 343.

[20] KRSSAK M, FALK PETERSEN K, DRESNER A, et al. Intramyocellular lipid concentrations are correlated with insulin sensitivity in humans: a 1H NMR spectroscopy study [J]. Diabetologia, 1999, 42(1): 113 - 116.

[21] RODEN M, PRICE T B, PERSEGHIN G, et al. Mechanism of free fatty acid-induced insulin resistance in humans [J]. Journal of Clinical Investigation, 1996, 97(12): 2859 - 2865.

[22] HEGARTY B D, FURLER S M, YE J, et al. The role of intramuscular lipid in insulin resistance [J]. Acta Physiologica Scandinavica, 2003, 178(4): 373 - 383.

[23] BONEN A, PAROLIN M L, STEINBERG G R, et al. Triacylglycerol accumulation in human obesity and type 2 diabetes is associated with increased rates of skeletal muscle fatty acid transport and increased sarcolemmal FAT/CD36 [J]. FASEB Journal, 2004, 18(10): 1144 - 1146.

[24] HEGARTY B D, COONEY G J, KRAEGEN E W, et al. Increased efficiency of fatty acid uptake contributes to lipid accumulation in skeletal muscle of high fat-fed insulin-resistant rats [J]. Diabetes, 2002, 51(5): 1477 - 1484.

[25] KOVES T R, USSHER J R, NOLAND R C, et al. Mitochondrial overload and incomplete fatty acid oxidation contribute to skeletal muscle insulin resistance [J]. Cell Metabolism, 2008, 7(1): 45 - 56.

[26] PRUCHNIC R, KATSIARAS A, HE J, et al. Exercise training increases intramyocellular lipid and oxidative capacity in older adults [J]. American Journal of Physiology Endocrinology and Metabolism, 2004, 287(5): E857 - E862.

[27] GOODPASTER B H, HE J, WATKINS S, et al. Skeletal muscle lipid content and insulin

resistance: evidence for a paradox in endurance-trained athletes [J]. Journal of Clinical Endocrinology and Metabolism, 2001, 86(12): 5755 - 5761.

[28] RODEN M. Muscle triglycerides and mitochondrial function: possible mechanisms for the development of type 2 diabetes [J]. International Journal of Obesity (2005), 2005, 29 Suppl 2: S111 - S115.

[29] PETERSEN K F, DUFOUR S, BEFROY D, et al. Impaired mitochondrial activity in the insulin-resistant offspring of patients with type 2 diabetes [J]. New England Journal of Medicine, 2004, 350(7): 664 - 671.

[30] UKROPCOVA B, SEREDA O, DE JONGE L, et al. Family history of diabetes links impaired substrate switching and reduced mitochondrial content in skeletal muscle [J]. Diabetes, 2007, 56(3): 720 - 727.

[31] FLEISCHMAN A, KRON M, SYSTROM D M, et al. Mitochondrial function and insulin resistance in overweight and normal-weight children [J]. Journal of Clinical Endocrinology and Metabolism, 2009, 94(12): 4923 - 4930.

[32] RITOV V B, MENSHIKOVA E V, AZUMA K, et al. Deficiency of electron transport chain in human skeletal muscle mitochondria in type 2 diabetes mellitus and obesity [J]. American Journal of Physiology Endocrinology and Metabolism, 2010, 298(1): E49 - E58.

[33] RITOV V B, MENSHIKOVA E V, HE J, et al. Deficiency of subsarcolemmal mitochondria in obesity and type 2 diabetes [J]. Diabetes, 2005, 54(1): 8 - 14.

[34] MOGENSEN M, SAHLIN K, FERNSTROM M, et al. Mitochondrial respiration is decreased in skeletal muscle of patients with type 2 diabetes [J]. Diabetes, 2007, 56(6): 1592 - 1599.

[35] RICHARDSON D K, KASHYAP S, BAJAJ M, et al. Lipid infusion decreases the expression of nuclear encoded mitochondrial genes and increases the expression of extracellular matrix genes in human skeletal muscle [J]. Journal of Biological Chemistry, 2005, 280(11): 10290 - 10297.

[36] SPARKS L M, XIE H, KOZA R A, et al. A high-fat diet coordinately downregulates genes required for mitochondrial oxidative phosphorylation in skeletal muscle [J]. Diabetes, 2005, 54(7): 1926 - 1933.

[37] DIRKS M L, MIOTTO P M, GOOSSENS G H, et al. Short-term bed rest-induced insulin resistance cannot be explained by increased mitochondrial H_2O_2 emission [J]. Journal of Physiology, 2020, 598(1): 123 - 137.

[38] MIOTTO P M, MCGLORY C, BAHNIWAL R, et al. Supplementation with dietary ω - 3 mitigates immobilization - induced reductions in skeletal muscle mitochondrial respiration in young women [J]. The FASEB Journal, 2019, 33(7): 8232 - 8240.

[39] KRAEGEN E W, COONEY G J, TURNER N. Muscle insulin resistance: a case of fat overconsumption, not mitochondrial dysfunction [J]. Proceedings of the National Academy of Sciences of the United States of America, 2008, 105(22): 7627 - 768.

[40] HOLLOSZY J O. Skeletal muscle "mitochondrial deficiency" does not mediate insulin resistance [J]. American Journal of Clinical Nutrition, 2009, 89(1): 463S - 466S.

[41] LOWELL B B, SHULMAN G I. Mitochondrial dysfunction and type 2 diabetes [J]. Science, 2005, 307(5708): 384 - 387.

[42] KELLEY D E, HE J, MENSHIKOVA E V, et al. Dysfunction of mitochondria in human skeletal muscle in type 2 diabetes [J]. Diabetes, 2002, 51(10): 2944 - 2950.

[43] HOOD D A, IRRCHER I, LJUBICIC V, et al. Coordination of metabolic plasticity in skeletal muscle [J]. Journal of Experimental Biology, 2006, 209: 2265 - 2275.

[44] LIN J, WU H, TARR P T, et al. Transcriptional co-activator PGC-1 alpha drives the formation of slow-twitch muscle fibres [J]. Nature, 2002, 418(6899): 797 - 801.

[45] JAGER S, HANDSCHIN C, ST-PIERRE J, et al. AMP-activated protein kinase (AMPK) action in skeletal muscle via direct phosphorylation of PGC - 1alpha [J]. Proceedings of the National Academy of Sciences of the United States of America, 2007, 104(29): 12017 - 12022.

[46] AKIMOTO T, POHNERT S C, LI P, et al. Exercise stimulates Pgc - 1alpha transcription in skeletal muscle through activation of the p38 MAPK pathway [J]. Journal of Biological Chemistry, 2005, 280(20): 19587 - 19593.

[47] IRRCHER I, LJUBICIC V, KIRWAN A F, et al. AMP-activated protein kinase-regulated activation of the PGC - 1alpha promoter in skeletal muscle cells [J]. PloS One, 2008, 3 (10): e3614.

[48] LEICK L, WOJTASZEWSKI J F, JOHANSEN S T, et al. PGC - 1alpha is not mandatory for exercise- and training-induced adaptive gene responses in mouse skeletal muscle [J]. American Journal of Physiology Endocrinology and Metabolism, 2008, 294(2): E463 - E474.

[49] SRIWIJITKAMOL A, IVY J L, CHRIST-ROBERTS C, et al. LKB1-AMPK signaling in muscle from obese insulin-resistant zucker rats and effects of training [J]. American Journal of Physiology Endocrinology and Metabolism, 2006, 290(5): E925 - E932.

[50] GURD B J, YOSHIDA Y, MCFARLAN J T, et al. Nuclear SIRT1 activity, but not protein content, regulates mitochondrial biogenesis in rat and human skeletal muscle [J]. American Journal of Physiology Regulatory Integrative and Comparative Physiology, 2011, 301(1): R67 - R75.

[51] CANTO C, GERHART-HINES Z, FEIGE J N, et al. AMPK regulates energy expenditure by modulating NAD^+ metabolism and SIRT1 activity [J]. Nature, 2009, 458(7241): 1056 - 1060.

[52] WENZ T, ROSSI S G, ROTUNDO R L, et al. Increased muscle PGC - 1alpha expression protects from sarcopenia and metabolic disease during aging [J]. Proceedings of the National Academy of Sciences of the United States of America, 2009, 106(48): 20405 - 20410.

[53] HANDSCHIN C, CHIN S, LI P, et al. Skeletal muscle fiber-type switching, exercise intolerance, and myopathy in PGC - 1alpha muscle-specific knock-out animals [J]. Journal of Biological Chemistry, 2007, 282(41): 30014 - 30021.

[54] GENG T, LI P, OKUTSU M, et al. PGC - 1alpha plays a functional role in exercise-induced mitochondrial biogenesis and angiogenesis but not fiber-type transformation in mouse skeletal muscle [J]. American Journal of Physiologyogy, 2010, 298(3): C572 - C579.

[55] BAAR K, WENDE A R, JONES T E, et al. Adaptations of skeletal muscle to exercise: rapid increase in the transcriptional coactivator PGC - 1 [J]. FASEB Journal, 2002, 16(14): 1879 - 1886.

[56] DELDICQUE L, ATHERTON P, PATEL R, et al. Effects of resistance exercise with and without creatine supplementation on gene expression and cell signaling in human skeletal muscle [J]. Journal of Applied Physiology (1985), 2008, 104(2): 371 - 378.

[57] SAFDAR A, LITTLE J P, STOKL A J, et al. Exercise increases mitochondrial PGC - 1alpha content and promotes nuclear-mitochondrial cross - talk to coordinate mitochondrial biogenesis [J]. Journal of Biological Chemistry, 2011, 286(12): 10605 - 10617.

[58] WRIGHT D C, HAN D H, GARCIA-ROVES P M, et al. Exercise-induced mitochondrial

biogenesis begins before the increase in muscle PGC－1alpha expression [J]. Journal of Biological Chemistry, 2007, 282(1): 194－199.

[59] ATTIE A D, KENDZIORSKI C M. PGC－1alpha at the crossroads of type 2 diabetes [J]. Nature Genetics, 2003, 34(3): 244－245.

[60] WU H, KANATOUS S B, THURMOND F A, et al. Regulation of mitochondrial biogenesis in skeletal muscle by CaMK [J]. Science, 2002, 296(5566): 349－352.

[61] MICHAEL L F, WU Z, CHEATHAM R B, et al. Restoration of insulin-sensitive glucose transporter (GLUT4) gene expression in muscle cells by the transcriptional coactivator PGC－1 [J]. Proceedings of the National Academy of Sciences of the United States of America, 2001, 98 (7): 3820－3825.

[62] PERRY C G, LALLY J, HOLLOWAY G P, et al. Repeated transient mRNA bursts precede increases in transcriptional and mitochondrial proteins during training in human skeletal muscle [J]. Journal of Physiology, 2010, 588: 4795－4810.

[63] VERDIN E, HIRSCHEY M D, FINLEY L W, et al. Sirtuin regulation of mitochondria: energy production, apoptosis, and signaling [J]. Trends in Biochemical Sciences, 2010, 35(12): 669－675.

[64] PUCCI B, VILLANOVA L, SANSONE L, et al. Sirtuins: the molecular basis of beneficial effects of physical activity [J]. Internal and Emergency Medicine, 2013, 8 Suppl 1: S23－S25.

[65] NOGUEIRAS R, HABEGGER K M, CHAUDHARY N, et al. Sirtuin 1 and Sirtuin 3: Physiological Modulators of Metabolism [J]. Physiological Reviews, 2012, 92(3): 1479－1514.

[66] CHANG H C, GUARENTE L. SIRT1 and other sirtuins in metabolism [J]. Trends in Endocrinology and Metabolism, 2014, 25(3): 138－145.

[67] BORDONE L, MOTTA M C, PICARD F, et al. Sirt1 regulates insulin secretion by repressing UCP2 in pancreatic beta cells [J]. PLoS Biology, 2006, 4(2): e31.

[68] MOYNIHAN K A, GRIMM A A, PLUEGER M M, et al. Increased dosage of mammalian Sir2 in pancreatic beta cells enhances glucose-stimulated insulin secretion in mice [J]. Cell Metabolism, 2005, 2(2): 105－117.

[69] KURUNDKAR D, KURUNDKAR A R, BONE N B, et al. SIRT3 diminishes inflammation and mitigates endotoxin-induced acute lung injury [J]. JCI Insight, 2019, 4(1): e120722.

[70] CATON P W, RICHARDSON S J, KIESWICH J, et al. Sirtuin 3 regulates mouse pancreatic beta cell function and is suppressed in pancreatic islets isolated from human type 2 diabetic patients [J]. Diabetologia, 2013, 56(5): 1068－1077.

[71] GUERRA B, GUADALUPE-GRAU A, FUENTES T, et al. SIRT1, AMP-activated protein kinase phosphorylation and downstream kinases in response to a single bout of sprint exercise: influence of glucose ingestion [J]. European Journal of Applied Physiology, 2010, 109(4): 731－743.

[72] FERRARA N, RINALDI B, CORBI G, et al. Exercise training promotes SIRT1 activity in aged rats [J]. Rejuvenation Res, 2008, 11(1): 139－150.

[73] GURD B J, PERRY C G, HEIGENHAUSER G J, et al. High-intensity interval training increases SIRT1 activity in human skeletal muscle [J]. Applied Physiology, Nutrition, and Metabolism. Physiologie Appliquée, Nutrition et Métabolisme, 2010, 35(3): 350－357.

[74] HOKARI F, KAWASAKI E, SAKAI A, et al. Muscle contractile activity regulates Sirt3 protein expression in rat skeletal muscles [J]. Journal of Applied Physiology (1985), 2010, 109(2): 332－340.

[75] JOHNSON M L, IRVING B A, LANZA I R, et al. Differential effect of endurance training on mitochondrial protein damage, degradation, and acetylation in the context of aging [J]. journals of gerontology, 2015, 70(11): 1386 - 1393.

[76] YU W, DITTENHAFER-REED K E, DENU J M. SIRT3 protein deacetylates isocitrate dehydrogenase 2 (IDH2) and regulates mitochondrial redox status [J]. Journal of Biological Chemistry, 2012, 287(17): 14078 - 14086.

[77] VARGAS-ORTIZ K, PEREZ-VAZQUEZ V, DIAZ-CISNEROS F J, et al. Aerobic training increases expression levels of SIRT3 and PGC-1alpha in skeletal muscle of overweight adolescents without change in caloric intake [J]. Pediatric Exercise Science, 2015, 27(2): 177 - 184.

[78] ANDERSON E J, LUSTIG M E, BOYLE K E, et al. Mitochondrial H_2O_2 emission and cellular redox state link excess fat intake to insulin resistance in both rodents and humans [J]. Journal of Clinical Investigation, 2009, 119(3): 573 - 581.

[79] RECTOR R S, THYFAULT J P, UPTERGROVE G M, et al. Mitochondrial dysfunction precedes insulin resistance and hepatic steatosis and contributes to the natural history of non-alcoholic fatty liver disease in an obese rodent model [J]. Journal of Hepatology, 2010, 52(5): 727 - 736.

[80] KRIEGER D A, TATE C A, MCMILLIN-WOOD J, et al. Populations of rat skeletal muscle mitochondria after exercise and immobilization [J]. Journal of Applied Physiology: Respiratory, Environmental and Exercise Physiology, 1980, 48(1): 23 - 28.

[81] SESAKI H, SOUTHARD S M, HOBBS A E, et al. Cells lacking Pcp1p/Ugo2p, a rhomboid-like protease required for Mgm1p processing, lose mtDNA and mitochondrial structure in a Dnm1p-dependent manner, but remain competent for mitochondrial fusion [J]. Biochemical and Biophysical Research Communications, 2003, 308(2): 276 - 283.

[82] JHENG H F, TSAI P J, GUO S M, et al. Mitochondrial fission contributes to mitochondrial dysfunction and insulin resistance in skeletal muscle [J]. Molecular and Cellular Biology, 2012, 32(2): 309 - 319.

[83] BACH D, PICH S, SORIANO F X, et al. Mitofusin - 2 determines mitochondrial network architecture and mitochondrial metabolism. A novel regulatory mechanism altered in obesity [J]. Journal of Biological Chemistry, 2003, 278(19): 17190 - 17197.

[84] SORO-ARNAIZ I, LI Q O Y, TORRES-CAPELLI M, et al. Role of mitochondrial complex Ⅳ in age-dependent obesity [J]. Cell Reports, 2016, 16(11): 2991 - 3002.

[85] TOLEDO F G, WATKINS S, KELLEY D E. Changes induced by physical activity and weight loss in the morphology of intermyofibrillar mitochondria in obese men and women [J]. Journal of Clinical Endocrinology and Metabolism, 2006, 91(8): 3224 - 3227.

[86] CIPOLAT S, RUDKA T, HARTMANN D, et al. Mitochondrial rhomboid PARL regulates cytochrome c release during apoptosis via OPA1 - dependent cristae remodeling [J]. Cell, 2006, 126(1): 163 - 175.

[87] LIU R, JIN P, YU L, et al. Impaired mitochondrial dynamics and bioenergetics in diabetic skeletal muscle [J]. PloS One, 2014, 9(3): e92810.

[88] DING H, JIANG N, LIU H, et al. Response of mitochondrial fusion and fission protein gene expression to exercise in rat skeletal muscle [J]. Biochimica et Biophysica Acta, 2010, 1800(3): 250 - 256.

[89] CARTONI R, LEGER B, HOCK M B, et al. Mitofusins 1/2 and ERRalpha expression are increased in human skeletal muscle after physical exercise [J]. Journal of Physiology, 2005, 567: 349 - 358.

[90] GARNIER A, FORTIN D, ZOLL J, et al. Coordinated changes in mitochondrial function and biogenesis in healthy and diseased human skeletal muscle [J]. FASEB Journal, 2005, 19(1): 43 - 52.

[91] 赵斐，靳庆勋，乔海荣，等．有氧运动改善高脂膳食诱导的诱导的胰岛素抵抗：增强骨骼肌线粒体融合与分裂及功能 [J]．中国运动医学杂志，2012，31：24 - 30.

[92] TWIG G, HYDE B, SHIRIHAI O S. Mitochondrial fusion, fission and autophagy as a quality control axis: the bioenergetic view [J]. Biochimica et Biophysica Acta, 2008, 1777(9): 1092 - 1097.

[93] TWIG G, ELORZA A, MOLINA A J, et al. Fission and selective fusion govern mitochondrial segregation and elimination by autophagy [J]. EMBO Journal, 2008, 27(2): 433 - 446.

[94] DREW B G, RIBAS V, LE J A, et al. Hsp72 is a mitochondrial stress sensor critical for Parkin action, oxidative metabolism, and insulin sensitivity in skeletal muscle [J]. Diabetes, 2014, 63(5): 1488 - 1505.

[95] WANG Y, NARTISS Y, STEIPE B, et al. ROS-induced mitochondrial depolarization initiates PARK2/PARKIN-dependent mitochondrial degradation by autophagy [J]. Autophagy, 2012, 8(10): 1462 - 1476.

[96] WEI X, QI Y, ZHANG X, et al. Cadmium induces mitophagy through ROS-mediated PINK1/Parkin pathway [J]. Toxicology Mechanisms and Methods, 2014, 24(7): 504 - 511.

[97] LIRA V A, OKUTSU M, ZHANG M, et al. Autophagy is required for exercise training-induced skeletal muscle adaptation and improvement of physical performance [J]. FASEB Journal, 2013, 27(10): 4184 - 4193.

[98] HE C, BASSIK M C, MORESI V, et al. Exercise-induced BCL2-regulated autophagy is required for muscle glucose homeostasis [J]. Nature, 2012, 481(7382): 511 - 515.

[99] WOHLGEMUTH S E, SEO A Y, MARZETTI E, et al. Skeletal muscle autophagy and apoptosis during aging: effects of calorie restriction and life-long exercise [J]. Experimental Gerontology, 2010, 45(2): 138 - 148.

[100] SMUDER A J, KAVAZIS A N, MIN K, et al. Exercise protects against doxorubicin-induced markers of autophagy signaling in skeletal muscle [J]. Journal of Applied Physiology (1985), 2011, 111(4): 1190 - 1198.

[101] GRUMATI P, COLETTO L, SCHIAVINATO A, et al. Physical exercise stimulates autophagy in normal skeletal muscles but is detrimental for collagen VI-deficient muscles [J]. Autophagy, 2011, 7(12): 1415 - 1423.

[102] GOGLIA F, GELOEN A, LANNI A, et al. Morphometric-stereologic analysis of brown adipocyte differentiation in adult mice [J]. American Journal of Physiology, 1992, 262(4 Pt 1): C1018 - C1023.

[103] ALI A T, HOCHFELD W E, MYBURGH R, et al. Adipocyte and adipogenesis [J]. European Journal of Cell Biology, 2013, 92(6 - 7): 229 - 236.

[104] LABBE S M, CARON A, CHECHI K, et al. Metabolic activity of brown, "beige" and white adipose tissues in response to chronic adrenergic stimulation in male mice [J]. American Journal of Physiology Endocrinology and Metabolism, 2016, 311(1): E260 - E268.

[105] BOSTROM P, WU J, JEDRYCHOWSKI M P, et al. A PGC1 - alpha-dependent myokine that

drives brown-fat-like development of white fat and thermogenesis [J]. Nature, 2012, 481 (7382): 463 - 468.

[106] GAO C L, ZHU C, ZHAO Y P, et al. Mitochondrial dysfunction is induced by high levels of glucose and free fatty acids in 3T3-L1 adipocytes [J]. Molecular and Cellular Endocrinology, 2010, 320(1 - 2): 25 - 33.

[107] KOH E H, PARK J Y, PARK H S, et al. Essential role of mitochondrial function in adiponectin synthesis in adipocytes [J]. Diabetes, 2007, 56(12): 2973 - 2981.

[108] SUTHERLAND L N, CAPOZZI L C, TURCHINSKY N J, et al. Time course of high-fat diet-induced reductions in adipose tissue mitochondrial proteins: potential mechanisms and the relationship to glucose intolerance [J]. American Journal of Physiology Endocrinology and Metabolism, 2008, 295(5): E1076 - E1083.

[109] FELDMANN H M, GOLOZOUBOVA V, CANNON B, et al. UCP1 ablation induces obesity and abolishes diet-induced thermogenesis in mice exempt from thermal stress by living at thermoneutrality [J]. Cell Metabolism, 2009, 9(2): 203 - 209.

[110] HIRABARA S M, CURI R, MAECHLER P. Saturated fatty acid-induced insulin resistance is associated with mitochondrial dysfunction in skeletal muscle cells [J]. Journal of Cellular Physiology, 2010, 222(1): 187 - 194.

[111] KLOPSTOCK T, NAUMANN M, SEIBEL P, et al. Mitochondrial DNA mutations in multiple symmetric lipomatosis [J]. Molecular and Cellular Biochemistry, 1997, 174(1 - 2): 271 - 275.

[112] VANKONINGSLOO S, PIENS M, LECOCQ C, et al. Mitochondrial dysfunction induces triglyceride accumulation in 3T3 - L1 cells: role of fatty acid beta-oxidation and glucose [J]. Journal of Lipid Research, 2005, 46(6): 1133 - 1149.

[113] TEJERINA S, DE PAUW A, VANKONINGSLOO S, et al. Mild mitochondrial uncoupling induces 3T3 - L1 adipocyte de-differentiation by a PPARgamma-independent mechanism, whereas TNFalpha-induced de-differentiation is PPARgamma dependent [J]. Journal of Cell Science, 2009, 122: 145 - 155.

[114] STANFORD K I, MIDDELBEEK R J W, GOODYEAR L J. Exercise effects on white adipose tissue: beiging and metabolic adaptations [J]. Diabetes, 2015, 64(7): 2361 - 2368.

[115] LIESA M, SHIRIHAI O S. Mitochondrial dynamics in the regulation of nutrient utilization and energy expenditure [J]. Cell Metabolism, 2013, 17(4): 491 - 506.

[116] WIKSTROM J D, MAHDAVIANI K, LIESA M, et al. Hormone-induced mitochondrial fission is utilized by brown adipocytes as an amplification pathway for energy expenditure [J]. EMBO Journal, 2014, 33(5): 418 - 436.

[117] BARTELT A, HEEREN J. Adipose tissue browning and metabolic health [J]. Nature Reviews: Endocrinology, 2014, 10(1): 24 - 36.

[118] LOWELL B B, SPIEGELMAN B M. Towards a molecular understanding of adaptive thermogenesis [J]. Nature, 2000, 404(6778): 652 - 660.

[119] COHEN P, SPIEGELMAN B M. Cell biology of fat storage [J]. Molecular Biology of the Cell, 2016, 27(16): 2523 - 2527.

[120] GOLOZOUBOVA V, HOHTOLA E, MATTHIAS A, et al. Only UCP1 can mediate adaptive nonshivering thermogenesis in the cold [J]. FASEB Journal, 2001, 15(11): 2048 - 2050.

[121] DE JONG J M, LARSSON O, CANNON B, et al. A stringent validation of mouse adipose

tissue identity markers [J]. American Journal of Physiology Endocrinology and Metabolism, 2015, 308(12): E1085 - E1105.

[122] CYPESS A M, LEHMAN S, WILLIAMS G, et al. Identification and importance of brown adipose tissue in adult humans [J]. New England Journal of Medicine, 2009, 360(15): 1509 - 1517.

[123] IKEDA K, MARETICH P, KAJIMURA S. The common and distinct features of brown and beige adipocytes [J]. Trends in Endocrinology and Metabolism, 2018, 29(3): 191 - 200.

[124] LEAN M E, JAMES W P, JENNINGS G, et al. Brown adipose tissue uncoupling protein content in human infants, children and adults [J]. Clinical Science (London), 1986, 71(3): 291 - 297.

[125] RICHARD D, ARNOLD J, LEBLANC J. Energy balance in exercise-trained rats acclimated at two environmental temperatures [J]. Journal of Applied Physiology (1985), 1986, 60(3): 1054 - 1059.

[126] HIRATA K. Blood flow to brown adipose tissue and norepinephrine- induced calorigenesis in physically trained rats [J]. Japanese Journal of Physiology, 1982, 32(2): 279 - 291.

[127] WICKLER S J, STERN J S, GLICK Z, et al. Thermogenic capacity and brown fat in rats exercise-trained by running [J]. Metabolism, 1987, 36(1): 76 - 81.

[128] MORIYA K, LEBLANC J, ARNOLD J. Effects of exercise and intermittent cold exposure on shivering and nonshivering thermogenesis in rats [J]. Japanese Journal of Physiology, 1987, 37(4): 715 - 727.

[129] YOSHIOKA K, YOSHIDA T, WAKABAYASHI Y, et al. Effects of exercise training on brown adipose tissue thermogenesis in ovariectomized obese rats [J]. Endocrinologia Japonica, 1989, 36(3): 403 - 408.

[130] SCARPACE P J, YENICE S, TUMER N. Influence of exercise training and age on uncoupling protein mRNA expression in brown adipose tissue [J]. Pharmacology, Biochemistry and Behavior, 1994, 49(4): 1057 - 1059.

[131] WU M V, BIKOPOULOS G, HUNG S, et al. Thermogenic capacity is antagonistically regulated in classical brown and white subcutaneous fat depots by high fat diet and endurance training in rats: impact on whole-body energy expenditure [J]. Journal of Biological Chemistry, 2014, 289(49): 34129 - 34140.

[132] DE MATTEIS R, LUCERTINI F, GUESCINI M, et al. Exercise as a new physiological stimulus for brown adipose tissue activity [J]. Nutrition, Metabolism, and Cardiovascular Diseases, 2013, 23(6): 582 - 590.

[133] KNUTH C M, PEPPLER W T, TOWNSEND L K, et al. Prior exercise training improves cold tolerance independent of indices associated with non-shivering thermogenesis [J]. Journal of Physiology, 2018, 596(18): 4375 - 4391.

[134] MCKIE G L, MEDAK K D, KNUTH C M, et al. Housing temperature affects the acute and chronic metabolic adaptations to exercise in mice [J]. Journal of Physiology, 2019, 597(17): 4581 - 4600.

[135] VOSSELMAN M J, HOEKS J, BRANS B, et al. Low brown adipose tissue activity in endurance-trained compared with lean sedentary men [J]. International Journal of Obesity (2005), 2015, 39(12): 1696 - 1702.

[136] SINGHAL V, MAFFAZIOLI G D, ACKERMAN K E, et al. Effect of chronic athletic activity on brown fat in young women [J]. PloS One, 2016, 11(5): e0156353.

[137] CARPENTIER A C, BLONDIN D P, VIRTANEN K A, et al. Brown adipose tissue energy

metabolism in humans [J]. Frontiers in Endocrinology, 2018, 9: 447.

[138] NIRENGI S, WAKABAYASHI H, MATSUSHITA M, et al. An optimal condition for the evaluation of human brown adipose tissue by infrared thermography [J]. PloS One, 2019, 14 (8): e0220574.

[139] HOLSTILA M, PESOLA M, SAARI T, et al. MR signal-fat-fraction analysis and T2 * weighted imaging measure BAT reliably on humans without cold exposure [J]. Metabolism, 2017, 70: 23 - 30.

[140] LEHNIG A C, DEWAL R S, BAER L A, et al. Exercise training induces depot-specific adaptations to white and brown adipose tissue [J]. iScience, 2019, 11: 425 - 439.

[141] RAUN S H, HENRIQUEZ-OLGUIN C, KARAVAEVA I, et al. Housing temperature influences exercise training adaptations in mice [J]. Nature Communications, 2020, 11 (1): 1560.

[142] DE LAS HERAS N, KLETT-MINGO M, BALLESTEROS S, et al. Chronic exercise improves mitochondrial function and insulin sensitivity in brown adipose tissue [J]. Frontiers in Physiology, 2018, 9: 1122.

[143] RONCARI D A, HAMILTON B S. Cellular and molecular factors in adipose tissue growth and obesity [J]. Advances in Experimental Medicine and Biology, 1993, 334: 269 - 277.

[144] TCHOUKALOVA Y D, KOUTSARI C, KARPYAK M V, et al. Subcutaneous adipocyte size and body fat distribution [J]. American Journal of Clinical Nutrition, 2008, 87(1): 56-63.

[145] TCHKONIA T, THOMOU T, ZHU Y, et al. Mechanisms and metabolic implications of regional differences among fat depots [J]. Cell Metabolism, 2013, 17(5): 644 - 656.

[146] KARPE F, PINNICK K E. Biology of upper-body and lower-body adipose tissue--link to whole-body phenotypes [J]. Nature Reviews: Endocrinology, 2015, 11(2): 90 - 100.

[147] TCHOUKALOVA Y D, VOTRUBA S B, TCHKONIA T, et al. Regional differences in cellular mechanisms of adipose tissue gain with overfeeding [J]. Proceedings of the National Academy of Sciences of the United States of America, 2010, 107(42): 18226 - 18231.

[148] IBRAHIM M M. Subcutaneous and visceral adipose tissue: structural and functional differences [J]. Obesity Reviews, 2010, 11(1): 11 - 18.

[149] ATZMON G, YANG X M, MUZUMDAR R, et al. Differential gene expression between visceral and subcutaneous fat depots [J]. Hormone and Metabolic Research, 2002, 34(11 - 12): 622 - 628.

[150] PINNICK K E, NICHOLSON G, MANOLOPOULOS K N, et al. Distinct developmental profile of lower-body adipose tissue defines resistance against obesity-associated metabolic complications [J]. Diabetes, 2014, 63(11): 3785 - 3797.

[151] JONES N L, HEIGENHAUSER G J, KUKSIS A, et al. Fat metabolism in heavy exercise [J]. Clinical Science (London, England: 1979), 1980, 59(6): 469 - 478.

[152] CASTELLANI L, ROOT-MCCAIG J, FRENDO-CUMBO S, et al. Exercise training protects against an acute inflammatory insult in mouse epididymal adipose tissue [J]. Journal of Applied Physiology (1985), 2014, 116(10): 1272 - 1280.

[153] STANFORD KI M R, TOWNSEND KL, LEE MY, et al. A novel role for subcutaneous adipose tissuein exercise-induced improvements in glucose homeostasis [J]. Diabetes, 2015, 64: 13.

[154] PINO M F, PARSONS S A, SMITH S R, et al. Active individuals have high mitochondrial

content and oxidative markers in their abdominal subcutaneous adipose tissue [J]. Obesity (Silver Spring), 2016, 24(12): 2467 - 2470.

[155] DOHLMANN T L, HINDSO M, DELA F, et al. High-intensity interval training changes mitochondrial respiratory capacity differently in adipose tissue and skeletal muscle [J]. Physiological Reports, 2018, 6(18): e13857.

[156] BRANDAO C F C, DE CARVALHO F G, SOUZA A O, et al. Physical training, UCP1 expression, mitochondrial density, and coupling in adipose tissue from women with obesity [J]. Scandinavian Journal of Medicine and Science in Sports, 2019, 29(11): 1699 - 1706.

[157] TSILOULIS T, CAREY A L, BAYLISS J, et al. No evidence of white adipocyte browning after endurance exercise training in obese men [J]. International Journal of Obesity (2005), 2018, 42(4): 721 - 727.

[158] CAMERA D M, andERSON M J, HAWLEY J A, et al. Short-term endurance training does not alter the oxidative capacity of human subcutaneous adipose tissue [J]. European Journal of Applied Physiology, 2010, 109(2): 307 - 316.

[159] RONN T, VOLKOV P, TORNBERG A, et al. Extensive changes in the transcriptional profile of human adipose tissue including genes involved in oxidative phosphorylation after a 6-month exercise intervention [J]. Acta Physiologica (Oxford), 2014, 211(1): 188 - 200.

[160] KNUDSEN J G, MURHOLM M, CAREY A L, et al. Role of IL - 6 in exercise training- and cold-induced UCP1 expression in subcutaneous white adipose tissue [J]. PloS One, 2014, 9(1): e84910.

[161] CHI J, WU Z, CHOI C H J, et al. Three-dimensional adipose tissue imaging reveals regional variation in beige fat biogenesis and PRDM16 - dependent sympathetic neurite density [J]. Cell Metabolism, 2018, 27(1): 226 - 236.

[162] BOSTRÖM P, WU J, JEDRYCHOWSKI M P, et al. A PGC1 - α-dependent myokine that drives brown-fat-like development of white fat and thermogenesis [J]. Nature, 2012, 481 (7382): 463 - 468.

[163] CANNON B, NEDERGAARD J. Brown adipose tissue: function and physiological significance [J]. Physiological Reviews, 2004, 84(1): 277 - 359.

[164] LEHNIG A C, STANFORD K I. Exercise-induced adaptations to white and brown adipose tissue [J]. Journal of Experimental Biology, 2018, 221: 275.

[165] RANALLO R F, RHODES E C. Lipid metabolism during exercise [J]. Sports Medicine, 1998, 26(1): 29 - 42.

[166] FELDMAN B J, STREEPER R S, FARESE R V, JR., et al. Myostatin modulates adipogenesis to generate adipocytes with favorable metabolic effects [J]. Proceedings of the National Academy of Sciences of the United States of America, 2006, 103(42): 15675 - 15680.

[167] RAO R R, LONG J Z, WHITE J P, et al. Meteorin-like is a hormone that regulates immune-adipose interactions to increase beige fat thermogenesis [J]. Cell, 2014, 157(6): 1279 - 1291.

[168] CARRIERE A, JEANSON Y, BERGER-MULLER S, et al. Browning of white adipose cells by intermediate metabolites: an adaptive mechanism to alleviate redox pressure [J]. Diabetes, 2014, 63(10): 3253 - 3265.

[169] ROBERTS L D, BOSTROM P, O'SULLIVAN J F, et al. Beta-Aminoisobutyric acid induces browning of white fat and hepatic beta-oxidation and is inversely correlated with cardiometabolic

risk factors [J]. Cell Metabolism, 2014, 19(1): 96 - 108.

[170] CAO L, CHOI E Y, LIU X, et al. White to brown fat phenotypic switch induced by genetic and environmental activation of a hypothalamic-adipocyte axis [J]. Cell Metabolism, 2011, 14(3): 324 - 338.

[171] STANFORD K I, GOODYEAR L J. Exercise regulation of adipose tissue [J]. Adipocyte, 2016, 5(2): 153 - 162.

[172] NEDERGAARD J, CANNON B. The browning of white adipose tissue: some burning issues [J]. Cell Metabolism, 2014, 20(3): 396 - 407.

[173] FISCHER A W, CANNON B, NEDERGAARD J. Optimal housing temperatures for mice to mimic the thermal environment of humans: an experimental study [J]. Molecular Metabolism, 2018, 7: 161 - 170.

[174] FRONTINI A, VITALI A, PERUGINI J, et al. White-to-brown transdifferentiation of omental adipocytes in patients affected by pheochromocytoma [J]. Biochimica et Biophysica Acta, 2013, 1831(5): 950 - 959.

[175] SIDOSSIS L S, PORTER C, SARAF M K, et al. Browning of subcutaneous white adipose tissue in humans after severe adrenergic stress [J]. Cell Metabolism, 2015, 22(2): 219 - 227.

[176] NORHEIM F, LANGLEITE T M, HJORTH M, et al. The effects of acute and chronic exercise on PGC - 1alpha, irisin and browning of subcutaneous adipose tissue in humans [J]. The FEBS Journal, 2014, 281(3): 739 - 749.

[177] STINKENS R, BROUWERS B, JOCKEN J W, et al. Exercise training - induced effects on the abdominal subcutaneous adipose tissue phenotype in humans with obesity [J]. Journal of Applied Physiology, 2018, 125(5): 1585 - 1593.

[178] PEKKALA S, WIKLUND P K, HULMI J J, et al. Are skeletal muscle FNDC5 gene expression and irisin release regulated by exercise and related to health. [J]. Journal of Physiology, 2013, 591(21): 5393 - 5400.

[179] RASCHKE S, ELSEN M, GASSENHUBER H, et al. Evidence against a beneficial effect of irisin in humans [J]. PloS One, 2013, 8(9): e73680.

[180] BRENMOEHL J, ALBRECHT E, KOMOLKA K, et al. Irisin is elevated in skeletal muscle and serum of mice immediately after acute exercise [J]. International Journal of Biological Sciences, 2014, 10(3): 338 - 349.

[181] KRAEMER R R, SHOCKETT P, WEBB N D, et al. A transient elevated irisin blood concentration in response to prolonged, moderate aerobic exercise in young men and women [J]. Hormone and Metabolic Research, 2014, 46(2): 150 - 154.

[182] YAMASHITA H, YAMAMOTO M, SATO Y, et al. Effect of running training on uncoupling protein mRNA expression in rat brown adipose tissue [J]. International Journal of Biometeorology, 1993, 37(1): 61 - 64.

[183] LARUE-ACHAGIOTIS C, RIETH N, GOUBERN M, et al. Exercise-training reduces BAT thermogenesis in rats [J]. Physiology & Behavior, 1995, 57(5): 1013 - 1017.

[184] LEE P, LINDERMAN J D, SMITH S, et al. Irisin and FGF21 are cold-induced endocrine activators of brown fat function in humans [J]. Cell Metabolism, 2014, 19(2): 302 - 309.

[185] LEE C C, SHIH Y C, KANG M L, et al. Naa10p inhibits beige adipocyte-mediated thermogenesis through N-alpha-acetylation of Pgc1alpha [J]. Molecular Cell, 2019, 76(3): 500 - 515.

[186] XIE S, LI Y, TENG W, et al. Liensinine inhibits beige adipocytes recovering to white adipocytes through blocking mitophagy flux in vitro and in vivo [J]. Nutrients, 2019, 11(7): 128

[187] LU X, ALTSHULER-KEYLIN S, WANG Q, et al. Mitophagy controls beige adipocyte maintenance through a Parkin-dependent and UCP1-independent mechanism [J]. Science Signaling, 2018, 11(527): 165.

[188] JASPERS R T, ZILLIKENS M C, FRIESEMA E C, et al. Exercise, fasting, and mimetics: toward beneficial combinations. [J]. FASEB Journal, 2017, 31(1): 14 - 28.

[189] RABE K, LEHRKE M, PARHOFER K G, et al. Adipokines and insulin resistance [J]. Molecular Medicine, 2008, 14(11 - 12): 741 - 51.

[190] YAMAUCHI T, KAMON J, ITO Y, et al. Cloning of adiponectin receptors that mediate antidiabetic metabolic effects [J]. Nature, 2003, 423(6941): 762 - 769.

[191] IWABU M, YAMAUCHI T, OKADA-IWABU M, et al. Adiponectin and AdipoR1 regulate PGC - 1alpha and mitochondria by Ca(2+) and AMPK/SIRT1 [J]. Nature, 2010, 464(7293): 1313 - 1319.

[192] COLETTA D K, SRIWIJITKAMOL A, WAJCBERG E, et al. Pioglitazone stimulates AMP-activated protein kinase signalling and increases the expression of genes involved in adiponectin signalling, mitochondrial function and fat oxidation in human skeletal muscle in vivo: a randomised trial [J]. Diabetologia, 2009, 52(4): 723 - 732.

[193] SIRICO F, BIANCO A, D'ALICANDRO G, et al. Effects of physical exercise on adiponectin, leptin, and inflammatory markers in childhood obesity: systematic review and meta-analysis [J]. Childhood Obesity (Print), 2018, 14(4): 207 - 217.

[194] MOGHADASI M, MOHEBBI H, RAHMANI-NIA F, et al. High-intensity endurance training improves adiponectin mRNA and plasma concentrations [J]. European Journal of Applied Physiology, 2012, 112(4): 1207 - 1214.

[195] AZUMA K, KATSUKAWA F, OGUCHI S, et al. Correlation between serum resistin level and adiposity in obese individuals [J]. Obesity Research, 2003, 11(8): 997 - 1001.

[196] PRATESI A, TARANTINI F, DI BARI M. Skeletal muscle: an endocrine organ [J]. Clinical Cases in Mineral and Bone Metabolism, 2013, 10(1): 11 - 14.

[197] ZHANG Y, XIE C, WANG H, et al. Irisin exerts dual effects on browning and adipogenesis of human white adipocytes [J]. American Journal of Physiology Endocrinology and Metabolism, 2016, 311(2): E530 - E541.

[198] MAZUR-BIALY A I, BILSKI J, POCHEC E, et al. New insight into the direct anti-inflammatory activity of a myokine irisin against proinflammatory activation of adipocytes. Implication for exercise in obesity [J]. Journal of Physiology and Pharmacology, 2017, 68(2): 243 - 251.

[199] DONG J, DONG Y, DONG Y, et al. Inhibition of myostatin in mice improves insulin sensitivity via irisin-mediated cross talk between muscle and adipose tissues [J]. International Journal of Obesity (2005), 2016, 40(3): 434 - 442.

[200] LI H Z Y, WANG F, DONELAN W, et al. Effects of irisin on the differentiation and browning of human visceral white adipocytes [J]. American Journal of Translational Research, 2019, 11: 12.

[201] SANCHEZ-DELGADO G, MARTINEZ-TELLEZ B, OLZA J, et al. Role of exercise in the activation of brown adipose tissue [J]. Annals of Nutrition and Metabolism, 2015, 67(1): 21-32.

[202] DINAS P C, LAHART I M, TIMMONS J A, et al. Effects of physical activity on the link between PGC-1a and FNDC5 in muscle, circulating Irisin and UCP1 of white adipocytes in humans: a systematic review [J]. Food Research, 2017, 6: 286.

[203] DEFRONZO R A, FERRANNINI E, GROOP L, et al. Type 2 diabetes mellitus [J]. Nature Reviews. Disease Primers, 2015, 1: 15019.

[204] TURCOTTE L P, FISHER J S. Skeletal muscle insulin resistance: roles of fatty acid metabolism and exercise [J]. Physical Therapy, 2008, 88(11): 1279-1296.

[205] GLEESON M, BISHOP N C, STENSEL D J, et al. The anti-inflammatory effects of exercise: mechanisms and implications for the prevention and treatment of disease [J]. Nature Reviews: Immunology, 2011, 11(9): 607-615.

[206] SARGEANT J A, GRAY L J, BODICOAT D H, et al. The effect of exercise training on intrahepatic triglyceride and hepatic insulin sensitivity: a systematic review and meta-analysis [J]. Obesity Reviews, 2018, 19(10): 1446-1459.

[207] DORLING J, BROOM D R, BURNS S F, et al. Acute and chronic effects of exercise on appetite, energy intake, and appetite-related hormones: the modulating effect of adiposity, sex, and habitual physical activity [J]. Nutrients, 2018, 10(9): 1264.

[208] PRIEST C, TONTONOZ P. Inter-organ cross-talk in metabolic syndrome [J]. Nature Metabolism, 2019, 1(12): 1177-1188.

[209] WALTON R G, KOSMAC K, MULA J, et al. Human skeletal muscle macrophages increase following cycle training and are associated with adaptations that may facilitate growth [J]. Scientific Reports, 2019, 9(1): 969.

[210] KAWANISHI N, MIZOKAMI T, YANO H, et al. Exercise attenuates M1 macrophages and CD8+T cells in the adipose tissue of obese mice [J]. Medicine and Science in Sports and Exercise, 2013, 45(9): 1684-1693.

[211] LAURENS C, BERGOUIGNAN A, MORO C. Exercise-released myokines in the control of energy metabolism [J]. Frontiers in Physiology, 2020, 11: 1759.

[212] COLBERG S R, SIGAL R J, YARDLEY J E, et al. Physical activity/exercise and diabetes: a position statement of the American Diabetes Association [J]. Diabetes Care, 2016, 39(11): 2065-2079.

[213] BOULE N G, KENNY G P, HADDAD E, et al. Meta-analysis of the effect of structured exercise training on cardiorespiratory fitness in Type 2 diabetes mellitus [J]. Diabetologia, 2003, 46(8): 1071-1081.

[214] UMPIERRE D, RIBEIRO P A, SCHAAN B D, et al. Volume of supervised exercise training impacts glycaemic control in patients with type 2 diabetes: a systematic review with meta-regression analysis [J]. Diabetologia, 2013, 56(2): 242-251.

[215] CASTANEDA C, LAYNE J E, MUNOZ-ORIANS L, et al. A randomized controlled trial of resistance exercise training to improve glycemic control in older adults with type 2 diabetes [J]. Diabetes Care, 2002, 25(12): 2335-2341.

[216] SIGAL R J, KENNY G P, WASSERMAN D H, et al. Physical activity/exercise and type 2

diabetes: a consensus statement from the American Diabetes Association [J]. Diabetes Care, 2006, 29(6): 1433-1438.

[217] PAN B, GE L, XUN Y Q, et al. Exercise training modalities in patients with type 2 diabetes mellitus: a systematic review and network meta-analysis [J]. The International Journal of Behavioral Nutrition and Physical Activity, 2018, 15(1): 72.

[218] TJONNA A E, LEE S J, ROGNMO O, et al. Aerobic interval training versus continuous moderate exercise as a treatment for the metabolic syndrome: a pilot study [J]. Circulation, 2008, 118(4): 346 - 354.

[219] JELLEYMAN C, YATES T, O'DONOVAN G, et al. The effects of high-intensity interval training on glucose regulation and insulin resistance: a meta-analysis [J]. Obesity Reviews, 2015, 16(11): 942 - 961.

[220] VIANA R B, NAVES J P A, COSWIG V S, et al. Is interval training the magic bullet for fat loss. A systematic review and meta-analysis comparing moderate-intensity continuous training with high-intensity interval training (HIIT) [J]. British Journal of Sports Medicine, 2019, 53 (10): 655 - 664.

[221] IWAYAMA K, KURIHARA R, NABEKURA Y, et al. Exercise increases 24 - h fat oxidation only when it is performed before breakfast [J]. Medicine, 2015, 2(12): 2003 - 2009.

[222] ACHTEN J, GLEESON M, JEUKENDRUP A E. Determination of the exercise intensity that elicits maximal fat oxidation [J]. Medicine and Science in Sports and Exercise, 2002, 34(1): 92 - 97.

[223] VAN LOON L J, GREENHAFF P L, CONSTANTIN-TEODOSIU D, et al. The effects of increasing exercise intensity on muscle fuel utilisation in humans [J]. Journal of Physiology, 2001, 536: 295 - 304.

[224] ASTORINO T A. Is the ventilatory threshold coincident with maximal fat oxidation during submaximal exercise in women. [J]. Journal of Sports Medicine and Physical Fitness, 2000, 40 (3): 209 - 216.

第 10 章

运动延缓衰老的线粒体生物学基础

简单的原核生物似乎可以在无外界干扰的情况下拥有极长的寿命，而比它们进化水平更高级的真核生物却都被包裹在一个更复杂但的确会衰老并最终走向死亡的躯壳中。控制人类衰老和死亡的因素无疑是多重且复杂的。在此，我们着重关注的是一个非常吸引人的衰老相关因素，它可以追溯到大约 5 亿年前的未被人类见证的事件，这个事件当从一个原核生物进入一个真核细胞的故事讲起[1]。这种结合，我们称之为共生，最终导致入侵的原核生物在复杂的真核生物中进化成为现在的线粒体。很长一段时间以来，人们一直认为，我们会发生衰老和死亡可能与这段不确定是否真实存在的 5 亿年前的结合有关[2]。在此基础上，Denham Harman 在 20 世纪 50 年代提出了衰老的自由基理论。他推测，活性氧(ROS)的产生(他认为 ROS 来自线粒体)导致了受损蛋白质、脂质和核酸的积累，从而以某种方式导致多种衰老相关的疾病发生并加剧衰老进程[3]。线粒体 ROS 生成增加直接导致衰老的观点已经不受欢迎[4]，随之而来的是大量严谨且精彩的研究，揭示了线粒体生物学与衰老之间确切存在的一些密切联系[5-8]。在本章中，我们重点关注在骨骼肌水平线粒体生物学中那些可能与人类衰老高度相关的方面，以及体育运动是如何对这些过程进行调控的。

骨骼肌衰老导致氧化应激和线粒体功能障碍[9]。衰老骨骼肌中的线粒体质量控制系统失调，包括线粒体生物合成减少、线粒体动力学失衡和线粒体自噬受损[10-12]。因此，维持衰老骨骼肌线粒体质量控制系统稳态十分重要。

运动是改善衰老骨骼肌健康的有效非药物干预措施，但运动诱导骨骼肌线粒体适应的潜在机制尚不明确。研究表明，运动可以通过上调线粒体生物合成、改善线粒体动态平衡和促进线粒体自噬来促进骨骼肌线粒体健康[13-14]。表观遗传机制可以整合环境因素来调节基因表达。随着年龄的增长，骨骼肌线粒体相关基因的表观遗传标志物的改变会诱发线粒体功能障碍，导致骨骼肌功能下降[15-19]。运动可以改善衰老诱导的骨骼肌线粒体功能障碍[20-21]。运动是一种强有力的刺激，可诱导多种表观遗传标志发生变化。最近的证据表明，运动诱导的活性氧(ROS)作为表观遗传调节剂通过直接和(或)间接的方式调节骨骼肌线粒体相关基因的表观遗传修饰和蛋白质表达，从而维持线粒体稳态并促进骨骼肌健康[22-23]。

10.1 衰老诱导的骨骼肌线粒体功能障碍

在哺乳动物中，骨骼肌由不同类型的肌纤维组成。啮齿动物的骨骼肌由Ⅰ型、Ⅱa型、Ⅱx型和Ⅱb型肌纤维组成，而人体骨骼肌由Ⅰ型、Ⅱa型和Ⅱx型肌纤维组成[24-25]。Ⅰ型为慢收缩氧化型肌纤维，收缩速度慢且富含线粒体，氧化能力强，Ⅱa型肌纤维为收缩快且富含线粒体的氧化型肌纤维，Ⅱx与Ⅱb型肌纤维收缩快且线粒体较少，氧化能力弱，酵解能力强[26]。在雄性和雌性小鼠中发现了骨骼肌纤维类型分布的差异。雌性股外侧肌的Ⅰ型肌纤维较多，Ⅱa型和Ⅱd/x型肌纤维较少。这种性别差异也反映在大鼠和小鼠的研究中[27-28]。D. D'Amico等人[29]表明雌性小鼠比目鱼肌中的Ⅰ型肌纤维数量和EDI肌中的Ⅱa型肌纤维数量高于雄性小鼠。线粒体通过氧化磷酸化为骨骼肌收缩提供能量。线粒体对骨骼肌细胞的氧化还原调节和细胞存活也至关重要。早在2005年，科学家就将线粒体描述为将细胞功能与代谢和年龄联系起来的多功能信号中枢[30]。线粒体在细胞内和细胞外应激、表观遗传学和衰老的细胞稳态反应中起关键作用。线粒体功能障碍是衰老的标志[31]。骨骼肌线粒体功能会随年龄增长而发生变化，包括线粒体膜电位降低、ROS生成增加、线粒体酶活性改变和线粒体ATP合成能力降低等[10]。因此，线粒体靶向调控被认为是改善骨骼肌细胞功能的最具潜力的途径之一。有证据表明，通过靶向调节线粒体功能，可部分实现延缓衰老的目的[32]。

10.1.1 衰老相关的线粒体生物合成改变

骨骼肌的线粒体含量随着年龄的增长而降低，主要表现为线粒体数量和密度的减少以及线粒体mtDNA拷贝数和线粒体蛋白表达的减少[10]。PGC1α是调控线粒体生物合成和骨骼肌胰岛素敏感性的重要因子。PGC1α在老年小鼠骨骼肌中减少，在老年小鼠骨骼肌中过表达可使骨骼肌线粒体含量增加，肌球蛋白重链亚型出现新的平衡，线粒体自噬标志物水平增加，蛋白酶体标志物水平降低，这些变化与青年小鼠骨骼肌的分子特征相似[33]。S. Yang等人[34]指出，在24月龄的雄性老年小鼠骨骼肌中过表达PGC1α，可显著降低肌肉疲劳并有效预防肌肉减少症。因此，促进线粒体生物合成的调节可能是预防骨骼肌衰老的一个潜在靶点。

10.1.2 衰老相关的线粒体动力学改变

线粒体动力学平衡也是维持线粒体功能的重要因素。随着年龄增长，线粒体将出现动力学失衡和自噬异常[11]。J. Faitg等人[35]的研究表明，衰老大鼠比目鱼肌和腓肠肌的线粒体Drp1含量显著升高。T. Touvier等人[36]表明，Drp1在骨骼肌中的特异性过表达导致了线粒体网络重塑和mtDNA拷贝数减少，并且通过Drp1过表达可激活PKR/ eIF2/ FGF21途径，导致骨骼肌蛋白合成减少和生长激素途径下调。在小鼠中，对Drp1进行肌肉特异性敲除可导致严重的肌病表型，包括肌肉萎缩、肌无力、FOXO3 表达上调和萎缩相关泛素连接酶的下调，如肌肉萎缩 F-box 和肌肉环指蛋白 1 (MuRF1)表达[37]。此外，D. Sebastian 等人[38]发现，线粒体融合蛋白 2(Mfn2)在老年小鼠的骨骼肌中表达降低，敲除小鼠骨骼肌中的 Mfn2 可产生衰老相关特征，如线粒体自噬减少和线粒体功能降低。衰老诱导的 Mfn2 表达下降是与年龄变化相关的骨骼肌代谢紊乱和肌肉减少症发生的基础。C. Tezze 等人[39]的研究表明，视神经萎缩蛋白 1(OPA1)在老年小鼠的骨骼肌中显著减少，并且骨骼肌中 OPA1 的特异性敲除可抑制蛋白质合成并促进蛋白质降解及肌肉萎缩相关基因表达的上调，从而导致小鼠出现早衰表现。此外，衰老骨骼肌线粒体动力学失衡可能导致巨大线粒体的出现[40-41]。M. Navratil 等人[42]表明，巨大线粒体的出现与衰老骨骼肌中 OPA1 的减少有关，与 Mfn2 含量无关。运动可通过 ROS 调节骨骼肌线粒体动力学平衡，抑制线粒体肿胀和巨大线粒体的产生[43-45]。因此，线粒体动力学的靶向调控可能是预防骨骼肌衰老的一个潜在靶点。

10.1.3 衰老相关的线粒体自噬改变

随着年龄的增长，线粒体自噬受到损害，功能障碍的线粒体在小鼠骨骼肌中逐渐累积[12,46-47]。在衰老的骨骼肌中，线粒体自噬标志物的减少与线粒体质量和骨骼肌功能密切相关。J. P. Leduc-Gaudet 等人[48]的研究表明，老年小鼠骨骼肌中 Parkin 的含量显著降低。在小鼠体内过表达 Parkin 可抵消与衰老相关的肌肉减少症，上调 Akt/mTOR 途径，促进蛋白质合成，抑制蛋白降解，并引发骨骼肌肥大。敲除小鼠 Parkin 可导致肌肉力量下降和线粒体呼吸功能下降[49]。使用尿石素 A 上调线粒体自噬可改善秀丽隐杆线虫的线粒体呼吸能力、延长寿命，并减轻啮齿动物与衰老相关的骨骼肌功能障碍[50]。改善衰老骨骼肌的线粒体自噬可使线粒体生物合成增加，改善线粒体功能和骨骼肌健康[12]。因此，调控骨骼肌的线粒体自噬也是预防骨骼肌衰老的一个潜在靶点。

10.1.4 衰老相关的线粒体未折叠蛋白反应改变

线粒体未折叠蛋白反应(UPR^{mt})是一种高度保守的线粒体应激反应。UPR^{mt}最初在哺乳动物细胞中被发现，在秀丽隐杆线虫中得到进一步表征，其在衰老过程中起调节作用[51-52]。随着衰老程度的增加，UPR^{mt}的活化机制受到抑制[53-54]。A. V. Cordeiro 等人[55]的研究表明，60～70 岁男性骨骼肌 UPR^{mt}标志物的表达与多种线粒体代谢相关基因的表达及运动呈正相关。在老年小鼠的骨骼肌中，UPR^{mt}相关基因激活转录因子 4 (ATF4) 和酪蛋白水解蛋白酶 P 的 mRNA 水平显著降低，而运动则可以通过上调其表达量来激活 UPR^{mt}[55-56]。此外，H. Zhang 等人[57]的研究表明，在老年小鼠的肌肉干细胞中，UPR^{mt}标记基因 Hsp60、Hsp10 和酪蛋白水解蛋白酶 P 的蛋白表达降低，且 UPR^{mt}受到抑制。多项研究表明，在秀丽隐杆线虫、果蝇和小鼠中，通过激活 UPR^{mt}可以延长寿命[53,58-61]。总之，UPR^{mt}会随着年龄的增加而受到抑制，而运动通过激活衰老骨骼肌中的 UPR^{mt}来维持线粒体蛋白质稳态，从而延缓衰老或延长寿命。

10.1.5 衰老和运动对线粒体相关内质网膜的调控

目前，细胞器间的相互作用已经成为一个重要的研究课题，特别是线粒体与内质网(ER)之间的信号转导，它是决定细胞命运的重要因素。线粒相关内质网膜(mitochondria-associated endoplasmic reticulum membrane，MAM)在线粒体和ER之间的相互作用中至关重要[62]。MAM是由蛋白质相互作用绑定的内质网膜和线粒体的并置区，宽10~25 nm，在此区域内质网与线粒体并未完全融合，且都仍然保持着各自的细胞器特征[63]。MAM是重要的细胞内信号中枢，在Ca^{2+}稳态调节、氧化应激、未折叠蛋白反应和线粒体-内质网功能协调中发挥重要作用[64-65]。Ca^{2+}是骨骼肌中重要的信号分子，在骨骼肌纤维的兴奋与收缩耦联、线粒体代谢，以及维持细胞存活等方面发挥关键作用[37,66-67]。ER是细胞内主要的Ca^{2+}储存细胞器，线粒体内Ca^{2+}的积累很大程度上依赖于ER。MAM允许Ca^{2+}在两个细胞的细胞器之间快速转移[68]。线粒体内Ca^{2+}浓度的高低对ATP的生成过程有着重要的调控作用。线粒体Ca^{2+}积累通过诱导3种三羧酸循环脱氢酶的活性刺激有氧代谢[69]。因此，MAM能有效地将Ca^{2+}通量与细胞代谢途径相结合。此外，MAM还在线粒体形态调节中发挥关键作用。MAM中富含Drp1，在MAM的位点诱导线粒体分裂[70-71]。

衰老导致Ca^{2+}内环境稳态失衡及ROS生成的增加，并且Ca^{2+}信号和ROS信号通路相互重叠并相互作用[72]。活性氧可影响Ca^{2+}稳态，线粒体Ca^{2+}单向转运体(mitochondrial calcium uniporter，MCU)是主要的Ca^{2+}通道，由ROS通过97位半胱氨酸(cysteine 97，C97)的谷胱甘肽化作用调控。C97的氧化和突变增强了MCU通道的活性，导致线粒体内ROS和Ca^{2+}水平升高[73]。在缺血再灌注期间，氧化还原敏感蛋白CaMKⅡ被激活，通过MCU增加Ca^{2+}摄取，促进心肌死亡和mPTP开放[74]。研究表明，ER至线粒体Ca^{2+}信号转导缺陷会增加线粒体Ca^{2+}水平，引起氧化应激[75]。在生理条件下Ca^{2+}可减少ROS从复合物Ⅰ和复合物Ⅲ中泄漏，但在复合物阻塞期间则参与ROS的产生[76]。此外，线粒体Ca^{2+}摄取可能导致线粒体膜电位轻度降低，这可能通过改变线粒体内膜的pH梯度导致ROS产生增加[77]。总之，Ca^{2+}影响线粒体ROS的产生，而ROS信号又可调节蛋白质的活性以确保和控制细胞间Ca^{2+}的通量。

衰老细胞中MAM数量的减少会导致线粒体和内质网协调能力下降[78]。与衰老相关的ER含量降低可能导致MAM减少，从而导致线粒体自噬减少并引发线粒体功能障碍[78-79]。线粒体-内质网钙通量的改变也可影响小鼠的衰老进程。小鼠内质网钙通道肌醇1，4，5-三磷酸受体(inositol 1，4，5-triphosphate receptor，ITPR)的缺失降低了MAM年龄相关的改变[80]。Ca^{2+}可能是线粒体衰竭的引发剂，导致衰老过程中的突触缺陷和神经退化[81]。此外，M. Cherubini等人[82]证明，在亨廷顿病小鼠模型的纹状体中，异常Drp1介导的线粒体分裂可导致线粒体远离内质网并破坏线粒体-内质网的结合，从而导致Ca^{2+}外排缺陷和线粒体超氧化物的过度产生。上述证据表明，衰老可以导致 MAM 的变化，而 MAM 的靶向调节可能是潜在的延缓衰老以促进健康的目标。

最近的研究表明，规律运动可以通过调节 MAM 来促进健康。A. Merle 等人[83]的研究表明，有氧运动可以诱导发育调节，使 REDD1 的表达显著上调，线粒体-内质网相互作用减少。另一项研究证实，游泳训练可延长肌萎缩侧索硬化症(ALS)小鼠的寿命，同时伴有 MAM 成分的变化，如降低线粒体胆固醇含量和增强小凹蛋白-1 的表达[84]。运动还通过调节 Ca^{2+} 信号转导介导骨骼肌健康益处。Ca^{2+} 调节是 MAM 的主要功能之一，而运动可能通过改变 MAM 来改善 Ca^{2+} 稳态的调节。A. J. Cheng 等人[85]证明了运动可防止衰老过程中基质相互作用分子 1 (stromal-interacting molecule 1，STIM1) 和钙释放激活钙通道蛋白 1 (calcium release-activated calcium channel 1，ORAI1) 在内质网小管多聚体中的不当积聚，STIM1 和 ORAI1 是参与调控细胞内 Ca^{2+} 输入 (store-operated calcium entry，SOCE)的两种主要蛋白质，可通过 SOCE 维持衰老肌肉补充细胞内 Ca^{2+} 储备的能力。STIM1 是 ITPR 基因表达的阳性调节因子，而 ITPR 在 MAM 富集，参与 Ca^{2+} 稳态的调节[86-87]。上述证据表明，运动可能通过调节 MAM 效应介导运动的健康益处，并通过 MAM 效应调节 Ca^{2+} 稳态，最终促进线粒体稳态和骨骼肌健康。

10.1.6 衰老导致骨骼肌 NAD^+ 缺乏

衰老可能导致细胞 NAD^+ (SIRT 的底物)水平下降，这一发现来自对老年动物 SIRT 活性降低的观察[88-89]。转基因小鼠在年轻时过度表达 SIRT1，刺激胰岛素分泌并改善葡萄糖代谢，但随着小鼠年龄的增长，积极影响逐渐消失。随后的研究表明，SIRT1 活性会因 NAD^+ 降低而受到影响[89]。补充 NAD^+ 前体 NMN，可以通过 NMNAT 将 NMN 转化为 NAD^+，恢复 NAD^+ 并显著改善衰老效应。此后，许多研究证实，哺乳动物及几种无脊椎动物的 NAD^+ 水平随着年龄的增长而在肝脏、大脑和肌肉等组织和器官中下降[88,90-93]。在骨骼肌中，这种现象尤为显著[94-98]。

在活细胞中，NAD^+ 比 NADH 丰富得多[99]，可能是因为后者在正常生理条件下很容易被电子传递链(ETC) 转化为 NAD^+。因此，大多数研究以 NAD^+ 水平作为总细胞烟酰胺腺嘌呤二核苷酸库的指标。尽管细胞 NAD^+ 水平在老年时下降多达 80%[90-100]，但骨骼肌 NAD^+ 变化的程度尚不清楚，文献报道的数据也存在差异。A. P. Gomes 等人[88]的研究表明，6 月龄小鼠腓肠肌中的 NAD^+ 含量约为 230 pmol/mg 蛋白质。D. W. Frederic 等人[97]则表明，雄性和雌性小鼠的混合型后肢肌肉(股四头肌，腓肠肌和胫骨前肌)中的 NAD^+ 浓度约为 500 pmol/mg 肌肉组织。目前，尚不清楚应使用湿肌肉重量还是干肌肉重量来对 NAD^+ 浓度进行标准化。作者还表明，分离的骨骼肌线粒体中 NAD^+ 浓度在若干 nmol/mg 蛋白质的范围内浮动。在最近的一项研究中，D. Yeo 等人[101]对小鼠腓肠肌和股四头肌中的 NAD^+ 浓度进行了测量，得出了 250 pmol/mg 蛋白质的结果，与 A. P. Gomes 等人的结果相似[88]。

衰老的一个标志是线粒体数量和功能下降，表现为线粒体减少、代谢底物利用能力下降、线粒体氧耗和 ATP 产生减少以及 ROS 增加等[102-103]。然而，与衰老相关的线粒体质量和数量下降的机制尚不完全清楚。包括肌肉在内的组织器官在衰老进程中遭受 NAD^+ 池减少，这一发现似乎为长达数十年的衰老相关研究难题提供了新的见解。

随着年龄的增长，受 NAD^+ 水平降低影响最大的酶是 SIRT 家族，尤其是 SIRT1 和 SIRT3。尽管酶蛋白含量相对稳定，但 SIRT 的活性在衰老过程中却全面下降[104]。这种下降会直接影响其对 PGC1α 的去乙酰化能力，导致 TFAM 水平降低，而 TFAM 是激活线粒体生物合成的主要核因子[99]。SIRT1 通过 PGC1α 非依赖性但 HIF 依赖性途径激活线粒体酶表达[97]。此外，NAD^+ 降低会使线粒体 SIRT3 失活，而 SIRT3 的作用在于通过保持三羧酸循环中的酶适当去乙酰化来确保三羧酸循环的正常运转[105]。此外，较低的线粒体 NAD^+ 浓度可能会阻碍复合物Ⅰ氧化 NADH，并限制电子流过 ETC 的能力[106]。因此，NAD^+ 池受损可能参与了衰老引发线粒体稳态丧失的过程，这会导致肌肉功能丧失和肌肉减少。事实上，在最近的一项研究中，D. Yeo 等人[101]的研究表明，24 月龄小鼠的 NAD^+ 缺陷与小鼠后肢肌肉和心脏中多种蛋白质(如 PGC1α、GCN5、p65 和 SOD2)的乙酰化增加有关。有趣的是，相比年轻个体骨骼肌，SIRT1、SIRT3、SIRT5 和 SIRT6 的蛋白质水平在老年个体的骨骼肌内却上调。另有研究报道了 SIRT 活性随着年龄的增长而衰减，并直接将 SIRT 功能下降归因于 NAD^+ 缺陷[88-89,107]。这些数据强调了细胞 NAD^+ 在控制整体乙酰化状态方面的重要性。

老年个体中 NAD^+ 可用性降低的另一个严重后果是抗氧化机制受损，导致氧化应激和炎症增加，称为“炎性衰老”[108]。已知衰老骨骼肌线粒体会产生高水平的 ROS，但也可能由炎症引起[109-110]。降低的 NAD^+ 水平和 SIRT3 活性减弱了 SOD2 的去乙酰化，从而降低了其消除超氧阴离子的能力。乙酰化可增加 p65 的结合活性，p61 是促炎性细胞因子表达反式活化的关键步骤[104,111]。此外，NAD^+ 水平降低限制了 PARP 利用多聚 ADP 核糖修复衰老时发生的 DNA 损伤的能力[112-113]。

10.2 骨骼肌衰老过程中线粒体相关的表观遗传变化

表观遗传与衰老之间存在着复杂的关系，表观遗传修饰可以影响整个生命周期中的所有组织和细胞[114]。表观遗传修饰的改变如 DNA 甲基化和组蛋白修饰，已经成为衰老的标志[16]。

10.2.1 衰老相关的 DNA 甲基化改变

骨骼肌在整个生命周期中都在经历 DNA 甲基化变化[115-116]，而 DNA 甲基化作为衰老的标志，已被用作一种表观遗传时钟来预测生物体的生理年龄[117]。DNA 甲基化通过抑制转录过程来下调基因表达。运动通常会降低骨骼肌中的 DNA 甲基化水平，上调基因表达并促进骨骼肌的生理适应[21]。大量证据表明，通过靶向线粒体-蛋白质稳态轴可以延缓骨骼肌衰老。因此，编码线粒体相关蛋白的核基因和调节线粒体功能的基因 DNA 甲基化水平可能通过影响线粒体的质量或功能而导致骨骼肌衰老表型。C. A. Koczor 等人[118]发现衰老骨骼肌中 PGC1α 转录减少约 65%，同时伴随着 PGC1α mRNA 稳定性的降低，以及 PGC1α 的转录调节因子[包括核因子红细胞系 2 相关因子 2（Nrf2）、未分化胚胎细胞转录因子 1（undifferentiated embryonic cell transcription factor 1，UTF1）、ATF2 和阴阳 1（yin yang 1）]表达模式的改变。此外，在老化骨骼肌中发现核 DNA 甲基化水平升高，DNA 甲基转移酶（DNA methyltransferase，DNMT）3b 蛋白水平比年轻骨骼肌高 1.9 倍。因此，衰老可能通过增加 DNMT3b 表达、上调核基因组甲基化水平和下调 PGC1α 蛋白表达影响线粒体生物合成和骨骼肌健康[119]。此外，UPR^{mt} 也受 DNA 甲基化的调控。与正常组织相比，胶质瘤中 ATF5 启动子区的 DNA 甲基化水平降低，ATF5 mRNA 表达升高[120]。同样，在肝癌组织中，ATF5 启动子区高度甲基化，ATF5 mRNA 和蛋白表达水平下调[121]。线粒体稳态相关基因受 DNA 甲基化调控。衰老导致 DNA 甲基化改变，影响线粒体稳态相关基因表达，进而导致线粒体功能障碍。

10.2.2 组蛋白翻译后修饰的衰老相关改变

B. A. Benayoun 等人[18]总结了在不同生物衰老个体中（如秀丽隐杆线虫、果蝇、小鼠和人）发现的组蛋白翻译后修饰（histone posttranslational modification，hPTM）的变化，发现组蛋白修饰 H3K9me1、H4K20me2、H4K20me3 和 H3K4me3 在衰老个体中上调。相反，H3K9me2、H3K9me3、H4K27me3、H4K56ac 和 H4K16ac 在衰老个体中下调。同样，组蛋白甲基化修饰酶的靶向调节可通过对特定基因的组蛋白修饰来延长物种的寿命，如 SIRT1、SIRT6、SIR2 和 GCN5。相反，UTF1、Jumonji 结构域蛋白 2（Jumonji domain-containing protein 2，JMJD2）、赖氨酸特异性去甲基化酶 1（lysine-specific demethylase 1，LSD1）、SET9、SET15、血清抗原物质（serum antigenic substance，SAS）3 和 SAS2 的组蛋白甲基化修饰则引起寿命缩短[18]。上述证据表明，衰老与多种表观修饰酶和组蛋白修饰有关。P. Nagarajan 等人[19]的研究表明，组蛋白乙酰转移酶 1（histone acetyltransferase 1，HAT1）在老年小鼠骨骼肌中的表达降低，并发现 HAT1 敲除小鼠表现出与衰老相关表型的早发特征，如线粒体功能障碍和肌肉萎缩。考虑到线粒体与衰老之间不可分割的关系，可以假设核 DNA 编码的线粒体蛋白相关基因的组蛋白甲基化修饰也与骨骼肌衰老相关。此外，UPR^{mt} 的激活也受组蛋白修饰的调控。各种组蛋白修饰酶通过影响 UPR^{mt} 调节线粒体稳态和寿命，如组蛋白甲基转移酶微生物生态系统治疗剂-2 和核辅因子 lin-65[122]，组蛋白赖氨酸去甲基化酶 JMJD-1.2/PHF8 和 JMJD-3.1/JMJD3[123]，乙酰转移酶 CREB 结合蛋白 1[124]和组蛋白去乙酰化酶 1（histone deacetylase 1，HDAC1）[125]。这些发现表明，表观遗传机制可能在衰老诱导的 UPR^{mt} 激活抑制中起重要作用。因此，线粒体靶向的组蛋白修饰可能是改善线粒体稳态、促进骨骼肌健康的有效方法。

10.2.3 衰老相关的 miRNA 表达改变

随着年龄的增长，生物体中的微 RNA(miRNA)似乎存在差异表达或活性失调，因此 miRNA 有可能成为衰老标志物或衰老调节剂。早在 2008 年，M. J. Drummond 等人[126]通过研究表明，与年轻男性相比，老年男性的 pri-miR-1-1、pri-miR-1-2、pri-miR-133a-1 和 pri-miR-133a-2 表达升高。B. Jia 等人[127]同样发现 miR-133a、miR-133c、miR-192 和 miR-151-3p 可能在鹿骨骼肌的生长发育中发挥重要作用，miR-17-5p、miR-378b、miR-199a-5p 和 miR-7 可能在骨骼肌衰老中发挥关键作用。骨骼肌中丰富的 miR-133a 在骨骼肌线粒体功能及衰老过程中发挥重要作用。此外，miR-131a 还可调节肌肉的发育。小鼠骨骼肌中 miR-131a 的缺失会导致线粒体生物合成、基础代谢率和运动能力下降[128]。因此，miR-131a 可以通过影响线粒体生物发生和线粒体功能来介导衰老的发展。老年骨骼肌线粒体功能障碍也是肌肉减少症的重要危险因素[15]。K. Goljanek-Whysall 等人[12]确定 miR-181a 是线粒体动力学的内源性调节剂。在衰老过程中，miR-181a 的表达下调，导致异常线粒体增加并激活线粒体自噬相关蛋白，而 miR-181a 的过表达可防止 p62、DJ-1 和 PARK2 的累积，改善线粒体动力学和骨骼肌功能。多项研究证实，UPR^{mt}受 miRNA 调控。D. Dahlmans 等人[129]的研究表明，在 C2C12 肌管中沉默 miR-382 可诱导线粒体-核信号失衡并激活 UPR^{mt}。在缺血后心衰的心肌细胞中，miR-129-5p 和 miR-489 通过靶向 ATF5 和 LONP1 来调节 UPR^{mt}[130]。

总之，骨骼肌中的核 DNA 甲基化、组蛋白修饰和 miRNA 修饰具有随着年龄的增加而改变的趋势。这些表观遗传修饰水平的改变继而会通过下调线粒体数量和功能诱导骨骼肌功能障碍。研究证据表明，靶向和调控编码线粒体相关蛋白的核基因可以通过上调线粒体含量和功能来促进骨骼肌健康，预防骨骼肌衰老。

10.3 运动调控线粒体表观遗传修饰改善骨骼肌衰老

10.3.1 运动诱导的 DNA 甲基化改变

越来越多的证据表明，运动诱导的线粒体相关 DNA 甲基化在运动的健康益处中发挥重要作用。运动训练和 DNA 甲基化领域的研究表明，线粒体生物发生的主要调节因子是 PGC1α。早在 2012 年，R. Barres 等人[131]的研究表明，急性运动后比目鱼肌中 PGC1α、TFAM、肌细胞增强因子 2A（myocyte enhancer factor，MEF2A)和丙酮酸脱氢酶激酶 4(PDK4)的启动子甲基化显著降低，运动后 3 小时 *PPARδ* 基因出现延迟性低甲基化。S. Bajpeyi 等人[132]同样指出，在人类急性运动后观察到骨骼肌 PGC1α-260 CpG 位点去甲基化、PGC1α mRNA 表达上调和线粒体生物合成增加。D. J. Hunter 等人[133]表明，运动后 DNMT3a 和 DNMT3b mRNA 表达下降，全基因组 DNA 甲基化和 PGC1α 基因启动子甲基化程度降低。这些研究结果都表明，运动可以通过改变骨骼肌线粒体生物合成相关基因的DNA甲基化来影响线粒体生物合成。M. F. Maasar等人[134]发现，年轻男性运动员在运动30分钟后，AMPK、MAPK、蛋白结合、胰岛素和轴突导向通路相关基因甲基化减少，伴随PGC1α表达增加。此外，M. Rasmussen等人[135]表明，单次运动后20分钟，TFAM基因启动子的甲基化降低，TFAM mRNA水平升高。此外，L. Small等人[136]表明，在DNMT3a敲除小鼠的骨骼肌中，与肌肉发育相关的基因DNA甲基化降低。因此，我们假设运动可能通过下调DNMT的表达和降低线粒体相关基因的甲基化水平来上调线粒体生物合成，从而对骨骼肌健康有益。基于上述证据，运动可通过诱导骨骼肌线粒体相关DNA甲基化修饰模式的变化来调节线粒体数量、质量和功能，进而促进骨骼肌健康，预防骨骼肌衰老。

10.3.2 运动诱导的组蛋白翻译后修饰改变

运动可以影响基因表达，并通过调节组蛋白甲基化、乙酰化和泛素化等表观遗传修饰来调节线粒体功能。运动诱导的PGC1α基因表达不仅受DNA甲基化调控，还受组蛋白甲基化调控。T. L. Lochmann等人[137]表明，在小鼠急性运动模型中，PGC1α启动子转录活性标记H3K4me3在股四头肌中的水平增加了2～4倍，PGC1α mRNA水平增加。运动可通过增加PGC1α启动子的H3K4me3修饰、上调PGC1α蛋白表达并增加线粒体生物合成来改善骨骼肌健康。此外，运动还可以通过改变组蛋白乙酰化修饰来调节基因表达。关于运动诱导的SIRT1表达通过表观遗传修饰调节PGC1α的表达已有广泛报道。运动诱导的PGC1α表达可能受组蛋白去乙酰化酶(HDAC)调节[138]，运动通过增加NRF-1和MEF2A启动子的乙酰化，增加了NRF-1和MEF2A基因的表达[139]，并且在PGC1α基因启动子上观察到两个MEF2结合位点。MEF2是PGC1α的上游调节因子，上调PGC1α的表达[140]。此外，R. Masuzawa等人[141]发现大鼠急性运动后2小时，PGC1α近端启动子区组蛋白3乙酰化水平呈肌纤维类型依赖性升高，并伴有PGC1α mRNA水平升高。总之，这些将运动与线粒体相关基因组蛋白翻译后修饰联系起来的研究表明，运动诱导的线粒体相关基因组蛋白翻译后修饰的调节可能是运动诱导的骨骼肌适应性反应中的一个重要环节。

10.3.3 运动诱导的miRNA表达改变

除DNA甲基化和hPTM外，miRNA介导的表观遗传调控也可能通过转录后调控改变基因表达并影响蛋白质翻译过程。那些来源于骨骼肌或心肌的miRNA被称为肌小RNA(myomiRs)。目前，仅发现了7种与骨骼肌相关的肌动蛋白，即miR-1、miR-133a、miR-133b、miR-206(仅在骨骼肌中表达)、miR-208b、miR-486和miR-499，这些miRNA的表达水平取决于运动强度[142]。A. P. Russell等人[143]表明，运动不仅能上调肌小RNA的表达水平，还能增加miRNA成熟相关蛋白如Drosha、Dicer和exportin-5的表达。A. C. Rodrigues等人[144]的研究指出，miR-1过表达可激活pAMPK，上调PGC1α和CPT1b蛋白表达，改善骨骼肌线粒体生物合成和骨骼肌氧化代谢。Y. Nie等人[128]的研究表明，6周的耐力运动增加了野生型小鼠骨骼肌中miR-133a的水平，并上调了PGC1α、PGC1β、NRF-1和TFAM的表达。此外，研究人员发现，在miR-133a敲除小鼠中，运动诱导的心肌线粒体生物合成被阻断。这些结果表明miR-133在调节运动诱导的骨骼肌适应和健康中发挥重要作用。除肌小RNA外，运动还可通过调节其他类型miRNA的表达来调节线粒体。Y. Sun等人[145]表明，小鼠进行自主跑台运动8周后，腓肠肌中miR-494和miR-696显著降低，伴NRF-1 mRNA和PGC1α蛋白表达增加，提示运动可能通过调节miRNA表达来调节线粒体生物合成。J. Massart等人[146]表明，耐力运动后，人和小鼠骨骼肌中miR-19b-3p表达均增加。在小鼠骨骼肌中过度表达miR-19b-3p可上调AMPKα和线粒体复合物亚基表达，增加葡萄糖转运和氧化磷酸化[146]。

总之，运动可以通过DNA甲基化、hPTM、miRNA表达等基因修饰来调节线粒体含量和功能，从而维持骨骼肌健康，预防骨骼肌衰老。因此，不同类型的表观遗传修饰是预防骨骼肌衰老和治疗骨骼肌相关疾病的潜在靶点。

10.4 运动调控NAD^+池改善骨骼肌衰老

由于NAD^+在转移还原当量(通过NADH)以及支持线粒体生物合成和功能增强(通过SIRT1/PGC1α信号通路)中存在多方面作用，且维持NAD^+在保护Ca^{2+}稳态(通过CD38)和修复DNA氧化损伤(通过PARP-1)中也至关重要，因此NAD^+水平很可能在应激条件下的肌肉收缩期间出现变化。此外，骨骼肌是异质性组织，由不同类型的肌纤维构成，因此，肌纤维形态特性和代谢特征对衰老和运动的反应也不同。事实上，新的研究表明，急性和慢性运动都可以显著改变骨骼肌中的NAD^+稳态。此外，运动可能对衰老肌肉产生更显著的影响，由于营养环境变化、氧化应激和规律活动减少，衰老状态的骨骼肌正在面临各种挑战[147]。

10.4.1 NAD^+池对急性运动的反应

NAD^+是急性运动期间激活各种代谢途径所产生的代谢中间产物。当肌肉收缩的动力主要来自高强度运动期间的糖酵解时，甘油醛3-磷酸被甘油醛-3-磷酸脱氢酶(glyceraldehyde-3-phosphate dehydrogenase，GAPDH)氧化成3-磷酸甘油磷酸，在这一步NAD^+转化为NADH。由于细胞中O_2水平低，线粒体氧化磷酸化速率慢，NADH转运到线粒体中，ETC复合物Ⅰ(NADH还原酶)氧化率低。因此，NADH与丙酮酸反应形成乳酸，随后恢复胞质NAD^+池，以允许连续的糖酵解通量。肌肉内的NAD^+和NAD^+/NADH比值取决于运动强度，动物和人类之间以及肌纤维类型之间的反应不同[148]。此外，以前的研究大多集中在NADH而不是NAD^+水平上。运动强度大于75% VO_{2max}时，人类肌肉中NAD^+浓度峰值没有显著变化，甚至略显增加[149]。而在经历75%～100% VO_{2max}强度的运动后，Ⅰ型和Ⅱ型肌纤维的最大NAD^+水平和NAD^+/NADH比值均高于静息值，Ⅰ型肌纤维的NADH含量高于Ⅱ型肌纤维[148,150]。在高强度运动中，两种肌纤维的NADH增加表明相对于需求的氧气可用性降低。然而，在50% VO_{2max}的次中等强度运动后，线粒体ETC活性升高，肌肉总NADH浓度降低[151]。此外，40% VO_{2max}强度运动后，肌肉NADH主要在Ⅰ型肌纤维中降低，而在Ⅱ型肌纤维中未观察到NADH的显著变化[150]。

在一篇具有里程碑意义的论文中，Z. Gerhart-Hines等人[152]的研究证明，SIRT1是感知低葡萄糖浓度并激活PGC1α以促进线粒体生物发生和脂肪酸代谢所需的酶。他们发现补充NAM(NAD^+前体)，可以调节SIRT1反应。因此，目前普遍认为SIRT1活性可能受到NAD^+调控。一项研究表明，SIRT1对PGC1α的去乙酰化是NAD^+依赖性的，NAD^+水平升高与PGC1α去乙酰化相关[153]。此外，值得注意的是，PKA可以通过降低SIRT1对NAD^+的Km值来磷酸化SIRT1并提高SIRT1的催化活性[154]。因此，在相同的细胞NAD^+浓度下，由于酶动力学的改变，SIRT1活性可能在急性运动期间升高。这种改变的动力学曲线也可能减少SIRT1的NAD^+消耗，使其更有效地发挥作用。C. Canto等人[155]报道，急性游泳增加了小鼠骨骼肌中PGC1α和FOXO1的去乙酰化，使NAD^+水平增加，这与烟酰胺磷酸核糖基转移酶(nicotinamide phosphoribosyltransferase，NAMPT)的mRNA表达升高相吻合。有趣的是，运动的这些影响在AMPK敲除小鼠中未观察到，这表明AMPK是信号传输到SIRT1过程中的传感器。J. Brandauer等人[156]证实了这一发现，证明野生型小鼠急性跑台运动后3小时，腿部肌肉中的NAMPT mRNA表达升高，但这一现象在AMPKα2敲除小鼠中却没有出现。

如上所述，NAD^+的缺乏会损害骨骼肌功能，急性运动期间NAD^+消耗增加的压倒性证据表明，补充NAD^+或NAD^+前体可以改善NAD^+相关的多种信号通路，从而改善骨骼肌功能。然而，很少有研究报告补充NAD^+的“功能增进”效果。A. Kourtzidis等人[157]通过管饲法以300 mg/(kg・d)的剂量用烟酰胺核糖(nicotinamide ribose，NR)喂养大鼠21天，然后进行耐力测试。令人惊讶的是，补充NR导致耐力时间减少了30%。同一组研究者使用相同的饮食方案进行了随访研究，研究显示补充NR并无益处，反而导致红细胞抗氧化酶活性减弱，血液氧化应激增加，运动时有无氧代谢倾向[157]。这些数据证实了一个普遍的结论，即在年轻健康的状态下，代谢功能和骨骼肌功能或许并不受细胞中NAD^+水平的限制[99,104]。值得注意的是，几项为老年小鼠补充NAM的研究报告却显示，随着毛细血管血流量的增加，老年小鼠的耐力表现得到改善[158-159]。有趣的是，仅靠NAMPT过表达就能够增强小鼠的耐力表现，证明NAD^+可能挽救肌肉的代谢功能[160]。

10.4.2 NAD^+池对耐力运动的反应

与急性运动的影响相反，长期耐力运动似乎会增加细胞NAD^+水平，这一观点得到了动物和人类相关研究的支持。E. Koltai 等人[94]的研究表明，运动训练增加了年轻大鼠骨骼肌中的 NAD^+ 水平，并减轻了老年大鼠肌肉中的 NAD^+ 缺陷。作者还表示，训练后 SIRT1 的活性更高，整体蛋白乙酰化水平更低，尽管 SIRT1 蛋白含量随着年龄的增长而降低。他们将这种效应归因于训练过的肌肉中存在更高的 NAD^+ 含量。G. M. Uddin 等人[161]的研究显示，为期 6 周的跑步训练中，在最后 17 天注射 NMN (0.5g/kg 体重)的小鼠骨骼肌和肝脏中 NAD^+ 的含量增加，而在注射 PBS 缓冲液的小鼠其中未观察到训练效果。

耐力运动改善 NAD^+ 稳态的机制可能是多方面的，但大多数研究似乎指向 NAMPT 的诱导作用，NAMPT 是 NAD^+ 挽救途径中的限速酶[162]。NAMPT 在动物的各种组织中广泛表达，包括骨骼肌[163]。敲除 NAMPT 对于小鼠胚胎是致命的[164-165]。运动训练已被确定为提高骨骼肌 NAMPT 水平的有效刺激[156,160,166]。此外，与未经训练的运动员相比，接受耐力训练的运动员其骨骼肌 NAMPT 蛋白水平更高[167]。R. M. De Guia 等人[168]的研究表明，12 周的有氧训练使年轻人和老年人的 NAMPT 水平分别增加 12%和 28%，而骨骼肌中的 NAMPT 丰度与年龄呈高度负相关。此外，力量训练使年轻人和老年人的 NAMPT 丰度分别增加了 25%和 30%。D. A. Lamb 等人[169]报道，虽然中年男性股外侧肌的 NAD^+ 和 NADH 水平降低，但在训练后 NAD^+ 和 NADH 丰度及 SIRT 的活性升高了 1 倍，同时 NAMPT 蛋白含量和 SIRT1 活性适度增加。

啮齿动物和人类的耐力训练可提高 SIRT1 和 SIRT3 蛋白水平以及骨骼肌的去乙酰活性[94,170-171]。这种适应可能促进 NAMPT 的去乙酰化和活化[172]。此外，由于运动诱导的 NAMPT mRNA 表达上调在 AMPK 敲除小鼠中消失，因此骨骼肌中的 NAMPT 表达至少部分由 AMPK 调节[155-156]。在小鼠中，NAMPT 训练适应依赖于 AMPKα2，但与 PGC1α 无关[156]。

基于上述研究，耐力运动似乎能够维持甚至提高肌肉的 NAD^+ 水平，这主要基于 NAMPT 在回收由 SIRT 和 PARP-1 产生的 NAM 过程中的激活作用。绕过 NAMPT 的 NAD^+ 合成替代途径最近受到了相当大的关注。该途径利用饮食补充 NR，产生由肌肉特异性烟酰胺核苷激酶 2(nicotinamide riboside kinase 2，Nmrk2)催化的 NMN。NMN 可以通过 NMNAT 催化转化为 NAD^+，NMNAT 是一种在 Preiss-Handler 途径和挽救途径中起双重作用的酶[99]。NR 在临床试验中显示出高生物利用度和安全性，并已获得美国食品药品监督管理局(Food and Drug Adminstration，FDA)的 GRAS(generally recognized as safe)认证[173]。值得注意的是，NR 在保护老年个体的肌肉功能方面似乎更有效[57,174]，而敲除 Nmrk2 的小鼠未能提高骨骼肌中的 NAD^+ 水平以响应耐力训练[175]。R. Deloux 等人[176]证明，9 周的跑台训练对 Nmrk2 敲除的小鼠骨骼肌 NAD^+ 水平没有影响。在这种表型中，训练诱导的肌肉形态适应在很大程度上缺失，这表明 Nmrk2 在调节 NAD^+ 稳态和肌肉功能方面具有特殊作用。最近，B. M. Crisol 等人[177]研究了 NR 补充剂与运动训练相结合的效果。补充 NR 本身并没有改变动物的表现，但补充 NR 在训练后增加

了肌肉的 NAD^+ 水平。NMNAT3 蛋白水平与几种线粒体功能标志物呈正相关，与训练本身相比，训练与补充 NR 相结合提高了有氧表现，并提高了肌肉中 Ⅰ 型肌纤维的比例。

（张子怡）

参考文献

[1] SAGAN L. On the origin of mitosing cells [J]. Journal of Theoretical Biology，1967，14(3)：255 - 274.

[2] SPEAKMAN J R. Body size，energy metabolism and lifespan [J]. Journal of Experimental Biology，2005，208：1717 - 1730.

[3] HARMAN D. Aging：a theory based on free radical and radiation chemistry [J]. Journal of Gerontology，1956，11(3)：298 - 300.

[4] RISTOW M，SCHMEISSER S. Extending life span by increasing oxidative stress [J]. Free Radical Biology and Medicine，2011，51(2)：327 - 336.

[5] SEBASTIAN D，PALACIN M，ZORZANO A. Mitochondrial dynamics：coupling mitochondrial fitness with healthy aging [J]. Trends in Molecular Medicine，2017，23(3)：201 - 215.

[6] VAN DE VEN R A H，SANTOS D，HAIGIS M C. Mitochondrial sirtuins and molecular mechanisms of aging [J]. Trends in Molecular Medicine，2017，23(4)：320 - 331.

[7] KOROLCHUK V I，MIWA S，CARROLL B，et al. Mitochondria in cell senescence：is mitophagy the weakest link? [J]. EBioMedicine，2017，21：7 - 13.

[8] KAUPPILA T E S，KAUPPILA J H K，LARSSON N G. Mammalian mitochondria and aging：an update [J]. Cell Metabolism，2017，25(1)：57 - 71.

[9] KUJOTH G C，HIONA A，PUGH T D，et al. Mitochondrial DNA mutations，oxidative stress，and apoptosis in mammalian aging [J]. Science，2005，309(5733)：481 - 484.

[10] DISTEFANO G，GOODPASTER B H. Effects of exercise and aging on skeletal muscle [J]. Cold Spring Harbor Perspectives in Medicine，2018，8(3)：375.

[11] NO M H，HEO J W，YOO S Z，et al. Effects of aging and exercise training on mitochondrial function and apoptosis in the rat heart [J]. Pflügers Archiv. European Journal of Physiology，2020，472(2)：179 - 193.

[12] GOLJANEK-WHYSALL K，SORIANO-ARROQUIA A，MCCORMICK R，et al. miR-181a regulates p62/SQSTM1，parkin，and protein DJ-1 promoting mitochondrial dynamics in skeletal muscle aging [J]. Aging Cell，2020，19(4)：e13140.

[13] HOOD D A，MEMME J M，OLIVEIRA A N，et al. Maintenance of skeletal muscle mitochondria in health，exercise，and aging [J]. Annual Review of Physiology，2019，81：19 - 41.

[14] CARTEE G D，HEPPLE R T，BAMMAN M M，et al. Exercise promotes healthy aging of skeletal muscle [J]. Cell Metabolism，2016，23(6)：1034 - 1047.

[15] LIU Q，DENG J，QIU Y，et al. Non-coding RNA basis of muscle atrophy [J]. Molecular Therapy-Nucleic Acids，2021，26：1066 - 1078.

[16] GUERVILLE F，DE SOUTO BARRETO P，ADER I，et al. Revisiting the hallmarks of aging to identify markers of biological age [J]. Journal of Prevention of Alzheimers Disease，2020，7(1)：56 - 64.

[17] CARTER H N, PAULY M, TRYON L D, et al. Effect of contractile activity on PGC-1alpha transcription in young and aged skeletal muscle [J]. Journal of Applied Physiology (1985), 2018, 124(6): 1605-1615.
[18] BENAYOUN B A, POLLINA E A, BRUNET A. Epigenetic regulation of ageing: linking environmental inputs to genomic stability [J]. Nature Reviews: Molecular Cell Biology, 2015, 16 (10): 593-610.
[19] NAGARAJAN P, AGUDELO GARCIA P A, IYER C C, et al. Early-onset aging and mitochondrial defects associated with loss of histone acetyltransferase 1 (Hat1) [J]. Aging Cell, 2019, 18(5): e12992.
[20] SORRIENTO D, DI VAIA E, IACCARINO G. Physical exercise: a novel tool to protect mitochondrial health [J]. Frontiers in Physiology, 2021, 12: 660068.
[21] MCGEE S L, HARGREAVES M. Exercise adaptations: molecular mechanisms and potential targets for therapeutic benefit [J]. Nature Reviews: Endocrinology, 2020, 16(9): 495-505.
[22] KIETZMANN T, PETRY A, SHVETSOVA A, et al. The epigenetic landscape related to reactive oxygen species formation in the cardiovascular system [J]. British Journal of Pharmacology, 2017, 174(12): 1533-1554.
[23] DIMAURO I, PARONETTO M P, CAPOROSSI D. Exercise, redox homeostasis and the epigenetic landscape [J]. Redox Biol, 2020, 35: 101477.
[24] TSIKA R W, HERRICK R E, BALDWIN K M. Subunit composition of rodent isomyosins and their distribution in hindlimb skeletal muscles [J]. Journal of Applied Physiology (1985), 1987, 63(5): 2101-2110.
[25] SMERDU V, KARSCH-MIZRACHI I, CAMPIONE M, et al. Type Ⅱx myosin heavy chain transcripts are expressed in type Ⅱb fibers of human skeletal muscle [J]. American Journal of Physiology, 1994, 267(6 Pt 1): C1723-C1728.
[26] YAN Z, OKUTSU M, AKHTAR Y N, et al. Regulation of exercise-induced fiber type transformation, mitochondrial biogenesis, and angiogenesis in skeletal muscle [J]. Journal of Applied Physiology (1985), 2011, 110(1): 264-274.
[27] STARON R S, HAGERMAN F C, HIKIDA R S, et al. Fiber type composition of the vastus lateralis muscle of young men and women [J]. Journal of Histochemistry and Cytochemistry, 2000, 48(5): 623-629.
[28] BLOEMBERG D, QUADRILATERO J. Rapid determination of myosin heavy chain expression in rat, mouse, and human skeletal muscle using multicolor immunofluorescence analysis [J]. PloS One, 2012, 7(4): e35273.
[29] D'AMICO D, MARINO GAMMAZZA A, MACALUSO F, et al. Sex-based differences after a single bout of exercise on PGC1alpha isoforms in skeletal muscle: A pilot study [J]. The FASEB Journal, 2021, 35(2): e21328.
[30] WALLACE D C. A mitochondrial paradigm of metabolic and degenerative diseases, aging, and cancer: a dawn for evolutionary medicine [J]. Annual Review of Genetics, 2005, 39: 359-407.
[31] BORNSTEIN R, GONZALEZ B, JOHNSON S C. Mitochondrial pathways in human health and aging [J]. Mitochondrion, 2020, 54: 72-84.
[32] ZIMMERMANN A, MADREITER-SOKOLOWSKI C, STRYECK S, et al. Targeting the

mitochondria-proteostasis axis to delay aging [J]. Frontiers in Cell and Developmental Biology, 2021, 9: 656201.

[33] GARCIA S, NISSANKA N, MARECO E A, et al. Overexpression of PGC-1alpha in aging muscle enhances a subset of young-like molecular patterns [J]. Aging Cell, 2018, 17(2): 287.

[34] YANG S, LORO E, WADA S, et al. Functional effects of muscle PGC-1alpha in aged animals [J]. Skelet Muscle, 2020, 10(1): 14.

[35] FAITG J, LEDUC-GAUDET J P, REYNAUD O, et al. Effects of aging and caloric restriction on fiber type composition, mitochondrial morphology and dynamics in rat oxidative and glycolytic muscles [J]. Frontiers in Physiology, 2019, 10: 420.

[36] TOUVIER T, DE PALMA C, RIGAMONTI E, et al. Muscle-specific Drp1 overexpression impairs skeletal muscle growth via translational attenuation [J]. Cell Death & Disease, 2015, 6: e1663.

[37] FAVARO G, ROMANELLO V, VARANITA T, et al. DRP1-mediated mitochondrial shape controls calcium homeostasis and muscle mass [J]. Nature Communications, 2019, 10(1): 2576.

[38] SEBASTIAN D, SORIANELLO E, SEGALES J, et al. Mfn2 deficiency links age-related sarcopenia and impaired autophagy to activation of an adaptive mitophagy pathway [J]. EMBO Journal, 2016, 35(15): 1677-1693.

[39] TEZZE C, ROMANELLO V, DESBATS M A, et al. Age-associated loss of OPA1 in muscle impacts muscle mass, metabolic homeostasis, systemic inflammation, and epithelial senescence [J]. Cell Metabolism, 2017, 25(6): 1374-1389.

[40] BEREGI E, REGIUS O, HUTTL T, et al. Age-related changes in the skeletal muscle cells [J]. Zeitschrift für Gerontologie, 1988, 21(2): 83-86.

[41] BEREGI E, REGIUS O. Comparative morphological study of age related mitochondrial changes of the lymphocytes and skeletal muscle cells [J]. Acta Morphologica Hungarica, 1987, 35(3-4): 219-224.

[42] NAVRATIL M, TERMAN A, ARRIAGA E A. Giant mitochondria do not fuse and exchange their contents with normal mitochondria [J]. Experimental Cell Research, 2008, 314(1): 164-172.

[43] TAGHIZADEH G, POURAHMAD J, MEHDIZADEH H, et al. Protective effects of physical exercise on MDMA-induced cognitive and mitochondrial impairment [J]. Free Radical Biology and Medicine, 2016, 99: 11-19.

[44] FLIS D J, OLEK R A, KACZOR J J, et al. Exercise-induced changes in caveolin-1, depletion of mitochondrial cholesterol, and the inhibition of mitochondrial swelling in rat skeletal muscle but not in the liver [J]. Oxidative Medicine and Cellular Longevity, 2016, 2016: 3620929.

[45] OLIVEIRA A N, RICHARDS B J, SLAVIN M, et al. Exercise is muscle mitochondrial medicine [J]. Exercise and Sport Sciences Reviews, 2021, 49(2): 67-76.

[46] CARTER H N, KIM Y, ERLICH A T, et al. Autophagy and mitophagy flux in young and aged skeletal muscle following chronic contractile activity [J]. The Journal of physiology, 2018, 596(16): 3567-3584.

[47] CHEN C C W, ERLICH A T, CRILLY M J, et al. Parkin is required for exercise-induced mitophagy in muscle: impact of aging [J]. American Journal of Physiology-Endocrinology and Metabolism, 2018, 315(3): E404-E15.

[48] LEDUC-GAUDET J P, REYNAUD O, HUSSAIN S N, et al. Parkin overexpression protects

from ageing-related loss of muscle mass and strength [J]. Journal of Physiology, 2019, 597(7): 1975 - 1991.
[49] GOUSPILLOU G, GODIN R, PIQUEREAU J, et al. Protective role of Parkin in skeletal muscle contractile and mitochondrial function [J]. Journal of Physiology, 2018, 596(13): 2565 - 2579.
[50] RYU D, MOUCHIROUD L, ANDREUX P A, et al. Urolithin A induces mitophagy and prolongs lifespan in C. elegans and increases muscle function in rodents [J]. Nature Medicine, 2016, 22(8): 879 - 888.
[51] MARTINUS R D, GARTH G P, WEBSTER T L, et al. Selective induction of mitochondrial chaperones in response to loss of the mitochondrial genome [J]. European Journal of Biochemistry, 1996, 240(1): 98 - 103.
[52] ZHAO Q, WANG J, LEVICHKIN I V, et al. A mitochondrial specific stress response in mammalian cells [J]. EMBO Journal, 2002, 21(17): 4411 - 4419.
[53] DURIEUX J, WOLFF S, DILLIN A. The cell-non-autonomous nature of electron transport chain-mediated longevity [J]. Cell, 2011, 144(1): 79 - 91.
[54] SONG J, ZHANG Z, DONG Z, et al. MicroRNA-122 - 5p Aggravates angiotensin Ⅱ-mediated myocardial fibrosis and dysfunction in hypertensive rats by regulating the Elabela/Apelin-APJ and ACE2 - GDF15 - porimin signaling [J]. Journal of Cardiovascular Translational Research, 2022, 2022: 2879.
[55] CORDEIRO A V, PERUCA G F, BRAGA R R, et al. High-intensity exercise training induces mitonuclear imbalance and activates the mitochondrial unfolded protein response in the skeletal muscle of aged mice [J]. Geroscience, 2021, 43(3): 1513 - 1518.
[56] CORDEIRO A V, BRICOLA R S, BRAGA R R, et al. Aerobic exercise training induces the mitonuclear imbalance and UPRmt in the skeletal muscle of aged mice [J]. Journals of Gerontology. Series A: Biological Sciences and Medical Sciences, 2020, 75(12): 2258 - 2261.
[57] ZHANG H, RYU D, WU Y, et al. NAD(+) repletion improves mitochondrial and stem cell function and enhances life span in mice [J]. Science, 2016, 352(6292): 1436 - 1443.
[58] LIU X, JIANG N, HUGHES B, et al. Evolutionary conservation of the clk - 1 - dependent mechanism of longevity: loss of mclk1 increases cellular fitness and lifespan in mice [J]. Genes and Development, 2005, 19(20): 2424 - 2434.
[59] HOUTKOOPER R H, MOUCHIROUD L, RYU D, et al. Mitonuclear protein imbalance as a conserved longevity mechanism [J]. Nature, 2013, 497(7450): 451 - 457.
[60] JENSEN M B, JASPER H. Mitochondrial proteostasis in the control of aging and longevity [J]. Cell Metabolism, 2014, 20(2): 214 - 225.
[61] AUWERX J, LI T Y. A conserved role of CBP/p300 in mitochondrial stress response and longevity [J]. The FASEB Journal, 2020, 34(S1): 1 - 17.
[62] WANG N, WANG C, ZHAO H, et al. The MAMs structure and its role in cell death [J]. Cells, 2021, 10(3): 298.
[63] CSORDAS G, RENKEN C, VARNAI P, et al. Structural and functional features and significance of the physical linkage between ER and mitochondria [J]. Journal of Cell Biology, 2006, 174(7): 915 - 921.
[64] YU H, SUN C, GONG Q, et al. Mitochondria-associated endoplasmic reticulum membranes in

breast cancer [J]. Frontiers in Cell and Developmental Biology, 2021, 9: 629669.

[65] SILVA-PALACIOS A, ZAZUETA C, PEDRAZA-CHAVERRI J. ER membranes associated with mitochondria: Possible therapeutic targets in heart-associated diseases [J]. Pharmacological Research, 2020, 156: 104758.

[66] JUNGBLUTH H, TREVES S, ZORZATO F, et al. Congenital myopathies: disorders of excitation-contraction coupling and muscle contraction [J]. Nature Reviews Neurology, 2018, 14 (3): 151 - 167.

[67] CARDENAS C, MILLER R A, SMITH I, et al. Essential regulation of cell bioenergetics by constitutive InsP3 receptor Ca^{2+} transfer to mitochondria [J]. Cell, 2010, 142(2): 270 - 283.

[68] FILIPPIN L, MAGALHAES P J, DI BENEDETTO G, et al. Stable interactions between mitochondria and endoplasmic reticulum allow rapid accumulation of calcium in a subpopulation of mitochondria [J]. Journal of Biological Chemistry, 2003, 278(40): 39224 - 39234.

[69] GHERARDI G, MONTICELLI H, RIZZUTO R, et al. The mitochondrial Ca^{2+} uptake and the fine-tuning of aerobic metabolism [J]. Frontiers in Physiology, 2020, 11: 554904.

[70] FRIEDMAN J R, LACKNER L L, WEST M, et al. ER tubules mark sites of mitochondrial division [J]. Science, 2011, 334(6054): 358 - 362.

[71] SAOTOME M, SAFIULINA D, SZABADKAI G, et al. Bidirectional Ca^{2+}-dependent control of mitochondrial dynamics by the Miro GTPase [J]. Proceedings of the National Academy of Sciences of the United States of America, 2008, 105(52): 20728 - 20733.

[72] MADREITER-SOKOLOWSKI C T, THOMAS C, RISTOW M. Interrelation between ROS and Ca^{2+} in aging and age-related diseases [J]. Redox Biology, 2020, 36: 101678.

[73] DONG Z, SHANMUGHAPRIYA S, TOMAR D, et al. Mitochondrial Ca^{2+} uniporter is a mitochondrial luminal redox sensor that augments MCU channel activity [J]. Molecular Cell, 2017, 65(6): 1014 - 28 e7.

[74] JOINER M L, KOVAL O M, LI J, et al. CaMKⅡ determines mitochondrial stress responses in heart [J]. Nature, 2012, 491(7423): 269 - 273.

[75] ASHKAVAND Z, SARASIJA S, RYAN K C, et al. Corrupted ER-mitochondrial calcium homeostasis promotes the collapse of proteostasis [J]. Aging Cell, 2020, 19(1): e13065.

[76] CADENAS E, BOVERIS A. Enhancement of hydrogen peroxide formation by protophores and ionophores in antimycin-supplemented mitochondria [J]. Biochemical Journal, 1980, 188(1): 31 - 37.

[77] BROOKES P S, YOON Y, ROBOTHAM J L, et al. Calcium, ATP, and ROS: a mitochondrial love-hate triangle [J]. American Journal of Physiology: Cell Physiology, 2004, 287(4): C817 - C833.

[78] GIL-HERNANDEZ A, SILVA-PALACIOS A. Relevance of endoplasmic reticulum and mitochondria interactions in age-associated diseases [J]. Ageing Research Reviews, 2020, 64: 101193.

[79] PALIKARAS K, LIONAKI E, TAVERNARAKIS N. Coordination of mitophagy and mitochondrial biogenesis during ageing in C. elegans [J]. Nature, 2015, 521(7553): 525 - 528.

[80] ZIEGLER D V, VINDRIEUX D, GOEHRIG D, et al. Calcium channel ITPR2 and mitochondria-ER contacts promote cellular senescence and aging [J]. Nature Communications, 2021, 12 (1): 720.

[81] MULLER M, AHUMADA-CASTRO U, SANHUEZA M, et al. Mitochondria and calcium

regulation as basis of neurodegeneration associated with aging [J]. Frontiers in Neuroscience, 2018, 12: 470.

[82] CHERUBINI M, LOPEZ-MOLINA L, GINES S. Mitochondrial fission in Huntington's disease mouse striatum disrupts ER-mitochondria contacts leading to disturbances in Ca^{2+} efflux and reactive oxygen species (ROS) homeostasis [J]. Neurobiology of Disease, 2020, 136: 104741.

[83] MERLE A, JOLLET M, BRITTO F A, et al. Endurance exercise decreases protein synthesis and ER-mitochondria contacts in mouse skeletal muscle [J]. Journal of Applied Physiology (1985), 2019, 127(5): 1297 - 1306.

[84] FLIS D J, DZIK K, KACZOR J J, et al. Swim training modulates skeletal muscle energy metabolism, oxidative stress, and mitochondrial cholesterol content in amyotrophic lateral sclerosis mice [J]. Oxidative Medicine and Cellular Longevity, 2018, 2018: 5940748.

[85] CHENG A J, PLACE N, WESTERBLAD H. Molecular basis for exercise-induced fatigue: the importance of strictly controlled cellular Ca^{2+} handling [J]. Cold Spring Harbor Perspectives in Medicine, 2018, 8(2): 281.

[86] PATERGNANI S, SUSKI J M, AGNOLETTO C, et al. Calcium signaling around mitochondria associated membranes (MAMs) [J]. Cell Communication and Signaling, 2011, 9: 19.

[87] RIZZUTO R, MARCHI S, BONORA M, et al. Ca^{2+} transfer from the ER to mitochondria: when, how and why [J]. Biochimica et Biophysica Acta, 2009, 1787(11): 1342 - 1351.

[88] GOMES A P, PRICE N L, LING A J, et al. Declining NAD^+ induces a pseudohypoxic state disrupting nuclear-mitochondrial communication during aging [J]. Cell, 2013, 155(7): 1624 - 1638.

[89] RAMSEY K M, MILLS K F, SATOH A, et al. Age-associated loss of Sirt1 - mediated enhancement of glucose-stimulated insulin secretion in beta cell-specific Sirt1 - overexpressing (BESTO) mice [J]. Aging Cell, 2008, 7(1): 78 - 88.

[90] BRAIDY N, GUILLEMIN G J, MANSOUR H, et al. Age related changes in NAD^+ metabolism oxidative stress and Sirt1 activity in wistar rats [J]. PloS One, 2011, 6(4): e19194.

[91] PUGH T D, CONKLIN M W, EVANS T D, et al. A shift in energy metabolism anticipates the onset of sarcopenia in rhesus monkeys [J]. Aging Cell, 2013, 12(4): 672 - 681.

[92] STEIN L R, IMAI S. Specific ablation of Nampt in adult neural stem cells recapitulates their functional defects during aging [J]. EMBO Journal, 2014, 33(12): 1321 - 1340.

[93] YOSHINO J, MILLS K F, YOON M J, et al. Nicotinamide mononucleotide, a key NAD^+ intermediate, treats the pathophysiology of diet-and age-induced diabetes in mice [J]. Cell Metabolism, 2011, 14(4): 528 - 536.

[94] KOLTAI E, SZABO Z, ATALAY M, et al. Exercise alters SIRT1, SIRT6, NAD and NAMPT levels in skeletal muscle of aged rats [J]. Mechanisms of Ageing and Development, 2010, 131 (1): 21 - 28.

[95] SCHULTZ M B, SINCLAIR D A. Why NAD^+ declines during aging: it's destroyed [J]. Cell Metabolism, 2016, 23(6): 965 - 966.

[96] CAMACHO-PEREIRA J, TARRAGO M G, CHINI C C S, et al. CD38 dictates age-related NAD decline and mitochondrial dysfunction through an SIRT3-dependent mechanism [J]. Cell Metabolism, 2016, 23(6): 1127 - 1139.

[97] FREDERICK D W, LORO E, LIU L, et al. Loss of NAD homeostasis leads to progressive and

reversible degeneration of skeletal muscle [J]. Cell Metabolism, 2016, 24(2): 269 - 282.

[98] TARRAGO M G, CHINI C C S, KANAMORI K S, et al. A potent and specific CD38 inhibitor ameliorates age-related metabolic dysfunction by reversing tissue NAD+ decline [J]. Cell Metabolism, 2018, 27(5): 1081 - 1095.

[99] VERDIN E. NAD+ in aging, metabolism, and neurodegeneration [J]. Science, 2015, 350 (6265): 1208 - 1213.

[100] BRAIDY N, POLJAK A, GRANT R, et al. Mapping NAD+ metabolism in the brain of ageing Wistar rats: potential targets for influencing brain senescence [J]. Biogerontology, 2014, 15 (2): 177 - 198.

[101] YEO D, KANG C, JI L L. Aging alters acetylation status in skeletal and cardiac muscles [J]. Geroscience, 2020, 42(3): 963 - 976.

[102] WALLACE D C. Mitochondrial DNA mutations in disease and aging [J]. Environmental and Molecular Mutagenesis, 2010, 51(5): 440 - 450.

[103] LANZA I R, NAIR K S. Mitochondrial function as a determinant of life span [J]. Pflügers Archiv. European Journal of Physiology, 2010, 459(2): 277 - 289.

[104] IMAI S, GUARENTE L. NAD+ and sirtuins in aging and disease [J]. Trends in Cell Biology, 2014, 24(8): 464 - 471.

[105] LOMBARD D B, ALT F W, CHENG H L, et al. Mammalian Sir2 homolog SIRT3 regulates global mitochondrial lysine acetylation [J]. Molecular and Cellular Biology, 2007, 27(24): 8807 - 8814.

[106] HIRSCHEY M D, SHIMAZU T, GOETZMAN E, et al. SIRT3 regulates mitochondrialfatty-acid oxidation by reversible enzyme deacetylation [J]. Nature, 2010, 464(7285): 121 - 125.

[107] CHANG H C, GUARENTE L. SIRT1 mediates central circadian control in the SCN by a mechanism that decays with aging [J]. Cell, 2013, 153(7): 1448 - 1460.

[108] CHINI C C S, TARRAGO M G, CHINI E N. NAD and the aging process: Role in life, death and everything in between [J]. Molecular and Cellular Endocrinology, 2017, 455: 62 - 74.

[109] JI L L. Redox signaling in skeletal muscle: role of aging and exercise [J]. Advances in Physiology Education, 2015, 39(4): 352 - 359.

[110] JI L L, KANG C, ZHANG Y. Exercise-induced hormesis and skeletal muscle health [J]. Free Radical Biology and Medicine, 2016, 98: 113 - 122.

[111] KAWAHARA T L, MICHISHITA E, ADLER A S, et al. SIRT6 links histone H3 lysine 9 deacetylation to NF - kappaB - dependent gene expression and organismal life span [J]. Cell, 2009, 136(1): 62 - 74.

[112] FANG E F, KASSAHUN H, CROTEAU D L, et al. NAD(+) replenishment improves lifespan and healthspan in ataxia telangiectasia models via mitophagy and DNA repair [J]. Cell Metabolism, 2016, 24(4): 566 - 581.

[113] FOUQUEREL E, SOBOL R W. ARTD1 (PARP1) activation and NAD(+) in DNA repair and cell death [J]. DNA Repair (Amst), 2014, 23: 27 - 32.

[114] TALENS R P, CHRISTENSEN K, PUTTER H, et al. Epigenetic variation during the adult lifespan: cross - sectional and longitudinal data on monozygotic twin pairs [J]. Aging Cell, 2012, 11(4): 694 - 703.

[115] TURNER D C, GORSKI P P, MAASAR M F, et al. DNA methylation across the genome in

aged human skeletal muscle tissue and muscle - derived cells: the role of HOX genes and physical activity [J]. Scientific Reports, 2020, 10(1): 15360.

[116] SAILANI M R, HALLING J F, MOLLER H D, et al. Lifelong physical activity is associated with promoter hypomethylation of genes involved in metabolism, myogenesis, contractile properties and oxidative stress resistance in aged human skeletal muscle [J]. Scientific Reports, 2019, 9(1): 3272.

[117] HORVATH S, RAJ K. DNA methylation - based biomarkers and the epigenetic clock theory of ageing [J]. Nature Reviews. Genetics, 2018, 19(6): 371 - 384.

[118] KOCZOR C A, LUDLOW I, FIELDS E, et al. Mitochondrial polymerase gamma dysfunction and aging cause cardiac nuclear DNA methylation changes [J]. Physiological Genomics, 2016, 48(4): 274 - 280.

[119] RAWAT P S, JAISWAL A, KHURANA A, et al. Doxorubicin - induced cardiotoxicity: an update on the molecular mechanism and novel therapeutic strategies for effective management [J]. Biomedicine and Pharmacotherapy, 2021, 139: 111708.

[120] HUA X M, WANG J, QIAN D M, et al. DNA methylation level of promoter region of activating transcription factor 5 in glioma [J]. Journal of Zhejiang University. Science. B, 2015, 16(9): 757 - 762.

[121] GAO F, XIA Y, WANG J, et al. Integrated analyses of DNA methylation and hydroxymethylation reveal tumor suppressive roles of ECM1, ATF5, and EOMES in human hepatocellular carcinoma [J]. Genome Biology, 2014, 15(12): 533.

[122] TIAN Y, GARCIA G, BIAN Q, et al. Mitochondrial stress induces chromatin reorganization to promote longevity and UPR(mt) [J]. Cell, 2016, 165(5): 1197 - 1208.

[123] MERKWIRTH C, JOVAISAITE V, DURIEUX J, et al. Two conserved histonedemethylases regulate mitochondrial stress - induced longevity [J]. Cell, 2016, 165(5): 1209 - 1223.

[124] LI T Y, SLEIMAN M B, LI H, et al. The transcriptional coactivator CBP/p300 is an evolutionarily conserved node that promotes longevity in response to mitochondrial stress [J]. Nature Aging, 2021, 1(2): 165 - 178.

[125] SHAO L W, PENG Q, DONG M, et al. Histone deacetylase HDA - 1 modulates mitochondrial stress response and longevity [J]. Nature Communications, 2020, 11(1): 4639.

[126] DRUMMOND M J, MCCARTHY J J, FRY C S, et al. Aging differentially affects human skeletal muscle microRNA expression at rest and after an anabolic stimulus of resistance exercise and essential amino acids [J]. American Journal of Physiology: Endocrinology and Metabolism, 2008, 295(6): E1333 - E1340.

[127] JIA B, LIU Y, LI Q, et al. Altered miRNA and mRNA expression in sika deer skeletal muscle with age [J]. Genes (Basel), 2020, 11(2): 298.

[128] NIE Y, SATO Y, WANG C, et al. Impaired exercise tolerance, mitochondrial biogenesis, and muscle fiber maintenance in miR - 133a - deficient mice [J]. The FASEB Journal, 2016, 30(11): 3745 - 3758.

[129] DAHLMANS D, HOUZELLE A, ANDREUX P, et al. MicroRNA - 382 silencing induces a mitonuclear protein imbalance and activates the mitochondrial unfolded protein response in muscle cells [J]. Journal of Cellular Physiology, 2019, 234(5): 6601 - 6610.

[130] MORELLI M, WANG X, MATARESE A, et al. Dual microrna - targeting rescues the impaired mitochondrial unfolded protein response in heart failure [J]. Circulation, 2019, 140 (Suppl): A16384 - A.

[131] BARRES R, YAN J, EGAN B, et al. Acute exercise remodels promoter methylation in human skeletal muscle [J]. Cell Metabolism, 2012, 15(3): 405 - 411.

[132] BAJPEYI S, COVINGTON J D, TAYLOR E M, et al. Skeletal muscle PGC1alpha - 1 nucleosome position and - 260 nt DNA methylation determine exercise response and prevent ectopic lipid accumulation in men [J]. Endocrinology, 2017, 158(7): 2190 - 2199.

[133] HUNTER D J, JAMES L, HUSSEY B, et al. Impact of aerobic exercise and fatty acid supplementation on global and gene - specific DNA methylation [J]. Epigenetics, 2019, 14(3): 294 - 309.

[134] MAASAR M F, TURNER D C, GORSKI P P, et al. The comparative methylome and transcriptome after change of direction compared to straight line running exercise in human skeletal muscle [J]. Frontiers in Physiology, 2021, 12: 619447.

[135] RASMUSSEN M, ZIERATH J R, BARRES R. Dynamic epigenetic responses to muscle contraction [J]. Drug Discovery Today, 2014, 19(7): 1010 - 1014.

[136] SMALL L, INGERSLEV L R, MANITTA E, et al. Ablation of DNA - methyltransferase 3A in skeletal muscle does not affect energy metabolism or exercise capacity [J]. Plos Genetics, 2021, 17(1): e1009325.

[137] LOCHMANN T L, THOMAS R R, BENNETT J P, et al. Epigenetic modifications of the PGC - 1alpha promoter during exercise induced expression in mice [J]. PloS One, 2015, 10(6): e0129647.

[138] JOSEPH J S, ANAND K, MALINDISA S T, et al. Exercise, CaMK Ⅱ, and type 2 diabetes [J]. Experimental and Clinical Sciences Journal, 2021, 20: 386 - 399.

[139] JOSEPH J S, AYELESO A O, MUKWEVHO E. Exercise increases hyper - acetylation ofhistones on the Cis-element of NRF - 1 binding to the Mef2a promoter: implications on type 2 diabetes [J]. Biochemical and Biophysical Research Communications, 2017, 486(1): 83 - 87.

[140] CZUBRYT M P, MCANALLY J, FISHMAN G I, et al. Regulation of peroxisome proliferator-activated receptor gamma coactivator 1 alpha (PGC - 1 alpha) and mitochondrial function by MEF2 and HDAC5 [J]. Proceedings of the National Academy of Sciences of the United States of America, 2003, 100(4): 1711 - 1716.

[141] MASUZAWA R, KONNO R, OHSAWA I, et al. Muscle type-specific RNA polymerase Ⅱ recruitment during PGC - 1alpha gene transcription after acute exercise in adult rats [J]. Journalof Applied Physiology (1985), 2018, 27: 96 - 105

[142] JACQUES M, HIAM D, CRAIG J, et al. Epigenetic changes in healthy human skeletal muscle following exercise-a systematic review [J]. Epigenetics, 2019, 14(7): 633 - 648.

[143] RUSSELL A P, LAMON S, BOON H, et al. Regulation of miRNAs in human skeletal muscle following acute endurance exercise and short-term endurance training [J]. Journal of Physiology, 2013, 591(18): 4637 - 4653.

[144] RODRIGUES A C, SPAGNOL A R, FRIAS F T, et al. Intramuscular injection of miR - 1 reduces insulin resistance in obese mice [J]. Frontiers in Physiology, 2021, 12: 676265.

[145] SUN Y, CUI D, ZHANG Z, et al. Voluntary wheel exercise alters the levels of miR-494 and miR-696 in the skeletal muscle of C57BL/6 mice [J]. Comparative Biochemistry and Physiology. Part B: Biochemistry and Molecular Biology, 2016, 202: 16-22.

[146] MASSART J, SJOGREN R J O, EGAN B, et al. Endurance exercise training-responsive miR-19b-3p improves skeletal muscle glucose metabolism [J]. Nature Communications, 2021, 12(1): 5948.

[147] NORMAN K, HASS U, PIRLICH M. Malnutrition in older adults-recent advances and remaining challenges [J]. Nutrients, 2021, 13(8): 398.

[148] WHITE A T, SCHENK S. NAD(+)/NADH and skeletal muscle mitochondrial adaptations to exercise [J]. American Journal of Physiology: Endocrinology and Metabolism, 2012, 303(3): E308-E321.

[149] SAHLIN K, KATZ A, BROBERG S. Tricarboxylic acid cycle intermediates in human muscle during prolonged exercise [J]. American Journal of Physiology, 1990, 259: C834-C841.

[150] REN J M, HENRIKSSON J, KATZ A, et al. NADH content in type Ⅰ and type Ⅱ human muscle fibres after dynamic exercise [J]. Biochemical Journal, 1988, 251(1): 183-187.

[151] SAHLIN K, KATZ A, HENRIKSSON J. Redox state and lactate accumulation in human skeletal muscle during dynamic exercise [J]. Biochemical Journal, 1987, 245(2): 551-556.

[152] GERHART-HINES Z, DOMINY J E JR, BLATTLER S M, et al. The cAMP/PKA pathway rapidly activates SIRT1 to promote fatty acid oxidation independently of changes in NAD(+) [J]. Molecular Cell, 2011, 44(6): 851-863.

[153] RODGERS J T, LERIN C, HAAS W, et al. Nutrient control of glucose homeostasis through a complex of PGC-1alpha and SIRT1 [J]. Nature, 2005, 434(7029): 113-118.

[154] CANTO C, HOUTKOOPER R H, PIRINEN E, et al. The NAD(+) precursor nicotinamide riboside enhances oxidative metabolism and protects against high-fat diet-induced obesity [J]. Cell Metabolism, 2012, 15(6): 838-847.

[155] CANTO C, JIANG L Q, DESHMUKH A S, et al. Interdependence of AMPK and SIRT1 for metabolic adaptation to fasting and exercise in skeletal muscle [J]. CellMetabolism, 2010, 11(3): 213-219.

[156] BRANDAUER J, VIENBERG S G, ANDERSEN M A, et al. AMP-activated protein kinase regulates nicotinamide phosphoribosyl transferase expression in skeletal muscle [J]. Journal of Physiology, 2013, 591(20): 5207-5220.

[157] KOURTZIDIS I A, STOUPAS A T, GIORIS I S, et al. The NAD(+) precursor nicotinamide riboside decreases exercise performance in rats [J]. Journal of the International Society of Sports Nutrition, 2016, 13: 32.

[158] PAJK M, CSELKO A, VARGA C, et al. Exogenous nicotinamide supplementation and moderate physical exercise can attenuate the aging process in skeletal muscle of rats [J]. Biogerontology, 2017, 18(4): 593-600.

[159] DAS A, HUANG G X, BONKOWSKI M S, et al. Impairment of an endothelial NAD(+)-H(2)S signaling network is a reversible cause of vascular aging [J]. Cell, 2019, 176(4): 944-945.

[160] COSTFORD S R, BROUWERS B, HOPF M E, et al. Skeletal muscle overexpression of nicotinamide phosphoribosyl transferase in mice coupled with voluntary exercise augments

exercise endurance [J]. Molecular Metabolism, 2018, 7: 1-11.

[161] UDDIN G M, YOUNGSON N A, SINCLAIR D A, et al. Head to head comparison of short-term treatment with the NAD(+) precursor nicotinamide mononucleotide (NMN) and 6 weeks of exercise in obese female mice [J]. Frontiers in Pharmacology, 2016, 7: 258.

[162] CHINI C, HOGAN K A, WARNER G M, et al. The NADase CD38 is induced by factors secreted from senescent cells providing a potential link between senescence and age-related cellular NAD(+) decline [J]. Biochemical and Biophysical Research Communications, 2019, 513(2): 486-493.

[163] BRAZILL J M, LI C, ZHU Y, et al. NMNAT: It's an NAD(+) synthase... it's a chaperone... It's a neuroprotector [J]. Current Opinion in Genetics and Development, 2017, 44: 156-162.

[164] REVOLLO J R, KORNER A, MILLS K F, et al. Nampt/PBEF/Visfatin regulates insulin secretion in beta cells as a systemic NAD biosynthetic enzyme [J]. Cell Metabolism, 2007, 6 (5): 363-375.

[165] ZHANG L Q, VAN HAANDEL L, XIONG M, et al. Metabolic and molecular insights into an essential role of nicotinamide phosphoribosyltransferase [J]. Cell Death & Disease, 2017, 8(3): e2705.

[166] JOHNSON M L, IRVING B A, LANZA I R, et al. Differential effect of endurance training on mitochondrial protein damage, degradation, and acetylation in the context of aging [J]. Journals of Gerontology. Series A: Biological Sciences and Medical Sciences, 2015, 70(11): 1386-1393.

[167] COSTFORD S R, BAJPEYI S, PASARICA M, et al. Skeletal muscle NAMPT is induced by exercise in humans [J]. American Journal of Physiology: Endocrinology and Metabolism, 2010, 298(1): E117-E126.

[168] DE GUIA R M, AGERHOLM M, NIELSEN T S, et al. Aerobic and resistance exercise training reverses age-dependent decline in NAD(+) salvage capacity in human skeletal muscle [J]. Physiological Reports, 2019, 7(12): e14139.

[169] LAMB D A, MOORE J H, MESQUITA P H C, et al. Resistance training increases muscle NAD(+) and NADH concentrations as well as NAMPT protein levels and globalsirtuin activity in middle-aged, overweight, untrained individuals [J]. Aging, 2020, 12(10): 9447-9460.

[170] GURD B J, PERRY C G, HEIGENHAUSER G J, et al. High-intensity interval training increases SIRT1 activity in human skeletal muscle [J]. Applied Physiology, Nutrition, and Metabolism. Physiologie Appliquée, Nutrition et Métabolisme, 2010, 35(3): 350-357.

[171] SUWA M, NAKANO H, RADAK Z, et al. Endurance exercise increases the SIRT1 and peroxisome proliferator-activated receptor gamma coactivator-1alpha protein expressions in rat skeletal muscle [J]. Metabolism: Clinical and Experimental, 2008, 57(7): 986-998.

[172] MOHAMED J S, WILSON J C, MYERS M J, et al. Dysregulation of SIRT-1 in aging mice increases skeletal muscle fatigue by a PARP-1-dependent mechanism [J]. Aging, 2014, 6 (10): 820-834.

[173] POLJSAK B, MILISAV I. NAD^+ as the link between oxidative stress, Inflammation, caloric restriction, exercise, DNA repair, longevity, and health span [J]. Rejuvenation Research, 2016, 19(5): 406-415.

[174] DOLOPIKOU C F, KOURTZIDIS I A, MARGARITELIS N V, et al. Acute nicotinamide

riboside supplementation improves redox homeostasis and exercise performance in old individuals: a double-blind cross-over study [J]. European Journal of Nutrition, 2020, 59(2): 505 - 515.

[175] FLETCHER R S, RATAJCZAK J, DOIG C L, et al. Nicotinamide riboside kinases display redundancy in mediating nicotinamide mononucleotide and nicotinamide riboside metabolism in skeletal muscle cells [J]. Molecular Metabolism, 2017, 6(8): 819 - 832.

[176] DELOUX R, TANNOUS C, FERRY A, et al. Aged nicotinamide riboside kinase 2 deficient mice present an altered response to endurance exercise training [J]. Frontiers in Physiology, 2018, 9: 1290.

[177] CRISOL B M, VEIGA C B, BRAGA R R, et al. NAD(+) precursor increases aerobic performance in mice [J]. European Journal of Nutrition, 2020, 59(6): 2427 - 2437.

第 11 章

运动靶向线粒体的系统健康效应

骨骼肌细胞能够产生和释放激素物质这一观点，比脂肪组织被认为是内分泌器官要早几年出现。近 50 年来，有研究人员提出，在肌肉收缩期间为了应对增加的葡萄糖需求，骨骼肌细胞会分泌一种“体液因子”。在缺乏详细信息的情况下，这种因子被称为“工作刺激”“工作因子”或“运动因子”[1]。

然而，目前多认为“运动因子”更为准确，因为体力活动会触发多种代谢和生理反应。这一观点源于肌肉收缩可以在神经系统影响之外引起其他器官的变化。例如，在缺乏传入神经和传出神经信号的脊髓损伤患者中，对瘫痪肌肉的电刺激会引发与健康个体相似的生理效应[2]。这些发现表明，在运动期间，收缩的骨骼肌将体液因子分泌到血液中，这可能直接或间接影响脂肪组织、肝脏、心脏、血管和大脑等器官的功能。

在瘦弱个体中，骨骼肌约占其体重的 40%，被认为是非肥胖人群最大的器官。在过去的 10 余年中，肌细胞的分泌能力已经被证实，即肌细胞有能力产生和释放多种因子。由肌纤维产生、表达和释放的细胞因子和其他肽类具有内分泌影响，被归类为肌肉因子[1]。

将骨骼肌视为激素释放器官的认识，催生了一个开创性的概念模型：肌肉合成并分泌肌肉因子，这些因子通过特定的内分泌途径影响远端靶器官。由运动引发的信号分子，由骨骼肌、心肌、肝脏和脂肪组织产生，被研究人员统称为“运动因子”[3]。此外，骨骼肌合成的某些蛋白质可能不会进入循环系统，但可能通过自分泌或旁分泌机制，影响肌肉内的信号转导途径。定期运动可以显著降低慢性代谢疾病[如 2 型糖尿病、非酒精性脂肪肝病（non-alcoholic fatty liver disease，NAFLD)][4]和衰老[5]的风险。因此，肌肉因子可能在介导运动带来的众多健康益处中发挥关键作用。本章的重点在于运动调节的肌肉因子及这些肌肉因子如何调节远端器官和骨骼肌的功能。

11.1 主要肌肉因子及运动对它们的影响

作为骨骼肌分泌的细胞因子，肌肉因子已被证明在调节系统代谢、促进肌肉生长、影响脂肪组织和肝脏功能及参与神经保护方面发挥重要作用。以下将介绍几种重要的肌肉因子，包括肌肉抑制素、鸢尾素、组织蛋白酶 B、阿片素、脂联素和 IL－6，它们在运动生理学中的作用日益得到认可。

11.1.1 肌肉抑制素

肌肉抑制素(myostatin)因其在生长和分化中的作用而被认定为首个肌肉因子。这种蛋白作为 TGF－β 超家族的保留元素被排放到血液中。通常通过敲除肌肉抑制素基因来抑制其表达，这在小鼠和牛中将导致骨骼肌的显著生长[6]。除了对骨骼肌生长的调节作用外，肌肉抑制素在维持代谢稳态和调节脂肪组织的功能和质量方面也至关重要[7]。敲除小鼠的肌肉抑制素基因会导致骨骼肌增大和总体脂的平行减少[8]。

在人类和啮齿动物中，有氧运动和力量训练已被证明可以减少肌肉抑制素的表达，而肌肉抑制素的失活似乎增强了耐力运动对代谢功能的积极影响[9]。肥胖与肌肉抑制素表达水平的升高有关。在肥胖个体中，肌肉和循环肌肉抑制素蛋白水平都有所增加。此外，从肌肉活检样本中提取的肌管释放的肌肉抑制素显示，其在肥胖女性中明显高于体脂较低的女性。

卵泡抑素作为 TGF－β 超家族的一员，在调节骨骼肌生长方面是肌肉抑制素的天然拮抗剂。观察表明，人类急性自行车运动导致血浆卵泡抑素浓度上升(7 倍)。与预期相反，运动肢体并没有贡献卵泡抑素的释放，这意味着活跃的肌肉不是激素的来源。在小鼠的游泳运动研究中，血浆卵泡抑素显著增强，同时肝脏中的卵泡抑素 mRNA 和蛋白也增多。这种卵泡抑素的系统性增强可能在运动后调节肌肉抑制素中发挥作用。尽管其分类更可能是肝细胞而非肌肉因子，但这些发现暗示了运动和运动后可能存在的肌肉-肝脏通信[10]。

11.1.2 鸢尾素

鸢尾素(irisin)最初被认为是将白色脂肪组织转化为棕色脂肪组织的物质。此外，它被认为是肌肉量的潜在生物标志物[11]。鸢尾素是通过激活转录调节因子，如 PGC1α 和雌激素相关受体 α(ERRα)[12]，而上调的膜蛋白 FNDC5 的裂解产物。运动不仅增加了肌肉组织中 PGC1α/ERRα 驱动的 FNDC5 表达，在海马中也有所增加[13]。此外，运动诱导的鸢尾素能够穿过血脑屏障[13]。来自动物模型的证据表明，将鸢尾素施用于海马可以增强电生理刺激后的长时程增强(long-term potentiation，LTP)反应[14]。

研究表明，运动能上调 FNDC5/鸢尾素的表达，并在阿尔茨海默病小鼠模型中增强 LTP。当通过慢病毒介导的短发夹 RNA 敲低或使用抗 FNDC5 抗体下调 FNDC5/鸢尾素表达时，通常在慢性运动后观察到的 LTP 改善并未实现[15]。运动诱导的鸢尾素增加被发现可以提高 BDNF 的水平，可能通过刺激 cAMP/PKA/CREB 途径影响大脑中的神经传递和(或)LTP 的调节[15]。运动诱导的鸢尾素增加与运动诱导的 BDNF 水平升高之间呈正相关。然而，鸢尾素激活后启动此途径的具体神经受体仍然未明[16]。

11.1.3 组织蛋白酶 B

组织蛋白酶 B(cathepsin B，CTSB)是骨骼肌细胞在体育锻炼期间释放的溶酶体半胱氨酸蛋白酶。它已被证明可以穿过血脑屏障，使大脑中 BDNF 水平升高，这与记忆功能的增强有关[17]。尽管有这些好处，CTSB 仍被认为与炎症性脑病、神经退行性疾病及与认知衰退相关的大脑衰老密切相关[18]。一些研究人员甚至建议探索特定的 CTSB 抑制剂作为对抗神经退行性疾病的治疗策略[19]。

有研究人员观察到用 CTSB 处理培养中的海马祖细胞会导致 BDNF mRNA 和蛋白水平升高[17]。然而，导致 BDNF 转录的具体下游信号途径仍然不明。此外，运动诱导的 CTSB 对 LTP 的直接影响尚未被探索。

11.1.4 阿片素

多种组织均可合成阿片素(apelin)，包括肌肉、脂肪和大脑[20-22]，其被认为在增强葡萄糖稳态中发挥作用。研究显示，在肥胖和糖尿病个体中观察到阿片素水平升高，表明这是一种旨在减轻胰岛素抵抗的补偿机制[23-24]。此外，有学者提出阿片素可作为与衰老相关的肌肉减少症的潜在生物标志物[25]。前阿片素前体被剪切成 Apelin - 36，随后被加工成更短的异构体，Apelin - 13 被认为是从脂肪组织中衍生的主要异构体。研究表明，肥胖雄性小鼠的脂肪组织中 Apelin - 13 合成上调[26]。肌肉组织中表达的主要异构体仍不清楚，原因是大多数研究依赖阿片素的非特异性测量[27]。此外，肌肉衍生的阿片素可能穿过血脑屏障，原因是腹膜内注射后，实验动物下丘脑中的阿片素水平升高[28]。值得注意的是，没有关于运动对中枢阿片素水平影响的研究。

体外研究表明，向大脑胶质细胞施用阿片素可以增加 BDNF 水平。抑制阿片素受体将导致 BDNF mRNA 表达下调，表明阿片素可能通过 BDNF 介导的机制促进 LTP[29]。另一项研究发现，每天进行阿片素脑室内注射，1 周后实验动物海马中 BDNF 水平升高。该研究还发现，阻断 TrkB 受体拮抗剂抑制了阿片素对大鼠的记忆增强效应[30]。阿片素还通过海马中的 PI3K 和 ERK 信号途径发挥作用。脑室内给药对应激大鼠的抑郁和记忆的积极影响被 PI3K 或 ERK1/2 抑制剂预处理所抵消[31]。此外，阿片素被认为是一种抗炎剂，能对抗脑损伤后神经炎症标志物(如 IL - 1β 和 TNF - α)的升高[20]。然而，目前没有研究调查运动诱导的阿片素增加与 LTP 促进之间的直接因果关系。

11.1.5 脂联素

脂联素(adiponectin)主要由脂肪组织分泌，其也在运动中由骨骼肌表达和释放[32]。研究表明，肥胖个体的循环中脂联素水平较低。脂联素已被证明可以穿过血脑屏障，促进海马中的神经发生[33]。此外，脂联素被认为是一种具有保护心血管和代谢作用的抗炎生物标志物[34]。

通过脑室内注射给药，脂联素被发现在麻醉大鼠中能增强 LTP[35]。M. Wang 等人[36]的研究表明，脂联素给药导致海马切片中 AMPA 和 NMDA 受体的表达增加。然而，脂联素激活的具体细胞内信号通路仍有待完全阐明。已有学者提出脂联素可能通过海马中 PI3K/Akt 信号通路增强 NMDA 受体活性[35]，对阿尔茨海默病大鼠模型脑室内注射脂联素后，该通路被激活[37]。此外，各种研究报告称脂联素能在大脑中发挥抗炎作用[38]。虽然这些发现表明脂联素可能在介导运动对认知的影响中发挥作用，但仍然缺乏直接证据将运动诱导的脂联素水平变化与 LTP 增强联系起来。

11.1.6 白介素-6

白介素-6(IL-6)是首个被鉴定为在肌肉收缩后分泌到血液中的肌肉因子。这一发现令人惊讶，研究发现 IL-6 水平随着运动的持续时间和参与肌肉质量的增加而呈指数级增长。在长时间的体育活动中，血浆 IL-6 水平可能升高 100 倍，尽管如此，极端的升高是不常见的。IL-6 由人肌管细胞、生长中的小鼠肌纤维和卫星细胞(肌肉前体细胞)产生。此外，IL-6 也由来自健康个体和 2 型糖尿病(T2DM)患者原代培养的肌细胞分泌[39]。

值得注意的是，在运动期间血浆中 IL-6 水平升高，并且没有任何明显的肌肉损伤迹象[40]。直到 2000 年初，人们普遍误认为运动期间 IL-6 水平的升高是由于免疫系统对局部肌肉损伤的反应，而巨噬细胞被认为是主要贡献者。然而，证据表明，单核细胞中的 IL-6 mRNA 水平在运动后并没有上升，这一发现在蛋白水平得到了证实。有研究发现，在长时间跑步运动期间，IL-6 是由人体骨骼肌合成的[41]。人们认识到肌细胞是运动期间 IL-6 的主要生产者。此外，肠系膜循环负责在体力活动期间清除血液中的 IL-6。肝脏清除 IL-6 可能是一种策略，以减少与血液中 IL-6 持续升高相关的负面代谢影响。

IL-6 转录和 IL-6 mRNA 浓度在运动开始后的第一个 30 分钟内迅速上升[42]。这一结果表明，与收缩相关的因子可能在肌细胞核内调节 IL-6 转录。对人股外侧肌活检标本进行原位杂交和免疫组化技术检查，进一步证明了收缩的肌纤维在产生 IL-6 mRNA 和蛋白方面发挥重要作用。显微镜分析表明，活跃骨骼肌中的 IL-6 水平可能是血液中的 5～100 倍，更加印证了肌纤维及其周围组织在运动期间和运动后 IL-6 积累的观点[43]。对 IL-6 水平及其在活动肢体动脉和静脉中的水平同时进行评估，显示收缩肌肉的 IL-6 释放显著。

人体骨骼肌在收缩期间释放 IL-6 且不受 TNF 影响[44]。这一发现意味着肌肉产生的 IL-6 在代谢过程中发挥作用，而不是炎症反应。这一观点得到了证据支持，表明在肌糖原水平降低时肌肉分泌 IL-6 显著增加，提示 IL-6 可以作为能量水平指标。同时表明在运动中摄入葡萄糖可以降低血浆 IL-6 水平，并抑制运动中的人体骨骼肌分泌 IL-6[45]。

11.1.7 其他肌肉因子

F. Haugen 等人[39]确定 IL－7 为肌肉因子。IL－7 在培养的人肌管细胞中的表达随时间延长而增加。研究表明，IL－7 可通过作用于卫星细胞来调节肌肉发育，其在进行力量训练的男性肌肉组织中的表达显著升高[39]。白血病抑制因子(leukemia inhibitory factor，LIF)是 IL－6 细胞因子超家族的肌肉因子，在促进血小板形成、造血细胞增殖、骨形成和神经生存等方面发挥关键作用。它通过促进卫星细胞增殖，对肌肉的肥大和再生产生至关重要的作用。研究表明，人体骨骼肌在抵抗运动后 LIF 表达上调，并由 PI3K、mTOR 和 Akt1 信号通路调节，主要通过自分泌或旁分泌刺激肌细胞增殖[46]。

创建具有骨骼肌特异性、可诱导的 Akt1 转基因小鼠，通过 Akt1 信号的激活和失活促进功能性Ⅱ型肌纤维的发展[47]。目前，已经鉴定出新的肌肉因子，包括具有心脏保护特性的卵泡抑素相关蛋白 1(follistatin-like 1，FSTL1)及成纤维细胞生长因子 21(fibroblast growth factor 21，FGF21)。FSTL1 可改善内皮细胞功能，并有助于缺血组织的再血管化，这一过程涉及 NOS。研究证实，FGF21 也是一种肌肉因子，其表达受胰岛素调节[48]。

11.2 肌肉-器官交互作用：肌肉因子的作用

肌肉因子在骨骼肌与其他组织、器官间通信中的作用，称为肌肉-器官交互作用。肌肉因子不仅在肌肉内产生局部效应，还通过循环系统影响远端器官，在一系列生理和病理过程中发挥关键作用(图 11.1)。接下来将详细分析肌肉因子如何通过内分泌、旁分泌和自分泌机制调节肌肉质量和代谢健康，以及与大脑、脂肪组织、骨骼和肝脏等器官的相互作用。

11.2.1 肌肉-肌肉交互作用

11.2.1.1 肌生成

几种肌肉因子在骨骼肌内起作用，在调节肌肉质量方面发挥关键作用[49]。肌肉抑制素是首个符合肌肉因子标准的肌肉衍生因子。如前所述，作为 TGF－β 家族的成员，肌肉抑制素通过自分泌方式抑制肌肉生长。肌肉抑制素基因敲除小鼠及其他动物如牛、羊和狗，表现出显著的肌肉肥大，即肌纤维大小和数量的增加[50]。

作为对体力活动有反应的肌肉因子，装饰素是肌肉抑制素的抑制剂[51]。人类进行运动会导致血液中装饰素水平增加[51]，同时运动可以降低肌肉组织和血液中的肌肉抑制素水平[52-53]。

IL－6 不仅具有脂质和葡萄糖代谢的调节功能，还显著影响肌肉生长，被归类为基于临床前研究的合成因子[54]。消除 IL－6 基因会导致生物体的肌肉发育受阻，而由肌管细胞合成的 IL－6 可通过旁分泌促进肌细胞生长。

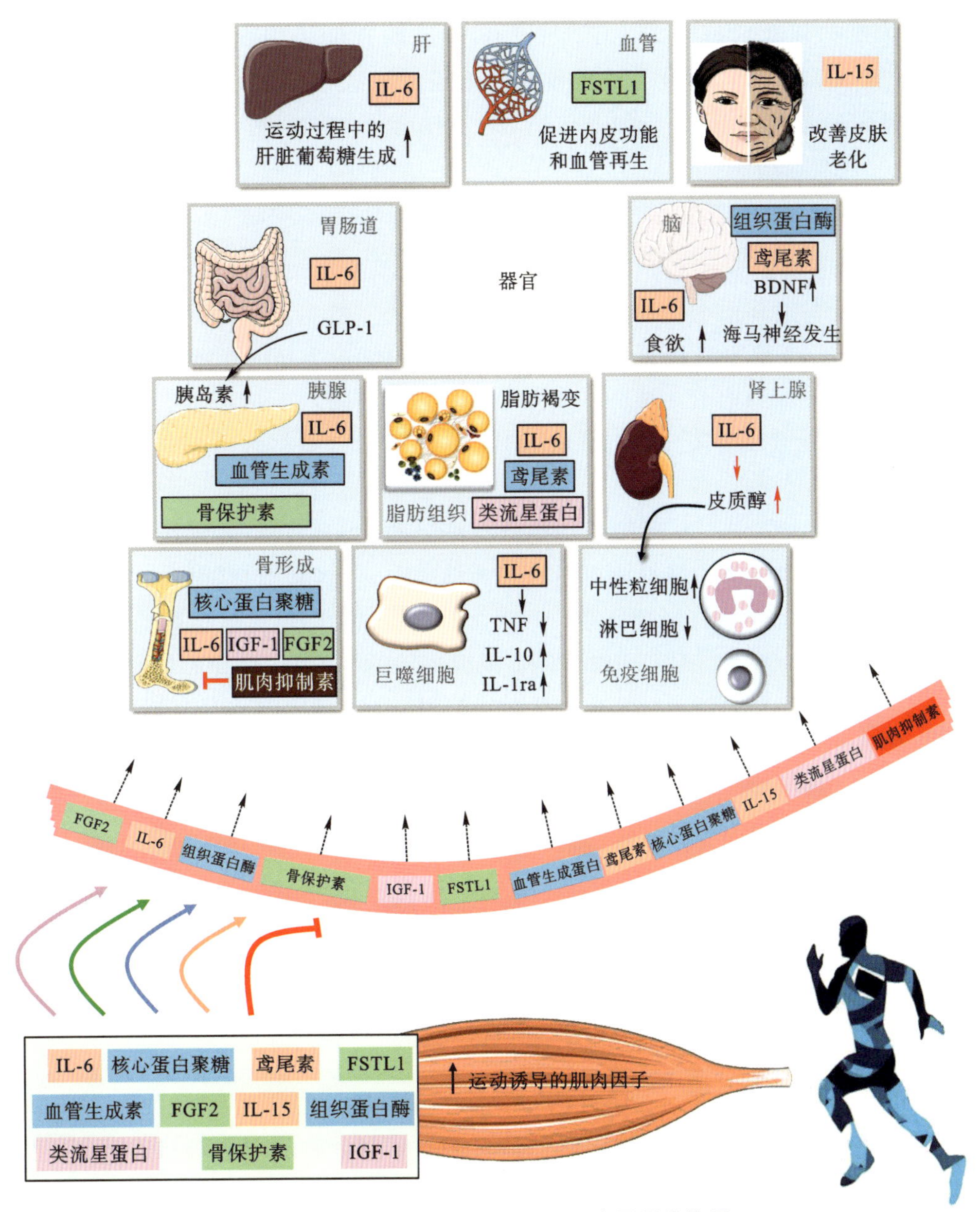

图 11.1 肌肉-器官交互作用：肌肉因子的作用

组织蛋白酶 B 和鸢尾素能够穿过血脑屏障，从而增强 BDNF 的产生并促进海马中的神经发生。IL-6 参与刺激食欲、促进脂肪分解和减少内脏脂肪。鸢尾素、Metrnl 以及 IL-6，共同促进白色脂肪组织的褐化。IL-15 已被证明可以改善与衰老相关的皮肤状况。装饰素、IL-6、IGF-1 和 FGF2 正向调节骨形成，而肌肉抑制素则抑制骨形成。BDNF 和 IL-6 通过 AMPK 途径促进脂肪氧化。在运动期间，IL-6 增强胰岛素刺激的葡萄糖摄取，并促进肝脏释放葡萄糖。IL-6 还通过诱导肠道 L 细胞中 GLP-1 的表达来增加胰岛素分泌。此外，IL-6 通过抑制 TNF 的产生和促进 IL-1ra 和 IL-10 的释放产生抗炎作用；IL-6 还刺激皮质醇的产生，导致中性粒细胞增多和淋巴细胞减少。FSTL1 改善内皮功能和缺血血管的再血管化。血管生成素、骨保护素和 IL-6 可保护胰岛 β 细胞免受促炎性细胞因子的侵害。BDNF，脑源性神经营养因子；FGF2，成纤维细胞生长因子 2；FGF21，成纤维细胞生长因子 21；FSTL1，卵泡抑素相关蛋白 1；GLP-1，胰高血糖素样肽-1；IGF-1，胰岛素样生长因子 1；IL-1ra，IL-1 受体拮抗剂；Metrnl，神经胶质细胞分化调节因子样因子。

LIF属于IL-6细胞因子家族，表现出多种生物功能。已有研究观察到人肌管细胞受到电刺激后可释放LIF[46]，LIF被证明有助于卫星细胞的生长[55]。此外，IL-6和LIF已被证明以时间和剂量依赖的方式激活mTORC1信号途径[56]。其他肌肉因子，如IL-15[57]和IL-7[39]，在啮齿动物的研究中已被证明具有合成属性。

11.2.1.2 代谢作用

IL-6是一种肌肉因子，其也以旁分泌方式影响肌肉的代谢过程[45]。在人类中，体力活动与循环中IL-6的基础水平升高相关。然而，训练降低了急性运动引起的系统性IL-6水平升高和相关的肌肉IL-6 mRNA表达[58]。相反，在训练有素的个体中，肌肉组织中IL-6受体(IL-6R)的表达上调[59]，表明由于训练适应，机体对IL-6的敏感性增强。肌肉组织中IL-6的信号转导将影响葡萄糖的吸收和脂肪的氧化。

许多研究表明，IL-6改善了基础葡萄糖吸收和GLUT4的移动[58]。IL-6促进体外实验和健康人体中胰岛素刺激的葡萄糖摄取。例如，向健康受试者施用重组人IL-6(rhIL-6)，结合高胰岛素、正常血糖夹钳试验，结果显示葡萄糖吸收增强是由外周胰岛素介导的。IL-6对体外葡萄糖摄取的影响与AMPK的激活有关[58]。此外，许多研究表明，IL-6可通过激活AMPK促进肌细胞内[58-60]或全身[61]的脂肪酸氧化[62]。

虽然人体骨骼肌含有BDNF，但它并不存在于血液中，也不受激素影响。BDNF作为一种肌肉因子，通过自分泌或旁分泌方式激活AMPK，并促进肌肉中的脂质氧化[63]。此外，已确认肌肉素(musclin)是由运动触发的因子，有助于小鼠骨骼肌中线粒体的生成[64]。最近的研究还表明，肌肉素可以对抗与癌症相关的肌肉消耗[65]。

11.2.2 肌肉-大脑交互作用

越来越多的证据表明，运动对认知功能和整体大脑健康有显著益处[66]。参与运动和进行结构化运动训练能显著降低痴呆的发病率，并且对管理该疾病有益[67]。无论是健康个体还是有神经退行性疾病的个体，运动已被证明可以减轻认知衰退[68]。运动对应激水平、焦虑和抑郁也有积极影响[67]。进一步研究表明，积极的生活方式与学习能力、记忆功能[69]、执行能力[70]、语言能力、反应力[71]、儿童及青少年智力[72]的改善有关。此外，运动对食欲调节、睡眠质量和情绪有积极影响[73-74]。

运动已被证明比其他任何大脑区域都更能影响海马。在对啮齿动物[75]和人[76]的研究中，运动被证明可以增加海马体积并增强这一区域的血流。具体来说，运动能促进齿状回的神经发生，并增加突触的可塑性[66]。

研究发现肌肉收缩能被大脑感知，这表明由运动引起的外周因素可能涉及工作肌肉和大脑功能之间的直接交互作用[77]。

11.2.2.1 认知、海马神经发生和学习

最近的研究提出了肌肉-大脑内分泌回路的存在，可能部分由肌肉因子信号介导。其他可能的介质包括各种代谢物[78]、非编码 RNA、激素反应和影响循环化合物的酶[79]。BDNF 似乎在介导运动对海马的影响中发挥中心作用[80]。对啮齿动物的研究表明，每 1～8 周跑轮运动可能导致海马中 BDNF mRNA 和蛋白水平的增加[81]。此外，BDNF 被确定为运动增强认知能力(包括记忆和学习能力)机制中的关键参与者[82-83]。

对人类的研究表明，在自行车运动[84]期间，大脑可释放 BDNF，进行 3 个月的有氧运动可使健康人的海马体积增大 12%，使精神分裂症患者的海马增大 16%[85]。BDNF 作为海马生长的增强剂，有助于细胞存活和学习过程[12]。尽管 BDNF 对运动中的人体骨骼肌很重要，但 BDNF 在血液中的缺失意味着它不会直接促进肌肉-大脑连接[2]。

几项有趣的研究表明，某些肌肉因子如 CTSB 和鸢尾素，能穿过血脑屏障并提高 BDNF 水平。H. Y. Moon 等人[17]确定，CTSB 为新的肌肉因子，并通过一系列实验证明，运动可以提高系统性 CTSB 水平。CTSB 的增加与海马中 BDNF 水平升高相关，可促进新神经元的发生。具体来说，在小鼠肌肉中，跑步与 CTSB 基因表达的增加相关，小鼠、猕猴和人经过 4 个月的跑步训练后，血浆中 CTSB 水平增加。此外，CTSB 能够穿过小鼠模型的血脑屏障。对 CTSB 基因敲除(KO)小鼠的研究表明，缺乏 CTSB 阻碍了自愿运动在增强海马发育和认知发展中的优势。然而，CTSB 是否有助于提高人类运动后的认知能力目前仍不确定[17]。

肌肉因子鸢尾素依赖 PGC1α，以其在脂肪组织褐化中的作用而闻名[86]，也可能介导运动对大脑功能的影响[12]。在初级皮质神经元中过表达鸢尾素可使 BDNF 表达增加，而通过 RNA 干扰(RNA interference，RNAi)介导的 FNDC5 敲低则导致 BDNF 水平降低。此外，当通过腺病毒载体将鸢尾素引入小鼠肝脏时，血浆中鸢尾素水平增加，导致海马中 BDNF 水平增加。运动对人类血浆鸢尾素浓度的影响尚存在争议[13, 87]，鸢尾素是否参与肌肉-大脑内分泌回路目前仍不确定。

11.2.2.2 食欲

有研究发现，肥胖症和 2 型糖尿病患者体内 IL－6 浓度增加[2]，提示 IL－6 与代谢综合征相关，特别是在动物研究中[88]。然而，IL－6 也显示出对代谢活动的积极影响。例如，IL－6 缺乏的小鼠往往体重增加并发展为全身性胰岛素抵抗[89]。啮齿动物的相关研究表明，IL－6 能够促进肥胖期间胰岛 α 细胞的增殖，并增加胰高血糖素样肽－1(glucagon-like peptide－1，GLP－1)的分泌，随后导致胰岛素释放[90]。对小鼠巨噬细胞和肝细胞的研究也证实了 IL－6 在控制血糖水平中的作用[91-92]。

对人类的研究表明，生理浓度的 IL－6 可导致各种积极结果，如促进胰岛素驱动的葡萄糖吸收及增加脂肪分解[61]。IL－6 还能减缓胃排空，有助于餐后血糖控

制[93]。此外，研究发现对人类输注 IL－6 可以刺激 IL－1 受体拮抗剂(IL－1ra)和 IL－10 的产生，同时抑制由内毒素诱导的 TNF 的产生，从而表现出抗炎特性[94]。

在肌肉收缩期间，IL－6 由人体骨骼肌产生并释放至血液中，不涉及 TNF[44]。这种释放导致系统性 IL－6 水平的显著升高[95]。缺乏系统性 IL－6 的小鼠显示出脂肪组织积累增加，而中枢神经系统中 IL－6 的增加导致体重降低，表明 IL－6 参与体重控制。此外，涉及小鼠模型的研究表明，肌肉缺乏 IL－6 将导致其暴露于瘦素时体重降低和食物消耗减少[96]。

另一项研究发现，对小鼠进行中枢给药，观察到 IL－6 可以改善葡萄糖耐受性并减少食物摄入，这与相同剂量腹膜给药的结果不同[97]。然而，腹膜给予更高(4 倍)浓度的 IL－6 可导致食物摄入显著减少。结果表明，系统性 IL－6 水平升高可穿透血脑屏障，影响控制饥饿的中枢系统。因此，可以合理假设，在持续和剧烈运动期间，由肌肉释放的 IL－6 可能具有抑制食欲的作用。

11.2.3 肌肉-脂肪交互作用

肌肉因子在改变体力活动中的脂质代谢中发挥关键作用，最近的发现表明特定的肌肉因子可能有助于将白色脂肪转变为棕色脂肪。

11.2.3.1 脂肪分解

运动诱导的 IL－6 对脂质代谢的影响是文献中最有根据的发现之一[98]。体外研究和啮齿动物实验表明，IL－6 可以通过激活 AMPK 刺激脂肪分解和脂肪氧化[45]。体内研究表明，重组人 IL－6(rhIL－6)可以增强健康年轻人和老年人的脂肪分解和脂肪氧化。此外，IL－6 自身抗体可能有助于某些 2 型糖尿病的发展[99]。

腹部肥胖与许多疾病相关，包括 2 型糖尿病[100]、心脏病[101]、痴呆、结肠癌和乳腺癌[102]。它还与全因死亡率增加相关，包括超重个体和正常体重个体[103]。流行病学研究一致将腹部肥胖与健康状态降低和持续低度炎症联系起来[104-105]。干预研究表明，不活动导致内脏脂肪增加，而定期运动有效地减少了内脏脂肪[106]。

直到最近，运动减少腹部脂肪的机制才被阐明[107]。在一项对照研究中，对腹部肥胖个体进行 12 周的干预，他们随机接受托珠单抗(一种 IL－6 受体抗体)或安慰剂，并分为有氧运动组和久坐对照组[107]。正如预期的那样，有氧运动导致内脏脂肪显著减少。然而，这种减少被 IL－6 受体的阻断所抵消。此外，IL－6 受体的阻断也抵消了运动诱导的心脏脂肪减少[108]。

11.2.3.2 脂肪组织棕色化

棕色脂肪组织的特征在于其特定蛋白，特别是解偶联蛋白 1(UCP1)。白色脂肪组织转变为类似棕色脂肪的条件，以及在人类中发现的棕色脂肪及其可能的益处，促使人们深入研究生活方式这一影响因素，如体力活动是否会导致白色脂肪的棕色化(褐化)[109]。

2012 年，鸢尾素作为肌肉因子被发现，人们得知它在小鼠模型中能导致白色脂肪组织褐化。肌肉组织中 PGC1α 的表达导致膜蛋白 FNDC5 的上调，然后被剪切并释放为鸢尾素。细胞培养研究表明，鸢尾素可以增强 UCP1 和其他与棕色脂肪表型相关的基因表达[86]。尽管如此，关于运动引起的人体血浆鸢尾素水平上升的讨论仍在继续。争论主要针对检测鸢尾素的商业 ELISA 试剂盒，目前这些试剂盒的特异性不足[110]。

此外，有研究发现了其他由体力活动触发的肌肉因子可能导致脂肪组织褐化。如 2014 年，Spiegelman 的研究小组发现的 Metrnl，其起源于肌肉，运动后增加。研究表明，Metrnl 增强了与米色脂肪热生成相关的基因表达，增加了能量使用并改善了葡萄糖耐受性。然而，Metrnl 在人体生理学中的具体功能仍有待探索。

研究表明，IL－6 可能促进白色脂肪组织的褐化。例如，对小鼠进行为期 1 周的 IL－6 腹膜内给药（每日给药）导致腹股沟白色脂肪组织中 UCP1 mRNA 水平增加[111]。

E. Kristof 等人[112]表明，IL－6 可由成熟的脂肪细胞产生。研究发现，在分化过程中阻断 IL－6 受体将导致棕色脂肪细胞标记基因下调。这表明米色脂肪细胞通过自分泌方式调节 IL－6 的产生，促进褐化。然而，关于体力活动中产生的生理量的IL－6是否能产生类似的褐化，还需进一步研究。

一些与运动相关的循环元素显示出诱导脂肪组织褐化的潜力。如 β－氨基异丁酸（一种由肌细胞分泌的小的非蛋白 β－氨基酸），其不被视为肌肉因子，但已被证明对人类脂肪细胞具有褐化效应。此外，两种细胞因子 FGF21 和卵泡抑素[113]与运动诱导的白色脂肪组织褐化有关。在体力活动中，由肝脏释放这些因子，并由胰高血糖素与胰岛素的比例调节[114]。研究表明，FGF21 和卵泡抑素都能诱导白色脂肪组织褐化[114]。然而，这些循环元素的褐化能力主要体现在啮齿动物研究中，在对人类研究中并没有得到一致证明[115]。

11.2.4 肌肉-骨骼交互作用

肌肉与骨骼之间的关系在生长发育阶段变得明显[116]。研究表明，肌肉不活动和（或）消耗可导致骨质疏松症[117]。通过对较轻体重者进行肌肉质量测量[118]，发现骨密度变异性高达 20%[117]。此外，减少的骨质量不能仅归因于机械负荷的减少，如肌肉萎缩。显然，骨质量的调节也可能受到来自肌肉的生化因素的影响，如肌肉因子[119]。

涉及小鼠模型的研究表明，抑制肌肉抑制素途径可增加骨质量。相反，肌肉抑制素已被证明在患类风湿关节炎的 TNF-α 转基因小鼠模型中，可减少破骨细胞形成和骨降解[120]。这表明，肌肉抑制素既可作为骨形成的负调节器，也可作为骨吸收的正调节器[119]。

在 IL－6 转基因小鼠中观察到破骨细胞形成增加，其中 IL－6 的过表达与骨吸收增强有关[121]。IL－6 似乎通过 NF－κB 受体激活蛋白配体和破骨细胞分化的受体激活因子促进破骨细胞形成，从而促进骨吸收。此外，IL－6 通过成骨细胞产生的前列腺素 E2（PGE2）影响破骨细胞的激活[120]。

鉴于经过训练的个体表现出较低的基础循环 IL－6 水平，但每次运动后 IL－6 有所增加，表明与急性 IL－6 峰值相比，慢性基础 IL－6 水平可能对骨调节有更大的影响。这一观点得到了研究证据的支持[122]。

IGF－1 已被证明对骨形成有积极影响。具体来说，肌肉衍生的 IGF－1 能够影响附近具有 IGF－1 受体的成骨细胞，从而促进骨生长[123]。而作为不同类型的肌肉因子，骨胶原糖蛋白阻碍了肌肉发育过程中的肌母细胞运动[124]。此外，还发现其他几种肌肉因子可影响骨代谢，有些具有有益影响（如 IGF－1、FGF2、IL－15），有些具有不利影响[125]。

11.2.5　肌肉-肝脏交互作用

在体力活动中，为了维持葡萄糖稳态，肌肉摄取葡萄糖后肝脏则生产葡萄糖加以补充[126]。内源性葡萄糖产生增多的主要原因包括门静脉中胰高血糖素与胰岛素比例升高，以及肾上腺素和去甲肾上腺素的释放。然而，这些因素本身并不能完全解释葡萄糖产生的快速增加[127]。

在对久坐受试者进行重组人 IL－6（rhIL－6）输注的研究中发现，生理水平的急性给药并未影响全身葡萄糖处置、葡萄糖摄取或内源性葡萄糖产生[128]。然而，2004 年的一项研究表明，在自行车运动期间，IL－6 在增强内源性葡萄糖产生中发挥作用。这项研究中，健康的年轻男性参加了 3 个不同的自行车运动课程（时长均为 2 小时）：高强度、低强度、低强度结合 IL－6 输注以复制高强度运动期间观察到的血浆 IL－6 水平，结果表明肌肉和肝脏之间存在直接通信，肌肉衍生的 IL－6 在人类运动期间可刺激肝脏产生葡萄糖[127]。

对小鼠的研究发现，IL－6 增强了 Akt 信号，并降低了小鼠肝脏中的糖异生基因活性，这些小鼠处于低脂和高脂饮食中，表明 IL－6 对葡萄糖和胰岛素平衡的有益影响在肥胖状态下依然显著。

11.2.6　肌肉-β 细胞交互作用

运动增强了胰岛素敏感性，但目前我们对于运动对胰岛素分泌的影响以及胰岛素抵抗骨骼肌和胰岛 β 细胞之间存在的通信了解较少。

先前的研究已表明，TNF－α 水平升高有助于人体胰岛素抵抗的发展[129]。为了研究这一点，TNF－α 被用于在人类肌管细胞中诱导胰岛素抵抗。研究包括在有或无 TNF－α 的培养基中培养肌细胞，然后将这些培养基应用于人类和大鼠的原代胰岛β 细胞。研究发现，骨骼肌和胰岛 β 细胞之间存在联系，这种联系受到肌肉对胰岛素抵抗的影响[130]。

使用肱三头肌、比目鱼肌和股四头肌的原代肌细胞培养的持续研究表明，血管生成素（angiogenin）和骨保护素作为肱三头肌特异性肌肉因子，可能在抗炎作用和增强胰岛 β 细胞存活中发挥作用[130]。结果表明，在 2 型糖尿病患者体内，Ⅰ型和Ⅱ型肌纤维可通过分泌某些肌肉因子影响胰岛素释放。

虽然 TNF－α 可能间接影响胰岛 β 细胞活性，但 IL－1β 被认为是导致胰岛 β 细胞损伤的直接因素。尽管如此，使用卡那单抗抑制 IL－1β 却未能降低糖尿病发病率。研究表明，IL－6 通过增强 β 细胞生长和减少由代谢应激引起的凋亡，对生物体内胰岛 β 细胞质量的调节有积极贡献[131]。因此，由于体力活动而增加的 IL－6 产生可能在保护胰岛 β 细胞的质量和功能方面发挥作用。

11.2.7 肌肉–免疫–炎症交互作用

肌肉在运动期间作为免疫调节器官，可影响白细胞亚群的流动和炎症反应[132]。

11.2.7.1 淋巴细胞和中性粒细胞流动

运动引起淋巴细胞和中性粒细胞进入血液流动。在长时间高强度运动后，淋巴细胞水平下降到基线以下，而中性粒细胞计数持续上升[133]。肾上腺素主要影响运动对淋巴细胞和中性粒细胞的即时效应。然而，运动后淋巴细胞数量的持续减少和中性粒细胞计数的持续上升是由肾上腺素和皮质醇共同控制的。

有证据表明，运动引起的皮质醇水平升高可能由 IL－6 介导。给予 IL－6 并复制运动条件，可导致皮质醇水平升高、淋巴细胞计数减少和中性粒细胞数量增加[134]。

随后的研究支持了 IL－6、淋巴细胞计数和皮质醇水平之间的潜在联系。例如，在运动期间摄入碳水化合物抑制了 IL－6 反应，随之而来的是淋巴细胞和皮质醇水平增加[135]。此外，补充抗氧化剂完全阻止了肌肉释放 IL－6 及系统性皮质醇水平的上升[136]。

11.2.7.2 运动的抗炎效应

久坐行为通常与慢性低度炎症相关，特别是伴有肥胖时[137]。在人类中，体力活动触发了即刻和长期的抗炎反应，包括减少腹部脂肪。运动后 IL－6 的立即上升促进了抗炎系统环境。具体来说，IL－6 触发了抗炎细胞因子的产生，如 IL－1ra和 IL－10[134]。IL－1ra 能抑制 IL－1β 信号通路，而 IL－10 能减少 TNF－α 的产生。

在涉及健康受试者的研究中，先将受试者随机分配至休息组或运动组，休息或运动后给予极低剂量的大肠杆菌内毒素[138]。有趣的是，预先运动完全中和了休息期间血液 TNF－α 水平的上升。

曾经的研究表明，IL－6 能够抑制由内毒素触发的 TNF－α 产生[139]。此外，涉及 IL－6 缺乏小鼠的研究显示，其体内 TNF－α 水平增加。因此，正如预期，预先暴露于内毒素和重组 rhIL－6 会减少人类的 TNF－α 反应[138]。

这些发现表明，短期体力活动具有抗炎特性，可能部分受到 IL－6 的影响。如前所述，其他抗炎剂如肾上腺素和皮质醇也可能在这些结果中发挥作用[140]。

对小鼠的研究发现，IL－6 无论是促炎还是抗炎，都取决于其来源[141]。使用特定 IL－6 基因激活小鼠模型的研究揭示了脂肪细胞衍生的 IL－6 可促进巨噬细胞进入脂肪组织，而来自髓样细胞和肌肉组织的 IL－6 抑制了它。IL－6 的不同效应被认为是由于从典型信号(在髓样细胞中)向非典型的跨信号(在脂肪细胞和肌肉中)转变，涉及 ADAM10/17 金属蛋白酶表达的增加，这增强了通过可溶性 IL－6 受体 α 的跨信号转导，从而放大下游炎症反应[141]。

通过定期运动训练减少腹部脂肪能实现长期的抗炎效果[142]。缺乏运动与动物和人类内脏脂肪的积累存在明显的联系[143]。内脏脂肪比皮下脂肪更容易受到炎症的影响，它在持续性系统性炎症中发挥作用。一系列健康问题，如动脉粥样硬化、血脂升高、胰岛素抵抗、神经退行性变、肌肉质量减少和贫血都与这种状况有关，每种健康问题都可能导致体力活动减少。缺乏运动促进内脏脂肪进一步积累，加剧了炎症，开启了慢性疾病的循环，从而使机体建立了自我维持的慢性炎症循环[144]。

运动训练已被证明可以减少内脏和心脏脂肪质量[145]，以降低循环中的炎症标志物水平。这种效果部分归因于运动引起的 IL－6 的增加[107]。

11.2.8 肌肉-肿瘤交互作用

流行病学数据显示，业余时间进行体力活动可以降低至少 13 种不同类型癌症的风险[146]。此外，被诊断为前列腺癌、结直肠癌或乳腺癌后保持体力活动的个体，与同样患有这些癌症的久坐个体相比，显示出更高的生存率[98]。

研究表明，许多癌症与系统性低度慢性炎症有关，这可能促进肿瘤进展。因此，持续体力活动的抗炎特性可能在降低癌症发病可能性方面发挥作用[147]。

有学者使用 B16F10 黑色素瘤模型评估了运动对肿瘤生长的影响。携带肿瘤的小鼠被分为两组：一组进行自愿跑轮运动，另一组作为对照组不进行运动。运动组小鼠在 6 个不同的肿瘤模型中显示出肿瘤体积缩小和发生率显著减少。这些运动引起的肿瘤生长效应被归因于自然杀伤(NK)细胞的调节，特别是通过肾上腺素依赖性 NK 细胞动员到血液循环中，以及 IL－6 依赖性重新分布到肿瘤部位。在运动期间阻断 IL－6 信号抵消了运动介导的肿瘤生长抑制，表明 IL－6 在运动介导的肿瘤生长抑制中发挥关键作用。

此外，各种研究表明，其他肌肉因子如抑瘤素 M(oncostatin M)、鸢尾素和富含半胱氨酸的酸性分泌蛋白，可能在抑制乳腺癌和结肠癌的进展中发挥作用[147]。

11.2.9 肌肉-其他器官交互作用

肌肉-肠道交互作用。H. Ellingsgaard[90]的一项开创性研究表明，IL－6 水平的急性升高刺激了肠道 L 细胞和胰腺 β 细胞中 GLP－1 的分泌，从而增强了胰岛素释放。这一发现强调 IL－6 在控制胰岛素释放中的重要性，并暗示其参与了一个内分泌反馈循环，可保护机体免受血糖失衡的干扰。另一项研究[93]检查了 IL－6 对人类餐后血糖和胰岛素分泌的影响。结果表明，IL－6 减缓了胃排空速率，这是决定餐后血糖水平的关键因素[148]。这项研究突出了 IL－6 在人体中的新功能，即有助于调节胃排空，并在餐后阶段维持胰岛素水平。

肌肉-血管床交互作用。通过促进功能性Ⅱ型肌纤维的生长，Walsh小组发现了肌肉分泌的新元素FSTL1，由骨骼肌和心肌细胞产生，也被认为是一种心脏因子[149]。FSTL1具有心脏保护的作用，能增强内皮细胞的性能，并促进动物心脏损伤模型中的再血管化，这一效应涉及一氧化氮合酶[150]。血液中FSTL1浓度增加与收缩性和舒张性心力衰竭相关，并对急性冠脉综合征病例具有预测意义[151]。最近使用犬模型的研究发现，FSTL1对生物体的心肌底物代谢有积极影响。

肌肉-皮肤交互作用。研究表明，小鼠和人类进行耐力运动能对抗与年龄相关的皮肤变化[152]。运动通过激活AMPK影响骨骼肌中的IL-15表达。肌肉缺乏AMPK，皮肤结构的完整性将减弱，而IL-15注射复制了运动对小鼠皮肤的一些抗衰老效果。结果表明，体力活动能通过IL-15对抗皮肤老化。

11.3　运动调节疾病状态下的肌肉因子表达

本小节主要介绍运动作为一种有效的干预措施，如何调节疾病状态下的肌肉因子表达，并探讨其在疾病预防和治疗中的潜在作用。鉴于肌肉因子在各种代谢和炎症相关疾病中的重要作用，我们重点关注运动对肌肉因子表达的影响，以及这些变化与疾病状况改善的关系。

11.3.1　运动调节代谢性疾病中的肌肉因子表达

近年来，生物医学界越来越认识到运动在预防和管理代谢紊乱方面的显著影响，其效果甚至超越了一些药物疗法。2型糖尿病和非酒精性脂肪肝病(NAFLD)是两种主要的代谢性疾病，其患病率已达到流行病水平。然而，这些状况可以通过持续的体力活动得到缓解。

作为人体中最大的代谢组织，无论是在休息还是在进行体力活动时，骨骼肌在调节葡萄糖水平方面都至关重要[153]。在运动期间，这种组织从糖原储备和血液中的葡萄糖中获取能量[154]。即使在低强度运动中，肌肉收缩也可激活葡萄糖处置和摄取机制，这些机制通过胰岛素依赖性和非胰岛素依赖性途径共同调节葡萄糖代谢[155]。这一过程增强了胰岛素敏感性，并优化了葡萄糖的氧化和储存。持续运动进一步提高了骨骼肌的氧化能力，促进了线粒体生物发生[156]并完善了线粒体质量控制过程，包括线粒体自噬、分裂和融合。尽管这些适应至关重要，但相关研究较少[157]。耐力训练通过增强肌细胞的脂肪酸转运能力，并加强正常体重和超重个体的线粒体脂肪酸氧化，促进饮食中脂肪酸从储存到氧化的转变[158]。此外，运动训练加速了肌内甘油三酯的分解，并降低了分解产物的水平，包括二酰甘油和神经酰胺[159]。重要的是，为了避免运动期间发生低血糖，肌肉中葡萄糖的消耗增加被肝脏葡萄糖的快速产生所抵消。因此，运动可引起肝脏代谢的显著即时和长期变化。

如前所述[2,160]，骨骼肌的分泌谱包括各种肌肉因子、细胞外囊泡及其内容物，以及一系列代谢物，与运动引起的多系统适应相关联，这些适应增强了代谢健康。上述因素通过旁分泌、自分泌或内分泌机制发挥作用。尽管已经鉴定出多种分子物种，但只有少数经过了深入研究。运动被证明可以提高血液中几种物质的水平，包括BDNF、利钠肽家族成员(如BNP)、musclin、IL-15、IL-6、阿片素、富含半胱氨酸的酸性分泌蛋白、FGF21、核心蛋白聚糖(decorin)、肌联素和鸢尾素，这些物质可能通过自分泌作用调节肌肉质量和骨骼肌代谢[49]。尽管其中一些分子的作用已在啮齿动物和细胞培养中得到了验证，但它们在人类受试者中的确切效果仍有待探索。以IL-6为例，急性运动后IL-6水平迅速上升，其释放似乎受活动机械应力、肌肉糖原含量及可能的葡萄糖摄入和(或)血糖水平的影响[161]。因此，IL-6可以作为能源状态的指标。在人类中，运动诱导的IL-6能促进肌内甘油三酯的分解[162]，加强脂肪酸氧化[162]，促使GLUT4转移到细胞膜[163]，改善骨骼肌的胰岛素敏感性[163]。

11.3.2 运动调节衰老相关的肌肉因子表达

11.3.2.1 运动逆转衰老相关的肌肉因子表达

骨骼肌作为人体最大的器官，以其广泛的分化和显著的可塑性而闻名。除了其在运动中的作用外，它还作为内分泌器官分泌各种细胞因子和肽。这些分子，统称为“肌肉因子”[164]，由肌纤维产生、表达和释放，以响应肌肉收缩。骨骼肌通过释放肌肉因子进行自分泌、旁分泌和内分泌信号转导，促进与脂肪组织、肝脏、胰腺、骨骼和大脑等组织器官的相互作用[165-166]。而“运动因子”指的是由骨骼肌、心肌、肝脏和脂肪组织在响应体力活动时产生的广泛信号分子[167]。由肌肉收缩诱导的几种肌肉因子被归类为肌肉起源的运动因子[168-169]。此外，特定肌肉因子(如IL-6、鸢尾素、肌肉抑制素、BDNF和阿片素)的水平随着年龄的增长会发生显著变化。

研究表明，IL-6具有双重作用，能有效减少和(或)增强炎症[170-171]。衰老与细胞中IL-6表达以及IL-1β和TNF-α水平的增加相关，这有助于促炎状态和骨骼肌萎缩[172]。另一方面，运动后骨骼肌和血浆中的IL-6水平也有所增加[140]。体力活动被公认为具有抗炎特性，可能减少甚至逆转与癌症恶病质相关的肌肉萎缩[172]。对肿瘤动物模型的研究表明，抗阻训练提高了IL-10/TNF-α比例及血浆IL-10水平，使其发挥抗炎特性[173]。针对马拉松选手的研究发现，运动显著增加了血浆中IL-6和IL-10的水平[174]。运动诱导的IL-6作为一种抗炎肌肉因子，可阻断TNF-α并通过AMPK信号转导增加葡萄糖吸收[172]。因此，由运动诱导的IL-6具有抗炎特性，对于维持骨骼肌健康至关重要。此外，L. Li等人[175]观察到骨骼肌中线粒体呼吸和酶活性下降，这在IL-6缺乏的小鼠模型中通过运动训练可以部分恢复。结果表明，运动诱导的IL-6在控制骨骼肌线粒体中至关重要。

鸢尾素，由Spiegelman研究团队发现，已成为近年来研究最广泛的肌肉因子之一。我国的一项研究表明，中年人血浆中鸢尾素的水平与肥胖、葡萄糖耐受性和胰岛素抵抗等因素有关[176]。鸢尾素的表现受年龄和体力活动等因素的影响。随着年龄的增长，老年小鼠和人类肌肉消耗明显，血浆中鸢尾素的水平通常减少。然而，耐力训练和抗阻训练都可能增加鸢尾素的表达，提高其在老年人骨骼肌中的水平[177-181]。值得注意的是，抗阻训练比耐力训练更能引起强烈的鸢尾素反应[182]。此外，体力活动通过激活 PGC1α 提高 FNDC5 和(或)鸢尾素水平，促使线粒体和细胞分裂，并减少老年小鼠与严重肢体缺血相关的肌病[183]。

肌肉抑制素是骨骼肌降解的中心调节器，主要促进蛋白质分解[184]。随着个体的衰老，肌肉抑制素水平升高，骨骼肌和平滑肌组织退化[185]。定期体力活动已被证明可以降低骨骼肌和循环中的肌肉抑制素浓度[186-188]，从而降低 2 型糖尿病的风险，预防肌肉萎缩，并保持骨骼肌的完整性。新近的科学研究表明，肌肉抑制素可能通过增强 Drp1 的表达引发不受限制的线粒体分裂，导致与慢性阻塞性肺疾病相关的骨骼肌营养不良[189]。因此，体力活动可以通过降低肌肉抑制素水平来改善线粒体平衡并维持骨骼肌健康。BDNF 水平随着年龄的增长而降低[190]，这种 BDNF 降低与年龄相关的海马功能障碍、记忆缺陷和对抑郁的易感性增加有关。运动已被证明可以通过刺激海马 PGC1α/FNDC5/BDNF 信号通路来对抗与年龄相关的认知衰退[191]。此外，体力活动导致骨骼肌和循环中 BDNF 水平升高，从而通过激活 AMPK，支持肌肉和其他组织中的线粒体功能[63,192]。

最近的研究强调了阿片素在对抗与衰老相关的肌肉消耗中的关键作用。阿片素可激活 AMPK，促进线粒体生物发生并支持骨骼肌再生[25]。尽管阿片素水平随着年龄的增长而下降，但已有研究证明肌肉收缩可以刺激其产生[25,193]。此外，研究发现雌性小鼠在怀孕期间进行体力活动，可以通过增强阿片素信号和促进线粒体生成提高年轻小鼠的骨骼肌功能[194]。

总之，各种肌肉因子表现出与年龄相关的变化，但运动作为一种非药物干预措施，可以有效抵消这些与年龄相关的改变。通过调节肌肉因子的表达，增强线粒体功能，支持骨骼肌健康并延长寿命，运动已被证明是促进整体健康的强大工具。

11.3.2.2 运动通过表观遗传调节肌肉因子表达

随着年龄的增长，肌肉因子的表达经历了显著变化。运动有能力逆转这些与年龄相关的肌肉因子变化。然而，运动如何影响肌肉因子表达的确切机制仍然不清楚。潜在的机制包括直接调节肌肉因子基因 DNA 甲基化、人类蛋白质翻译后修饰(hPTM)，以及改变 miRNA 表达。

运动似乎通过改变表观遗传调节来增强 IL-6 表达。在体力活动后，血浆中 IL-6水平的上升与外周血单核细胞核中 DNMT3b 水平的降低相关。在细胞核 DNMT3b 水平的降低与运动后血浆 IL-6 水平的上升之间发现了明显的联系[195]。这表明体力活动可能通过减少细胞核中的 DNMT3b 和 DNA 甲基化来增强 IL-6 水平。此外，研究发现，运动后 DNMT3b 核水平在青年男性中降低了约 78%，在青年女性中降低了 72%，在成年男性中降低了 61%，在成年女性中降低了 53%[195]。同时，血浆 IL-6 水平在青年男性中大约升高了 35 倍，在青年女性中升高了 27 倍，在成年男性中升高了 25 倍，在成年女性中升高了 12 倍[195]。结果表明，性别可影响运动诱导的IL-6水平上升和DNMT3b核浓度下降。此外，营养补充剂以不同的方式影响IL-6基因DNA甲基化，ω-3多不饱和脂肪酸被发现能促进DNA甲基化，而特级初榨橄榄油则能减少DNA甲基化[196]。此外，组蛋白乙酰化在控制IL-6表达中起作用。O. Klymenko等人[197]认为组蛋白去乙酰化酶5(HDAC5)是IL-6产生和分泌的表观遗传控制中的抑制因子，通过减少IL-6启动子的H3K9Ac修饰来限制IL-6表达。此外，如miR-1、miR-146a、miR-181和miR-155等miRNA在血浆中普遍存在，并与运动后的IL-6水平正相关，调节IL-6的表达[198]。miR-223-3p通过结合其3′非翻译区(UTR)直接靶向IL-6，从而抑制IL-6的表达[199-200]。总的来说，这些发现表明IL-6表达受到一系列表观遗传机制的调节。

一项关于丁酸钠(一种HDAC抑制剂)和5-氮杂胞苷(一种DNA去甲基化剂)对Huh7细胞影响的研究发现，FNDC5基因启动子H3乙酰化增加和H3K27甲基化减少[201]。表观遗传学的变化与FNDC5 mRNA水平的增加相关，表明基因启动子DNA甲基化和组蛋白乙酰化的变化可能影响FNDC5的表达。此外，FNDC5/鸢尾素表达的控制由非编码RNA控制。例如，miR-135a-5p抑制FNDC5表达[202]，而环状RNA ATF4吸收miR-135a-5p，从而增加FNDC5/鸢尾素浓度[203]。研究表明，体力活动通过减少miR-135a-5p，刺激海马神经元的发生，并促进老年小鼠齿状回中神经前体细胞的生长[204]。这意味着体力活动可能通过改变影响FNDC5/鸢尾素基因的表观遗传变化来增加FNDC5/鸢尾素的表达。

运动已被证明可以减少骨骼肌和循环中的肌肉抑制素[186-188]。研究表明，向猪卫星细胞施用萝卜硫素可降低肌肉抑制素表达，其机制为减少肌肉抑制素启动子中肌源性决定基因1结合位点的组蛋白乙酰化[205]。此外，在妊娠和哺乳期间低蛋白饮食显著增加了肌肉抑制素基因启动子H3K9Ac和H3K4me3的水平，导致肌肉抑制素表达增加和断奶仔猪的骨骼肌生长受阻[206]。在C2C12细胞中，针对肌肉抑制素基因启动子的siRNA增加了启动子区域的H3K9me2，成功抑制了肌肉抑制素表达[207]。肌肉抑制素水平受miRNA的影响，特别是抑制miR-143可导致肌肉抑制素表达减半[208]，而miR-499和miR-208b似乎在靶向肌肉抑制素转录本中起作用，从而降低肌肉抑制素的表达[209]。结果表明，体力活动可能通过影响组蛋白hPTM和miRNA的表达来控制肌肉抑制素的表达。

研究表明，一次体力活动降低了成熟大鼠海马中的DNMT1和DNMT3b水平，导致BDNF基因启动子Ⅳ的DNA甲基化减少，进而增强了BDNF基因的活性[210]。同样，短暂的体力活动改变了小鼠海马中BDNF基因的DNA甲基化格局，导致BDNF mRNA浓度增加[211]。BDNF的表达受到组蛋白变化的影响，其中体力活动增强了BDNF基因启动子H3和H4K8的乙酰化，导致其表达增加[212-213]。此外，体力活动通过β-羟基丁酸酯抑制HDAC2/HDAC3，导致组蛋白H3乙酰化增加和BDNF表达增加[214]。BDNF的表达受miRNA影响[215]，特别是人星形胶质细胞中的miR-140、miR-211和miR-103a[216-218]，以及小鼠大脑中的miR-206[217]，在其中起关键作用。BDNF的表达由运动支持，这一结论得到了科学研究的支持，表明运动减少小鼠海马中因创伤性脑损伤引起的认知障碍，与 miR－21 和 miR－34a 相关[219]。因此，体力活动可通过改变 BDNF 基因的表观遗传变化来增强 BDNF 的表达。

使用动物模型的研究表明，DNA 甲基化在调节阿片素表达中起作用。运用先进的测序技术后发现，阿片素基因启动子的 CpG 岛中 DNA 甲基化超过 10％，导致阿片素水平下降 5.9 倍[220]。当大鼠暴露于臭氧时，DNMT 活性降低，DNMT3a/b 基因表达增加，导致阿片素基因启动子的 DNA 甲基化增加，最终降低阿片素表达[221]。然而，也有不一致的结果报告。有观察结果表明，在母亲高脂饮食的儿童中，肝脏阿片素基因启动子中 DNA 甲基化增加，阿片素表达仍然升高[222]。此外，阿片素的表达受 miR－224、miR－765 和 miR－195 的抑制[223-225]。最近的研究强调了 miR－122－5p 通过改变阿片素/AMPK/mTOR 信号通路，在大鼠心肌纤维细胞中对自噬、凋亡和氧化应激的不利影响，[226]。此外，miR－122－5p 被证明可能通过调节 ELABELA/阿片素-阿片素受体轴，以及血管紧张素转换酶Ⅱ/生长分化因子 15/porimin 信号通路，促进高血压大鼠的肿瘤发生和心脏重塑[227]。

总之，各种肌肉因子的表达受到多种直接或间接表观遗传修饰的控制。因此，可以合理假设运动可通过影响一系列表观遗传机制，包括 DNA 甲基化、组蛋白修饰和 miRNA 调节，从而增加肌肉因子表达，促进整体健康。运动诱导的活性氧(ROS)在这些表观遗传过程中起关键作用，ROS 可能通过改变肌肉因子基因的表观遗传格局来影响肌肉因子表达。

11.4 肌肉因子的临床应用前景

一些公认的肌肉因子主要在肌肉组织中起作用。肌肉抑制素、LIF、IL－4、IL－6、IL－7 和 IL－15 在控制肌肉生长和肌肉形成中至关重要。BDNF 和 IL－6 在 AMPK 驱动的脂肪氧化中起作用，而 IL－8 可能有助于运动诱导的血管生成。尽管如此，IL－6 的作用超出了肌肉组织，它能影响系统功能，如肝脏、脂肪组织控制和免疫反应。卵泡抑素相关蛋白 1 在增强内皮细胞活性和缺血状态下的再血管化中的作用得到了广泛认可。

关于肌肉因子的研究进展迅速，当前的研究主要关注 IL－6 的生物学功能。证据表明，肌肉衍生的 IL－6 具有几种有益的代谢效应，例如，M. Sadagurski 等人[228]发现，血液中持续高水平人 IL－6 的转基因小鼠表现出增强的中枢瘦素作用，防止了饮食诱导的肥胖。同样，F. T. Wunderlich 等人[229]证明，IL－6 信号对于小鼠的正常肝脏代谢至关重要。此外，属于 IL－6 家族的细胞因子睫状神经营养因子增强了由于高脂饮食或脂质输注引起的胰岛素抵抗小鼠的代谢平衡[230]。有趣的是，睫状神经营养因子的一种形式，Axokine，在临床上被测试用于 T2DM，但暂未获批准，原因是抗体没有中和条件[231]。尽管如此，运动产生许多有益效应可能由肌肉因子介导的证据突出了肌肉因子研究的治疗潜力。

除了通过 AMPK 激活增强外周胰岛素反应性外，最近的发现表明，肌肉因子也可能对胰岛 β 细胞活动和胰岛素释放产生重大影响。人类肌管根据其胰岛素敏感性分泌和表达不同的肌肉因子谱，每个肌肉因子谱都不同程度地影响了 β 细胞[130]。这些初步发现表明，骨骼肌和 β 细胞之间的新通信途径受到胰岛素抵抗的影响。运动可改善正常小鼠的葡萄糖耐受性，但这种益处在全身 IL－6 缺乏的小鼠中未观察到[90]。采用先进模型的研究证明，运动诱导的 GLP－1 反应依赖肌肉衍生的 IL－6。因此，IL－6 有助于协调两个胰岛素敏感组织——肠道和胰岛细胞之间的通信，根据胰岛素需求调节 GLP－1 分泌。

流行病学研究表明，久坐与乳腺癌风险增加有关，而定期体力活动可显著降低其发展风险[2]。研究表明，肌肉因子可能在介导运动与抑制乳腺癌细胞增殖之间的联系中发挥作用，其中属于 IL－6 细胞因子家族的抑瘤素 M 可能是关键物质[232]。

总之，久坐和肌肉失用将导致肌肉质量减少和内脏脂肪组织增加，进而激活各种炎症途径。这些途径促使胰岛素抵抗、动脉粥样硬化、神经退行性病变和肿瘤的发展成为可能[233]。肌肉分泌和释放肌肉因子的发现为理解体力活动如何降低全因死亡率提供了一个分子框架。

（张　勇）

参考文献

[1] PEDERSEN B K，STEENSBERG A，FISCHER C，et al. Searching for the exercise factor：is Il－6 a candidate? [J]. Journal of Muscle Research and Cell Motility，2003，24(2－3)：113－119.

[2] PEDERSEN B K，FEBBRAIO M A. Muscles，exercise and obesity：skeletal muscle as a secretory organ [J]. Nature Reviews：Endocrinology，2012，8(8)：457－465.

[3] CHOW L S，GERSZTEN R E，TAYLOR J M，et al. Exerkines in health，resilience and disease [J]. Nature Reviews Endocrinology，2022，18(5)：273－289.

[4] THYFAULT J P，BERGOUIGNAN A. Exercise and metabolic health：beyond skeletal muscle [J]. Diabetologia，2020，63(8)：1464－1474.

[5] LI J，WANG Z，LI C，et al. Impact of exercise and aging on mitochondrial homeostasis in skeletal muscle：roles of ros and epigenetics [J]. Cells，2022，11(13)：

[6] RODGERS B D，GARIKIPATI D K. Clinical，agricultural，and evolutionary biology of myostatin：a comparative review [J]. Endocrine Reviews，2008，29(5)：513－534.

[7] ALLEN D L，CLEARY A S，SPEAKER K J，et al. Myostatin，activin receptor Iib，and Follistatin－like－3 gene expression are altered in adipose tissue and skeletal muscle of obese mice [J]. American Journal of Physiology Endocrinology and Metabolism，2008，294(5)：E918－E927.

[8] MCPHERRON A C，LEE S J. Suppression of body fat accumulation in myostatin-deficient mice [J]. Journal of Clinical Investigation，2002，109(5)：595－601.

[9] ALLEN D L，HITTEL D S，MCPHERRON A C. Expression and function of myostatin in obesity，diabetes，and exercise adaptation [J]. Medicine and Science in Sports and Exercise，2011，43(10)：1828－1835.

[10] HANSEN J, BRANDT C, NIELSEN A R, et al. Exercise induces a marked increase in plasma follistatin: evidence that follistatin is a contraction-induced hepatokine [J]. Endocrinology, 2011, 152(1): 164 - 171.

[11] RUAN Q, HUANG Y, YANG L, et al. Associations of preoperative irisin levels of paired cerebrospinal fluid and plasma with physical dysfunction and muscle wasting severity in residents of surgery wards [J]. The Journal of Nutrition, Health & Aging, 2020, 24(4): 412 - 422.

[12] WRANN C D, WHITE J P, SALOGIANNNIS J, et al. Exercise induces hippocampal Bdnf through a Pgc - 1alpha/Fndc5 pathway [J]. Cell Metabolism, 2013, 18(5): 649 - 659.

[13] WRANN C D. Fndc5/irisin-their role in the nervous system and as a mediator for beneficial effects of exercise on the brain [J]. Brain Plast, 2015, 1(1): 55 - 61.

[14] MOHAMMADI S, ORYAN S, KOMAKI A, et al. Effects of intra-dentate gyrus microinjection of myokine irisin on long-term potentiation in male rats [J]. Arquivos de Neuro-Psiquiatria, 2019, 77(12): 881 - 887.

[15] VINTS W A J, LEVIN O, FUJIYAMA H, et al. Exerkines and long-term synaptic potentiation: mechanisms of exercise-induced neuroplasticity [J]. Frontiers in Neuroendocrinology, 2022, 66: 100993.

[16] CHEN X, GAN L. An exercise-induced messenger boosts memory in Alzheimer's disease [J]. Nature Medicine, 2019, 25(1): 20 - 21.

[17] MOON H Y, BECKE A, BERRON D, et al. Running-induced systemic cathepsin b secretion is associated with memory function [J]. Cell Metabolism, 2016, 24(2): 332 - 340.

[18] HOOK V, YOON M, MOSIER C, et al. Cathepsin B in neurodegeneration of Alzheimer's disease, traumatic brain injury, and related brain disorders [J]. Biochim Biophys Acta Proteins Proteom, 2020, 1868(8): 140428.

[19] NAKANISHI H. Microglial cathepsin b as a key driver of inflammatory brain diseases and brain aging [J]. Neural Regen Res, 2020, 15(1): 25 - 29.

[20] MASOUMI J, ABBASLOUI M, PARVAN R, et al. Apelin, a promising target for Alzheimer disease prevention and treatment [J]. Neuropeptides, 2018, 70: 76 - 86.

[21] WYSOCKA M B, PIETRASZEK-GREMPLEWICZ K, NOWAK D. The role of apelin in cardiovascular diseases, obesity and cancer [J]. Frontiers in Physiology, 2018, 9: 557.

[22] HALON-GOLABEK M, BORKOWSKA A, HERMAN-ANTOSIEWICZ A, et al. Iron metabolism of the skeletal muscle and neurodegeneration [J]. Frontiers in Neuroscience, 2019, 13: 165.

[23] BOUCHER J, MASRI B, DAVIAUD D, et al. Apelin, a newly identified adipokine up-regulated by insulin and obesity [J]. Endocrinology, 2005, 146(4): 1764 - 1771.

[24] BERTRAND C, VALET P, CASTAN-LAURELL I. Apelin and energy metabolism [J]. Frontiers in Physiology, 2015, 6: 115.

[25] VINEL C, LUKJANENKO L, BATUT A, et al. The exerkine apelin reverses age-associated sarcopenia [J]. Nature Medicine, 2018, 24(9): 1360 - 1371.

[26] SHIN K, PANDEY A, LIU X Q, et al. Preferential apelin-13 production by the proprotein convertase Pcsk3 is implicated in obesity [J]. FEBS Open Bio, 2013, 3: 328 - 333.

[27] BAE J H, KWAK S E, LEE J H, et al. Does exercise-induced apelin affect sarcopenia? a systematic review and meta-analysis [J]. Hormones (Athens), 2019, 18(4): 383 - 393.

[28] HIGUCHI K, MASAKI T, GOTOH K, et al. Apelin, an apj receptor ligand, regulates body

adiposity and favors the messenger ribonucleic acid expression of uncoupling proteins in mice [J]. Endocrinology, 2007, 148(6): 2690 - 2697.

[29] KWAK S E, CHO S C, BAE J H, et al. Effects of exercise-induced apelin on muscle function and cognitive function in aged mice [J]. Experimental Gerontology, 2019, 127: 110710.

[30] SHEN P, YUE Q, FU W, et al. Apelin-13 ameliorates chronic water-immersion restraint stress-induced memory performance deficit through upregulation of bdnf in rats [J]. Neuroscience Letters, 2019, 696: 151 - 155.

[31] LI E, DENG H, WANG B, et al. Apelin-13 exerts antidepressant-like and recognition memory improving activities in stressed rats [J]. European Neuropsychopharmacology, 2016, 26(3): 420 - 430.

[32] DAI Y, PANG J, GONG H, et al. Roles and tissue source of adiponectin involved in lifestyle modifications [J]. Journals of Gerontology Series A: Biological Sciences and Medical Sciences, 2013, 68(2): 117 - 128.

[33] YAU S Y, LI A, HOO R L, et al. Physical exercise-induced hippocampal neurogenesis and antidepressant effects are mediated by the adipocyte hormone adiponectin [J]. Proceedings of the National Academy of Sciences of the United States of America, 2014, 111(44): 15810 - 15815.

[34] OUCHI N, WALSH K. Adiponectin as an anti-inflammatory factor [J]. Clinica Chimica Acta, 2007, 380(1 - 2): 24 - 30.

[35] POUSTI F, AHMADI R, MIRAHMADI F, et al. Adiponectin modulates synaptic plasticity in hippocampal dentate gyrus [J]. Neuroscience Letters, 2018, 662: 227 - 232.

[36] WANG M, JO J, SONG J. Adiponectin improves long-term potentiation in the 5xfad mouse brain [J]. Scientific Reports, 2019, 9(1): 8918.

[37] XU Z P, GAN G S, LIU Y M, et al. Adiponectin attenuates streptozotocin-induced tau hyperphosphorylation and cognitive deficits by rescuing Pi3k/Akt/Gsk-3beta pathway [J]. Neurochemical Research, 2018, 43(2): 316 - 323.

[38] FORNY-GERMANO L, DE FELICE F G, VIEIRA M. The role of leptin and adiponectin in obesity-associated cognitive decline and alzheimer's disease [J]. Frontiers in Neuroscience, 2018, 12: 1027.

[39] HAUGEN F, NORHEIM F, LIAN H, et al. IL-7 is expressed and secreted by human skeletal muscle cells [J]. American Journal of Physiology Cell Physiology, 2010, 298(4): C807 - C816.

[40] FISCHER C P. Interleukin-6 in acute exercise and training: what is the biological relevance? [J]. Exercise Immunology Review, 2006, 12: 6 - 33.

[41] OSTROWSKI K, ROHDE T, ZACHO M, et al. Evidence that interleukin-6 is produced in human skeletal muscle during prolonged running [J]. J Physiol, 1998, 508 (Pt 3)(Pt 3): 949 - 953.

[42] STEENSBERG A, KELLER C, STARKIE R L, et al. IL-6 and TNF - α expression in, and release from, contracting human skeletal muscle [J]. American Journal of Physiology Endocrinology and Metabolism, 2002, 283(6): E1272 - E1278.

[43] ROSENDAL L, SOGAARD K, KJAER M, et al. Increase in interstitial interleukin-6 of human skeletal muscle with repetitive low-force exercise [J]. J Appl Physiol (1985), 2005, 98(2): 477 - 481.

[44] KELLER C, HELLSTEN Y, STEENSBERG A, et al. Differential regulation of IL-6 and tnf-alpha via calcineurin in human skeletal muscle cells [J]. Cytokine, 2006, 36 (3 - 4): 141 - 147.

[45] PEDERSEN B K, FEBBRAIO M A. Muscle as an endocrine organ: focus on muscle-derived interleukin - 6 [J]. Physiological Reviews, 2008, 88(4): 1379 - 1406.

[46] BROHOLM C, MORTENSEN O H, NIELSEN S, et al. Exercise induces expression of leukaemia inhibitory factor in human skeletal muscle [J]. Journal of Physiology, 2008, 586(8): 2195 - 2201.

[47] IZUMIYA Y, HOPKINS T, MORRIS C, et al. Fast/Glycolytic muscle fiber growth reduces fat mass and improves metabolic parameters in obese mice [J]. Cell Metabolism, 2008, 7(2): 159 - 172.

[48] HOJMAN P, PEDERSEN M, NIELSEN A R, et al. Fibroblast growth factor-21 is induced in human skeletal muscles by hyperinsulinemia [J]. Diabetes, 2009, 58(12): 2797 - 2801.

[49] LEE J H, JUN H S. Role of myokines in regulating skeletal muscle mass and function [J]. Frontiers in Physiology, 2019, 10: 42.

[50] MOSHER D S, QUIGNON P, BUSTAMANTE C D, et al. A mutation in the myostatin gene increases muscle mass and enhances racing performance in heterozygote dogs [J]. PLoS Genetics, 2007, 3(5): e79.

[51] KANZLEITER T, RATH M, GORGENS S W, et al. The myokine decorin is regulated by contraction and involved in muscle hypertrophy [J]. Biochemical and Biophysical Research Communications, 2014, 450(2): 1089 - 1094.

[52] SAREMI A, GHARAKHANLOO R, SHARGHI S, et al. Effects of oral creatine and resistance training on serum myostatin and gasp - 1 [J]. Molecular and Cellular Endocrinology, 2010, 317(1 - 2): 25 - 30.

[53] HITTEL D S, AXELSON M, SARNA N, et al. Myostatin decreases with aerobic exercise and associates with insulin resistance [J]. Medicine and Science in Sports and Exercise, 2010, 42(11): 2023 - 2029.

[54] SERRANO A L, BAEZA-RAJA B, PERDIGUERO E, et al. Interleukin-6 is an essential regulator of satellite cell-mediated skeletal muscle hypertrophy [J]. Cell Metabolism, 2008, 7(1): 33 - 44.

[55] BROHOLM C, PEDERSEN B K. Leukaemia inhibitory factor-an exercise-induced myokine [J]. Exercise Immunology Review, 2010, 16: 77 - 85.

[56] GAO S, DURSTINE J L, KOH H J, et al. Acute myotube protein synthesis regulation by IL - 6 - related cytokines [J]. American Journal of Physiology Cell Physiology, 2017, 313(5): C487 - C500.

[57] NIELSEN A R, MOUNIER R, PLOMGAARD P, et al. Expression of interleukin - 15 in human skeletal muscle effect of exercise and muscle fibre type composition [J]. Journal of Physiology, 2007, 584(Pt 1): 305 - 312.

[58] FISCHER C P, PLOMGAARD P, HANSEN A K, et al. Endurance training reduces the contraction-induced interleukin - 6 mrna expression in human skeletal muscle [J]. American Journal of Physiology Endocrinology and Metabolism, 2004, 287(6): E1189 - E1194.

[59] KELLER C, STEENSBERG A, HANSEN A K, et al. Effect of exercise, training, and glycogen availability on IL - 6 receptor expression in human skeletal muscle [J]. J Appl Physiol (1985), 2005, 99(6): 2075 - 2079.

[60] PETERSEN E W, CAREY A L, SACCHETTI M, et al. Acute IL - 6 treatment increases fatty acid turnover in elderly humans in vivo and in tissue culture in vitro [J]. American Journal of

Physiology Endocrinology and Metabolism, 2005, 288(1): E155 - E162.

[61] VAN HALL G, STEENSBERG A, SACCHETTI M, et al. Interleukin - 6 stimulates lipolysis and fat oxidation in humans [J]. Journal of Clinical Endocrinology and Metabolism, 2003, 88 (7): 3005 - 3010.

[62] KAHN B B, ALQUIER T, CARLING D, et al. Amp-activated protein kinase: ancient energy gauge provides clues to modern understanding of metabolism [J]. Cell Metabolism, 2005, 1(1): 15 - 25.

[63] MATTHEWS V B, ASTROM M B, CHAN M H, et al. Brain-derived neurotrophic factor is produced by skeletal muscle cells in response to contraction and enhances fat oxidation via activation of amp-activated protein kinase [J]. Diabetologia, 2009, 52(7): 1409 - 1418.

[64] SUBBOTINA E, SIERRA A, ZHU Z, et al. Musclin is an activity-stimulated myokine that enhances physical endurance [J]. Proceedings of the National Academy of Sciences of the United States of America, 2015, 112(52): 16042 - 16047.

[65] RE CECCONI A D, FORTI M, CHIAPPA M, et al. Musclin, a myokine induced by aerobic exercise, retards muscle atrophy during cancer cachexia in mice [J]. Cancers, 2019, 11 (10): 1541.

[66] MATTSON M P. Energy intake and exercise as determinants of brain health and vulnerability to injury and disease [J]. Cell Metabolism, 2012, 16(6): 706 - 722.

[67] PEDERSEN B K, SALTIN B. Exercise as medicine-evidence for prescribing exercise as therapy in 26 different chronic diseases [J]. Scandinavian Journal of Medicine and Science in Sports, 2015, 25 Suppl 3: 1 - 72.

[68] VOSS M W, NAGAMATSU L S, LIU-AMBROSE T, et al. Exercise, brain, and cognition across the life span [J]. J Appl Physiol (1985), 2011, 111(5): 1505 - 1513.

[69] COTMAN C W, BERCHTOLD N C. Exercise: A behavioral intervention to enhance brain health and plasticity [J]. Trends in Neurosciences, 2002, 25(6): 295 - 301.

[70] SMITH P J, BLUMENTHAL J A, HOFFMAN B M, et al. Aerobic exercise and neurocognitive performance: a meta-analytic review of randomized controlled trials [J]. Psychosomatic Medicine, 2010, 72(3): 239 - 252.

[71] SNOWDEN M, STEINMAN L, MOCHAN K, et al. Effect of exercise on cognitive performance in community-dwelling older adults: review of intervention trials and recommendations for public health practice and research [J]. Journal of the American Geriatrics Society, 2011, 59(4): 704-716.

[72] ABERG M A, PEDERSEN N L, TOREN K, et al. Cardiovascular fitness is associated with cognition in young adulthood [J]. Proceedings of the National Academy of Sciences of the United States of America, 2009, 106(49): 20906 - 20911.

[73] KELLEY G A, KELLEY K S. Exercise and sleep: a systematic review of previous meta-analyses [J]. Journal of Evidence-Based Medicine, 2017, 10(1): 26 - 36.

[74] CRUSH E A, FRITH E, LOPRINZI P D. Experimental effects of acute exercise duration and exercise recovery on mood state [J]. Journal of Affective Disorders, 2018, 229: 282 - 287.

[75] KOBILO T, LIU Q R, GANDHI K, et al. Running is the neurogenic and neurotrophic stimulus in environmental enrichment [J]. Learning & Memory, 2011, 18(9): 605 - 609.

[76] ERICKSON K I, VOSS M W, PRAKASH R S, et al. Exercise training increases size of

hippocampus and improves memory [J]. Proceedings of the National Academy of Sciences of the United States of America, 2011, 108(7): 3017 - 3022.

[77] LEARDINI-TRISTAO M, CHARLES A L, LEJAY A, et al. Beneficial effect of exercise on cognitive function during peripheral arterial disease: potential involvement of myokines and microglial anti-inflammatory phenotype enhancement [J]. J Clin Med, 2019, 8(5): 653.

[78] RAI M, DEMONTIS F. Systemic nutrient and stress signaling via myokines and myometabolites [J]. Annual Review of Physiology, 2016, 78: 85 - 107.

[79] PEDERSEN B K. Physical activity and muscle-brain crosstalk [J]. Nature Reviews: Endocrinology, 2019, 15(7): 383 - 392.

[80] LOPRINZI P D, FRITH E. A brief primer on the mediational role of BDNF in the exercise-memory link [J]. Clinical Physiology and Functional Imaging, 2019, 39(1): 9 - 14.

[81] LIU P Z, NUSSLOCK R. Exercise-mediated neurogenesis in the hippocampus via BDNF [J]. Front Neurosci, 2018, 12: 52.

[82] VAYNMAN S, YING Z, GOMEZ-PINILLA F. Hippocampal bdnf mediates the efficacy of exercise on synaptic plasticity and cognition [J]. European Journal of Neuroscience, 2004, 20 (10): 2580 - 2590.

[83] VAYNMAN S, YING Z, GOMEZ-PINILLA F. Exercise induces BDNF and synapsin i to specific hippocampal subfields [J]. Journal of Neuroscience Research, 2004, 76(3): 356 - 362.

[84] SEIFERT T, BRASSARD P, WISSENBERG M, et al. Endurance training enhances BDNF release from the human brain [J]. American Journal of Physiology Regulatory Integrative and Comparative Physiology, 2010, 298(2): R372 - R377.

[85] PAJONK F G, WOBROCK T, GRUBER O, et al. Hippocampal plasticity in response to exercise in schizophrenia [J]. Archives of General Psychiatry, 2010, 67(2): 133 - 143.

[86] BOSTROM P, WU J, JEDRYCHOWSKI M P, et al. A pgc1-alpha-dependent myokine that drives brown-fat-like development of white fat and thermogenesis [J]. Nature, 2012, 481(7382): 463 - 468.

[87] ALBRECHT E, NORHEIM F, THIEDE B, et al. Irisin-a myth rather than an exercise-inducible myokine [J]. Scientific Reports, 2015, 5: 8889.

[88] CAI D, YUAN M, FRANTZ D F, et al. Local and systemic insulin resistance resulting from hepatic activation of IKK-beta and NF-kappab [J]. Nature Medicine, 2005, 11(2): 183 - 190.

[89] MATTHEWS V B, ALLEN T L, RISIS S, et al. Interleukin - 6 - deficient mice develop hepatic inflammation and systemic insulin resistance [J]. Diabetologia, 2010, 53(11): 2431 - 2441.

[90] ELLINGSGAARD H, HAUSELMANN I, SCHULER B, et al. Interleukin - 6 enhances insulin secretion by increasing glucagon-like peptide - 1 secretion from l cells and alpha cells [J]. Nature Medicine, 2011, 17(11): 1481 - 1489.

[91] MAUER J, CHAURASIA B, GOLDAU J, et al. Signaling by IL - 6 promotes alternative activation of macrophages to limit endotoxemia and obesity-associated resistance to insulin [J]. Nature Immunology, 2014, 15(5): 423 - 430.

[92] MAUER J, DENSON J L, BRUNING J C. Versatile functions for IL - 6 in metabolism and cancer [J]. Trends in Immunology, 2015, 36(2): 92 - 101.

[93] LANG LEHRSKOV L, LYNGBAEK M P, SOEDERLUND L, et al. Interleukin - 6 delays gastric emptying in humans with direct effects on glycemic control [J]. Cell Metabolism, 2018,

27(6): 1201 - 1211 e1203.

[94] SEVERINSEN M C K, PEDERSEN B K. Muscle-organ crosstalk: the emerging roles of myokines [J]. Endocrine Reviews, 2020, 41(4): 594 - 609.

[95] SENARIS R M, TRUJILLO M L, NAVIA B, et al. Interleukin - 6 regulates the expression of hypothalamic neuropeptides involved in body weight in a gender-dependent way [J]. Journal of Neuroendocrinology, 2011, 23(8): 675 - 686.

[96] MOLINERO A, FERNANDEZ-PEREZ A, MOGAS A, et al. Role of muscle IL - 6 in gender-specific metabolism in mice [J]. PloS One, 2017, 12(3): e0173675.

[97] TIMPER K, DENSON J L, STECULORUM S M, et al. IL - 6 improves energy and glucose homeostasis in obesity via enhanced central Il - 6 trans-signaling [J]. Cell Reports, 2017, 19(2): 267 - 280.

[98] PEDERSEN B K. The physiology of optimizing health with a focus on exercise as medicine [J]. Annual Review of Physiology, 2019, 81: 607 - 627.

[99] FOSGERAU K, GALLE P, HANSEN T, et al. Interleukin - 6 autoantibodies are involved in the pathogenesis of a subset of type 2 diabetes [J]. Journal of Endocrinology, 2010, 204(3): 265 - 273.

[100] BAYS H E. "Sick Fat," Metabolic disease, and atherosclerosis [J]. American Journal of Medicine, 2009, 122(1 Suppl): S26 - S37.

[101] HAFFNER S M. Abdominal adiposity and cardiometabolic risk: do we have all the answers? [J]. American Journal of Medicine, 2007, 120(9 Suppl 1): S10 - 16; discussion S16 - 17.

[102] XUE F, MICHELS K B. Diabetes, metabolic syndrome, and breast cancer: a review of the current evidence [J]. American Journal of Clinical Nutrition, 2007, 86(3): s823 - s835.

[103] PISCHON T, BOEING H, HOFFMANN K, et al. General and abdominal adiposity and risk of death in europe [J]. New England Journal of Medicine, 2008, 359(20): 2105 - 2120.

[104] WEDELL-NEERGAARD A S, KROGH-MADSEN R, PETERSEN G L, et al. Cardiorespiratory fitness and the metabolic syndrome: roles of inflammation and abdominal obesity [J]. PloS One, 2018, 13(3): e0194991.

[105] WEDELL-NEERGAARD A S, ERIKSEN L, GRONBAEK M, et al. Low fitness is associated with abdominal adiposity and low-grade inflammation independent of BMI [J]. PloS One, 2018, 13(1): e0190645.

[106] NORDBY P, AUERBACH P L, ROSENKILDE M, et al. Endurance training per se increases metabolic health in young, moderately overweight men [J]. Obesity (Silver Spring), 2012, 20 (11): 2202 - 2212.

[107] WEDELL-NEERGAARD A S, LANG LEHRSKOV L, CHRISTENSEN R H, et al. Exercise-induced changes in visceraladipose tissue mass are regulated by IL - 6 signaling: a randomized controlled trial [J]. Cell Metabolism, 2019, 29(4): 844 - 855 e843.

[108] CHRISTENSEN R H, LEHRSKOV L L, WEDELL-NEERGAARD A S, et al. Aerobic exercise induces cardiac fat loss and alters cardiac muscle mass through an interleukin - 6 receptor-dependent mechanism: cardiac analysis of a double-blind randomized controlled clinical trial in abdominally obese humans [J]. Circulation, 2019, 140(20): 1684 - 1686.

[109] TOWNSEND L K, WRIGHT D C. Looking on the "brite" side exercise-induced browning of white adipose tissue [J]. Pflügers Archiv European Journal of Physiology, 2019, 471(3): 455 - 465.

[110] DINAS P C, LAHART I M, TIMMONS J A, et al. Effects of physical activity on the link

between Pgc - 1a and Fndc5 in muscle, circulating iotarisin and Ucp1 of white adipocytes in humans: a systematic review [J]. F1000Res, 2017, 6: 286.

[111] KNUDSEN J G, MURHOLM M, CAREY A L, et al. Role of IL - 6 in exercise training-and cold-induced Ucp1 expression in subcutaneous white adipose tissue [J]. PloS One, 2014, 9(1): e84910.

[112] KRISTOF E, KLUSOCZKI A, VERESS R, et al. Interleukin - 6 released from differentiating human beige adipocytes improves browning [J]. Experimental Cell Research, 2019, 377(1 - 2): 47 - 55.

[113] HANSEN J S, RUTTI S, AROUS C, et al. Circulating follistatin is liver-derived and regulated by the glucagon-to-insulin ratio [J]. Journal of Clinical Endocrinology and Metabolism, 2016, 101(2): 550 - 560.

[114] HANSEN J S, PEDERSEN B K, XU G, et al. Exercise-induced secretion of Fgf21 and follistatin are blocked by pancreatic clamp and impaired in Type 2 diabetes [J]. Journal of Clinical Endocrinology and Metabolism, 2016, 101(7): 2816 - 2825.

[115] VENIANT M M, SIVITS G, HELMERING J, et al. Pharmacologic effects of Fgf21 are independent of the "browning" of white adipose tissue [J]. Cell Metabolism, 2015, 21(5): 731 - 738.

[116] SCHIPILOW J D, MACDONALD H M, LIPHARDT A M, et al. Bone micro-architecture, estimated bone strength, and the muscle-bone interaction in elite athletes: an hr-pqct study [J]. Bone, 2013, 56(2): 281 - 289.

[117] VERSCHUEREN S, GIELEN E, O'NEILL T W, et al. Sarcopenia and its relationship with bone mineral density in middle-aged and elderly european men [J]. Osteoporosis International, 2013, 24(1): 87 - 98.

[118] GUO B, ZHANG Z K, LIANG C, et al. Molecular communication from skeletal muscle to bone: a review for muscle-derived myokines regulating bone metabolism [J]. Calcified Tissue International, 2017, 100(2): 184 - 192.

[119] GOMARASCA M, BANFI G, LOMBARDI G. Myokines: the endocrine coupling of skeletal muscle and bone [J]. Advances in Clinical Chemistry, 2020, 94: 155 - 218.

[120] DANKBAR B, FENNEN M, BRUNERT D, et al. Myostatin is a direct regulator of osteoclast differentiation and its inhibition reduces inflammatory joint destruction in mice [J]. Nature Medicine, 2015, 21(9): 1085 - 1090.

[121] DE BENEDETTI F, RUCCI N, DEL FATTORE A, et al. Impaired skeletal development in interleukin - 6 - transgenic mice: a model for the impact of chronic inflammation on the growing skeletal system [J]. Arthritis and Rheumatism, 2006, 54(11): 3551 - 3563.

[122] LOMBARDI G, SANCHIS-GOMAR F, PEREGO S, et al. Implications of exercise-induced adipo-myokines in bone metabolism [J]. Endocrine, 2016, 54(2): 284 - 305.

[123] PERRINI S, LAVIOLA L, CARREIRA M C, et al. The gh/igf1 axis and signaling pathways in the muscle and bone: mechanisms underlying age-related skeletal muscle wasting and osteoporosis [J]. Journal of Endocrinology, 2010, 205(3): 201 - 210.

[124] CHAN C Y, MASUI O, KRAKOVSKA O, et al. Identification of differentially regulated secretome components during skeletal myogenesis [J]. Molecular & Cellular Proteomics, 2011, 10(5): M110 004804.

[125] KAJI H. Effects of myokines on bone [J]. Bonekey Rep, 2016, 5: 826.

[126] WASSERMAN D H, LACY D B, COLBURN C A, et al. Efficiency of compensation for absence of fall in insulin during exercise [J]. American Journal of Physiology, 1991, 261(5 Pt 1): E587 - E597.

[127] FEBBRAIO M A, HISCOCK N, SACCHETTI M, et al. Interleukin - 6 is a novel factor mediating glucose homeostasis during skeletal muscle contraction [J]. Diabetes, 2004, 53(7): 1643 - 1648.

[128] STEENSBERG A, FISCHER C P, SACCHETTI M, et al. Acute interleukin - 6 administration does not impair muscleglucose uptake or whole-body glucose disposal in healthy humans [J]. Journal of Physiology, 2003, 548(Pt 2): 631 - 638.

[129] PLOMGAARD P, BOUZAKRI K, KROGH-MADSEN R, et al. Tumor necrosis factor-alpha induces skeletal muscle insulin resistance in healthy human subjects via inhibition of akt substrate 160 phosphorylation [J]. Diabetes, 2005, 54(10): 2939 - 2945.

[130] BOUZAKRI K, PLOMGAARD P, BERNEY T, et al. Bimodal effect on pancreatic beta-cells of secretory products from normal or insulin-resistant human skeletal muscle [J]. Diabetes, 2011, 60(4): 1111 - 1121.

[131] ELLINGSGAARD H, EHSES J A, HAMMAR E B, et al. Interleukin - 6 regulates pancreatic alpha-cell mass expansion [J]. Proceedings of the National Academy of Sciences of the United States of America, 2008, 105(35): 13163 - 13168.

[132] CRANE J D, MACNEIL L G, LALLY J S, et al. Exercise-stimulated interleukin - 15 is controlled by AMPK and regulates skin metabolism and aging [J]. Aging Cell, 2015, 14(4): 625 - 634.

[133] PEDERSEN B K, HOFFMAN-GOETZ L. Exercise and the immune system: regulation, integration, and adaptation [J]. Physiological Reviews, 2000, 80(3): 1055 - 1081.

[134] STEENSBERG A, FISCHER C P, KELLER C, et al. IL - 6 enhances plasma IL - 1ra, IL - 10, and cortisol in humans [J]. American Journal of Physiology Endocrinology and Metabolism, 2003, 285(2): E433 - E437.

[135] NIEMAN D C, FAGOAGA O R, BUTTERWORTH D E, et al. Carbohydrate supplementation affects blood granulocyte and monocyte trafficking but not function after 2.5 h or running [J]. American Journal of Clinical Nutrition, 1997, 66(1): 153 - 159.

[136] FISCHER C P, HISCOCK N J, PENKOWA M, et al. Supplementation with vitamins C and E inhibits the release of interleukin - 6 from contracting human skeletal muscle [J]. Journal of Physiology, 2004, 558(Pt 2): 633 - 645.

[137] PETERSEN A M, PEDERSEN B K. The role of IL - 6 in mediating the anti-inflammatory effects of exercise [J]. Journal of Physiology and Pharmacology, 2006, 57 Suppl 10: 43 - 51.

[138] STARKIE R, OSTROWSKI S R, JAUFFRED S, et al. Exercise and IL - 6 infusion inhibit endotoxin-induced TNF-alpha production in humans [J]. FASEB Journal, 2003, 17(8): 884 - 886.

[139] SCHINDLER R, MANCILLA J, ENDRES S, et al. Correlations and interactions in the production of interleukin - 6 (IL - 6), IL - 1, and tumor necrosis factor (TNF) in human blood mononuclear cells: IL - 6 suppresses IL - 1 and TNF [J]. Blood, 1990, 75(1): 40 - 47.

[140] PEDERSEN B K. Anti-inflammatory effects of exercise: role in diabetes and cardiovascular disease [J]. European Journal of Clinical Investigation, 2017, 47(8): 600 - 611.

[141] HAN M S, WHITE A, PERRY R J, et al. Regulation of adipose tissue inflammation by interleukin 6 [J]. Proceedings of the National Academy of Sciences of the United States of

America, 2020, 117(6): 2751 - 2760.

[142] ROSENKILDE M, NORDBY P, STALLKNECHT B. Maintenance of improvements in fitness and fatness 1 year after a 3 - month lifestyle intervention in overweight men [J]. European Journal of Clinical Nutrition, 2016, 70(10): 1212 - 1214.

[143] HARDER-LAURIDSEN N M, NIELSEN S T, MANN S P, et al. The effect of alternate-day caloric restriction on the metabolic consequences of 8 days of bed rest in healthy lean men: a randomized trial [J]. J Appl Physiol (1985), 2017, 122(2): 230 - 241.

[144] BENATTI F B, PEDERSEN B K. Exercise as an anti-inflammatory therapy for rheumatic diseases-myokine regulation [J]. Nature Reviews: Rheumatology, 2015, 11(2): 86 - 97.

[145] CHRISTENSEN R H, WEDELL-NEERGAARD A S, LEHRSKOV L L, et al. Effect of aerobic and resistance exercise on cardiac adipose tissues: secondary analyses from a randomized clinical trial [J]. JAMA Cardiol, 2019, 4(8): 778 - 787.

[146] MOORE S C, LEE I M, WEIDERPASS E, et al. Association of leisure-time physical activity with risk of 26 types of cancer in 1.44 million adults [J]. JAMA Intern Med, 2016, 176(6): 816 - 825.

[147] HOJMAN P, GEHL J, CHRISTENSEN J F, et al. Molecular mechanisms linking exercise to cancer prevention and treatment [J]. Cell Metabolism, 2018, 27(1): 10 - 21.

[148] WOERLE H J, ALBRECHT M, LINKE R, et al. Importance of changes in gastric emptying for postprandial plasma glucose fluxes in healthy humans [J]. American Journal of Physiology Endocrinology and Metabolism, 2008, 294(1): E103 - E109.

[149] SHIMANO M, OUCHI N, WALSH K. Cardiokines: recent progress in elucidating the cardiac secretome [J]. Circulation, 2012, 126(21): e327 - e332.

[150] OUCHI N, OSHIMA Y, OHASHI K, et al. Follistatin-like 1, a secreted muscle protein, promotes endothelial cell function and revascularization in ischemic tissue through a nitric-oxide synthase-dependent mechanism [J]. Journal of Biological Chemistry, 2008, 283(47): 32802 - 32811.

[151] TANAKA K, VALERO-MUNOZ M, WILSON R M, et al. Follistatin like 1 regulates hypertrophy in heart failure with preserved ejection fraction [J]. JACC Basic Transl Sci, 2016, 1(4): 207 - 221.

[152] SEKI M, POWERS J C, MARUYAMA S, et al. Acute and chronic increases of circulating Fstl1 normalize energy substrate metabolism in pacing-induced heart failure [J]. Circulation: Heart Failure, 2018, 11(1): e004486.

[153] EGAN B, ZIERATH J R. Exercise metabolism and the molecular regulation of skeletal muscle adaptation [J]. Cell Metabolism, 2013, 17(2): 162 - 184.

[154] BERGOUIGNAN A, LATOUCHE C, HEYWOOD S, et al. Frequent interruptions of sedentary time modulates contraction- and insulin-stimulated glucose uptake pathways in muscle: ancillary analysis from randomized clinical trials [J]. Scientific Reports, 2016, 6: 32044.

[155] THYFAULT J P. Setting the stage: possible mechanisms by which acute contraction restores insulin sensitivity in muscle [J]. American Journal of Physiology Regulatory Integrative and Comparative Physiology, 2008, 294(4): R1103 - R1110.

[156] YAN Z, OKUTSU M, AKHTAR Y N, et al. Regulation of exercise-induced fiber type transformation, mitochondrial biogenesis, and angiogenesis in skeletal muscle [J]. J Appl Physiol (1985), 2011, 110(1): 264 - 274.

[157] PAROUSIS A, CARTER H N, TRAN C, et al. Contractile activity attenuates autophagy suppression and reverses mitochondrial defects in skeletal muscle cells [J]. Autophagy, 2018, 14(11): 1886 - 1897.

[158] LEFAI E, BLANC S, MOMKEN I, et al. Exercise training improves fat metabolism independent of total energy expenditure in sedentary overweight men, but does not restore lean metabolic phenotype [J]. International Journal of Obesity (2005), 2017, 41(12): 1728 - 1736.

[159] BADIN P M, LANGIN D, MORO C. Dynamics of skeletal muscle lipid pools [J]. Trends in Endocrinology and Metabolism, 2013, 24(12): 607 - 615.

[160] LAURENS C, BERGOUIGNAN A, MORO C. Exercise-released myokines in the control of energy metabolism [J]. Front Physiol, 2020, 11: 91.

[161] FEBBRAIO M A, STEENSBERG A, KELLER C, et al. Glucose ingestion attenuates interleukin - 6 release from contracting skeletal muscle in humans [J]. Journal of Physiology, 2003, 549(Pt 2): 607 - 612.

[162] WOLSK E, MYGIND H, GRONDAHL T S, et al. IL - 6 selectively stimulates fat metabolism in human skeletal muscle [J]. American Journal of Physiology Endocrinology and Metabolism, 2010, 299(5): E832 - E840.

[163] CAREY A L, STEINBERG G R, MACAULAY S L, et al. Interleukin - 6 increases insulin-stimulated glucose disposal in humans and glucose uptake and fatty acid oxidation in vitro via amp-activated protein kinase [J]. Diabetes, 2006, 55(10): 2688 - 2697.

[164] PEDERSEN B K, FISCHER C P. Beneficial health effects of exercise-the role of IL - 6 as a myokine [J]. Trends in Pharmacological Sciences, 2007, 28(4): 152 - 156.

[165] PEDERSEN B K. Muscle as a secretory organ [J]. Compr Physiol, 2013, 3(3): 1337 - 1362.

[166] PEDERSEN B K. Muscles and their myokines [J]. Journal of Experimental Biology, 2011, 214 (2): 337 - 346.

[167] CHOW L S, GERSZTEN R E, TAYLOR J M, et al. Exerkines in health, resilience and disease [J]. Nature Reviews: Endocrinology, 2022, 18(5): 273 - 289.

[168] BO H, JIANG N, ZHANG Z Y, et al. Exercise and health: from evaluation of health-promoting effects of exercise to exploration of exercise mimetics [J]. Sheng li ke xue jin zhan [Progress in physiology], 2014, 45(4): 251 - 256.

[169] Exercise Metabolism [J]. Cell metabolism, 2015, 22(1): 18 - 24.

[170] MANGANO G D, FOUANI M, D'AMICO D, et al. Cancer-related cachexia: the vicious circle between inflammatory cytokines, skeletal muscle, lipid metabolism and the possible role of physical training [J]. International Journal of Molecular Sciences, 2022, 23(6): 3004.

[171] NARA H, WATANABE R. Anti-inflammatory effect of muscle-derived interleukin - 6 and its involvement in lipidmetabolism [J]. International Journal of Molecular Sciences, 2021, 22(18): 9889.

[172] DAOU H N. Exercise as an anti-inflammatory therapy for cancer cachexia: a focus on interleukin - 6 regulation [J]. American Journal of Physiology Regulatory Integrative and Comparative Physiology, 2020, 318(2): R296 - R310.

[173] PADILHA C S, BORGES F H, COSTA MENDES DA SILVA L E, et al. Resistance exercise attenuates skeletal muscle oxidative stress, systemic pro-inflammatory state, and cachexia in walker - 256 tumor-bearing rats [J]. Applied Physiology, Nutrition, and Metabolism

Physiologie Appliquée, Nutrition et Métabolisme, 2017, 42(9): 916 - 923.

[174] SANTOS J, BACHI A L L, LUNA JUNIOR L A, et al. The relationship of IL - 8 and IL - 10 myokines and performance in male marathon runners presenting exercise-induced bronchoconstriction [J]. International Journal of Environmental Research and Public Health, 2020, 17(8): 2622.

[175] LI L, MUHLFELD C, NIEMANN B, et al. Mitochondrial biogenesis and Pgc - 1alpha deacetylation by chronic treadmill exercise: differential response in cardiac and skeletal muscle [J]. Basic Research in Cardiology, 2011, 106(6): 1221 - 1234.

[176] ZHANG R, FU T, ZHAO X, et al. Association of circulating irisin levels with adiposity and glucose metabolic profiles in a middle-aged chinese population: a cross-sectional study [J]. Diabetes, Metabolic Syndrome and Obesity, 2020, 13: 4105 - 4112.

[177] PLANELLA-FARRUGIA C, COMAS F, SABATER-MASDEU M, et al. Circulating irisin and myostatin as markers of muscle strength and physical condition in elderly subjects [J]. Frontiers in Physiology, 2019, 10: 871.

[178] MIYAMOTO-MIKAMI E, SATO K, KURIHARA T, et al. Endurance training-induced increase in circulating irisin levels is associated with reduction of abdominal visceral fat in middle-aged and older adults [J]. PloS One, 2015, 10(3): e0120354.

[179] KIM H J, SO B, CHOI M, et al. Resistance exercise training increases the expression of irisin concomitant with improvement of muscle function in aging mice and humans [J]. Experimental Gerontology, 2015, 70: 11 - 17.

[180] AMANAT S, SINAEI E, PANJI M, et al. A randomized controlled trial on the effects of 12 weeks of aerobic, resistance, and combined exercises training on the serum levels of Nesfatin - 1, Irisin - 1 and Homa-Ir [J]. Frontiers in Physiology, 2020, 11: 562895.

[181] BELVIRANLI M, OKUDAN N. Exercise training increases cardiac, hepatic and circulating levels of brain-derived neurotrophic factor and irisin in young and aged rats [J]. Hormone Molecular Biology and Clinical Investigation, 2018, 36(3).

[182] TSUCHIYA Y, ANDO D, TAKAMATSU K, et al. Resistance exercise induces a greater irisin response than endurance exercise [J]. Metabolism, 2015, 64(9): 1042 - 1050.

[183] HE W, WANG P, CHEN Q, et al. Exercise enhances mitochondrial fission and mitophagy to improve myopathy following critical limb ischemia in elderly mice via the Pgc1a/Fndc5/Irisin pathway [J]. Skelet Muscle, 2020, 10(1): 25.

[184] GOMES M J, MARTINEZ P F, PAGAN L U, et al. Skeletal muscle aging: influence of oxidative stress and physical exercise [J]. Oncotarget, 2017, 8(12): 20428 - 20440.

[185] MCPHERRON A C, LAWLER A M, LEE S J. Regulation of skeletal muscle mass in mice by a new Tgf-beta superfamily member [J]. Nature, 1997, 387(6628): 83 - 90.

[186] SHABKHIZ F, KHALAFI M, ROSENKRANZ S, et al. Resistance training attenuates circulating Fgf - 21 and myostatin and improves insulin resistance in elderly men with and without Type 2 diabetes mellitus: a randomised controlled clinical trial [J]. Eur J Sport Sci, 2021, 21(4): 636 - 645.

[187] RYAN A S, LI G, BLUMENTHAL J B, et al. Aerobic exercise + weight loss decreases skeletal muscle myostatin expression and improves insulin sensitivity in older adults [J]. Obesity (Silver Spring), 2013, 21(7): 1350 - 1356.

[188] JEROBIN J, RAMANJANEYA M, BETTAHI I, et al. Regulation of circulating Ctrp－2/Ctrp－9 and Gdf－8/Gdf－15 by intralipids and insulin in healthy control and polycystic ovary syndrome women following chronic exercise training [J]. Lipids in Health and Disease, 2021, 20(1): 34.

[189] TAN Z, ZHAO M, LI J, et al. Myostatin Is involved in skeletal muscle dysfunction in chronic obstructive pulmonary disease via Drp－1 mediated abnormal mitochondrial division [J]. Ann Transl Med, 2022, 10(4): 162.

[190] ELIA A, CANNAVO A, GAMBINO G, et al. Aging is associated with cardiac autonomic nerve fiber depletion and reduced cardiac and circulating Bdnf levels [J]. J Geriatr Cardiol, 2021, 18(7): 549－559.

[191] BELVIRANLI M, OKUDAN N. Exercise training protects against aging-induced cognitive dysfunction via activation of the hippocampal Pgc－1alpha/Fndc5/Bdnf Pathway [J]. Neuromolecular Medicine, 2018, 20(3): 386－400.

[192] YANG X, BROBST D, CHAN W S, et al. Muscle-generated Bdnf is a sexually dimorphic myokine that controls metabolic flexibility [J]. Sci Signal, 2019, 12(594): eaay 1468.

[193] DUNDAR A, KOCAHAN S, SAHIN L. Associations of apelin, leptin, irisin, ghrelin, insulin, glucose levels, and lipid parameters with physical activity during eight weeks of regular exercise training [J]. Archives of Physiology and Biochemistry, 2021, 127(4): 291－295.

[194] SON J S, CHAE S A, WANG H, et al. Maternal inactivity programs skeletal muscle dysfunction in offspring mice by attenuating apelin signaling and mitochondrial biogenesis [J]. Cell Reports, 2020, 33(9): 108461.

[195] COCO M, PERCIAVALLE V, CAVALLARI P, et al. Effects of age and sex on epigenetic modification induced by an acute physical exercise [J]. Medicine (Baltimore), 2017, 96(44): e8325.

[196] HUNTER D J, JAMES L, HUSSEY B, et al. Impact of aerobic exercise and fatty acid supplementation on global and gene-specific dna methylation [J]. Epigenetics, 2019, 14(3): 294－309.

[197] KLYMENKO O, BRECKLINGHAUS T, DILLE M, et al. Histone deacetylase 5 regulates interleukin 6 secretion and insulin action in skeletal muscle [J]. Mol Metab, 2020, 42: 101062.

[198] LI D, WANG P, WEI W, et al. Serum microrna expression patterns in subjects after the 5－km exercise are strongly associated with cardiovascular adaptation [J]. Frontiers in Physiology, 2021, 12: 755656.

[199] DORHOI A, IANNACCONE M, FARINACCI M, et al. Microrna－223 controls susceptibility to tuberculosis by regulating lung neutrophil recruitment [J]. Journal of Clinical Investigation, 2013, 123(11): 4836－4848.

[200] LI M, HE Y, ZHOU Z, et al. Microrna－223 ameliorates alcoholic liver injury by inhibiting the IL－6－P47(Phox)－oxidative stress pathway in neutrophils [J]. Gut, 2017, 66(4): 705－715.

[201] KIM H K, JEONG Y J, SONG I S, et al. Glucocorticoid receptor positively regulates transcription of Fndc5 in the liver [J]. Scientific Reports, 2017, 7: 43296.

[202] YE C, TONG Y, WU N, et al. Inhibition of Mir－135a－5p attenuates vascular smooth muscle cell proliferation and vascular remodeling in hypertensive rats [J]. Acta Pharmacologica Sinica, 2021, 42(11): 1798－1807.

[203] LIU C, LIU A S, ZHONG D, et al. Circular RNA Aff4 modulates osteogenic differentiation in

bm-mscs by activating smad1/5 pathway through Mir－135a－5p/Fndc5/Irisin Axis [J]. Cell Death & Disease, 2021, 12(7): 631.
[204] PONS-ESPINAL M, GASPERINI C, MARZI M J, et al. Mir－135a－5p is critical for exercise-induced adult neurogenesis [J]. Stem Cell Reports, 2019, 12(6): 1298－1312.
[205] FAN H, ZHANG R, TESFAYE D, et al. Sulforaphane causes a major epigenetic repression of myostatin in porcine satellite cells [J]. Epigenetics, 2012, 7(12): 1379－1390.
[206] JIA Y, GAO G, SONG H, et al. Low-protein diet fed to crossbred sows during pregnancy and lactation enhances myostatin gene expression through epigenetic regulation in skeletal muscle of weaning piglets [J]. European Journal of Nutrition, 2016, 55(3): 1307－1314.
[207] ROBERTS T C, ANDALOUSSI S E, MORRIS K V, et al. Small RNA-mediated epigenetic myostatin silencing [J]. Mol Ther Nucleic Acids, 2012, 1: e23.
[208] ZARFESHANI A, NGO S, SHEPPARD A M. Leucine alters hepatic glucose/lipid homeostasis via the myostatin-amp-activated protein kinase pathway-potential implications for nonalcoholic fatty liver disease [J]. Clinical Epigenetics, 2014, 6(1): 27.
[209] DRUMMOND M J, GLYNN E L, FRY C S, et al. Essential amino acids increase microrna－499, －208b, and －23a and downregulate myostatin and myocyte enhancer factor 2c mRNA expression in human skeletal muscle [J]. Journal of Nutrition, 2009, 139(12): 2279－2284.
[210] ELSNER V R, LOVATEL G A, MOYSES F, et al. Exercise induces age-dependent changes on epigenetic parameters in rat hippocampus: a preliminary study [J]. Experimental Gerontology, 2013, 48(2): 136－139.
[211] TOMIGA Y, SAKAI K, RA S G, et al. Short-term running exercise alters dna methylation patterns in neuronal nitric oxide synthase and brain-derived neurotrophic factor genes in the mouse hippocampus and reduces anxiety-like behaviors [J]. FASEB Journal, 2021, 35(8): e21767.
[212] CECHINEL L R, BASSO C G, BERTOLDI K, et al. Treadmill exercise induces age and protocol－dependent epigenetic changes in prefrontal cortex of wistar rats [J]. Behavioural Brain Research, 2016, 313: 82－87.
[213] GOMEZ-PINILLA F, ZHUANG Y, FENG J, et al. Exercise impacts brain-derived neurotrophic factor plasticity by engaging mechanisms of epigenetic regulation [J]. European Journal of Neuroscience, 2011, 33(3): 383－390.
[214] SLEIMAN S F, HENRY J, AL-HADDAD R, et al. Exercise promotes the expression of brain derived neurotrophic factor (Bdnf) through the action of the ketone body beta-hydroxybutyrate [J]. Elife, 2016, 5: e15092
[215] PALASZ E, WYSOCKA A, GASIOROWSKA A, et al. Bdnf as a promising therapeutic agent in Parkinson's disease [J]. International Journal of Molecular Sciences, 2020, 21(3): 1170.
[216] TU Z, LI Y, DAI Y, et al. Mir－140/Bdnf axis regulates normal human astrocyte proliferation and lps-induced IL－6 and Tnf-Alpha secretion [J]. Biomedicine and Pharmacotherapy, 2017, 91: 899－905.
[217] ZHANG K, WU S, LI Z, et al. Microrna－211/Bdnf axis regulates lps-induced proliferation of normal human astrocyte through Pi3k/Akt pathway [J]. Bioscience Reports, 2017, 37(4): BSR 20170755.
[218] ZHENG P, BIN H, CHEN W. Inhibition of microRNA－103a inhibits the activation of

astrocytes in hippocampus tissues and improves the pathological injury of neurons of epilepsy rats by regulating Bdnf [J]. Cancer Cell International, 2019, 19(1): 109.

[219] BAO T H, MIAO W, HAN J H, et al. Spontaneous running wheel improves cognitive functions of mouse associated with miRNA expressional alteration in hippocampus following traumatic brain injury [J]. Journal of Molecular Neuroscience, 2014, 54(4): 622 - 629.

[220] MISHRA A, KOHLI S, DUA S, et al. Genetic differences and aberrant methylation in the apelin system predict the risk of high-altitude pulmonary edema [J]. Proceedings of the National Academy of Sciences of the United States of America, 2015, 112(19): 6134 - 6139.

[221] MILLER C N, DYE J A, SCHLADWEILER M C, et al. Acute inhalation of ozone induces DNA methylation of apelin in lungs of long-evans rats [J]. Inhalation Toxicology, 2018, 30(4 - 5): 178 - 186.

[222] KELEHER M R, ZAIDI R, SHAH S, et al. Maternal high-fat diet associated with altered gene expression, dna methylation, and obesity risk in mouse offspring [J]. PloS One, 2018, 13(2): e0192606.

[223] WAN Y, ZENG Z C, XI M, et al. Dysregulated microrna - 224/apelin axis associated with aggressive progression and poor prognosis in patients with prostate cancer [J]. Human Pathology, 2015, 46(2): 295 - 303.

[224] ZHOU Y, ZHAO M, DU Y, et al. Microrna - 195 suppresses the progression of lung adenocarcinoma by directly targeting apelin [J]. Thorac Cancer, 2019, 10(6): 1419 - 1430.

[225] LIAO Y C, WANG Y S, HSI E, et al. MicroRNA - 765 influences arterial stiffness through modulating apelin expression [J]. Molecular and Cellular Endocrinology, 2015, 411: 11 - 19.

[226] YANG M, SONG J J, YANG X C, et al. MiRNA - 122 - 5p inhibitor abolishes angiotensin ii-mediated loss of autophagy and promotion of apoptosis in rat cardiofibroblasts by modulation of the apelin-Ampk-mTor signaling [J]. In Vitro Cellular & Developmental Biology Animal, 2022, 58(2): 136 - 148.

[227] SONG J, ZHANG Z, DONG Z, et al. MicroRNA - 122 - 5p aggravates angiotensin ii-mediated myocardial fibrosis and dysfunction in hypertensive rats by regulating the elabela/apelin-apj and Ace2 - Gdf15 - porimin signaling [J]. Journal of Cardiovascular Translational Research, 2022, 15(3): 535 - 547.

[228] SADAGURSKI M, NORQUAY L, FARHANG J, et al. Human IL - 6 enhances leptin action in mice [J]. Diabetologia, 2010, 53(3): 525 - 535.

[229] WUNDERLICH F T, STROHLE P, KONNER A C, et al. Interleukin - 6 signaling in liver - parenchymal cells suppresses hepatic inflammation and improves systemic insulin action [J]. Cell Metabolism, 2010, 12(3): 237 - 249.

[230] WATT M J, HEVENER A, LANCASTER G I, et al. Ciliary neurotrophic factor prevents acute lipid-induced insulin resistance by attenuating ceramide accumulation and phosphorylation of c-Jun N-terminal kinase in peripheral tissues [J]. Endocrinology, 2006, 147(5): 2077 - 2085.

[231] ETTINGER M P, LITTLEJOHN T W, SCHWARTZ S L, et al. Recombinant variant of ciliary neurotrophic factor for weight loss in obese adults: a randomized, dose-ranging study [J]. JAMA, 2003, 289(14): 1826 - 1832.

[232] HOJMAN P, DETHLEFSEN C, BRANDT C, et al. Exercise-induced muscle-derived cytokines inhibit mammary cancercell growth [J]. American Journal of Physiology Endocrinology and

Metabolism, 2011, 301(3): E504 - E510.

[233] PEDERSEN B K. The diseasome of physical inactivity-and the role of myokines in muscle-fat cross talk [J]. Journal of Physiology, 2009, 587(Pt 23): 5559 - 5568.

[234] HE Z, TIAN Y, VALENZUELA P L, et al. Myokine response to high-intensity interval vs. resistance exercise: an individual approach [J]. Frontiers in Physiology, 2018, 9: 1735.

[235] VOSS M W, SOTO C, YOO S, et al. Exercise and hippocampal memory systems [J]. Trends in Cognitive Sciences, 2019, 23(4): 318 - 333.

索　引

（按汉语拼音排序）

AMP 活化的蛋白激酶（AMP-activated protein kinase，AMPK）/13
B 淋巴细胞瘤-2（B-cell lymphoma-2，Bcl-2）/64
B 淋巴细胞瘤-2 相关 x 蛋白（Bcl-2 associated x protein，Bax）/64
dUTP 缺口末端标记（TdT mediated dUDP nick end labeling，TUNEL）/171
LC3-Ⅰ选择性自噬接头蛋白（p62/sequestosome 1，p62/SQSTM1）/180
α-硫辛酸（α-lipoic acid，α-LA）/63
β-淀粉样蛋白（amyloid β-protein，Aβ）/162
γ 干扰素（interferon-γ，IFN-γ）/137

A

阿尔茨海默病（Alzheimer's disease，AD）/159

B

白藜芦醇（resveratrol，RES）/66
胞质中的脂肪酸结合蛋白（cytoplasmic fatty acid-binding protein，FABPc）/7
丙二醛（malondialdehyde，MDA）/62
丙二酰辅酶 A（malonyl-CoA，M-CoA）/9
丙酮酸（pyruvic acid，Pyr）/65
丙酮酸脱氢酶（pyruvate dehydrogenase，PDH）/5
丙酮酸脱氢酶激酶（PDH kinase，PDK）/11
哺乳动物雷帕霉素靶蛋白（mammalian target of rapamycin，mTOR）/42

D

电子传递链（electron transport chain，ETC）/5，105，209
多发性硬化症（multiple sclerosis，MS）/184

F

泛酸（pantothenic acid）/68

辅酶 Q10(coenzyme Q10，CoQ10)/62

G

钙离子/钙调蛋白依赖性蛋白激酶(calcium/calmodulin-dependent protein kinase，CaMK)/38
过氧化物酶体增殖活化受体 γ 辅激活因子 1α(peroxisome proliferator-activated receptor γ coactivator 1α，PGC1α)/38

H

核因子 κB(nuclear factor - κB，NF - κB)/22
核因子 κB 抑制蛋白 α(inhibitory subunit of NF - κB α，IκBα)/182
亨廷顿病(Huntington disease，HD)/186
亨廷顿蛋白(Huntingtin，Htt)/186
还原型黄素腺嘌呤二核苷酸(flavin adenine dinucleotide，$FADH_2$)/8
还原型烟酰胺腺嘌呤二核苷酸(reduced form of nicotinamide adenine dinucleotide，NADH)/5
活性氧(reactive oxygen species，ROS)/19

J

肌内甘油三酯(intramuscular triacylglycerol，IMTG)/7
肌肉因子(myokine)/224，268
肌酸(creatine，Cr)/64
肌酸激酶(creatine kinase，CK)/6
肌萎缩性侧索硬化症(amyotrophic lateral sclerosis，ALS)/183
解偶联蛋白(uncoupling protein，UCP)/3

K

咖啡因(caffeine)/74

L

酪氨酸羟化酶(tyrosine hydroxylase，TH)/178

M

母系遗传(maternal inheritance)/84

N

牛磺酸(taurine)/74

P

帕金森病(Parkinson's disease，PD)/159

Q

羟基酪醇(hydroxytyrosol，HT)/65

R

溶酶体关联膜蛋白(lysosomal associated membrane protein，LAMP)/43
肉碱棕榈酰转移酶(carnitine palmitoyltransferase，CPT)/7

S

三磷酸腺苷(adenosine triphosphate，ATP)/1
三羧酸循环(tricarboxylic acid cycle，TCA－cycle)/1
三羧酸循环中间产物(tricarboxylic acid cycle intermediate，TCAi)/2
生物素(biotin)/69
丝裂原激活的蛋白激酶(mitogen-activated protein kinase，MAPK)/23
髓样细胞白血病-1(myeloid cell leukemia－1，Mcl－1)/182

T

突变亨廷顿蛋白(mutant Huntingtin，mHtt)/186

W

维生素 B_1(vitamin B_1)/67
维生素 B_2(vitamin B_2)/67
维生素 B_6(vitamin B_6)/68
维生素 B_{12}(vitamin B_{12})/69
维生素 E(vitamin E)/63

X

细胞色素 c 氧化酶(cytochrome c oxidase，COX)/101
线粒体 DNA(mitochondrial DNA，mtDNA)/38，84
线粒体疾病(mitochondrial disease，MD)/87
线粒体基因组(mitochondrial genome)/85
线粒体通透性转换孔(mitochondrial permeability transition pore，mPTP)/131
线粒体营养素(mitochondrial nutrient)/59

Y

烟酸(nicotinic acid)/68
氧化磷酸化系统(oxidative phosphorylation system)/3
氧化型烟酰胺腺嘌呤二核苷酸(oxidized nicotinamide adenine dinucleotide，NAD)/5
叶酸(folic acid)/69
一氧化氮合酶(nitric oxide synthase，NOS)/19，127
有氧代谢能力(aerobic capacity)/90
运动增强剂(performance enhancing supplement)/74

Z

脂联素(adiponectin，ADPN)/224
质膜中的脂肪酸结合蛋白(plasma membrane fatty acid-binding protein，FABPpm)/10
脂酰辅酶A合成酶(fatty acyl-CoA synthetase，FACS)/7
质子漏速度(the intensity of the proton leak through the inner mitochondrial membrane，vLK)/3
专业运动员(elite athlete)/89
最大摄氧量(maximal oxygen uptake，VO_{2max})/2